CHANGJIAN JIBING HULI LINCHUANG SHIJIAN

常见疾病护理临床实践

主编　王　虹　王目香　林　彬　王　霞
　　　任爱萍　盛兆华　马丽萍　赵利芹

上海科学技术文献出版社
Shanghai Scientific and Technological Literature Press

图书在版编目（CIP）数据

常见疾病护理临床实践／王虹等主编 .-- 上海：
上海科学技术文献出版社,2023
　ISBN 978-7-5439-8872-9

Ⅰ.①常⋯　Ⅱ.①王⋯　Ⅲ.①护理学　Ⅳ.① R47

中国国家版本馆CIP数据核字（2023）第108455号

组稿编辑：张　树
责任编辑：王　珺
封面设计：宗　宁

常见疾病护理临床实践
CHANGJIAN JIBING HULI LINCHUANG SHIJIAN
主　　编：王　虹　王目香　林　彬　王　霞　任爱萍　盛兆华　马丽萍　赵利芹
出版发行：上海科学技术文献出版社
地　　址：上海市长乐路746号
邮政编码：200040
经　　销：全国新华书店
印　　刷：山东麦德森文化传媒有限公司
开　　本：787mm×1092mm　1/16
印　　张：23.25
字　　数：595千字
版　　次：2023年6月第1版　2023年6月第1次印刷
书　　号：ISBN 978-7-5439-8872-9
定　　价：198.00元

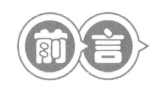

　　护理学是医学科学的一个重要组成部分,是以基础医学、预防医学、康复医学,以及相关的社会科学、人文科学等为理论基础的一门综合性应用学科,它与人的健康密切相关。随着社会经济的发展和科学技术的进步,护理学逐步由以疾病为中心转变为以患者为中心,从而向以人的整体健康为中心的方向发展,不断对人的生命过程提供全面、系统、整体的护理。作为一名护理工作者,在当前人们对护理质量的高标准要求下,只有不断地学习新知识、掌握新技术,才能提高护理质量,缓解医患矛盾,促进社会和谐。基于此,我们邀请多位具有丰富护理经验的专家编写了《常见疾病护理临床实践》一书。

　　本书从临床护理实际工作需求出发,以提升临床护理水平、规范临床护理操作为核心,并根据护理学最新进展编写而成。首先介绍了常见护理操作技术,为临床护理工作夯实基础。随即围绕科室展开,对临床内科、外科、妇产科、儿科等科室中常见疾病的护理内容进行了重点描写,仅简要叙述了疾病的病因、临床表现、辅助检查、诊断与鉴别诊断,而详细介绍了护理评估、护理诊断、护理措施等内容。本书融入了大量的护理工作者的工作心得,将其科学的临床思维、丰富的临床实践经验融会在一起,不仅内容全面,而且操作性强,是一本适合临床护理工作者、实习护士及护理教学工作者参考的工具书。

　　目前,护理学尚处于发展阶段,知识理论也处于不断更新当中。加之编者经验有限、编写时间仓促,书中存在的疏漏与错误之处,还请广大读者批评指正,以便将来再版时予以修订和完善。

《常见疾病护理临床实践》编委会

2023 年 3 月

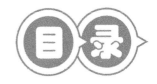

第一章

临床护理操作

第一节　无　菌　技　术

无菌技术是医疗护理操作中防止发生感染和交叉感染的一项重要的基本操作,执行无菌技术可以减少和杜绝患者因诊断、治疗和护理所引起的意外感染。因此,医务人员必须加强无菌操作的观念,正确熟练地掌握无菌技术,严密遵守操作规程,以保证患者的安全,防止医源性感染。

一、相关概念

(一)无菌技术

无菌技术是指在医疗、护理操作过程中防止一切微生物侵入人体和防止无菌物品、无菌区域被污染的操作技术。

(二)无菌物品

无菌物品是指经过物理或化学方法灭菌后保持无菌状态的物品。

(三)非无菌区

非无菌区是指未经过灭菌处理或虽经过灭菌处理但又被污染的区域。

二、无菌技术操作原则

(一)环境清洁

操作区域要宽敞,无菌操作前30分钟应通风,停止清扫工作,减少走动,防止尘埃飞扬。

(二)工作人员准备

修剪指甲,洗手,戴好帽子、口罩(4～8小时更换,一次性的少于4小时更换),必要时穿无菌衣,戴无菌手套。

(三)物品妥善保管

(1)无菌物品与非无菌物品应分别放置。

(2)无菌物品须存放在无菌容器或无菌包内。

(3)无菌包外注明物名、时间,按有效期先后安放。

(4)未被污染下保存期为7～14天。

(5)过期或受潮均应重新灭菌。

(四)取无菌物注意事项

(1)面向无菌区域,用无菌钳钳取,手臂须保持在腰部水平以上,注意不可跨越无菌区。

(2)无菌物品一经取出,即使未使用,也不可放回。

(3)未经消毒的用物不可触及无菌物品。

(五)操作时要保持无菌

不可面对无菌区讲话、咳嗽、打喷嚏;若疑有无菌物品被污染,不可使用。

(六)一人一物

一套无菌物品仅供一人使用,防止交叉感染。

三、无菌技术基本操作

无菌技术及操作规程是根据科学原则制定的,任何一个环节都不可违反,每个医务人员都必须遵守,以保证患者的安全。

(一)取用无菌物持钳法

使用无菌持物钳取用和传递无菌物品,以维持无菌物品及无菌区的无菌状态。

1.类别

(1)三叉钳:夹取较重物品,如盆、盒、瓶、罐等,不能夹取细的物品。

(2)卵圆钳:夹取镊、剪、刀、治疗碗及盘等,不能夹取较重物品。

(3)镊子:夹取棉球、棉签、针、注射器等。

2.无菌持物钳(镊)的使用法

(1)无菌持物钳(镊)应浸泡在盛有消毒溶液的无菌广口容器内,液面须超过轴节以上2～3 cm或镊子1/2处。容器底部应垫无菌纱布,容器口上加盖。每个容器内只能放一把无菌持物钳(图1-1)。

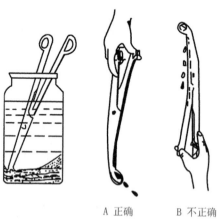

A 正确　　　B 不正确

图1-1　无菌持物钳(镊)的使用

(2)取放无菌持物钳(镊)时,尖端闭合,不可触及容器口缘及溶液面以上的容器内壁。手指不可触摸浸泡部位。使用时保持尖端向下,不可倒转向上,以免消毒液倒流污染尖端。用后立即放回容器内,并将轴节打开。如取远处无菌物品时,无菌持物钳(镊)应连同容器移至无菌物品旁使用。

（3）无菌持物钳（镊）不能触碰未经灭菌的物品，也不可用于换药或消毒皮肤。如被污染或有可疑污染时，应重新消毒灭菌。

（4）无菌持物钳（镊）及其浸泡容器，每周消毒灭菌1次，并更换消毒溶液及纱布。外科病室每周消毒灭菌2次，手术室、门诊换药室或其他使用较多的部门，应每天消毒灭菌1次。

（5）不能用无菌持物钳夹取油纱布，因黏于钳端的油污可形成保护层，影响消毒液渗透而降低消毒效果。

（二）无菌容器的使用法

无菌容器用以保存无菌物品，使其处于无菌状态以备使用（图1-2）。

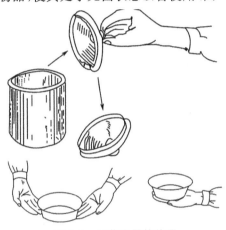

图1-2 无菌容器的使用

（1）取无菌容器内的物品，打开时将盖内面（无菌面）向上置于稳妥处或内面向下拿在手中，手不可触及容器壁的内面，取后即将容器盖盖严，避免容器内无菌物品在空气中暴露过久。

（2）取无菌容器应托住容器底部，手指不可触及容器边缘及内面。

（三）取用无菌溶液法

目的是维持无菌溶液在无菌状态下使用。

1.核对

药名、剂量、浓度和有效期。

2.检查

有无裂缝、瓶盖有无松动、溶液的澄清度和质量。

3.倒用密封瓶溶液法

擦净瓶外灰尘，用启瓶器撬开铝盖，用双手拇指将橡胶塞边缘向上翻起，再用示指和中指套住橡胶塞拉出；先倒出少量溶液冲洗瓶口，倒液时标签朝上，倒后立即将橡胶塞塞好，常规消毒后将塞翻下，记录开瓶日期、时间，有效期24小时。不可将无菌物品或非无菌物品伸入无菌溶液内蘸取或直接接触瓶口倒液，以免污染瓶内的溶液，已倒出的溶液不可再倒回瓶内。

4.倒用烧瓶液法

先检查后解系带，倒液同密封法。

（四）无菌包使用法

目的是保持无菌包内无菌物品的无菌状态，以备使用。

1.包扎法

将物品放在包布中央,最后一角折盖后用化学指示胶带粘贴,封包胶带上可书写记录,或用带包扎"+"。

2.开包法

(1)三查:名称、日期、化学指示胶带。

(2)撕开粘贴或解开系带,系带卷放在包布边下,先外角,再两角,后内角,注意手不可触及内面,放在事先备好的无菌区域内,将包布按原折痕包起,将带以一字形包扎,记录,24 小时有效(图 1-3)。

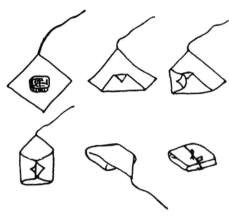

图 1-3　无菌包的使用

3.小包打开法

托在手上打开,另一手将包布四角抓住,稳妥地将包内物品放入无菌区域内。

4.一次性无菌物品

注射器或输液条,敷料或导管。

(五)铺无菌盘法

目的是维持无菌物品处于无菌状态,以备使用。

将无菌治疗巾铺在清洁、干燥的治疗盘内,使其内面为无菌区,可放置无菌物品,以供治疗和护理操作使用。有效期限不超过 4 小时。

(1)无菌治疗巾的折叠法:将双层棉布治疗巾横折 2 次,再向内对折,将开口边分别向外翻折对齐。

(2)无菌治疗巾的铺法:手持治疗巾两开口外角呈双层展开,由远端向近端铺于治疗盘内。两手捏住治疗巾上层下边两外角向上呈扇形折叠三层,内面向外。

(3)取所需无菌物品放入无菌区内,覆盖上层无菌巾,使上、下层边缘对齐,多余部分向上反折。

(六)戴、脱无菌手套法

佩戴无菌手套的目的是防止患者在手术与治疗过程中受到感染,以及医护人员处理无菌物品过程中确保物品无菌(图 1-4)。

(1)洗净擦干双手,核对号码及日期。

(2)打开手套袋,取出滑石粉擦双手。

(3)掀起手套袋开口处,取出手套,对准戴上。

(4)双手调手套位置,扣套在工作衣袖外面。

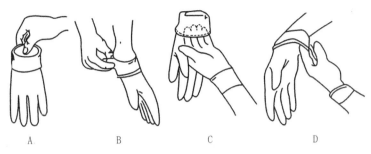

图 1-4　戴脱无菌手套

(5)脱手套,外面翻转脱下。

(6)注意:①未戴手套的手不可触及手套的外面;②已戴手套的手不可触及未戴手套的手或另一手套内面;③发现手套有破洞立即更换。

(七)取用消毒棉签法

目的是保持无菌棉签处于无菌状态下使用。

1.无菌棉签使用法

(1)检查棉签有效期及包装的完整程度,有破损时不能使用。

(2)左手握棉签棍端,右手捏住塑料包装袋上部,依靠棉棍的支撑向后稍用力撕开前面的包装袋。

(3)将包装袋抽后折盖左手示指,用中指压住。

(4)右手拇指顶出所用棉签并取出。

2.复合碘医用消毒棉签使用法

(1)取复合碘医用消毒棉签 1 包,检查有效期,注明开启时间。

(2)将包内消毒棉签推至包的右下端,并分离 1 根留置于包内左侧。

(3)左手拇、示指持复合碘医用消毒棉签包的窗口缘,右手拇、示指捏住窗翼,揭开窗口。

(4)将窗翼拉向右下方,以左手拇指按压窗翼,固定窗盖。

(5)右手从包的后方将包左上角向后反折,夹于左手示指与中指之间,露出棉签手柄部。

(6)以右手取出棉签。

(7)松开左手拇指和示指,拇指顺势将窗口封好,放回盘内备用。

（王　虹）

第二节　皮下注射

一、目的

(1)注入小剂量药物,适用于不宜口服给药而需在一定时间内发生药效时。

(2)预防接种。

(3)局部供药,如局部麻醉用药。

二、评估

(一)评估患者

(1)双人核对医嘱。

(2)核对患者床号、姓名、住院号和腕带(请患者自己说出床号和姓名)。

(3)评估患者病情、意识状态、配合能力、用药史、药物过敏史、不良反应史等。

(4)向患者解释操作目的和过程,取得患者配合。

(5)查看注射部位皮肤情况(皮肤颜色,有无皮疹、感染)。

(6)协助患者取舒适坐位或卧位。

(二)评估环境

安静整洁,宽敞明亮,必要时遮挡。

三、操作前准备

(一)人员准备

仪表整洁,符合要求。洗手,戴口罩。

(二)按医嘱配制药液

(1)操作台上放置注射盘、纸巾、无菌治疗巾、无菌镊子、2 mL注射器、医嘱用药液、安尔碘、75%乙醇和无菌棉签。

(2)双人核对药液标签、药名、浓度、剂量、有效期和给药途径。

(3)检查瓶口有无松动,瓶身有无破裂,药液有无浑浊、沉淀、絮状物和变质。

(4)检查注射器、安尔碘、75%乙醇、无菌棉签等,包装无破裂,药液在有效期内。

(5)按正规操作抽吸药液,并贴好标识,置于无菌盘内。

(6)再次核对药液,记录时间并签名。

(三)物品准备

治疗车上层放置无菌盘(内置抽吸好的药液)、治疗盘(安尔碘、75%乙醇)、注射单和快速手消毒剂,以上物品符合要求,均在有效期内。治疗车下层放置生活垃圾桶、医疗废物桶、锐器盒。

四、操作程序

(1)携用物推车至患者床旁,核对床号、姓名、住院号和腕带(请患者自己说出床号和姓名)。

(2)根据注射目的选择注射部位(上臂三角肌下缘、两侧腹壁、后背、股前侧和外侧等)。

(3)常规消毒皮肤,待干。

(4)二次核对患者床号、姓名和药名。

(5)用注射器抽取药液并排尽空气;取干棉签夹,于左手示指与中指之间。

(6)一手绷紧皮肤,另一手持注射器,示指固定针栓,针头斜面向上,与皮肤呈30°～40°(过瘦患者可捏起注射部位皮肤,并减少穿刺角度)快速刺入皮下,深度为针梗的1/2～2/3;松开紧绷皮肤的手,抽动活塞,如无回血,缓慢推注药液。

(7)注射毕,用无菌干棉签轻压针刺处,快速拔针后按压片刻。

(8)再次核对患者床号、姓名和药名,注射器按要求放置。

(9)协助患者取舒适体位,整理床单位,并告知患者注意事项。

（10）用快速手消毒剂消毒双手,记录时间并签名。

（11）推车回治疗室,按医疗废物处理原则处理用物。

（12）洗手,根据病情书写护理记录单。

五、注意事项

（1）遵医嘱和药品说明书使用药品。

（2）长期注射者应注意更换注射部位。

（3）注射中、注射后观察患者不良反应和用药效果。

（4）注射<1 mL 药液时须使用 1 mL 注射器,以保证注入药液剂量准确无误。

（5）持针时,右手示指固定针栓,但不可接触针梗,以免污染。

（6）针头刺入角度不宜超过 45°,以免刺入肌层。

（7）尽量避免应用对皮肤有刺激作用的药物行皮下注射。

（8）若注射胰岛素,须告知患者进食时间。

（王　虹）

第三节　肌内注射

一、目的

注入药物,适用于不宜或不能口服和静脉注射,且要求比皮下注射更快发生疗效时。

二、评估

(一)评估患者

（1）双人核对医嘱。

（2）核对患者床号、姓名、住院号和腕带(请患者自己说出床号和姓名)。

（3）评估患者病情、治疗情况、意识状态、用药史、药物过敏史、不良反应史、肢体活动能力和合作程度。

（4）向患者解释操作目的和过程,取得患者配合。

（5）查看注射部位皮肤情况(皮肤颜色,有无皮疹、感染和皮肤划痕阳性)。

（6）协助患者取舒适坐位或卧位。

(二)评估环境

安静整洁,宽敞明亮,必要时遮挡。

三、操作前准备

(一)人员准备

仪表整洁,符合要求。洗手,戴口罩。

(二)按医嘱配制药液

(1)操作台:注射盘、无菌盘、2 mL 注射器、5 mL 注射器、医嘱所用药液、安尔碘和无菌棉签。如注射用药为油剂或混悬液,须备较粗针头。

(2)双人核对药物标签、药名、浓度、剂量、有效期和给药途径。

(3)检查瓶口有无松动,瓶身有无破裂,药液有无浑浊、变质。

(4)检查无菌注射器、安尔碘、无菌棉签等,包装无破裂,药液在有效期内。

(5)按正规操作抽吸药液,并贴好标识,置于无菌盘内。

(6)再次核对药液,记录时间并签名。

(三)物品准备

治疗车上层放置无菌盘(内置抽吸好的药液)、安尔碘、注射单、无菌棉签和快速手消毒剂,以上物品符合要求,均在有效期内。治疗车下层放置生活垃圾桶、医疗废物桶、锐器盒。

四、操作程序

(1)携用物推车至患者床旁,核对床号、姓名、住院号和腕带(请患者自己说出床号和姓名)。

(2)协助患者取舒适体位,暴露注射部位,注意保暖,保护患者隐私,必要时可遮挡。

(3)选择注射部位(臀大肌、臀中肌、臀小肌、股外侧和上臂三角肌)。

(4)常规消毒皮肤,待干。

(5)再次核对患者床号、姓名和药名。

(6)用注射器抽取药液并排尽空气,取干棉签,夹于左手示指与中指之间,以一手拇指和示指绷紧局部皮肤,另一手持注射器,中指固定针栓,将针头迅速垂直刺入,深度约为针梗的2/3。

(7)松开紧绷皮肤的手,抽动活塞。如无回血,缓慢注入药液,同时观察反应。

(8)注射毕,用无菌干棉签轻按进针处,快速拔针,按压片刻。

(9)再次核对患者床号、姓名和药名。

(10)协助患者取舒适体位,整理床单位,注射后观察用药反应。

(11)用快速手消毒剂消毒双手,记录时间并签名。

(12)推车回治疗室,按医疗废物处理原则处理用物。

(13)洗手,根据病情书写护理记录单。

五、常用肌内注射定位方法

(一)臀大肌肌内注射定位法

注射时应避免损伤坐骨神经。

1.十字法

从臀裂顶点向左或右侧画一水平线,然后从髂嵴最高点作一垂线,将一侧臀部被划分为 4 个象限,其外上象限并避开内角为注射区。

2.连线法

从髂前上棘至尾骨作一连线,其外 1/3 处为注射部位。

(二)臀中肌、臀小肌肌内注射定位法

(1)以示指尖和中指尖分别置于髂前上棘和髂嵴下缘处,在髂嵴、示指、中指之间构成一个三角形区域,示指与中指构成的内角为注射部位。

（2）髂前上棘外侧三横指处（以患者手指的宽度为标准）。

（三）股外侧肌肌内注射定位法

在股中段外侧，一般成人可取髋关节下 10 cm 至膝关节的范围。此处大血管、神经干很少通过，且注射范围广，可供多次注射，尤适用于 2 岁以下的幼儿。

（四）上臂三角肌肌内注射定位法

取上臂外侧，肩峰下 2～3 横指处。此处肌肉较薄，只可作小剂量注射。

（五）体位准备

1.卧位

臀部肌内注射时，为使局部肌肉放松，减轻疼痛与不适，可采用以下姿势。

（1）侧卧位：上腿伸直，放松，下腿稍弯曲。

（2）俯卧位：足尖相对，足跟分开，头偏向一侧。

（3）仰卧位：常用于危重和不能翻身的患者，采用臀中肌、臀小肌肌内注射法较为方便。

2.坐位

为门诊患者接受注射时常用体位，可供上臂三角肌或臀部肌内注射时采用。

六、注意事项

（1）遵医嘱和药品说明书使用药品。

（2）药液要现用现配，在有效期内，剂量要准确。选择两种药物同时注射时，应注意配伍禁忌。

（3）注射时应做到两快一慢：进针、拔针快，推注药液慢。

（4）选择合适的注射部位，避免刺伤神经和血管，无回血时方可注射。

（5）注射时切勿将针梗全部刺入，以防针梗从根部衔接处折断。若针头折断，应先稳定患者情绪，并嘱患者保持原位不动，固定局部组织，以防断针移位，同时尽快用无菌血管钳夹住断端取出；如断端全部埋入肌肉，应速请外科医师处理。

（6）对需要长期注射的患者，应交替更换注射部位，并选择细长针头，以避免或减少硬结的产生。如因长期多次注射出现局部硬结时，可采用热敷、理疗等方法予以处理。

（7）2 岁以下婴幼儿不宜选用臀大肌注射，因其臀大肌尚未发育好，注射时有损伤坐骨神经的危险，最好选择臀中肌和臀小肌注射。

（窦金艳）

第四节　静脉注射

一、目的

（1）所选用药物不宜口服、皮下注射、肌内注射，又需迅速发挥药效时。

（2）注入药物进行某些诊断性检查，如对肝、肾、胆囊等造影时需静脉注入造影剂。

二、评估

(一)评估患者

(1)双人核对医嘱。

(2)核对患者床号、姓名、住院号和腕带(请患者自己说出床号和姓名)。

(3)了解患者病情、意识状态、配合能力、药物过敏史、用药史。

(4)评估患者穿刺部位的皮肤状况、肢体活动能力、静脉充盈度和管壁弹性。选择合适静脉注射的部位,评估药物对血管的影响程度。

(5)向患者解释静脉注射的目的和方法,告知所注射药物的名称,取得患者配合。

(二)评估环境

安静整洁,宽敞明亮。

三、操作前准备

(一)人员准备

仪表整洁,符合要求。洗手,戴口罩。

(二)物品准备

1.操作台

治疗单、静脉注射所用药物和注射器。

2.按要求检查所需用物,符合要求方可使用

(1)双人核对药物名称、浓度、剂量、有效期和给药途径。

(2)检查药物的质量、标签,液体有无沉淀和变色,有无渗漏、浑浊和破损。

(3)检查注射器和无菌棉签的有效期,包装是否紧密无漏气,安尔碘的使用日期是否在有效期内。

3.配制药液

(1)安尔碘棉签消毒药物瓶口,掰开安瓿,瓿帽弃于锐器盒内。

(2)打开注射器,将外包装袋置于生活垃圾桶内,固定针头,回抽针栓,检查注射器,取下针帽置于生活垃圾桶内,抽取安瓿内药液,排气,置于无菌盘内。在注射器上贴上患者床号、姓名、药物名称和用药方法的标签。

(3)再次核对空安瓿和药物的名称、浓度、剂量和用药方法和时间。

4.备用物品

治疗车上层治疗盘内放置一支备用注射器、安尔碘、无菌棉签,无菌盘内放置配好的药液、垫巾。以上物品符合要求,均在有效期内。治疗车下层放置生活垃圾桶、医疗废物桶、锐器盒和含有效氯 250 mg/L 的消毒液桶。

四、操作程序

(1)携用物推车至患者床旁,核对床号、姓名、住院号和腕带(请患者自己说出床号和姓名)。

(2)向患者说明静脉注射的方法、配合要点、注射药物的作用和不良反应。

(3)协助患者取舒适体位,充分暴露穿刺部位,放垫巾于穿刺部位下方。

(4)在穿刺部位上方 5~6 cm 处扎压脉带,末端向上,以防污染无菌区。

(5)用安尔碘棉签消毒穿刺部位皮肤,以穿刺点为中心向外螺旋式旋转擦拭,直径＞5 cm。

(6)再次核对患者床号、姓名和药名。

(7)嘱患者握拳,使静脉充盈,左手拇指固定静脉下端皮肤,右手持注射器与皮肤呈 15°～30°自静脉上方或侧方刺入,见回血可再沿静脉进针少许。

(8)保留静脉通路者,用安尔碘棉签消毒其静脉注射部位三通接口,以接口处为中心向外螺旋式旋转擦拭。

(9)静脉注射过程中,观察局部组织有无肿胀,严防药液渗漏,如出现渗漏立即拔出针头,按压局部,另行穿刺。

(10)拔针后,指导患者按压穿刺点 3 分钟,勿揉,凝血功能差的患者适当延长按压时间。

(11)再次核对患者床号、姓名和药名。

(12)将压脉带与输液垫巾对折取出,输液垫巾置于生活垃圾桶内,压脉带放于含有效氯250 mg/L的消毒液桶中。整理患者衣物和床单位,观察有无不良反应,并向患者讲明注射后注意事项。用快速手消毒剂消毒双手,推车回治疗室,按医疗废物处理原则整理用物。

(13)洗手,在治疗单上签名并记录时间。按护理级别书写护理记录单。

五、注意事项

(1)严格执行查对制度,须双人核对医嘱。

(2)严格遵守无菌操作原则。

(3)了解注射目的、药物对血管的影响程度、给药途径、给药时间和药物过敏史。

(4)选择粗直、弹性好、易固定的静脉,避开关节和静脉瓣。常用的穿刺静脉为肘部浅静脉,如贵要静脉、肘正中静脉、头静脉。小儿多采用头皮静脉。

(5)根据患者年龄、病情和药物性质掌握注入药物的速度,并随时听取患者主诉,观察病情变化。必要时使用微量注射泵。

(6)对需要长期注射的患者,应有计划地由小到大、由远心端到近心端选择静脉。

(7)根据药物特性和患者肝、肾或心脏功能,采用合适的注射速度。随时听取患者主诉,观察体征和病情变化。

（窦金艳）

第五节　振动排痰法

振动排痰是根据物理定向叩击原理,由垂直于身体表面的垂直力和平行于身体表面的水平力作用,移动和排出分泌物和代谢废物,使支气管平滑肌舒张,从而改善肺通气状况。

一、病情观察与评估

(1)观察患者病情、意识状态,评估其合作程度。

(2)观察患者背部皮肤有无破损、皮疹和感染。

(3)观察患者有无肋骨骨折、气胸、胸腔积液、出血性疾病和肺部血栓等禁忌证。

（4）评估有无痰液不能及时排出导致窒息的风险。

二、护理措施

（一）体位
根据病情选取坐位、半卧位或侧卧位。

（二）排痰治疗时间
选择餐前1～2小时或餐后2小时进行治疗，不宜在饱餐后进行。

（三）排痰治疗模式选择
根据病情、年龄、体质和治疗目的选择合适的叩击头、振动频率、振动时间，一般选择的频率为30～40次/分（15～30 Hz），操作时间为每次10～20分钟，每天2～4次。

（四）振动排痰治疗
（1）在排痰过程中根据患者情况，调整叩击头的位置和方向，从下向上，由外向内，叩击头紧贴皮肤，一手轻轻捏住叩击头手柄，另一手引导叩击头，轻加压力。

（2）操作过程中观察患者的呼吸及面色，询问患者感受，如有不适，暂停操作，对症处理。

（五）振动排痰治疗后护理
（1）为避免发生交叉感染，使用一次性叩击头罩，一人一换。

（2）振动排痰仪使用季铵盐类消毒液擦拭消毒备用。

（3）鼓励患者咳嗽排痰，必要时进行吸痰。

三、健康指导

（1）告知患者振动排痰的作用以及操作配合要点。

（2）告知患者正确咳嗽排痰的方法。

（马丽萍）

第六节　机械吸痰法

一、目的

清除呼吸道分泌物，保持呼吸道通畅，预防并发症发生。适用于排痰无力、痰液黏稠、意识不清、危重、老年体弱及身体各脏器衰竭者。可通过患者口腔、鼻腔、气管插管或气管切开处进行负压吸引。

二、准备

（一）用物准备
1.治疗盘外
电动吸引器或中心吸引器（包括马达、偏心轮、气体过滤器、压力表、安全瓶、贮液瓶）、开口器、舌钳、压舌板、电源插座等。

2.治疗盘内

带盖缸 2 只(1 只盛消毒一次性吸痰管若干根、1 只盛有消毒液的盐水瓶)、消毒玻璃接管、治疗碗 2 个(1 只内盛无菌生理盐水、1 只内盛消毒液用于消毒玻璃接管)、弯盘、消毒纱布、无菌弯血管钳一把、消毒镊子一把、棉签一包、液状石蜡、冰硼散等,急救箱 1 个备用。

(二)患者、护理人员及环境准备

患者取舒适体位,稳定情绪,了解吸痰目的、方法、注意事项及配合要点。护理人员应衣帽整齐,修剪指甲,洗手,戴口罩。环境安静、整洁,光线、温湿度适宜。

三、操作步骤

(1)携用物至病床旁,接通电源,打开开关,调节负压,检查吸引器性能。

(2)检查患者口腔(昏迷患者可借助压舌板及开口器)、鼻腔,有无义齿,如有应先取下活动义齿,患者头部转向一侧,面向操作者。

(3)连接吸痰管,先吸少量生理盐水。用于检查吸痰管是否通畅,并润滑吸痰管前端。

(4)一手反折吸痰管末端,另一手持无菌弯血管钳或无菌镊子夹取吸痰管前端,插入口咽部 10～15 cm(过深可触及支气管处,易堵塞呼吸道)后,放松吸痰管末端,先吸口咽部分泌物,再吸气管内分泌物。吸痰时采取上下左右旋转向上提吸痰管的方法,有利于呼吸道分泌物吸出,避免损伤呼吸道黏膜。每次吸引时间少于 15 秒,防止缺氧。

(5)吸痰管拔出后,用生理盐水抽吸。防止分泌物堵塞吸痰管。

(6)观察患者呼吸道是否畅通及面部、呼吸、心率、血压等情况,以及吸出液的色、质、量。

(7)协助患者擦净面部分泌物,整理床单位,取舒适体位。

(8)处理用物,吸痰管玻璃接头清洁后,放入盛有消毒液的治疗碗中浸泡或清洁后,置低温消毒箱内消毒。

(9)洗手,观察并记录治疗效果与反应。

四、注意事项

(1)严格无菌操作,吸痰管应即吸即弃。

(2)吸痰动作应轻柔,以防呼吸道黏膜损伤。

(3)痰液黏稠者可配合叩击、雾化吸入,提高治疗效果。

(4)储液瓶内的液体不得超过 2/3。

(5)每次吸痰时间不超过 15 秒,以免缺氧。

(6)两次吸痰间隔不少于 30 分钟。

(7)气管隆嵴处不宜反复刺激,避免引起咳嗽反射。

(唐　蔚)

第七节 鼻 饲 术

一、鼻饲目的

对不能由口进食者或者拒绝进食者,提供足够的热量和蛋白质等多种营养素和药物,以满足其对营养和治疗的需求。

二、操作流程

(一)评估

(1)患者的病情及治疗情况,是否能承受插入导管的刺激。

(2)患者的心理状态与合作程度,既往是否接受过类似的治疗,是否紧张,是否了解插管的目的,是否愿意配合和明确如何配合插管。

(3)患者鼻腔黏膜有无肿胀、炎症,有无鼻中隔偏曲,有无鼻息肉等。

(二)操作

(1)清洁鼻孔,戴手套,测量插管长度(自前额发际到剑突的长度),必要时以胶布粘贴做标记,为 45~55 cm。

(2)润滑胃管前段,左手托住胃管,右手持胃管前端,沿一侧鼻孔缓缓插入,到咽喉部时(约15 cm),嘱患者做吞咽动作,同时将胃管送下至所需长度,暂用胶布固定于鼻翼。

(3)抽吸胃液,若有胃液证实胃管是在胃中,将胃管用胶布固定于面颊部。

(4)注入少量温水,再注入流质,注毕以少量温水冲洗胃管,提起胃管末端使水进入胃内。

(5)折胃管开口端,用纱布包好,夹子夹紧,再用别针固定于枕旁。

(三)为昏迷患者插胃管

插管前应先撤去患者枕头,头向后仰,可避免胃管误入气管,当胃管插入 15 cm 时,将患者头部托起,使下颌靠近胸骨柄,以增大咽喉部通道的弧度,便于胃管顺利通过会厌部缓缓插入胃管至预定长度。

(四)确认胃管在胃内的方法

(1)连接注射器于胃管末端进行抽吸,抽出胃液。

(2)置听诊器于患者胃部,快速经胃管向胃内注入 10 mL 空气,能听到气过水声。

(3)将胃管末端置于盛水的治疗碗内,无气泡逸出。

三、并发症的预防及处理流程

(一)腹泻、腹痛

腹泻患者大便次数增多,部分呈水样便,肠鸣音亢进,部分患者有腹痛。

1.处理

(1)及时清理,保持肛周皮肤清洁干燥。

(2)腹泻严重者,遵医嘱应用止泻药物,必要时停用。

（3）菌群失调患者,可口服乳酸菌制剂。

2.预防

（1）鼻饲液现用现配,配制过程中防止污染。

（2）营养液浓度适宜,灌注的速度不能太快,温度以 37～42 ℃最为适宜。

（二）胃食管反流

胃潴留腹胀,鼻饲液输注前抽吸胃液可见潴留量＞150 mL,严重者可引起胃食管反流。

1.处理

（1）鼻饲前常规检查胃潴留量,大于 150 mL 时应暂停鼻饲。

（2）协助患者进行腹部环形按摩,促进肠蠕动。

（3）胃潴留的重病患者,遵医嘱给予甲氧氯普胺,加速胃排空。

2.预防

（1）每次鼻饲量不超过 200 mL,间隔时间不少于 2 小时。

（2）鼓励患者床上及床边活动,促进胃肠功能恢复。

（3）进行腹部环形按摩,促进肠蠕动。

（4）鼻饲前常规检查胃潴留量,大于 150 mL 时应暂停鼻饲。

（三）血压下降、休克

胃出血胃管内可抽出少量鲜血,出血量较多时,患者排柏油样便,严重者血压下降,脉搏细速,出现休克。

1.处理

（1）出血量小者,可暂停鼻饲,密切观察出血量。

（2）出血量大者,可用冰盐水洗胃,减轻出血。

2.预防

（1）鼻饲前抽吸力量避免过大,以免损伤胃黏膜引起出血。

（2）胃管位置适当,固定牢固,躁动不安的患者遵医嘱适当使用镇静剂。

（四）呛咳、气喘、呼吸困难

胃食管反流、误吸在鼻饲过程中出现呛咳、气喘、心动过速、呼吸困难的症状,严重者肺内可闻及湿性啰音和水泡音。

1.处理

（1）出现反流误吸,立即帮助患者清除误吸物,必要时进行吸引。

（2）告知医师,根据误吸程度进行对症处理。

2.预防

（1）鼻饲时床头应抬高,避免反流误吸。

（2）选用管径适宜的胃管,匀速注入。

（3）管饲前后半小时应禁止翻身扣背,以免胃受机械性刺激而引起反流。

（4）管饲前应吸净气管内痰液,以免吸痰时腹内压增高引起反流。

四、注意事项

（1）插管动作应轻稳,特别是在通过食管 3 个狭窄处时。

（2）须经鼻饲管使用药物时,应将药片研碎,溶解后再灌入。

（3）每次鼻饲量不超过 200 mL，间隔时间不少于 2 小时，温度 39～41 ℃。

（4）长期鼻饲者，应每天进行口腔护理，胃管应每周更换（晚上拔出），第二天清晨再由另一鼻孔插入。

（高　英）

第八节　洗　胃　术

一、适应证

一般在服毒后 6 小时内洗胃效果最好。但当服毒量大、所服毒物吸收后可经胃排出，即使超过 6 小时，多数情况下仍需洗胃。对昏迷、惊厥患者洗胃时应注意保护呼吸道，避免发生误吸。

二、禁忌证

（1）腐蚀性毒物中毒。

（2）正在抽搐、大量呕血者。

（3）原有食管胃底静脉曲张或上消化道大出血病史者。

三、洗胃液的选择

对不明原因的中毒应选用清水或生理盐水洗胃，如已知毒物种类，则按医嘱选用特殊洗胃液。

（一）胃黏膜保护剂

对吞服腐蚀性毒物者，可用牛奶、蛋清、米汤、植物油等保护胃肠黏膜。

（二）溶剂

脂溶性毒物（如汽油、煤油等）中毒时，可先口服或胃管内注入液状石蜡 150～200 mL，使其溶解而不被吸收，然后进行洗胃。

（三）吸附剂

活性炭是强力吸附剂，能吸附多种毒物。但不能很好地吸附乙醇、铁等毒物。因活性炭的效用有时间依赖性，因此应在摄毒 60 分钟内给予活性炭。活性炭结合是一种饱和过程，需要应用超过毒物的足量活性炭来吸附毒物，应注意按医嘱保证给予所需的量。首次 1～2 g/kg，加水 200 mL，可口服或经胃管注入，2～4 小时重复应用 0.5～1.0 g/kg，直至症状改善。

（四）解毒剂

可通过与体内存留的毒物发生中和、氧化、沉淀等化学反应，改变毒物的理化性质，使毒物去毒性。

（五）中和剂

对吞服强腐蚀性毒物的患者，可服用中和剂中和，如吞服强酸时可用弱碱（如镁乳、氢氧化铝凝胶等）中和，不要用碳酸氢钠，因其遇酸可生成二氧化碳，使胃膨胀，造成穿孔的危险。强碱可用弱酸类物质（如食醋、果汁等）中和。

(六)沉淀剂

有些化合物可与毒物作用,生成溶解度低、毒性小的物质,因而可用作洗胃剂。乳酸钙或葡萄糖酸钙与氟化物或草酸盐作用,可生成氟化钙或草酸钙沉淀;生理盐水与硝酸银作用生成氯化银沉淀;2%～5%硫酸钠可与可溶性钡盐生成不溶性硫酸钡沉淀。

四、洗胃的护理

(1)严格掌握洗胃的适应证、禁忌证。

(2)解释洗胃的目的、必要性和并发症,使患者或家属知情同意并签字。

(3)取头低脚高左侧卧位。

(4)置入胃管的长度:由鼻尖经耳垂至胸骨剑突的距离,一般为 50～55 cm。

(5)中毒物质不明时,应选用温开水或生理盐水洗胃,强酸、强碱中毒禁忌洗胃。

(6)水温控制在 35 ℃左右,过热可促进局部血液循环,加快吸收;过冷可加速胃蠕动,从而促进毒物排入肠腔。

(7)严格掌握洗胃原则:先出后入、快进快出、出入基本平衡。应留取首次抽吸物标本做毒物鉴定。每次灌洗量为 300～500 mL,一般总量为 25 000～50 000 mL。需要反复灌洗,直至洗出液澄清、无味为止。

(8)严密观察病情,洗胃过程中防止误吸,有出血、窒息、抽搐应立即停止洗胃,通知医师。

(9)拔胃管时,要先将胃管尾部夹住,以免拔胃管过程中管内液体反流入气管内。

(10)洗胃后整理用物,观察并记录洗胃液的量、颜色及患者的反应,同时记录患者的生命体征。严格清洗和消毒洗胃机。

(谭永峰)

第九节　导　尿　术

一、目的

(1)为尿潴留患者解除痛苦;使尿失禁患者保持会阴清洁干燥。

(2)收集无菌尿标本,做细菌培养。

(3)避免盆腔手术时误伤膀胱,为危重、休克患者正确记录尿量,测尿比重提供依据。

(4)检查膀胱功能,测膀胱容量、压力及残余尿量。

(5)鉴别尿闭和尿潴留,以明确肾功能不全或排尿功能障碍。

(6)诊断及治疗膀胱和尿道的疾病,如进行膀胱造影或对膀胱肿瘤患者进行化疗等。

二、准备

(一)物品准备

治疗盘内:橡皮圈一个,别针一枚,备皮用物一套,一次性无菌导尿包一套(治疗碗两个、弯盘、双腔气囊导尿管根据年龄选不同型号尿管,弯血管钳一把、镊子一把、小药杯内置棉球若干个,液状石蜡棉球瓶一个,洞巾一块)。弯盘一个,一次性手套一双,治疗碗一个(内盛棉球若干个),弯血管钳一把、镊子两把、无菌手套一双,常用消毒溶液:0.1%苯扎溴铵(新洁尔灭)、0.1%氯己定等,无菌持物钳及容器一套,男患者导尿另备无菌纱布两块。

治疗盘外:小橡胶单和治疗巾一套(或一次性治疗巾),便盆及便盆巾。

(二)患者、护理人员及环境准备

使患者了解导尿目的、方法、注意事项及配合要点。取仰卧屈膝位,调整情绪,指导或协助患者清洗外阴,备便盆。护理人员应衣帽整齐,修剪指甲,洗手,戴口罩。环境安静、整洁、光线、温湿度适宜,关闭门窗,备屏风或隔帘。

三、评估

(1)评估患者病情、治疗情况、意识、心理状态及合作度。

(2)评估患者排尿功能异常的程度,膀胱充盈度及会阴部皮肤、黏膜的完整性。

(3)向患者解释导尿的目的、方法、注意事项及配合要点。

四、操作步骤

将用物推至患者处,核对患者床号、姓名,向患者解释导尿的目的、方法、注意事项及配合要点。消除患者紧张和窘迫的心理,以取得合作:①用屏风或隔帘遮挡患者,保护患者的隐私,使患者精神放松。②帮助患者清洗外阴部,减少逆行尿路感染的机会。③检查导尿包的日期,是否严密干燥,确保物品无菌性,防止尿路感染。④根据男女性尿道解剖特点执行不同的导尿术。

(一)男性患者导尿术操作步骤

(1)操作者位于患者右侧,帮助患者取仰卧屈膝位,脱去对侧裤腿,盖在近侧腿上,对侧下肢和上身用盖被盖好,两腿略外展,暴露外阴部。

(2)将一次性橡胶单和治疗巾垫于患者臀下,弯盘放于患者臀部,治疗碗内盛棉球若干个。

(3)左手戴手套,用纱布裹住阴茎前1/3,将阴茎提起,另一手持镊子夹消毒棉球按顺序消毒阴茎后2/3部-阴阜-阴囊暴露面。

(4)用无菌纱布包裹消毒过的阴茎后2/3部-阴阜-阴囊暴露面,消毒阴茎前1/3,并将包皮向后推,换另一把镊子夹消毒棉球消毒尿道口,向外螺旋式擦拭龟头-冠状沟-尿道口数次,包皮和冠状沟易藏污,应彻底消毒,预防感染。污棉球置于弯盘内移至床尾。

(5)在患者两腿间打开无菌导尿包,用持物钳夹浸消毒液的棉球于药杯内。

(6)戴无菌手套,铺洞巾,使洞巾与包布内面形成无菌区域。嘱患者勿移动肢体保持体位,以免污染无菌区。

(7)按操作顺序排列好用物,用镊子取液状石蜡棉球,润滑导尿管前端。

(8)左手用纱布裹住阴茎并提起,使之与腹壁呈60°,使耻骨前弯消失,便于插管。将包皮向后推,右手用镊子夹取浸消毒液的棉球,按顺序消毒尿道口、螺旋消毒龟头、冠状沟、尿道口数遍,每个棉球只可用一次,禁止重复使用,确保消毒部位不受污染,污棉球置于弯盘内,右手将弯盘移至靠近床尾无菌区域边沿,便于操作。

(9)左手固定阴茎,右手将治疗碗置于洞巾口旁,男性尿道长而且又有三个狭窄处,当插管受阻时,应稍停片刻嘱患者深呼吸,减轻尿道括约肌紧张,再徐徐插入导尿管,切忌用力过猛而损伤尿道。

（10）用另一只血管钳夹持导尿管前端，对准尿道口轻轻插入 20～22 cm，见尿液流出后，再插入约2 cm，将尿液引流入治疗碗（第一次放尿不超过 1 000 mL，防止大量放尿，腹腔内压力急剧下降，血液大量滞留腹腔血管内，血压下降虚脱及膀胱内压突然降低，导致膀胱黏膜急剧充血，发生血尿）。

（11）治疗碗内尿液盛 2/3 满后，可用血管钳夹住导尿管末端，将尿液导入便器内，再打开导尿管继续放尿。注意询问患者的感觉，观察患者的反应。

（12）导尿毕，夹住导尿管末端，轻轻拔出导尿管，避免损伤尿道黏膜。撤下洞巾，擦净外阴，脱去手套置弯盘内，撤出臀部一次性橡胶单和治疗巾置治疗车下层。协助患者穿好裤子，整理床单位。

（13）整理用物。

（14）洗手，记录。

（二）女性患者导尿术操作步骤

（1）操作者位于患者右侧，帮助患者取仰卧屈膝位，脱去对侧裤腿，盖在近侧腿上，对侧下肢和上身用盖被盖好，两腿略外展，暴露外阴部。

（2）将一次性橡胶单和治疗巾垫于患者臀下，弯盘放于患者臀部，治疗碗内盛棉球若干个。

（3）左手戴手套，右手持血管钳夹取消毒棉球做外阴初步消毒，按由外向内，自上而下，依次消毒阴阜、两侧大阴唇。

（4）左手分开大阴唇，换另一把镊子按顺序消毒大小阴唇之间-小阴唇-尿道口-自尿道口至肛门，减少逆行感染的机会。污棉球置于弯盘内，消毒完毕，脱下手套置于治疗碗内，污物放置治疗车下层。

（5）在患者两腿间打开无菌导尿包，用持物钳夹浸消毒液的棉球于药杯内。

（6）戴无菌手套，铺洞巾，使洞巾与包布内面形成无菌区域。嘱患者勿移动肢体保持体位，以免污染无菌区。

（7）按操作顺序排列好用物，用镊子取液状石蜡棉球，润滑导尿管前端。

（8）左手拇指、示指分开并固定小阴唇，右手持弯持物钳夹取消毒棉球，按由内向外，自上而下顺序消毒尿道口、两侧小阴唇、尿道口，尿道口处要重复消毒一次，污棉球及弯血管钳置于弯盘内，右手将弯盘移至靠近床尾无菌区域边沿，便于操作。

（9）右手将无菌治疗碗移至洞巾旁，嘱患者张口呼吸，用另一只弯血管钳夹持导尿管对准导尿口轻轻插入尿道 4～6 cm，见尿液后再插入 1～2 cm。

（10）左手松开小阴唇，下移固定导尿管，将尿液引入治疗碗。注意询问患者的感觉，观察患者的反应。

（11）导尿毕，夹住导管末端，轻轻拔出导尿管，避免损伤尿道黏膜。撤下洞巾，擦净外阴，脱去手套置弯盘内，撤出臀部一次性橡胶单和治疗巾置治疗车下层。协助患者穿好裤子，整理床单位。

（12）整理用物。

（13）洗手，记录。

五、注意事项

(1)向患者及其家属解释留置导尿管的目的和护理方法,使其认识到预防泌尿道感染的重要性,并主动参与护理。

(2)保持引流通畅,避免导尿管扭曲堵塞,造成引流不畅。

(3)防止泌尿系统逆行感染。

(4)患者每天摄入足够的液体,每天尿量维持在 2 000 mL 以上,达到自然冲洗尿路的目的,以减少尿路感染和结石的发生。

(5)保持尿道口清洁,女患者用消毒棉球擦拭外阴及尿道口,如分泌物过多,可用0.02%高锰酸钾溶液冲洗,再用消毒棉球擦拭外阴及尿道口。男患者用消毒棉球擦拭尿道口、阴茎头及包皮,1～2 次/天。

(6)每周定时更换集尿袋1次,定时排空集尿袋,并记录尿量。

(7)每月定时更换导尿管1次。

(8)采用间歇性夹管方式,训练膀胱反射功能。关闭导尿管,每4小时开放1次,使膀胱定时充盈和排空,促进膀胱功能的恢复。

(9)离床活动时,应用胶布将导尿管远端固定在大腿上,集尿袋不得超过膀胱高度,防止尿液逆流。

(10)协助患者更换体位,倾听患者主诉,并观察尿液性状、颜色和量,尿常规每周检查一次,若发现尿液混浊、沉淀、有结晶,应做膀胱冲洗。

(安 媛)

第十节 生命体征的观察与护理

生命体征是体温、脉搏、呼吸及血压的总称,是机体生命活动的客观反映,是评价生命活动状态的重要依据,也是护士评估患者身心状态的基本资料。

正常情况下,生命体征在一定范围内相对稳定,相互之间保持内在联系;当机体患病时,生命体征可发生不同程度的变化。护士通过对生命体征的观察,可以了解机体重要脏器的功能状态,了解疾病的发生、发展和转归,并为疾病预防、诊断、治疗和护理提供依据;同时,可以发现患者现存或潜在的健康问题,以正确制订护理计划。因此,生命体征的测量及护理是临床护理工作的重要内容之一,也是护士应掌握的基本技能。

一、体温

体温由三大营养物质氧化分解而产生。50%以上迅速转化为热能,50%贮存于 ATP 内,供机体利用,最终仍转化为热能散发到体外。正常人体的温度是由大脑皮质和丘脑下部体温调节中枢所调节(下丘脑前区为散热中枢,下丘脑后区为产热中枢),并通过神经、体液因素调节产热和散热过程,保持产热与散热的动态平衡,所以正常人有相对恒定的体温。

(一)正常体温及生理性变化

1.正常体温

通常说的体温是指机体内部的温度,即胸腔、腹腔、中枢神经的温度,又称体核温度,较高且稳定。皮肤温度称壳温度。临床上通常用口温、肛温、腋温来代替体温。在这三个部位测得的温度接近身体内部的温度,且测量较为方便。三个部位测得的温度略有不同,口腔温度居中,直肠温度较高,腋下温度较低。同时在三个部位进行测量,其温度差一般不超过 1 ℃。这是由于血液在不断地流动,将热量很快地由温度较高处带往温度较低处,因而机体各部的温度一般差异不大。

体温的正常值不是一个具体的点,而是一个范围。机体各部位由于代谢率的不同,温度略有差异,常以口腔、直肠、腋下的平均温度为标准,个体体温可以较正常的平均温度增减 0.3～0.6 ℃,健康成人的平均温度波动范围见表 1-1。

表 1-1　健康成人不同部位温度的波动范围

部位	波动范围
口腔	36.2～37.0 ℃
直肠	36.5～37.5 ℃
腋窝	36.0～37.2 ℃

2.生理性变化

人的体温在一些因素的影响下,会出现生理性的变化,但这种体温的变化,往往是在正常范围内或是一闪而过的。

(1)时间:人的体温 24 小时内的变动在 0.5～1.5 ℃,一般清晨 2～6 时体温最低,下午 2～8 时体温最高。这种昼夜的节律波动,可能与人体活动代谢的相应周期性变化有关。如长期从事夜间工作的人员,可出现夜间体温上升、日间体温下降的现象。

(2)年龄:新生儿因体温调节中枢尚未发育完全,调节体温的能力差,体温易受环境温度影响而变化;儿童由于代谢率高,体温可略高于成人;老年人代谢率较低,血液循环变慢,加上活动量减少,因此体温偏低。

(3)性别:一般来说,女性比男性有较厚的皮下脂肪层,维持体热能力强,故女性体温较男性高约 0.3 ℃。并且女性的基础体温随月经周期出现规律变化,即月经来潮后逐渐下降,至排卵后,体温又逐渐上升。这种体温的规律性变化与血中孕激素及其代谢产物的变化相吻合。

(4)环境温度:在寒冷或炎热的环境下,机体的散热受到明显的抑制或加强,体温可暂时性地降低或升高。另外,气流、个体暴露的范围大小亦影响个体的体温。

(5)活动:任何需要耗力的活动,都使肌肉代谢增强,产热增加,可以使体温暂时性上升 1～2 ℃。

(6)饮食:进食的冷热可以暂时性地影响口腔温度,进食后,由于食物的特殊动力作用,可以使体温暂时性地升高 0.3 ℃左右。

另外,强烈的情绪反应、冷热的应用及个体的体温调节机制都对体温有影响,在测量体温的过程中要加以注意并能够做出解释。

3.产热与散热

(1)产热过程:机体产热过程是细胞新陈代谢的过程。人体通过化学方式产热,即食物氧化、骨骼肌运动、交感神经兴奋、甲状腺素分泌增多,以及体温升高均可提高新陈代谢率,而增加产热量。

(2)散热过程:机体通过物理方式进行散热。机体大部分的热量通过皮肤的辐射、传导、对流、蒸发来散发;一小部分的热量通过呼吸、尿、粪便而散发于体外。

1)辐射:是热由一个物体表面通过电磁波的形式传至另一个与它不接触物体表面的一种形式。在低温环境中,它是主要的散热方式,安静时的辐射散热所占的百分比较大,可达总热量的60%。其散热量的多少与所接触物质的导热性能、接触面积和温差大小有关。

2)传导:是机体的热量直接传给同它接触的温度较低的物体的一种散热方法。

3)对流:是传导散热的特殊形式。是指通过气体或液体的流动来交换热量的一种散热方法。

4)蒸发:由液态转变成气态,同时带走大量热量的一种散热方法。当外界温度等于或高于皮肤温度时,蒸发就是人体唯一的散热形式。

(二)异常体温的观察

人体最高的耐受热为40.6~41.4 ℃,低于34 ℃或高于43 ℃,则极少存活。升高至超过41 ℃可引起永久性的脑损伤;高热持续在42 ℃以上24小时常导致休克及严重并发症。所以对于体温过高或过低者应密切观察病情变化,不能有丝毫的松懈。

1.体温过高

体温过高又称发热,是由于各种原因使下丘脑体温调节中枢的调定点上移,产热增加而散热减少,导致体温升高超过正常范围。

(1)原因。①感染性:如病毒、细菌、真菌、螺旋体、立克次体、支原体、寄生虫等感染引起的发热,最多见。②非感染性:无菌性坏死物质的吸收引起的吸收热、变态反应性发热等。

(2)以口腔温度为例,按照发热的高低将发热分为如下几类。①低热:37.5~37.9 ℃。②中等热:38.0~38.9 ℃。③高热:39.0~40.9 ℃。④超高热:41 ℃及以上。

(3)发热过程:发热的过程常依疾病在体内的发展情况而定,一般分为三个阶段。①体温上升期:特点是产热大于散热。主要表现为皮肤苍白、干燥无汗,患者畏寒、疲乏,体温升高,有时伴寒战。方式为骤升和渐升。骤升指体温在数小时内升至高峰,如肺炎球菌导致的肺炎;渐升指体温在数小时内逐渐上升,数天内达高峰,如伤寒。②高热持续期:特点是产热和散热在较高水平上趋于平衡。主要表现为体温居高不下,皮肤潮红,呼吸加深加快,脉搏增快并有头痛、食欲缺乏、恶心、呕吐、口干、尿量减少等症状,甚至惊厥、谵妄。③体温下降期:特点是散热增加,产热趋于正常,体温逐渐恢复至正常水平。主要表现为大量出汗、皮肤潮湿、温度降低。老年人易出现血压下降、脉搏细速、四肢厥冷等循环衰竭的症状。方式为骤降和渐降。骤降指体温在数小时内降至正常,如大叶性肺炎、疟疾;渐降指体温在数天内降至正常,如伤寒、风湿热。

(4)热型:将不同时间测得的体温绘制在体温单上,互相连接就构成体温曲线。各种体温曲线形状称为热型。有些发热性疾病有特殊的热型,通过观察体温曲线可协助诊断。但需注意,药物的应用可使热型变得不典型。常见的热型如下。①稽留热:体温持续在39~40 ℃,达数天或数周,24小时波动范围不超过1 ℃。常见于大叶性肺炎、伤寒等急性感染性疾病的极期。②弛张热:体温在39 ℃以上,24小时体温波动幅度可超过2 ℃,但最低温度仍高于正常水平。常见于化脓性感染、败血症、浸润性肺结核等疾病。③间歇热:体温骤然升高达高峰后,持续数小时又迅速降至正常,经过一天或数天间歇后,体温又突然升高,如此有规律地反复发作,常见于疟疾。④不规则热:发热不规律,持续时间不定。常见于流行性感冒、肿瘤等疾病引起的发热。

2.体温过低

体温过低是指由于各种原因引起的产热减少或散热增加,导致体温低于正常范围,称为体温过低。当体温低于 35 ℃时,称为体温不升。体温过低的原因如下:

(1)体温调节中枢发育未成熟:如早产儿、新生儿。

(2)疾病或创伤:见于失血性休克、极度衰竭等患者。

(3)药物中毒。

(三)体温异常的护理

1.体温过高

降温措施有物理降温、药物降温及针刺降温。

(1)观察病情:加强对生命体征的观察,定时测量体温,一般每天测温 4 次,高热患者应每 4 小时测温一次,待体温恢复正常 3 天后,改为每天 1～2 次,同时观察脉搏、呼吸、血压、意识状态的变化;及时了解各种有关检查结果及治疗护理后病情好转还是恶化。

(2)饮食护理:①补充高蛋白、高热量、高维生素、易消化的流质或半流质饮食,如粥、鸡蛋羹、面片汤、青菜、新鲜果汁等。②多饮水,每天补充液量 3 000 mL,必要时给予静脉点滴,以保证摄入量。

由于高热时,热量消耗增加,全身代谢率加快,蛋白质、维生素的消耗量增加,水分丢失增多,同时消化液分泌减少,胃肠蠕动减弱,所以宜及时补充水分和营养。

(3)使患者舒适:①安置舒适的体位让患者卧床休息,同时调整室温和避免噪声。②口腔护理:每天早、晚刷牙,饭前、饭后漱口,不能自理者,可行特殊口腔护理。由于发热患者唾液分泌减少,口腔黏膜干燥,机体抵抗力下降,极易引起口腔炎、口腔溃疡,因此口腔护理可预防口腔及咽部细菌繁殖。③皮肤护理:发热患者退热期出汗较多,此时应及时擦干汗液并更换衣裤和大单等,以保持皮肤的清洁和干燥,防止皮肤继发性感染。

(4)心理调护:注意患者的心理状态,对体温的变化给予合理的解释,以缓解患者紧张和焦虑的情绪。

2.体温过低

(1)保暖:①给患者加盖衣被、毛毯、电热毯等或放置热水袋,注意小儿、老人、昏迷者,热水袋温度不宜过高,以防烫伤。②暖箱适用于体重小于 2 500 g,胎龄不足 35 周的早产儿、低体重儿。

(2)给予热饮。

(3)监测生命体征:每小时测体温 1 次,直至恢复正常且保持稳定,同时观察脉搏、呼吸、血压、意识的变化。

(4)设法提高室温:以 22～24 ℃为宜。

(5)积极宣教:教会患者避免导致体温过低的方法。

(四)测量体温的技术

1.体温计的种类及构造

(1)水银体温计:水银体温计又称玻璃体温计,是最常用的最普通的体温计。它是一种外标刻度为红线的真空玻璃毛细管。其刻度范围为 35～42 ℃,每小格 0.1 ℃,在 37 ℃刻度处以红线标记,以示醒目。体温计一端贮存水银,当水银遇热膨胀后沿毛细管上升;因毛细管下端和水银槽之间有一凹陷,所以水银柱遇冷不致下降,以便检视温度。

根据测量部位的不同可将体温计分为口表、肛表、腋表。口表的水银端呈圆柱形,较细长;肛表的水银端呈梨形,较粗短,适合插入肛门;腋表的水银端呈扁平鸭嘴形。临床上口表可代替腋表使用。

(2)其他:如电子体温计、感温胶片、可弃式化学体温计等。

2.测体温的方法

(1)目的:通过测量体温,了解患者的一般情况及疾病的发生、发展规律,为诊断、预防、治疗提供依据。

(2)用物准备:①测温盘内备体温计(水银柱甩至 35 ℃以下)、秒表、纱布、笔、记录本。②若测肛温,另备润滑油、棉签、手套、卫生纸、屏风。

(3)操作步骤:洗手、戴口罩,备齐用物,携至床旁;核对患者并解释目的;协助患者取舒适卧位;根据病情选择合适的测温方法。①测腋温:擦干汗液,将体温计放在患者腋窝,紧贴皮肤屈肘臂过胸,夹紧体温计。测量 10 分钟后,取出体温计用纱布擦拭。②测口温法:嘱患者张口,将口表汞柱端放于舌下热窝。嘱患者闭嘴用鼻呼吸,勿用牙咬体温计。测量时间 3~5 分钟。嘱患者张口,取出口表,用纱布擦拭。③测肛温法:协助患者取合适卧位,露出臀部。润滑肛表前端,戴手套用手垫卫生纸分开臀部,轻轻插入肛表 3~4 cm。测量时间 3~5 分钟。用卫生纸擦拭肛表。④检视读数,放体温计盒内,记录。⑤整理床单位。⑥洗手,绘制体温于体温单上。⑦消毒用过的体温计。

(4)注意事项:①测温前应注意有无影响体温波动的因素存在,如 30 分钟内有无进食、剧烈活动、冷热敷、坐浴等。②体温值如与病情不符,应重复测量。③腋下有创伤、手术或消瘦夹不紧体温计者不宜测腋温;腹泻、肛门手术、心肌梗死的患者禁测肛温;精神异常、昏迷、婴幼儿等不能合作者及口鼻疾病或张口呼吸者禁测口温;进热食或面颊部热敷者,应间隔 30 分钟后再测口温。④对小儿、重症患者测温时,护士应守护在旁。⑤测口温时,如不慎咬破体温计,应立即清除玻璃碎屑,以免损伤口腔黏膜;口服蛋清或牛奶,以保护消化道黏膜并延缓汞的吸收;病情允许者,进食粗纤维食物,以加快汞的排出。

3.体温计的消毒与检查

(1)体温计的消毒:为防止测体温引起的交叉感染,保证体温计清洁,用过的体温计应消毒。先将体温计分类浸泡于含氯消毒液/乙醇内 30 分钟后取出,再用冷开水冲洗擦干,放入清洁容器中备用。集体测温后的体温计,用后全部浸泡于消毒液中。①5 分钟后取出用清水冲净,擦干后放入另一消毒液容器中进行第二次浸泡,半小时后取出用清水冲净,擦干后放入清洁容器中备用。②消毒液的容器及清洁体温计的容器每周进行 2 次高压蒸汽灭菌消毒,消毒液每天更换一次,若有污染随时消毒。③传染病患者应设专人体温计,单独消毒。

(2)体温计的检查:在使用新的体温计前,或定期消毒体温计后,应对体温计进行校对,以检查其准确性。将全部体温计的水银柱甩至 35 ℃以下,同一时间放入已测好的 40 ℃水内,3 分钟后取出检视。若体温计之间相差0.2 ℃以上或体温计上有裂痕者,取出不用。

二、脉搏

(一)正常脉搏及生理性变化

1.正常脉搏

随着心脏节律性收缩和舒张,动脉内的压力也发生周期性的波动,这种周期性的压力变化可引起动脉血管发生扩张与回缩的搏动,这种搏动在浅表的动脉可触摸到,临床简称为脉搏。正常人的脉搏节律均匀、规则,间隔时间相等,每搏强弱相同且有一定的弹性,每分钟搏动的次数为60～100 次(即脉率)。脉搏通常与心率一致,是心率的指标。

2.生理性变化

脉率受许多生理性因素影响而发生一定范围的波动。

(1)年龄:一般新生儿、幼儿的脉率较成人快。

(2)性别:同龄女性比男性快。

(3)情绪:兴奋、恐惧、发怒时脉率增快,忧郁时则慢。

(4)活动:一般人运动、进食后脉率会加快;休息、禁食则相反。

(5)药物:兴奋剂可使脉搏增快,镇静剂、洋地黄类药物可使脉搏减慢。

(二)异常脉搏的观察

1.脉率异常

(1)速脉:成人脉率在安静状态下大于 100 次/分,又称为心动过速。见于高热、甲状腺功能亢进(甲亢,由于代谢率增加而使脉率增快)、贫血或失血等患者。正常人可有窦性心动过速,为一过性的生理现象。

(2)缓脉:成人脉率在安静状态下低于 60 次/分,又称心动过缓。颅内压增高、病窦综合征、二度以上房室传导阻滞,或服用某些药物,如地高辛、普尼拉明、利血平、普萘洛尔等可出现缓脉。正常人可有生理性窦性心动过缓,多见于运动员。

2.脉律异常

脉搏的搏动不规则,间隔时间时长时短,称为脉律异常。

(1)间歇脉:在一系列正常均匀的脉搏中出现一次提前而较弱的脉搏,其后有一较正常延长的间歇(即代偿性间歇),亦称期前收缩。见于各种心脏病或洋地黄中毒的患者;正常人在过度疲劳、精神兴奋、体位改变时也偶尔出现间歇脉。

(2)脉搏短绌:同一单位时间内脉率少于心率。绌脉是由于心肌收缩力强弱不等,有些心排血量少的搏动可发出心音,但不能引起周围血管搏动,导致脉率少于心率。特点:脉律完全不规则、心率快慢不一、心音强弱不等。多见于心房纤颤者。

3.强弱异常

(1)洪脉:当心排血量增加,血管充盈度和脉压较大时,脉搏强大有力,称洪脉。见于高热、甲状腺功能亢进、主动脉关闭不全等患者,运动后、情绪激动时也常触到洪脉。

(2)细脉:当心排血量减少,动脉充盈度降低时,脉搏细弱无力,扪之如细丝,称细脉或丝脉。见于大出血、主动脉瓣狭窄和休克、全身衰竭的患者,是一种危险的脉象。

(3)交替脉:节律正常而强弱交替时出现的脉搏,称为交替脉。交替脉是左心室衰竭的重要体征。常见于高血压性心脏病、急性心肌梗死、主动脉关闭不全等患者。

(4)水冲脉:脉搏骤起骤落,有如洪水冲涌,故名水冲脉,主要见于主动脉关闭不全、动脉导管未闭、甲亢、严重贫血患者,检查方法是将患者前臂抬高过头,检查者用手紧握患者手腕掌面,可明显感知。

(5)奇脉:在吸气时脉搏明显减弱或消失为奇脉。其产生主要与吸气时,左心室的搏出量减少有关。常见于心包腔积液、缩窄性心包炎等患者,是心脏压塞的重要体征之一。

4.动脉壁异常

由于动脉壁弹性减弱,动脉变得迂曲不光滑,有条索感,如按在琴弦上,多见于动脉硬化的患者。

(三)测量脉搏的技术

1.部位

临床上常在靠近骨骼的动脉测量脉搏。最常用最方便的是桡动脉,患者也乐于接受。其次为颞动脉、颈动脉、肱动脉、腘动脉、足背动脉和股动脉等。如怀疑患者心搏骤停或休克时,应选择大动脉为诊脉点,如颈动脉、股动脉。

2.测脉搏的方法

(1)目的:通过测量脉搏,可间接了解心脏的情况,观察相关疾病发生、发展规律,为诊断、治疗提供依据。

(2)准备:治疗盘内备带秒钟的表、笔、记录本及听诊器。

(3)操作步骤:①洗手、戴口罩,备齐用物,携至床旁。②核对患者,解释目的。③协助患者取坐位或半坐卧位,手臂放在舒适位置,腕部伸展。④以示指、中指、无名指的指端按在桡动脉表面,压力大小以能清楚地触及脉搏为宜,注意脉律、强弱、动脉壁的弹性。⑤一般情况下所测得的数值乘以 2,心脏病者、脉率异常者、危重患者则应以 1 分钟记录。⑥协助患者取舒适体位。⑦将脉搏记录在体温单上。

(4)注意事项:①诊脉前患者应保持安静,剧烈运动后应休息 20 分钟后再测。②偏瘫患者应选择健侧肢体测量。③脉搏细、弱难以测量时,用听诊器测心率。④脉搏短细的患者,应由 2 名护士同时测量,一人听心率,另一人测脉率,一人发出"开始""停止"的口令,记数 1 分钟,以分数式记录:心率/脉率,若心率每分钟 120 次,脉率 90 次,即应写成 120/90 次/分。

三、呼吸

(一)正常呼吸及生理变化

1.正常呼吸的观察

在安静状态下,正常成人的呼吸频率为 16～20 次/分。正常呼吸表现为节律规则,均匀无声且不费力。

2.生理性变化

(1)年龄:一般年龄越小,呼吸频率越快,小儿比成年人稍快,老年人稍慢。

(2)性别:同龄的女性呼吸频率比男性稍快。

(3)运动:运动后呼吸加深加快,休息和睡眠时减慢。

(4)情绪:强烈的情绪变化会刺激呼吸中枢,导致呼吸加快或屏气。如恐惧、愤怒、紧张等都可引起呼吸加快。

(5)其他:环境温度过高或海拔增加,均会使呼吸加深加快,呼吸的频率和深浅度还可受意识控制。

(二)异常呼吸的评估及护理

1.异常呼吸的评估

(1)频率异常,包括呼吸过速和呼吸过缓。

1)呼吸过速:在安静状态下,成人呼吸频率超过 24 次/分,称为呼吸过速或气促。见于高热、疼痛、甲亢、缺氧等患者,因血液中二氧化碳积聚,血氧不足,可刺激呼吸中枢,使呼吸加快。发热时,体温每升高1℃,每分钟呼吸增加3~4次。

2)呼吸过缓:在安静状态下,成人呼吸频率少于10次/分,称为呼吸过缓。常见于呼吸中枢抑制的疾病,如颅内压增高、麻醉剂及安眠药过量等患者。

(2)节律异常,包括潮式呼吸和间断呼吸。

1)潮式呼吸:又称陈-施呼吸(Cheyne-Stokes respiration)是一种周期性的呼吸异常,周期0.5~2分钟,需观察较长时间才能发现。特点表现为开始时呼吸浅慢,以后逐渐加深加快,又逐渐由深快变为浅慢,然后呼吸暂停5~30秒后,再重复上述状态的呼吸,如此周而复始,呼吸运动呈潮水涨落样,故称潮式呼吸(图1-5)。发生机制:当呼吸中枢兴奋性减弱或高度缺氧时,呼吸减弱至暂停,血中二氧化碳增高到一定程度时,通过颈动脉和主动脉的化学感受器反射性地刺激呼吸中枢,使呼吸恢复。随着呼吸的由弱到强,二氧化碳不断排出,使其分压降低,呼吸中枢又失去有效的刺激,呼吸再次减弱至暂停,从而形成了周期性呼吸。常见于中枢神经系统疾病,如脑炎、颅内压增高、酸中毒、巴比妥中毒等患者。

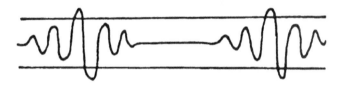

图 1-5　潮式呼吸

2)间断呼吸:又称毕奥呼吸(Biot's respiration),表现为呼吸和呼吸暂停现象交替出现的呼吸。特点是有规律地呼吸几次后,突然暂停呼吸,间隔时间长短不同,随后又开始呼吸,然后反复交替出现(图1-6)。其发生机制同潮式呼吸,是呼吸中枢兴奋性显著降低的表现,但比潮式呼吸更为严重,多在呼吸停止前出现,预后不佳。常见于颅内病变、呼吸中枢衰竭等患者。

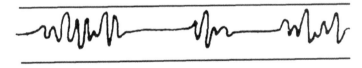

图 1-6　间断呼吸

(3)深浅度异常。①深度呼吸:又称库斯莫尔呼吸(Kussmaul's respiration),是一种深而规则的大呼吸。见于尿毒症、糖尿病等引起的代谢性酸中毒等患者。②浮浅性呼吸:是一种浅表而不规则的呼吸。有时呈叹息样,见于呼吸肌麻痹或濒死的患者。

(4)音响异常。①蝉鸣样呼吸:吸气时有一种高音调的音响,声音似蝉鸣,称为蝉鸣样呼吸。其发生机制多由声带附近有阻塞,使空气进入发生困难所致。见于喉头水肿、痉挛、喉头有异物等患者。②鼾声呼吸:呼气时发出粗糙的呼声。其发生机制由于气管或支气管内有较多的分泌物蓄积,多见于深昏迷等患者。

(5)呼吸困难:是指呼吸频率、节律和深浅度都有异常。呼吸困难的患者主观上表现为空气不足、呼吸费力;客观上表现为用力呼吸、张口耸肩、鼻翼翕动、发绀,辅助呼吸肌也参与呼吸运动,在呼吸频率、节律、深浅度上出现异常改变,根据临床表现可分为如下几种。

1)吸气性呼吸困难:是由于上呼吸道部分梗阻,使得气体进入肺部不畅,肺内负压极度增高所致,患者感觉吸气费力,吸气时间显著长于呼气时间,辅助呼吸肌收缩增强,出现明显的三凹征(胸骨上窝、锁骨上窝和肋间隙及腹上角凹陷)。多见于喉头水肿或气管、喉头有异物等患者。

2)呼气性呼吸困难:是由于下呼吸道部分梗阻,使得气体呼出肺部不畅所致,患者呼气费力,呼气时间显著长于吸气时间,多见于支气管哮喘和阻塞性肺气肿患者。

3)混合性呼吸困难:呼气和吸气均感费力,呼吸的频率加快而表浅。多见于重症肺炎、大片肺不张或肺纤维化的患者。

(6)形态异常。①胸式呼吸渐弱,腹式呼吸增强:正常女性以胸式呼吸为主。当胸部或肺有疾病或手术时均使胸式呼吸渐弱,腹式呼吸增强。②腹式呼吸渐弱,胸式呼吸增强:正常男性及儿童以腹式呼吸为主。当有腹部疾病时,如腹膜炎、腹部巨大肿瘤、大量腹水等,使膈肌下降,腹式呼吸渐弱,胸式呼吸增强。

2.异常呼吸的护理

(1)观察:密切观察呼吸状态及相关症状、体征的变化。

(2)吸氧:酌情给予氧气吸入,必要时可用呼吸机辅助呼吸。

(3)心理护理:根据患者的反应,有针对性地做好患者的心理护理,合理解释及安慰患者,以消除患者的紧张、恐惧心理,有安全感,主动配合治疗和护理。

(4)卧床休息:调节室内温度和湿度,保持空气清新,禁止吸烟;根据病情安置舒适体位,以保证患者的休息,减少耗氧量。

(5)保持呼吸道通畅:及时清除呼吸道分泌物,必要时给予吸痰。

(6)给药治疗:根据医嘱给药治疗,注意观察疗效及不良反应。

(7)健康教育:讲解有效咳嗽和正确呼吸方法,指导患者戒烟。

(三)呼吸测量技术

1.目的

(1)测量患者每分钟的呼吸次数。

(2)协助临床诊断,为预防、治疗、护理提供依据。

(3)观察呼吸的变化,了解患者疾病的发生、发展规律。

2.评估

(1)患者的病情、治疗情况及合作程度。

(2)患者在30分钟内有无活动、情绪激动等影响呼吸的因素存在。

3.操作前准备

(1)用物准备:有秒针的表、记录本和笔。

(2)患者准备:情绪稳定,保持自然的呼吸状态。

(3)护士准备:着装整洁,修剪指甲,洗手,戴口罩。

(4)环境准备:安静、整洁、光线充足。

4.操作步骤

见表1-2。

表 1-2　呼吸测量技术操作步骤

流程	步骤	要点说明
1.核对	携用物到床旁,核对床号、姓名	确定患者
2.取体位	测量脉搏后,护士仍保持诊脉手势	分散患者的注意力
3.测量呼吸	(1)观察患者胸部或腹部的起伏(一起一伏为一次呼吸),一般情况测 30 秒,将所测数值乘以 2 即为呼吸频率,如患者呼吸不规则或婴儿应测 1 分钟 (2)如患者呼吸微弱不易观察时,可用少许棉花放于患者鼻孔前,观察棉花纤维被吹动的次数,计数 1 分钟	男性多为腹式呼吸,女性多为胸式呼吸,同时应观察呼吸的节律、深浅度、音响及呼吸困难的症状
4.记录	记录呼吸值:次/分,洗手	

5.注意事项

测量患者呼吸时,患者应处于自然呼吸的状态,以保证测量数值的准确性。

四、血压

血压是指血液在血管内流动时对血管壁的侧压力。一般指动脉血压,如无特别注明均指肱动脉的血压。当心脏收缩时,主动脉压急剧升高,至收缩中期达最高值,此时的动脉血压称收缩压。当心室舒张时,主动脉压下降,至心舒末期达动脉血压的最低值,此时的动脉血压称舒张压。

(一)正常血压及生理性变化

1.正常血压

在安静状态下,正常成人的血压范围为(12.0～18.5)/(8.0～11.9)kPa,脉压为 4.0～5.3 kPa。

血压的计量单位,过去多用 mmHg(毫米汞柱),后改用国际统一单位 kPa(千帕斯卡)。目前我国仍用 mmHg(毫米汞柱)。两者换算公式:1 kPa=7.5 mmHg、1 mmHg=0.133 kPa。

2.生理性变化

在各种生理情况下,动脉血压可发生各种变化,影响血压的生理因素有以下几种:

(1)年龄:随着年龄的增长血压逐渐增高,以收缩压增高较显著。儿童血压的计算公式如下:

$$收缩压=80+年龄\times 2$$
$$舒张压=收缩压\times 2/3$$

(2)性别:青春期前的男女血压差别不显著。成年男子的血压比女性高 0.7 kPa(5 mmHg);绝经期后的女性血压又逐渐升高,与男性差不多。

(3)昼夜和睡眠:血压在上午 8～10 小时达全天最高峰,之后逐渐降低;午饭后又逐渐升高,下午 4～6 小时出现全天次高值,然后又逐渐降低;至入睡后 2 小时,血压降至全天最低值;早晨醒来又迅速升高。睡眠欠佳时,血压稍增高。

(4)环境:寒冷时血管收缩,血压升高;气温高时血管扩张,血压下降。

(5)部位:一般右上肢血压常高于左上肢,下肢血压高于上肢。

(6)情绪:紧张、恐惧、兴奋及疼痛均可引起血压增高。

(7)体重:血压正常的人发生高血压的危险性与体重增加呈正比。

(8)其他:吸烟、劳累、饮酒、药物等都对血压有一定的影响。

(二)异常血压的观察

1.高血压

目前基本上采用1999年世界卫生组织(WHO)和国际抗高血压联盟(ISH)高血压治疗指南的高血压定义:在未服抗高血压药的情况下,成人收缩压≥18.7 kPa(140 mmHg)和(或)舒张压≥12.0 kPa(90 mmHg)者。95%的患者为病因不明的原发性高血压,多见于动脉硬化、肾炎、颅内压增高等,最易受损的部位是心、脑、肾、视网膜。

2.低血压

一般认为血压低于正常范围且有明显的血容量不足表现,如脉搏细速、心悸、头晕等,即可诊断为低血压。常见于休克、大出血等。

3.脉压异常

脉压增大多见于主动脉瓣关闭不全、主动脉硬化等;脉压减小多见于心包积液、缩窄性心包炎等。

(三)血压的测量

1.血压计的种类和构造

(1)水银血压计:分立式和台式两种,其基本结构都包括输气球、调节空气的阀门、袖带、能充水银的玻璃管、水银槽几部分。袖带的长度和宽度应符合标准:宽度比被测肢体的直径宽20%,长度应能包绕整个肢体。充水银的玻璃管上标有刻度,范围为0~40.0 kPa(0~300 mmHg),每小格表示0.3 kPa(2 mmHg);玻璃管上端和大气相通,下端和水银槽相通。当输气球送入空气后,水银由玻璃管底部上升,水银柱顶端的中央凸起可指出压力的刻度。水银血压计测得的数值相当准确。

(2)弹簧表式血压计:由一袖带与有刻度[2.7~4.0 kPa(20~30 mmHg)]的圆盘表相连而成,表上的指针指示压力。此种血压计携带方便,但欠准确。

(3)电子血压计:袖带内有一换能器,可将信号经数字处理,在显示屏上直接显示收缩压、舒张压和脉搏的数值。此种血压计操作方便,清晰直观,不需听诊器,使用方便、简单,但欠准确。

2.测血压的方法

(1)目的:通过测量血压,了解循环系统的功能状况,为诊断、治疗提供依据。

(2)准备:听诊器、血压计、记录纸、笔。

(3)操作步骤:①测量前,让患者休息片刻,以消除活动或紧张因素对血压的影响;检查血压计,如袖带的宽窄是否适合患者、玻璃管有无裂缝、橡胶管和输气球是否漏气等。②向患者解释,以取得合作。患者取坐位或仰卧,被侧肢体的肘臂伸直、掌心向上,肱动脉与心脏在同一水平。坐位时,肱动脉平第4软骨;卧位时,肱动脉平腋中线。如手臂低于心脏水平,血压会偏高;手臂高于心脏水平,血压会偏低。③放平血压计于上臂旁,打开水银槽开关,将袖带平整地缠于上臂中部,袖带的松紧以能放入一指为宜,袖带下缘距肘窝2~3 cm。如测下肢血压。袖带下缘距腘窝3~5 cm。将听诊器胸件置于腘动脉搏动处,记录时注明下肢血压。④戴上听诊器,关闭输气球气门,触及肱动脉搏动,易地听诊器胸件放在肱动脉搏动最明显的地方,但勿塞入袖带内,以一手稍加固定。⑤挤压输气球囊打气至肱动脉搏动音消失,水银柱又升高2.7~4.0 kPa(20~30 mmHg)后,以每秒0.5 kPa(4 mmHg)左右的速度放气,使水银柱缓慢下降,视线与水银柱所指刻度平行。⑥在听诊器中听到第一声动脉音时,水银柱所指刻度即为收缩压;当搏动音突然变弱或消失时,水银柱所指的刻度即为舒张压。当变音与消失音之间有差异时,或危重者应记录两个读数。⑦测量后,驱尽袖带内的空气,解开袖带。安置患者于舒适卧位。⑧将血压计右倾45°,关闭气门,气球放在固定的位置,以免压碎玻璃管;关闭血压计盒盖。⑨用分数式即收缩压/舒张压 mmHg 记录测得的血压值,如 14.7/9.3 kPa(110/70 mmHg)。

(4)注意事项:①测血压前,要求安静休息 20～30 分钟,如运动、情绪激动、吸烟、进食等可导致血压偏高。②血压计要定期检查和校正,以保证其准确性,切勿倒置或震动。③打气不可过猛、过高,如水银柱里出现气泡,应调节或检修,不可带着气泡测量。④降至"0",稍等片刻再行第二次测量。⑤对偏瘫、一侧肢体外伤或手术后患者,应在健侧手臂上测量。⑥排除影响血压值的外界因素,如袖带太窄、袖带过松、放气速度太慢测得的血压值偏高,反之则血压值偏低。⑦长期测血压应做到四定:定部位、定体位、定血压计、定时间。

（王　虹）

第二章

神经内科护理

第一节 癫 痫

癫痫是多种原因导致的脑部神经元高度同步化异常放电所引起的临床综合征,临床表现具有发作性、短暂性、重复性和刻板性的特点。临床上每次发作或每种发作的过程称为痫性发作。

一、临床表现

(一)痫性发作

1.部分性发作

部分性发作包括以下几种。①单纯部分性发作:常以发作性一侧肢体、局部肌肉节律性抽动或感觉障碍为特征,发作时程短。②复杂部分性发作:表现为意识障碍,多有精神症状和自动症。③部分性发作继发全面性发作:上述部分性发作后出现全身性发作。

2.全面性发作

这类发作起源于双侧脑部,发作初期即有意识丧失,根据其临床表现的不同,分类如下:

(1)全面强直-阵挛发作:以意识丧失、全身抽搐为主要临床特征。早期出现意识丧失、跌倒,随后的发作过程分为三期:强直期、阵挛期和发作后期。发作过程可有喉部痉挛、尖叫、心率增快、血压升高、瞳孔散大、呼吸暂停等症状,发作后各项体征逐渐恢复正常。

(2)失神发作:典型表现为正常活动中突然发生短暂的意识丧失,两眼凝视且呼之不应,发作停止后立即清醒,继续原来的活动,对发作没有丝毫记忆。

(3)强直性发作:多在睡眠中发作,表现为全身骨骼肌强直性阵挛,常伴有面色潮红或苍白、瞳孔散大等症状。

(4)阵挛性发作:表现为全身骨骼肌阵挛伴意识丧失,见于婴幼儿。

(5)肌阵挛发作:表现为短暂、快速、触电样肌肉收缩,一般无意识障碍。

(6)失张力发作:表现为全身或部分肌肉张力突然下降,造成张口、垂颈、肢体下垂甚至跌倒。

3.癫痫持续状态

癫痫持续状态指一次癫痫发作持续 30 分钟以上,或连续多次发作致发作间期意识或神经功能未恢复至通常水平。可见于各种类型的癫痫,但通常是指全面强直-阵挛发作持续状态。可因不适当地停用抗癫痫药物或治疗不规范、感染、精神刺激、过度劳累、饮酒等诱发。

(二)癫痫综合征

特定病因引发的由特定症状和体征组成的癫痫。

二、治疗要点

目前癫痫治疗仍以药物治疗为主,药物治疗应达到3个目的:①控制发作或最大限度地减少发作次数;②长期治疗无明显不良反应;③使患者保持或恢复其原有的生理、心理和社会功能状态。

(一)病因治疗

去除病因,避免诱因。如全身代谢性疾病导致癫痫的应先纠正代谢紊乱,睡眠不足诱发癫痫的要保证充足的睡眠,对于颅内占位性病变引起者首先考虑手术治疗,对于脑寄生虫病行驱虫治疗。

(二)发作时治疗

立即让患者就地平卧,保持呼吸道通畅,及时给氧;防止外伤,预防并发症;应用药物预防再次发作,如地西泮、苯妥英钠等。

(三)发作间歇期治疗

合理应用抗癫痫药物,常用的抗癫痫药物有地西泮、氯硝西泮、卡马西平、丙戊酸、苯妥英钠、苯巴比妥、扑痫酮、拉莫三嗪、奥卡西平、左乙拉西坦、加巴喷丁等。强直性发作、部分性发作和部分性发作继发全面性发作首选卡马西平;全面强直-阵挛发作、典型失神、肌阵挛发作、阵挛性发作首选丙戊酸。

(四)癫痫持续状态的治疗

保持稳定的生命体征和进行性心肺功能支持;终止呈持续状态的癫痫发作,减少癫痫发作对脑部神经元的损害;寻找并尽可能根除病因及诱因;处理并发症。可依次选用地西泮、异戊巴比妥钠、苯妥英钠和水合氯醛等药物。及时纠正血液酸碱度和电解质失衡,发生脑水肿时给予甘露醇和呋塞米注射,注意预防和控制感染。

(五)其他治疗

对于药物难治性、有确定癫痫灶的癫痫可采用手术治疗,中医学针灸治疗对某些癫痫也有一定疗效。

三、护理措施

(一)一般护理

(1)饮食:为患者提供充足的营养,癫痫持续状态的患者可给予鼻饲,嘱发作间歇期的患者进食清淡、无刺激、富于营养的食物。

(2)休息与运动:癫痫发作后宜卧床休息,平时应劳逸结合,保证充足的睡眠,生活规律,避免不良刺激。

(3)纠正水、电解质及酸碱平衡紊乱,预防并发症。

(二)病情观察

密切观察生命体征、意识状态、瞳孔变化、大小便等情况;观察并记录发作的类型、频率和持续时间;观察发作停止后意识恢复的时间,有无疲乏、头痛及行为异常。

（三）安全护理

告知患者有发作先兆时立即平卧。活动中发作时，立即将患者置于平卧位，避免摔伤。摘下眼镜、手表、义齿等硬物，用软垫保护患者关节及头部，必要时用约束带适当约束，避免外伤。用牙垫或厚纱布置于患者口腔一侧上下磨牙间，防止口、舌咬伤。发作间歇期，应为患者创造安静、安全的休养环境，避免或减少诱因，防止意外的发生。

（四）保持呼吸道通畅

发作时立即解开患者领扣、腰带以减少呼吸道受压，及时清除口腔内食物、呕吐物和分泌物，防止呼吸道阻塞。让患者平卧、头偏向一侧，必要时用舌钳拉出舌头，避免舌后坠阻塞呼吸道。必要时可行床旁吸引和气管切开。

（五）用药护理

有效的抗癫痫药物治疗可使 80％ 的患者发作得到控制。告诉患者抗癫痫药物治疗的原则以及药物疗效与不良反应的观察，指导患者遵医嘱坚持长期正确服药。

1. 服药注意事项

服药注意事项包括：①根据发作类型选择药物。②药物一般从小剂量开始，逐渐加量，以尽可能控制发作、又不致引起毒性反应的最小有效剂量为宜。③坚持长期有规律服药，完全不发作后还需根据发作类型、频率，再继续服药 2～3 年，然后逐渐减量至停药，切忌服药控制发作后就自行停药。④间断不规则服药不利于癫痫控制，易导致癫痫持续状态发生。

2. 常用抗癫痫药物不良反应

每种抗癫痫药物均有多种不良反应。不良反应轻者一般不需停药，从小剂量开始逐渐加量或与食物同服可以减轻，严重反应时应减量或停药、换药。服药前应做血、尿常规和肝、肾功能检查，服药期间定期监测血药浓度，复查血常规和生化检查。

（六）避免促发因素

1. 癫痫的诱因

疲劳、饥饿、缺睡、便秘、经期、饮酒、感情冲动、一过性代谢紊乱和变态反应。过度换气对于失神发作、过度饮水对于强直性阵挛发作、闪光对于肌阵挛发作也有诱发作用。有些反射性癫痫还应避免如声光刺激、惊吓、心算、阅读、书写、下棋、玩牌、刷牙、起步、外耳道刺激等特定因素。

2. 癫痫持续状态的诱发因素

癫痫持续状态的诱发因素常为突然停药、减药、漏服药及换药不当；其次为发热、感冒、劳累、饮酒、妊娠与分娩；使用异烟肼、利多卡因、氨茶碱或抗抑郁药亦可诱发。

（七）手术的护理

对于手术治疗癫痫的患者，术前应做好心理护理以减少恐惧和紧张。密切观察意识、瞳孔、肢体活动和生命体征等情况，并按医嘱做好术前检查和准备；术后麻醉清醒后应采取头高脚低位，以减轻脑水肿的发生。严密监测病情，做好术后常规护理、用药护理和安全护理。

（八）心理护理

病情反复发作、长期服药常会给患者带来沉重的精神负担，易产生焦虑、恐惧、抑郁等不良心理状态。护士应多关心患者，随时关注其心理状态并给予安慰和疏导，缓解患者的心理负担，使其更好地配合治疗。

（九）健康指导

（1）向患者及家属介绍疾病治疗和预防的相关知识，教会其癫痫的基本护理方法，安静的环境、规律的生活、合理的饮食、充足的睡眠、远离不良刺激等均有利于患者的康复。

（2）告知患者及家属遵医嘱长期、规律用药，不可突然减药甚至停药，定期复查，病情变化立即就诊。

（3）应尽量避免患者单独外出，不参与蹦极、游泳等可能危及生命的活动，避免紧张、劳累。

（4）特发性癫痫且有家族史的女性患者，婚后不宜生育，双方均有癫痫，或一方患病，另一方有家族史者不宜婚配。

（盛兆华）

第二节　帕金森病

帕金森病由 James Parkinson（1817 年）首先描述，旧称震颤麻痹，是发生于中年以上的中枢神经系统慢性进行性变性疾病，病因至今不明。多缓慢起病，逐渐加重。其病变主要在黑质和纹状体。其他疾病累及锥体外系统也可引起同样的临床表现者，则称为震颤麻痹综合征或帕金森综合征。65 岁以上人群患病率为 1 000/10 万，随年龄增高，男性稍多于女性。

一、临床表现

(一)震颤
肢体和头面部不自主抖动，这种抖动在精神紧张时和安静时尤为明显，病情严重时抖动呈持续性，只有在睡眠后消失。

(二)肌肉僵直，肌张力增高
表现为手指伸直，掌指关节屈曲，拇指内收，腕关节伸直，头前倾，躯干俯屈，髋关节和膝关节屈曲等特殊姿势。

(三)运动障碍
运动减少，动作缓慢，写字越写越小，精细动作不能完成，开步困难，慌张步态，走路前冲，呈碎步，面部缺乏表情。

(四)其他症状
多汗、便秘、油脂脸、直立性低血压、精神抑郁症状等，部分患者伴有智力减退。

二、体格检查

(一)震颤
检查可发现静止性、姿势性震颤，手部可有搓丸样动作。

(二)肌强直
患肢肌张力增高，可因均匀的阻力而出现"铅管样强直"，如伴有震颤则似齿轮样转动，称为"齿轮样强直"。四肢躯干颈部和面部肌肉受累出现僵直，患者出现特殊姿态。

(三)运动障碍
平衡反射、姿势反射和翻正反射等障碍，以及肌强直导致的一系列运动障碍，写字过小症及慌张步态等。

(四)自主神经系统体征

仅限于震颤一侧的大量出汗和皮脂腺分泌增加等体征,食管、胃及小肠的功能障碍导致吞咽困难和食管反流,以及顽固性便秘等。

三、辅助检查

(一)MRI

可以检测出唯一的改变为在 T_2 相上呈低信号的红核和黑质网状带间的间隔变窄。

(二)正电子发射计算机断层扫描(PET)

可检出纹状体摄取功能下降,其中又以壳核明显,尾状核相对较轻,即使症状仅见于单侧的患者也可查出双侧纹状体摄取功能降低。尚无明确症状的患者,PET 若检出纹状体的摄取功能轻度下降或处于正常下界,以后均发病。

四、诊断

(一)诊断思维

(1)帕金森病实验室检查及影像学检查多无特殊异常,临床诊断主要依赖发病年龄、典型临床症状及治疗性诊断(即应用左旋多巴有效)。

(2)帕金森病诊断明确后,还须进行 UPDRS 评分及分级,来评判帕金森病的严重程度并指导下步治疗。

(二)鉴别诊断

1.脑炎后帕金森综合征

通常所说的昏睡性脑炎所致帕金森综合征,已近 70 年未见报道,因此该脑炎所致脑炎后帕金森综合征也随之消失。近年报道病毒性脑炎患者可有帕金森样症状,但本病有明显感染症状,可伴有颅神经麻痹、肢体瘫痪、抽搐、昏迷等神经系统损害的症状,脑脊液可有细胞数轻中度增高、蛋白增高、糖减低等。病情缓解后其帕金森样症状随之缓解,可与帕金森病鉴别。

2.肝豆状核变性

隐性遗传性疾病、约 1/3 有家族史,青少年发病,可有肢体肌张力增高、震颤、面具样脸、扭转痉挛等锥体外系症状。具有肝脏损害、角膜 K-F 环及血清铜蓝蛋白降低等特征性表现可与帕金森病鉴别。

3.特发性震颤

特发性震颤属显性遗传病,表现为头、下颌、肢体不自主震颤,震颤频率可高可低,高频率者甚似甲状腺功能亢进,低频者甚似帕金森震颤。本病无运动减少、肌张力增高及姿势反射障碍,并于饮酒后消失,普萘洛尔治疗有效等,可与原发性帕金森病鉴别。

4.进行性核上性麻痹

本病也多发于中老年,临床症状可有肌强直、震颤等锥体外系症状。但本病有凸出的眼球凝视障碍、肌强直以躯干为重、肢体肌肉受累轻而较好地保持了肢体的灵活性、颈部伸肌张力增高致颈项过伸与帕金森病颈项屈曲显然不同,均可与帕金森病鉴别。

5.Shy-Drager 综合征

临床常有锥体外系症状,但因有突出的自主神经症状,如晕厥、直立性低血压、性功能及膀胱功能障碍,左旋多巴制剂治疗无效等,可与帕金森病鉴别。

6.药物性帕金森综合征

过量服用利血平、氯丙嗪、氟哌啶醇及其他抗抑郁药物均可引起锥体外系症状,因有明显的服药史,并于停药后减轻可资鉴别。

7.良性震颤

良性震颤指没有脑器质性病变的生理性震颤(肉眼不易觉察)和功能性震颤。功能性震颤包括:①生理性震颤加强(肉眼可见):多呈姿势性震颤,与肾上腺素能的调节反应增强有关;也见于某些内分泌疾病,如嗜铬细胞瘤、低血糖、甲状腺功能亢进;②可卡因和乙醇中毒及一些药物的不良反应;③癔症性震颤,多有心因性诱因,分散注意力可缓解震颤;④其他:情绪紧张时和做精细动作时出现的震颤。良性震颤临床上无肌强直、运动减少和姿势异常等帕金森病的特征性表现。

五、治疗

(一)一般治疗

因本病的临床表现为震颤、强直、运动障碍、便秘和生活不能自理,故家属及医务人员应鼓励PD早期患者多做主动运动,尽量继续工作,培养业余爱好,多吃蔬菜水果或蜂蜜,防止摔跤,避免刺激性食物和烟酒。对晚期卧床患者,应勤翻身,多在床上做被动运动,以防发生关节固定、褥疮及坠积性肺炎。

(二)药物治疗

PD宜首选内科治疗,多数患者可通过内科药物治疗缓解症状。

各种药物治疗虽能使患者的症状在一定时期内获得一定程度的好转,但皆不能阻止本病的自然发展。药物治疗必须长期坚持,而长期服药则药效减退和不良反应难以避免。虽然有相当一部分患者通过药物治疗可获得症状改善,但即使目前认为效果较好的左旋多巴或复方多巴(美多芭及信尼麦),也对 15% 左右的患者根本无效。用于治疗本病的药物种类繁多,现今最常用者仍为抗胆碱能药和多巴胺替代疗法。

1.抗胆碱能药物

该类药物最早用于帕金森病的治疗,常用者为苯海索 2 mg,每天 3 次口服,可酌情增加;东莨菪碱 0.2 mg,每天 3~4 次口服;甲磺酸苯扎托品 2~4 mg,每天 1~3 次口服等。因甲磺酸苯扎托品对周围副交感神经的阻滞作用,不良反应多,应用越来越少。

2.多巴胺替代疗法

此类药物主要补充多巴胺的不足,使乙酰胆碱-多巴胺系统重获平衡而改善症状。最早使用的是左旋多巴,但其可刺激外周多巴胺受体,引起多方面的外周不良反应,如恶心、呕吐、厌食等消化道症状和血压降低、心律失常等心血管症状。目前不主张单用左旋多巴治疗,用它与苄丝肼或卡比多巴的复合制剂。常用的药物有美多芭、息宁或帕金宁。

(1)美多芭:是左旋多巴和苄丝肼 4:1 配方的混合剂。对病变早期的患者,开始剂量可用62.5 mg,日服 3 次。如患者开始治疗时症状显著,则开始剂量可为 125 mg,每天 3 次;如效果不满意,可在第 2 周每天增加 125 mg,第 3 周每天再增加 125 mg。如果患者的情况仍不满意,则应每隔 1 周每天再增加 125 mg。如果美多芭的日剂量>1 000 mg,需再增加剂量只能每月增加1 次。该药明显减少了左旋多巴的外周不良反应,但却不能改善其中枢不良反应。

(2)息宁:是左旋多巴和卡比多巴 10:1 的复合物,开始剂量可用 125 mg,日服 2 次,以后根据病情逐渐加量。其加药的原则和上述美多芭的加药原则是一致的。

（3）帕金宁是左旋多巴和卡比多巴10：1的复合物的控释片,它可使左旋多巴血浓度更稳定并达4~6小时,有利于减少左旋多巴的剂末现象、开始现象和剂量高峰多动现象。但是,控释片也有一些缺陷,如起效慢,并且由于在体内释放缓慢,有可能在体内产生蓄积作用,反而有时出现异动症的现象,改用美多芭后消失。

3.多巴胺受体激动剂

多巴胺受体激动剂能直接激动多巴胺能神经细胞突触受体,刺激多巴胺释放。

（1）溴隐亭:最常用,对震颤疗效好,对运动减少和强直的疗效均不及左旋多巴,常用剂量维持量为每天15~40 mg。

（2）协良行:患者使用时应逐步增加剂量,以达到不出现或少出现不良反应的目的。一般来讲,增加到每天0.3 mg是比较理想的剂量,但对于个别早期的患者,可能并不需要增加到这个剂量,那么可以在你认为合适的剂量长期服用而不再增加。如果效果不理想,还可以根据病情的需要及对药物的耐受情况,每隔5天增加0.025 mg或0.05 mg。

（3）泰舒达:使用剂量是每天100~200 mg。可以从小剂量每天50 mg开始,可逐渐增加剂量。在帕金森病的早期,可以单独使用泰舒达治疗帕金森病,剂量最大可增加至每天150 mg。如果和左旋多巴合并使用,剂量可以维持在每天50~150 mg。一般每使用250 mg左旋多巴,可考虑合并使用泰舒达50 mg左右。

（三）外科手术治疗

1.立体定向手术治疗

立体定向手术包括脑内核团毁损、慢性电刺激和神经组织移植。

（1）脑内核团毁损。①第一次手术适应证:长期服药治疗无效或药物治疗不良反应严重者;疾病进行性缓慢发展已超过3年以上;年龄在70岁以下;工作能力和生活能力受到明显限制(按Hoehn和Yahr分级为Ⅱ~Ⅳ级);术后短期复发,同侧靶点再手术。②第二次对侧靶点毁损手术适应证:第一次手术效果好,术后震颤僵直基本消失,无任何并发症者;手术近期疗效满意并保持在12个月以上;年龄在70岁以下;两次手术间隔时间要1年;目前无明显自主神经功能紊乱症状或严重精神症状,病情仍维持在Ⅱ~Ⅳ级。

禁忌证:症状很轻,仍在工作者;年老体弱;出现严重关节挛缩或有明显精神障碍;严重的心、肝、肾功能不全,高血压脑动脉硬化者或有其他手术禁忌者。

（2）脑深部慢性电刺激(DBS):目前DBS最常用的神经核团为丘脑腹中间核(VIM),丘脑底核(STN)和苍白球腹后部(PVP)。

慢性刺激术控制震颤的效果优于丘脑腹外侧核毁损术,后者发生并发症也常影响手术的成功。通过改变刺激参数可减少不必要的不良反应,远期疗效可靠。该法尚可用于非帕金森性震颤,如多发硬化和创伤后震颤。

丘脑底核(STN)也是刺激术时选用的靶点。有学者(1994年)报道应用此方法观察治疗一例运动不能的PD患者。靶点定位方法为脑室造影,并参照立体定向脑图谱,同时根据慢性电极刺激和电生理记录进行调整。发现神经元活动自发增多的区域位于AC-PC平面下2~4 mm,AC-PC线中点旁10 mm。对该处进行130 Hz刺激,可立即缓解运动不能症状(主要在对侧肢体),但不诱发半身舞蹈症等运动障碍。上述观察表明,对STN进行慢性电刺激可用于治疗运动严重障碍的PD患者。

2.脑细胞移植和基因治疗

帕金森病脑细胞移植术和基因治疗已在动物试验上取得很大成功,但最近临床研究显示,胚胎脑移植只能轻微改善60岁以下患者的症状,并且50%的患者在手术后出现不随意运动的不良反应,因此,目前此手术还不宜普遍采用。基因治疗还停留在试验阶段。

六、护理

(一)护理评估

1.健康史评估

(1)询问患者职业,农民的发病率较高,主要是他们与杀虫剂、除草剂接触有关。

(2)评估患者家族中有无患此病的人,PD与家族遗传有关,患者的家族发病率为7.5%～94.5%。

(3)评估患者居住、生活、工作的环境,农业环境中神经毒物(杀虫剂、除草剂)、工业环境中暴露重金属等是PD的重要危险因素。

2.临床观察评估

帕金森病的患者常为50岁以上的中老年人,发病年龄平均为55岁,男性稍多,起病缓慢,进行性发展,首发症状多为动作不灵活与震颤,随着病程的发展,可逐渐出现下列症状和体征:

(1)震颤:常为首发症状,多由一侧上肢远端(手指)开始,逐渐扩展到同侧下肢及对侧肢体,下颌、口唇、舌及头部通常最后受累,典型表现是静止性震颤,拇指与屈曲的食指间呈"搓丸样"动作,安静或休息时出现或明显,随意运动时减轻或停止,紧张时加剧,入睡后消失。

(2)肌强直:肌强直表现为屈肌和伸肌同时受累,被动运动关节时始终保持增高的阻力,类似弯曲软铅管的感觉,故称"铅管样强直";部分患者因伴有震颤,检查时可感到在均匀掌的阻力中出现断续停顿,如同转动齿轮感,称为"齿轮样强直",是由于肌强直与静止性震颤叠加所致。

(3)运动迟缓:表现为随意动作减少,包括行动困难和运动迟缓,并因肌张力增高,姿势反射障碍而表现一系列特征性运动症状,如起床、翻身、步行、方向变换等运动迟缓;面部表情肌活动减少,常常双眼凝视,瞬目运动减少,呈现"面具"脸;手指做精细动作如扣钮扣、系鞋带等困难;书写时字越写越小,呈现"写字过小征"。

(4)姿势步态异常:站立时呈屈曲体姿,步态障碍甚为突出,患者自坐位、卧位起立困难,迈步后即以极小的步伐向前冲去,越走越快,不能及时停步或转弯,称慌张步态。

(5)其他症状:反复轻敲眉弓上缘可诱发眨眼不止。口、咽、腭肌运动障碍,讲话缓慢,语音低沉、单调,流涎,严重时可有吞咽困难。还有顽固性便秘、直立性低血压等;睡眠障碍;部分患者疾病晚期可出现认知功能减退、抑郁和视幻觉等,但常不严重。

3.诊断性检查评估

(1)头颅CT:CT可显示脑部不同程度的脑萎缩表现。

(2)生化检测:采用高效液相色谱(HPLC)可检测到脑脊液和尿中HVA含量降低。

(3)基因检测:使用DNA印迹技术、PCR、DNA序列分析等在少数家族性PD患者中可能会发现基因突变。

(4)功能显像检测:采用PET或SPECT与特定的放射性核素检测,可发现PD患者脑内DAT功能显著降低,且疾病早期即可发现,D_2型DA受体(D_2R)活性在疾病早期超敏、后期低敏,以及DA递质合成减少,对PD的早期诊断、鉴别诊断及病情进展监测均有一定的价值。

(二)护理问题

1.运动障碍

帕金森病患者由于其基底核或黑质发生病变,以致负责运动的锥体外束发生功能障碍,患者运动的随意肌失去了协调与控制,产生运动障碍并随之带来一定的意外伤害。

(1)跌倒:震颤、关节僵硬、动作迟缓,协调功能障碍常是患者摔倒的原因。

(2)误吸:舌头、唇、颈部肌肉和眼睑亦有明显的震颤及吞咽困难。

2.营养摄取不足

患者常因手、头不自主的震颤,进食时动作太慢,常常无法独立吃完一顿饭,以致未能摄取日常所需热量,因此,约有 70% 的患者有体重减轻的现象。

3.便秘

由于药物的不良反应、缺乏运动、胃肠道中缺乏唾液(因吞咽能力丧失,唾液由口角流出)、液体摄入不足及肛门括约肌无力,所以大多数患者有便秘。

4.尿潴留

吞咽功能障碍以致水分摄取不足,贮存在膀胱的尿液不足 200 mL 则不会有排尿的冲动感;排尿括约肌无力引起尿潴留。

5.精神障碍

疾病使患者协调功能不良、顺口角流唾液,而且又无法进行日常生活的活动,因此患者会有心情抑郁、产生敌意、罪恶感或无助感等情绪反应。由于外观的改变,有些患者还会发生因自我形象的改变而造成与社会隔离的问题。

(三)护理目标

(1)患者未发生跌倒或跌倒次数减少。

(2)患者有足够的营养;患者进食水时不发生呛咳。

(3)患者排便能维持正常。

(4)患者能维持部分自我照顾的能力。

(5)患者及家属的焦虑症状减轻。

(四)护理措施

1.安全护理

(1)安全配备:由于患者行动不便,在病房楼梯两旁、楼道、门把附近的墙上,增设沙发或木制的扶手,以增加患者开、关门的安全性;配置牢固且高度适中的座厕、沙发或椅。以利于患者坐下或站起,并在厕所、浴室增设可供扶持之物,使患者排便及穿脱衣服方便;应给患者配置助行器辅助设备;呼叫器置于患者床旁,日常生活用品放在患者伸手可及之处。

(2)定时巡视:主动了解患者的需要,既要指导和鼓励患者增强自我照顾能力,做力所能及的事情,又要适当协助患者洗漱、进食、沐浴、如厕等。

(3)防止患者自伤:患者动作笨拙,常有失误,应谨防其进食时烫伤。端碗持筷困难者,尽量选择不易打碎的不锈钢餐具,避免使用玻璃和陶瓷制品。

2.饮食护理

(1)增加饮食中的热量、蛋白质的含量及容易咀嚼的食物;吃饭少量多餐。定时监测体重变化;在饮食中增加纤维与液体的摄取,以预防便秘。

(2)进食时,营造愉快的气氛,因患者吞咽困难及无法控制唾液,所以有的患者喜欢单独进食;应将食物事先切成小块或磨研,并给予粗大把手的叉子或汤匙,使患者易于把持;给予患者充分的进食时间,若进食中食物冷却了,应予以温热。

(3)吞咽障碍严重者,吞咽可能极为困难,在进食或饮水时有呛咳的危险,而造成吸入性肺炎,故不要勉强进食,可改为鼻饲喂养。

3.保持排便畅通

帮助患者摄取足够的营养与水分,并教导患者解便与排尿时,吸气后闭气,利用增加腹压的方法解便与排尿。另外,依患者的习惯,在进食后半小时应试着坐于马桶上排便。

4.运动护理

告之患者运动锻炼的目的在于防止和推迟关节僵直和肢体挛缩,与患者和家属共同制订锻炼计划,以克服运动障碍的不良影响。

(1)尽量参与各种形式的活动,如散步、太极拳、床边体操等。注意保持身体和各关节的活动强度与最大活动范围。

(2)对于已出现某些功能障碍或坐起已感到困难的患者,要有目的有计划地锻炼。告诉患者知难而退或由他人包办只会加速功能衰退。如患者感到坐立位变化有困难,应每天做完一般运动后,反复练习起坐动作。

(3)必须指导患者注意姿势,以预防畸形。应小心观察头与颈部是否有弯曲的倾向。正确姿势有助于头、颈直立。躺于床上时,不应垫枕头,且患者应定期俯卧。

(4)本病常使患者起步困难和步行时突然僵住,因此嘱患者步行时思想要放松。尽量跨大步伐;向前走时脚要抬高,双臂摆动,目视前方而不要注视地面;转弯时,不要碎步移动,否则会失去平衡;护士和家属在协助患者行走时,不要强行拖着患者走;当患者感到脚黏在地上时,可告诉患者先向后退一步,再往前走,这样会比直接向前容易。

(5)过度震颤者让他坐在有扶手的椅子上,手抓着椅臂,可以稍加控制震颤。

(6)晚期患者出现显著的运动障碍时。要帮助患者活动关节,按摩四肢肌肉,注意动作轻柔,勿给患者造成疼痛。

(7)鼓励患者尽量试着独立完成日常生活的活动,自己安排娱乐活动,培养兴趣。

(8)让患者穿轻便宽松的衣服,可减少流汗与活动的束缚。

5.合并抑郁症的护理

帕金森病患者的抑郁与帕金森疾病程度呈正相关,即患者的运动障碍愈重对其神经心理的影响愈严重。在护理患者时要教会患者一些心理调适技巧:重视自己的优点和成就;尽量维持过去的兴趣和爱好,积极参加文体活动,寻找业余爱好;向医师、护士及家人倾诉内心想法,疏泄郁闷,获得安慰和同情。

6.睡眠异常的护理

(1)创造良好的睡眠环境:建议患者要有舒适的睡眠环境,如室温和光线适宜;床褥不宜太软,以免翻身困难;为运动过缓和僵直较重的患者提供方便上下床的设施;卧室内放尿壶及便器,有利于患者夜间如厕等。避免在有限的睡眠时间内实施影响患者睡眠的医疗护理操作,必须进行的治疗和护理操作应穿插于患者的自然觉醒时,以减少被动觉醒次数。

(2)睡眠卫生教育:指导患者养成良好的睡眠习惯和方式,建立比较规律的活动和休息时间表。

(3)睡眠行为干预。①刺激控制疗法:只在有睡意时才上床;床及卧室只用于睡眠,不能在床上阅读、看电视或工作;若上床15～20分钟不能入睡,则应考虑换别的房间,仅在又有睡意时才上床(目的是重建卧室与睡眠间的关系);无论夜间睡多久,清晨应准时起床;白天不打瞌睡。②睡眠限制疗法:教导患者缩短在床上的时间及实际的睡眠时间,直到允许躺在床上的时间与期望维持的有效睡眠时间一样长。当睡眠效率超过90%时,允许增加15～20分钟卧床时间。睡眠效率低于80%,应减少15～20分钟卧床时间。睡眠效率为80%～90%则保持卧床时间不变。最终,通过周期性调整卧床时间直至达到适度的睡眠时间。③依据睡眠障碍的不同类型和药物的半衰期遵医嘱有的放矢地选择镇静催眠药物。并主动告知患者及家属使用镇静催眠药的原则,即最小剂量、间断和短期用药,注意停药反弹、规律停药等。

7.治疗指导

(1)遵医嘱准时给药,预防或减少"开关"现象、剂末现象和异动症的发生。

(2)药物治疗初期可出现胃肠不适,表现为恶心、呕吐等,有些患者可出现幻觉。但这些不良反应可以通过逐步增加剂量或降低剂量的办法得到克服。特别值得指出的是,有一部分患者过分担心药物的不良反应,表现为尽量推迟使用治疗帕金森病的药物,或过分地减少药物的服用量,这不仅对疾病的症状改善没有好处,长期如此将导致患者的心、肺、消化系统等出现严重问题。

(3)精神症状:服用苯海索、金刚烷胺药物后,患者易出现幻觉,当患者表述一些离谱事时,护士应考虑到是服药引起的幻觉,立即报告医师,遵医嘱给予停药或减药,以防其发生意外。

8.功能神经外科手术治疗护理

(1)手术方法:外科治疗方法目前主要有神经核团细胞毁损手术与脑深部电刺激器埋置手术两种方式。原理是为了抑制脑细胞的异常活动,达到改善症状的目的。

(2)手术适应证:诊断明确的原发性帕金森病患者都是手术治疗的适合人群,尤其是对左旋多巴(美多芭或息宁)长期服用以后疗效减退,出现了"开关"波动现象、异动症和"剂末"恶化效应的患者。

(3)手术并发症:因手术靶点的不同,会有不同的并发症。苍白球腹后部(PVP)切开术可能出现偏盲或视野缺损,丘脑腹外侧核(VIM)毁损术可出现感觉异常如嘴唇、指尖麻木等,丘脑底核(STN)毁损术可引起偏瘫。

(4)手术前护理。①术前教育:相关知识教育。②术前准备:术前一天头颅备皮;对术中术后应用的抗生素遵医嘱做好皮试;嘱患者晚12:00后开始禁食、水、药;嘱患者清洁个人卫生,并在术前晨起为患者换好干净衣服。③术前30分钟给予患者术前哌替啶25 mg肌内注射;并将一片美多芭(0.25 g)备好交至接手术者以便术后备用。④患者离病房后为其备好麻醉床、无菌小巾、一次性吸痰管、心电监护。

(5)手术后护理。①交接患者:术中是否顺利、有无特殊情况发生、术后意识状态、伤口的引流情况等。②安置患者于麻醉床上,头枕于无菌小巾上,取平卧位,嘱患者卧床2天,减少活动,以防诱发颅内出血;嘱患者禁食、水、药6小时后逐渐改为流食、半流食、普通饮食。③术后治疗效果观察:原有症状改善情况并记录。④术后并发症的观察:术后患者会出现脑功能障碍、脑水肿、颅内感染、颅内出血等并发症。因此术后严密观察患者神志、瞳孔变化,有无高热、头疼、恶心、呕吐等症状;有无偏盲、视野变窄及感知觉异常;观察患者伤口有无出血及分泌物等。⑤心电监测、颅脑监测24小时,低流量吸氧6小时。

9.给予患者及家属心理的支持

对于心情抑郁的患者,应鼓励其说出对别人依赖感的感受。对于怀有敌意、罪恶感或无助感的患者,应给予帮助与支持,提供良好的照顾。寻找患者有兴趣的活动,鼓励患者参与。

10.健康教育

(1)指导术后服药(参见本章节治疗中所述),针对手术的患者,要让患者认识到手术虽然改善运动障碍,但体内多巴胺缺乏客观存在,仍需继续服药。

(2)指导日常生活中的运动训练,告知患者运动锻炼的目的在于防止和推迟关节僵直和肢体挛缩,与患者和家属共同制定锻炼计划,以克服运动障碍的不良影响。①关节活动度的训练:脊柱、肩、肘、腕、指、髋、膝、踝及趾等各部位都应进行活动度训练。对于脊柱,主要进行前屈后伸、左右侧屈及旋转运动。②肌力训练:上肢可进行哑铃操或徒手训练;下肢股四头肌的力量和膝关节控制能力密切相关,可进行蹲马步或反复起坐练习;腰背肌可进行仰卧位的桥式运动或俯卧位的燕式运动;腹肌力量较差行仰卧起坐训练。③姿势转换训练:必须指导患者注意姿势,以预防畸形。应小心观察头与颈部是否有弯曲的倾向。正确姿势有助于头、颈直立。躺于床上时,不应垫枕头,且患者应定期俯卧,注意翻身、卧位转为坐位、坐位转为站位训练。④重心转移和平衡训练:训练坐位平衡时可让患者重心在两臀间交替转移,也可训练重心的前后移动;训练站立平衡时双足分开5～10 cm,让患者从前后方或侧方取物,待稳定后便可突然施加推或拉外力,最好能诱发患者完成迈步反射。⑤步行步态训练:对于下肢起步困难者,最初可用脚踢患者的足跟部向前,用膝盖推挤患者腘窝使之迈出第一步,以后可在患者足前地上放一矮小障碍物,提醒患者迈过时方能起步。抬腿低可进行抬高腿练习,步距短的患者行走时予以提醒;步频快则应给予节律提示。对于上下肢动作不协调的患者,一开始嘱患者做一些站立相的两臂摆动,幅度可较大;还可站于患者身后,两人左、右手分别共握一根体操棒,然后喊口令一起往前走,手的摆动频率由治疗师通过体操棒传给患者。⑥让患者穿轻便宽松的衣服,可减少流汗与活动的束缚。

(盛兆华)

第三节 脑 卒 中

脑血管病(cerebral vascular disease,CVD)是一组由脑血管发生血液循环障碍而引起的脑功能障碍的疾病。脑卒中又称中风或脑血管意外,是一组以急性起病、局灶性或弥漫性脑功能缺失为共同特征的脑血管病,通常包括脑出血、脑梗死、蛛网膜下腔出血。脑卒中主要由于血管壁异常、血栓、栓塞以及血管破裂等所造成的神经功能障碍性疾病。我国脑卒中呈现高发病率、高复发率、高致残率、高死亡率的特点。据世界卫生组织调查结果显示,我国脑卒中发病率高于世界平均水平。世界卫生组织 MONICA 研究表明,我国的脑卒中发生率正以每年 8.7% 的速率上升。我国居民第三次死因调查报告显示,脑血管病已成为国民第一位的死因。我国脑卒中的死亡率高于欧美国家 4～5 倍,是日本的 3.5 倍,甚至高于泰国、印度等发展中国家。MONICA 研究也表明,脑卒中病死率为 20%～30%。世界卫生组织对中国脑卒中死亡的人数进行了预测,如果死亡率维持不变,到 2030 年,我国每年将有近 400 万人口死于脑卒中。如果死亡率增长1%,到 2030 年,我国每年将有近 600 万人口死于脑卒中,我国现幸存脑卒中患者近 700 万,其中致残率高达 75%,约有 450 万患者不同程度丧失劳动能力或生活不能自理。脑卒中复发率超过 30%,5 年内再次发生率达 54%。

一、脑出血的护理评估

脑出血(intracerebral hemorrhage,ICH)是指原发于脑内动脉、静脉和毛细血管的病变出血,以动脉出血为多见,血液在脑实质内积聚形成脑内血肿。脑内出血临床病理过程与出血量和部位有关。小量出血时,血液仅渗透在神经纤维之间,对脑组织破坏较少;出血量较大时,血液在脑组织内积聚形成血肿,血肿的占位效应压迫外周脑组织,撕裂神经纤维间的横静脉使血肿进一步增大,血液成分特别是凝血酶、细胞因子 IL-1、TNF-α、血红蛋白的溶出等致使血肿外周的脑组织可在数小时内形成明显脑水肿、缺血和点状的微出血,血肿进一步扩大,导致邻近组织受压移位以至形成脑疝。脑内血肿和脑水肿可向内压迫脑室使之移位,向下压迫丘脑、下丘脑,引起严重的自主神经功能失调症状。幕上血肿时,中脑受压的危险性很大;小脑血肿时,延髓易于受下疝的小脑扁桃体压迫。脑内血肿可破入脑室或蛛网膜下腔,形成继发性脑室出血和继发性蛛网膜下腔出血。

(一)病因分析

高血压动脉硬化是自发性脑出血的主要病因,高血压患者约有 1/3 的机会发生脑出血,而 93.91% 脑出血患者中有高血压病史。其他还包括脑淀粉样血管病、动脉瘤、动脉-静脉畸形、动脉炎、血液病等。

(二)临床观察

高血压性脑出血以 50 岁左右高血压患者发病最多。由于与高血压的密切关系以致在年轻高血压患者中,个别甚至仅 30 余岁也可发生。脑出血虽然在休息或睡眠中也会发生,但通常是在白天情绪激动、过度用力等体力或脑力活动紧张时即刻发病。除有头昏、头痛、工作效率差、鼻出血等高血压症状外,平时身体一般情况常无特殊。脑出血发生前常无预感。极个别患者在出血前数小时或数天诉有瞬时或短暂意识模糊、手脚动作不便或说话含糊不清等脑部症状。高血压性脑出血常突然发生,起病急骤,往往在数分钟到数小时内病情发展到高峰(图 2-1)。

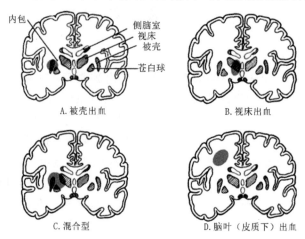

A. 被壳出血   B. 视床出血

C. 混合型   D. 脑叶(皮质下)出血

图 2-1　高血压性脑出血

1.壳核出血

大脑基底节为最常见的出血部位,约占脑出血的60%。由于损伤到内囊故称为内囊出血。除具有脑出血的一般症状外,内囊出血的患者常有头和眼转向出血病灶侧,呈"凝视病灶"状和"三偏"症状,即偏瘫、偏身感觉障碍和偏盲。

(1)偏瘫:出血病灶对侧的肢体偏瘫,瘫痪侧鼻唇沟较浅,呼气时瘫侧面颊鼓起较高。瘫痪肢体由弛缓性瘫痪逐渐转为痉挛性瘫痪,上肢呈屈曲内收,下肢强直,腱反射转为亢进,可出现踝阵挛,病理反射阳性,呈典型上运动神经元性偏瘫。

(2)偏身感觉障碍:出血灶对侧偏身感觉减退,用针刺激肢体、面部时无反应或反应较另一侧迟钝。

(3)偏盲:在患者意识状态能配合检查时还可发现病灶对侧同向偏盲,主要是由于经过内囊的视放射受累所致。

另外,主侧大脑半球出血可伴有失语症,脑出血患者亦可发生顶叶综合征,如体象障碍(偏瘫无知症、幻多肢、错觉性肢体移位等)、结构性失用症、地理定向障碍等。记忆力、分析理解、计算等智能活动往往在脑出血后明显减退。

2.脑桥出血

常突然起病,出现剧烈头痛、头晕、眼花、坠地、呕吐、复视、讷吃、吞咽困难、一侧面部发麻等症状。起病初意识可部分保留,但常在数分钟内进入深度昏迷。出血往往先自一侧脑桥开始,表现为交叉性瘫痪,即出血侧面部瘫痪和对侧上下肢弛缓性瘫痪。头和两眼转向非出血侧,呈"凝视瘫肢"状。脑桥出血常迅速波及两侧,出现两侧面部和肢体均瘫痪,肢瘫大多呈弛缓性。少数呈痉挛性或呈去脑强直。双侧病理反射呈阳性。头和两眼位置回到正中,两侧瞳孔极度缩小。这种"针尖样"瞳孔见于1/3的脑桥出血患者,为特征性症状,是由脑桥内交感神经纤维受损所致。脑桥出血常阻断下丘脑对体温的正常调节而使体温急剧上升,呈持续高热状态。由于脑干呼吸中枢的影响常出现不规则呼吸,可于早期就出现呼吸困难。脑桥出血后,如两侧瞳孔散大、对光反射消失、呼吸不规则、脉搏和血压失调、体温不断上升或突然下降,则提示病情危重。

3.小脑出血

小脑出血多发生在一侧小脑半球,可导致急性颅内压增高,脑干受压,甚至发生枕大孔疝。起病急骤,少数病情凶险异常,可即刻出现神志深度昏迷,短时间内呼吸停止;多数患者于起病时神志清楚,常诉一侧后枕部剧烈头痛和眩晕,呕吐频繁,发音含糊;瞳孔往往缩小,两眼球向病变对侧同向凝视,病变侧肢体动作共济失调,但瘫痪可不明显,可有脑神经麻痹症状、颈项强直等。病情逐渐加重,意识渐趋模糊或昏迷,呼吸不规则。

4.脑室出血

脑室出血(intraventricular hemorrhage,IVH)多由于大脑基底节处出血后破入到侧脑室,以致血液充满整个脑室和蛛网膜下腔系统。小脑出血和脑桥出血也可破入到第四脑室,这种情况极其严重。意识往往在1～2小时内陷入深度昏迷,出现四肢抽搐发作或四肢瘫痪。双侧病理反射呈阳性。四肢常呈弛缓性瘫痪,所有腱反射均引不出,可阵发出现强直性痉挛或去脑强直状态。呕吐咖啡色残渣样液体,高热、多汗和瞳孔极度缩小,呼吸深沉带有鼾声,后转为浅速和不规则。

(三)辅助检查

1.CT 检查

CT 检查可显示血肿部位、大小、形态,是否破入脑室,血肿外周有无低密度水肿带及占位效应、脑组织移位等。24 小时内出血灶表现为高密度,边界清楚(图 2-2)。48 小时以后,出血灶高密度影外周出现低密度水肿带。

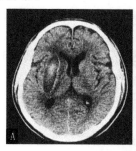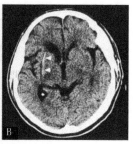

图 2-2　壳核外囊型脑出血的演变 CT

脑出血发病 40 天后 CT 平扫(图 2-2A)显示右侧壳核外囊区有一个卵圆形低密度病灶,其中心密度略高,同侧侧脑室较对侧略小。2.5 个月后复查 CT(图 2-2B)平扫可见原病灶部位呈裂隙状低密度,为后遗脑软化灶,并行伴有条状血肿壁纤维化高密度(白箭头),同侧侧脑室扩大

2.DSA

脑血管 DSA 对颅内动脉瘤、脑血管畸形等的诊断均有重要价值(图 2-3)。颈内动脉造影正位像可见大脑前、中动脉间距在正常范围,豆纹动脉外移(黑箭头)。

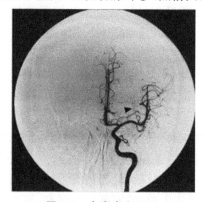

图 2-3　内囊出血 DSA

3.MRI

MRI 具有比 CT 更高的组织分辨率,且可直接多方位成像,无颅骨伪影干扰,又具有血管流空效应等特点,对脑血管疾病的显示率及诊断准确性比 CT 更胜一筹。CT 能诊断的脑血管病,MRI 均能做到;而对发生于脑干、颞叶和小脑等的血管性疾病,MRI 比 CT 更佳;对脑出血、脑梗死的演变过程,MRI 比 CT 显示更完整;对 CT 较难判断的脑血管畸形、烟雾病等,MRI 比 CT 更敏感。

4.TCD

多普勒超声检查最基本的参数为血流速度与频谱形态。血流速度增加可表示高血流量、动脉痉挛或动脉狭窄;血流速度减慢则可能是动脉近端狭窄或循环远端阻力增高的结果。

(四)内科治疗

(1)静脉补液:静脉给予生理盐水或乳酸 Ringer 溶液静脉滴注,维持正常的血容量。

(2)控制血糖:既往有糖尿病病史和血糖>200 mg/L 应给予胰岛素。低血糖者最好给予10%～20%葡萄糖静脉输液,或静脉推注 50%葡萄糖溶液纠正。

(3)血压的管理:有高血压病史的患者,血压水平应控制在平均动脉压(mean arterial pressure,MAP)17.3 kPa(130 mmHg)以下。颅内压(ICP)监测增高的患者,脑灌注压(cerebral perfusion pressure,CPP)[CPP=(MAP-ICP)]应保持大于 9.3 kPa(70 mmHg)。刚手术后的患者应避免平均动脉压大于 14.7 kPa(110 mmHg)。心力衰竭、心肌缺血或动脉内膜剥脱,血压>26.7/14.7 kPa(200/110 mmHg)者,应控制平均动脉压在 17.3 kPa(130 mmHg)以下。

(4)控制体温:体温大于 38.5 ℃的患者及细菌感染者,给予退烧药及早期使用抗生素。

(5)维持体液平衡。

(6)禁用抗血小板和抗凝治疗。

(7)降颅压治疗:甘露醇(0.25～0.5 g/kg 静脉滴注),每隔 6 小时给 1 次。通常每天的最大量是 2 g/kg。

(8)纠正凝血异常:常用药物如华法林、鱼精蛋白、6-氨基己酸、凝血因子Ⅷ和新鲜血小板。

(五)手术治疗

1.开颅血肿清除术

对基底节区出血和皮层下出血,传统手术为开颅血肿清除。壳核出血一般经颞叶中回切开入路。1972 年 Suzuki 提倡经侧裂入路,以减少颞叶损害。对脑室积血较多可经额叶前角或经侧脑室三角区入路清除血肿,并行脑室外引流术。传统开颅术因时间较长,出血较多,手术常需全麻,术后并发症较多,易发生肺部感染及上消化道出血,而使年龄较大、心肺功能较差的患者失去手术治疗的机会。优点在于颅内压高、有脑疝的患者可同时行去骨片减压术。

2.颅骨开窗血肿清除术

用于壳核出血、皮层下出血及小脑出血。壳核出血在患侧颞部做一向前的弧形皮肤切口,分开颞肌,颅骨钻孔后扩大骨窗至 3 cm×3 cm 大小,星形剪开脑膜,手术宜在显微镜下进行,既可减小皮层切开以及脑组织切除的范围,还能窥清出血点。在颞中回做 1.5 cm 皮层切开,用窄脑压板轻轻牵开脑组织,见血肿后用吸引器小心吸除血块,其内侧壁为内囊方向不易出血,应避免压迫或电灼,而血肿底部外侧常见豆纹动脉出血点,用银夹夹闭或用双极电凝止血,其余地方出血常为静脉渗血,用吸收性明胶海绵片压迫即可止血。小脑出血如血肿不大,无扁桃体疝也可在患侧枕外隆凸水平下 2 cm,正中旁开 3 cm 为中心做皮肤切口,钻颅后咬除枕鳞部成 3 cm 直径骨窗即可清除小脑出血。该手术方法简单、快捷、失血较少,在局麻下也可完成,所以术后意识恢复较快,并发症特别是肺部感染相对减少,即使高龄、一般情况差的患者也可承受该手术。

3.钻颅血肿穿刺引流术

多采用 CT 引导下立体定向穿刺加引流术。现主要有 3 种方法:以 CT 示血肿中心为靶点,局麻下颅骨钻孔行血肿穿刺,首次抽吸量一般达血肿量的 1/3～1/2,然后注入尿激酶 6 000 U,6～12 小时后再次穿刺及注药,或同时置入硅胶引流管作引流,以避免反复穿刺而损伤脑组织。Niizuma 用此方法治疗除脑干外的其他各部位出血 175 例,半年后随访优良率达 86%,死亡率11%。优点在于操作简单、安全、局麻下能完成,同时应用尿激酶可较全清除血肿,高龄或危重患者均可采用,但在出血早期因血肿无液化效果不好。

4.锥颅血肿碎吸引流术

以 CT 示血肿中心为靶点,局麻下行锥颅血肿穿刺,置入带螺旋绞丝的穿刺针于血肿中心,在负压吸引下将血块粉碎吸出,根据吸除量及 CT 复查结果,血肿清除量平均可达 70%。此法简单易行,在急诊室和病床旁均可施行,高龄及危重患者也可应用。但有碎吸过度损伤脑组织及再出血危险,一般吸除量达血肿量 50%～70% 即应终止手术。

5.微创穿刺冲洗尿激酶引流术

使用带锥颅、穿刺、冲洗引流为一体的穿刺管,将其置入血肿中心后用含尿激酶、肝素的生理盐水每天冲洗 1 次,现已有许多医院应用。

6.脑室外引流术

单纯脑室出血和脑内出血破入脑室无开颅指征者,可行脑室外引流术。一般行双额部钻孔引流,1980 年 Suzuki 提出在双侧眶上缘、中线旁开 3 cm 处分别钻孔,置管行外引流,因放入引流管与侧脑室体部大致平行,可引流出后角积血。也有人主张双侧置管,一管做冲洗另一管用于引流,或注入尿激酶加速血块的溶解。

7.脑内镜辅助血肿清除术

颅骨钻孔或小骨窗借助脑镜在直视下清除血肿,其对脑组织的创伤小,清除血肿后可以从不同角度窥清血肿壁。

二、蛛网膜下腔出血的护理评估

颅内血管破裂后血液流入蛛网膜下腔时,称为蛛网膜下腔出血(subarachnoid hemorrhage, SAH)。自发性蛛网膜下腔出血可由多种病因所致,临床表现为急骤起病的剧烈头痛、呕吐、意识障碍、脑膜刺激征和血性脑脊液,占脑卒中的 10%～15%。其中半数以上是先天性颅内动脉瘤破裂所致,其余是由各种其他的病因所造成的。

(一)病因分析

引起蛛网膜下腔出血的病因很多,在 SAH 的病因中以动脉瘤破裂占多数,达 76%,动-静脉畸形占 6%～9%,动-静脉畸形合并动脉瘤占 2.7%～22.8%。较常见的为:①颅内动脉瘤及动静脉畸形的破裂;②高血压、动脉硬化引起的动脉破裂;③血液病,如白血病、血友病、恶性贫血等;④颅内肿瘤,原发者有胶质瘤、脑膜瘤等;转移者有支气管性肺癌等;⑤血管性变态反应,如多发性结节性动脉炎、系统性红斑狼疮等;⑥脑与脑膜炎症,包括化脓性、细菌性、病毒性、结核性等;⑦抗凝治疗的并发症;⑧脑血管闭塞性疾病引起出血性脑梗死,如烟雾病常以蛛网膜下腔出血为主要表现;⑨颅内静脉的血栓形成;⑩妊娠并发症。

(二)临床观察

蛛网膜下腔出血任何年龄均可发病,以青壮年多见,最常见的表现为颅内压增高症状、意识障碍、脑膜刺激征、脑神经损伤症状、肢体活动障碍或癫痫等。

1.出血前症状及诱因

部分患者于数天或数周前出现头痛、头昏、动眼神经麻痹或颈强直等先驱症状,又称前兆渗漏。其产生与动脉瘤扩大压迫邻近结构有关(图 2-4)。只有 1/3 的患者是在活动状态下发病,如解大小便、弯腰、举重、咳嗽、生气等。

2.出血后观察

由于脑血管突然破裂,起病多很急骤。患者突感头部劈裂样剧痛,分布于前额、后枕或整个头部,并可延及颈、肩、背、腰及两腿部。伴有面色苍白、全身出冷汗、恶心呕吐。半数以上的患者出现不同程度的意识障碍。轻者有短暂的神志模糊,重者则昏迷逐渐加深。有的患者意识始终清醒,但表现为淡漠、嗜睡,并有畏光、胆小、怕响、拒动,有的患者出现谵妄、木僵、定向及记忆障碍、幻觉及其他精神症状。有的患者伴有部分性或全身性癫痫发作。起病初期,患者血压上升,1～2天后逐渐恢复至原有水平,脉搏明显加快,有时节律不齐,呼吸无显著改变。起病24小时后可逐渐出现发热、脉搏不稳、血压波动、多汗、皮肤黏膜充血、腹胀等。重症患者立即陷入深昏迷,伴有去大脑强直发作及脑疝形成,可很快导致死亡。老年患者临床表现常不典型,头痛多不明显,而精神症状和意识障碍则较多见。

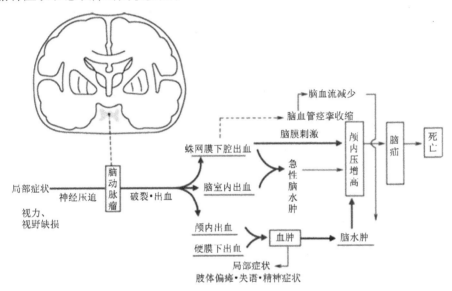

图 2-4　动脉瘤破裂

3.护理查体

颈项强直明显,凯尔尼格征及布鲁津斯基征阳性。往往发病1～2天内出现,是蛛网膜下腔出血最常见的体征。眼底检查可见视盘外周、视网膜前的玻璃体下出血。

(三)辅助检查

1.CT 检查

利用血液浓缩区判定动脉瘤的部位。急性期(1周内)多数可见脑沟、脑池或外侧裂中有高密度影。在蛛网膜下腔高密度区中出现局部特高密度影者,可能为破裂的动脉瘤。脑表面出现局部团块影像者,可能为脑血管畸形。

2.DSA 检查

脑血管 DSA 是确定颅内动脉瘤、脑血管畸形等的"金标准"。一般选在发病后3天内或3周后。

3.脑脊液检查

脑脊液压力一般均增高,多为均匀一致血性。

4.血液检查

监测血糖、血脂等化验检查。

5.MRI 检查

急性期不宜显示病变,亚急性期 T_1 加权像上蛛网膜下腔呈高信号,MRI 对超过 1 周的蛛网膜下腔出血有重要价值。

三、脑梗死的护理评估

(一)疾病概述

脑梗死是指局部脑组织(包括神经细胞、胶质细胞和血管)由于血液供应缺乏而发生的坏死。引起脑梗死的根本原因:供应脑部血液的颅外或颅内动脉中发生闭塞性病变而未能获得及时、充分的侧支循环,使局部脑组织的代谢需要与可能得到的血液供应之间发生超过一定限度的供不应求现象所致。

血液供应障碍的原因,有以下 3 个方面。

1.血管病变

最重要而常见的血管病变是动脉粥样硬化和在此基础上发生的血栓形成。其次是高血压病伴发的脑小动脉硬化。其他还有血管发育异常,如先天性动脉瘤和脑血管畸形可发生血栓形成,或出血后导致邻近区域的血供障碍、脉管炎,如感染性的风湿热、结核病和国内已极罕见的梅毒等所致的动脉内膜炎等。

2.血液成分改变

血管病变处内膜粗糙,使血液中的血小板易于附着、积聚以及释放更多的五羟色胺等化学物质;血液成分中脂蛋白、胆固醇、纤维蛋白原等含量的增高,可使血液黏度增高和红细胞表面负电荷降低,致血流速度减慢;以及血液病如白血病、红细胞增多症、严重贫血等和各种影响血液凝固性增高的因素均使血栓形成易于发生。

3.血流速度改变

脑血流量的调节受到多种因素的影响。血压的改变是影响局部血流量的重要因素。当平均动脉压低于 9.3 kPa(70 mmHg)和高于 24.0 kPa(180 mmHg)时,由于血管本身存在的病变,血管狭窄,自动调节功能失调,局部脑组织的血供即将发生障碍。

一些全身性疾病如高血压、糖尿病等可加速或加重脑动脉粥样硬化,亦与脑梗死的发生密切相关。通常临床上诊断为脑梗死或脑血栓形成的患者中,大多数是动脉粥样硬化血栓形成性脑梗死,简称为动脉硬化性脑梗死。

此外,导致脑梗死的另一类重要病因是脑动脉的栓塞即脑动脉栓塞性脑梗死,简称为脑栓塞。脑栓塞患者供应脑部的血管本身多无病变,绝大多数的栓子来源于心脏。

(二)动脉硬化性脑梗死的护理评估

动脉粥样硬化血栓形成性脑梗死,简称动脉硬化性脑梗死,是供应脑部的动脉系统中的粥样硬化和血栓形成使动脉管腔狭窄、闭塞,导致急性脑供血不足所引起的局部脑组织坏死。临床上常表现为偏瘫、失语等突然发生的局灶性神经功能缺失。

1.病因分析

动脉硬化性脑梗死的基本病因是动脉粥样硬化,最常见的伴发病是高血压,两者之间虽无直接的病因联系,但高血压常使动脉粥样硬化的发展加速、加重。动脉粥样硬化是可以发生在全身各处动脉管壁的非炎症性病变。其发病原因与脂质代谢障碍和内分泌改变有关,确切原因尚未阐明。

脑动脉的粥样硬化和全身各处的动脉粥样硬化相同,主要改变是动脉内膜深层的脂肪变性和胆固醇沉积,形成粥样硬化斑块及各种继发病变,使管腔狭窄甚至闭塞。管腔狭窄需达80%～90%方才影响脑血流量。硬化斑块本身并不引起症状。如病变逐渐发展,则内膜分裂、内膜下出血(动脉本身的营养血管破裂所致)和形成内膜溃疡。内膜溃疡处易发生血栓形成,使管腔进一步变狭窄或闭塞;硬化斑块内容物或血栓的碎屑可脱入血流形成栓子。

2.临床观察

脑动脉粥样硬化性发展,较同样程度的冠状动脉粥样硬化一般在年龄方面晚10年。60岁以后动脉硬化性脑梗死发病率增高。男性较女性稍多。高脂肪饮食者血胆固醇高而高密度脂蛋白胆固醇偏低时,易有动脉粥样硬化形成。在高血压、糖尿病、吸烟、红细胞增多症患者中,均有较高发病率。

动脉硬化性脑梗死占卒中的60%～80%。本病起病较其他脑卒中稍慢些,常在数分钟到数小时、半天,甚至一两天达到高峰。数天到1周内逐渐加重到高峰极为少见。不少患者在睡眠中发生。约占50%的患者以往经历过短暂脑缺血发作。

起病时患者可有轻度头痛,可能由于侧支循环血管代偿性扩张所致。头痛常以缺血侧头部为主,有时可伴眼球后部疼痛。动脉硬化性脑梗死发生偏瘫时意识常很清楚。如果起病时即有意识不清,要考虑椎-基底动脉系统脑梗死。大脑半球较大区域梗死、缺血、水肿可影响间脑和脑干的功能,而在起病后不久出现意识障碍。

脑的局灶损害症状主要根据受累血管的分布而定。如颈动脉系统动脉硬化性脑梗死的临床表现主要为病变对侧肢体瘫痪或感觉障碍;主侧半球病变常伴不同程度的失语、非主侧半球病变伴偏瘫无知症,患者的两眼向病灶侧凝视。如病灶侧单眼失明伴对侧肢体运动或感觉障碍,为颈内动脉病变无疑。颈内动脉狭窄或闭塞可使整个大脑半球缺血,造成严重症状,也可仅表现轻微症状。这种变异极大的病情取决于前、后交通动脉、眼动脉、脑浅表动脉等侧支循环的代偿功能状况。如瘫痪和感觉障碍限于面部和上肢,以大脑中动脉供应区缺血的可能性为大。大脑前动脉的脑梗死可引起对侧的下肢瘫痪,但由于大脑前交通动脉的侧支循环供应,这种瘫痪亦可不发生。大脑后动脉供应大脑半球后部、丘脑及上脑干,脑梗死可出现对侧同向偏盲,如病变在主侧半球时除皮质感觉障碍外还可出现失语、失读、失写、失认和顶叶综合征。椎-基底动脉系统动脉硬化性脑梗死主要表现为眩晕、眼球震颤、复视、同向偏盲、皮质性失明、眼肌麻痹、发音不清、吞咽困难、肢体共济失调、交叉性瘫痪或感觉障碍、四肢瘫痪。可有后枕部头痛和程度不等的意识障碍。

3.辅助检查

(1)血生化、血流变学检查、心电图等。

(2)CT检查:早期多正常,24～48小时后出现低密度灶(图2-5)。

(3)MRI:急性脑梗死及伴发的脑水肿,在T_1加权像上均为低信号,T_2加权像上均为高信号,如伴出血,T_1加权像上可见高信号区(图2-6)。

(4)TCD和颈动脉超声检查:发现有血管高度狭窄或局部血流异常。

(5)脑脊液检查:脑脊液多正常。

4.防治

患动脉粥样硬化者应摄取低脂饮食,多吃蔬菜和植物油,少吃胆固醇含量丰富的食物和动物内脏、蛋黄和动物油等。如伴有高血压、糖尿病等,应重视对该病的治疗。注意防止可能引起血压骤降的情况,如降压药物过量、严重腹泻、大出血等。生活要有规律。注意劳逸结合、避免身心过度疲劳。经常进行适当的保健体操,加强心血管的应激能力。对已有短暂性脑缺血发作者,应积极治疗。这是防止发生动脉硬化性脑梗死的重要环节。

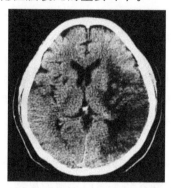

图 2-5　CT 左侧颞顶叶大片状低密度梗死灶

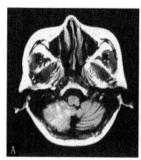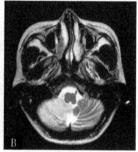

图 2-6　小脑出血性梗死

小脑出血性梗死发病 4 天 MRI 平扫横断 T_1 加权像(A)可见右侧小脑半球脑沟消失,
内部混杂有斑点状高信号;T_2 加权像(B)显示右侧小脑半球为均匀高信号

(三)脑栓塞的护理评估

由于异常的物体(固体、液体、气体)沿血液循环进入脑动脉或供应脑的颈部动脉,造成血流阻塞而产生脑梗死,称为脑栓塞,亦属于缺血性卒中。脑栓塞占卒中发病率的 $10\% \sim 15\%$。2/3 的患者的复发均发生在第一次发病后的 1 年之内。

1.病因分析

脑栓塞的栓子来源可分为心源性、非心源性、来源不明性三大类。

2.临床观察

脑栓塞的起病年龄不一。因多数与心脏病尤其是风湿性心脏病有关,所以发病年龄以中青年居多。起病急骤,大多数并无任何前驱症状。起病后常于数秒钟或很短时间内症状发展到高峰。个别患者可在数天内呈阶梯式进行性恶化,系由反复栓塞所致,脑栓塞可仅发生在单一动脉,也可广泛多发,因而临床表现不一。除颈内动脉栓塞外患者一般并不昏迷。一部分患者可在起病时有短暂的意识模糊、头痛或抽搐。神经系统局灶症状突然发生,并限于一个动脉支的分布区。约 4/5 的栓塞发生在脑底动脉环前半部的分布区,因而临床表现为面瘫、上肢单瘫、偏瘫、失语、局灶性抽搐等颈内动脉-大脑中动脉系统病变的表现。偏瘫也以面部和上肢为重,下肢较轻。感觉和视觉可能有轻度影响。但一般不明显。抽搐大多数为局限性,如为全身性大发作,则提示梗死范围广泛,病情较重。1/5 的脑栓塞发生在脑底部动脉环的后半部的分布区,可出现眩晕、复视、共济失调、交叉性瘫痪等椎-基底动脉系统病变的表现。

3.辅助检查

(1)血生化、血流变学检查等。

(2)CT 检查:一般于 24~48 小时后出现低密度灶。病程中如低密度区中有高密度影,则提示为出血性梗死。

(3)颈动脉和主动脉超声检查可发现有不稳定斑块。

(4)TCD 栓子检测可发现脑血流中有过量的栓子存在。

(5)脑脊液检查:感染性梗死者脑脊液中的白细胞增加,出血性梗死者可见红细胞。脂肪栓塞时,可见脂肪球。

(6)心电图:有心房颤动。必要时做超声心动。

4.治疗

防治心脏病是防治脑栓塞的一个重要环节。一旦发生脑栓塞,其治疗原则上与动脉硬化性脑梗死相同。患者应取左侧卧位。右旋糖酐、扩血管药物、激素均有一定作用。由于风湿性二尖瓣病变等心源性脑栓塞的充血性梗死区极易出血,故抗凝治疗必须慎用。

四、短暂性脑缺血发作的护理评估

短暂性脑缺血发作(transient ischemic attacks,TIA)是颈内动脉系统或椎-基底动脉系统的短暂性血液供应不足,表现为突然发作的局限性神经功能缺失,在数秒钟、数分钟及数小时,最长不超过 24 小时完全恢复,而不留任何症状和体征,常反复发作。该定义是在 20 世纪 50 年代提出来的。随着临床脑卒中的研究,尤其是缺血性卒中起病早期溶栓治疗的应用,国内外有关 TIA 的时限提出争议。最近美国 TIA 工作组推荐的定义为:TIA 是由于局部脑组织或者视网膜缺血,引起短暂的神经功能异常发作,典型的临床症状持续不超过 1 小时,没有临床急性梗死的证据。一旦出现持续的临床症状或者临床症状虽很短,但是已经出现典型的影像学异常就应该诊断为脑梗死而不是 TIA。

(一)病因分析

动脉粥样硬化是引起 TIA 最主要的原因。主动脉弓、颈总动脉和颅内大血管动脉粥样斑块脱落是引起动脉至动脉微栓塞最常见的原因。

(二)临床观察

TIA 好发作于中年以后,50~70 岁多见,男性多于女性。起病突然,历时短暂,症状和体征出现后迅速达高峰,持续时间为数秒至数分钟、数小时,24 小时内完全恢复正常而无后遗症。各个患者的局灶性神经功能缺失症状常按一定的血管支配区而反复刻板地出现,多则一日数次,少则数周、数月甚至数年才发作 1 次,椎-基底动脉系统 TIA 发作较频繁。根据受累的血管不同,临床上将 TIA 分为两大类:颈内动脉系和椎-基底动脉系 TIA。

1.颈内动脉系统 TIA

症状多样,以大脑中动脉支配区 TIA 最常见。常见的症状可有患侧上肢和(或)下肢无力、麻木、感觉减退或消失,亦可有失语、失读、失算、书写障碍,偏盲较少见,瘫痪通常以上肢和面部较重。短暂的单眼失明是颈内动脉分支眼动脉缺血的特征性症状,为颈内动脉系统 TIA 所特有。如果发作性偏瘫伴有瘫痪对侧的短暂单眼失明或视觉障碍,则临床上可诊断为失明侧颈内动脉短暂性脑缺血发作。上述症状可单独或合并出现。

2.椎-基底动脉系统 TIA

有时仅表现为头昏、眼花、走路不稳等含糊症状而难以诊断,局灶性症状以眩晕为最常见,一般不伴有明显的耳鸣。若有脑干、小脑受累的症状如复视、构音障碍、吞咽困难、交叉性或双侧肢体瘫痪等感觉障碍、共济失调,则诊断较为明确,大脑后动脉供血不足可表现为皮质性盲和视野缺损。倾倒发作为椎-基底动脉系 TIA 所特有,患者突然双下肢失去张力而跌倒在地,而无可觉察的意识障碍,患者可即刻站起,此乃双侧脑干网状结构缺血所致。枕后部头痛、猝倒,特别是在急剧转动头部或上肢运动后发作,上述症状均提示椎-基底动脉系供血不足并有颈椎病、锁骨下动脉盗血征等存在的可能。

3.共同症状

症状既可见于颈内动脉系统,亦可见于椎-基底动脉系统。这些症状包括构音困难、同向偏盲等。发作时单独表现为眩晕(伴或不伴恶心、呕吐)、构音困难、吞咽困难、复视者,最好不要轻易诊断为 TIA,应结合其他临床检查寻找确切的病因。上述两种以上症状合并出现,或交叉性麻痹伴运动、感觉、视觉障碍及共济失调,即可诊断为椎-基底动脉系统 TIA 发作。

4.发作时间

TIA 的时限短暂,持续 15 分钟以下,一般不超过 30 分钟,少数也可达 12～24 小时。

(三)辅助检查

1.CT 和 MRI 检查

多数无阳性发现。恢复几天后,MRI 可有缺血改变。

2.TCD 检查

了解有无血管狭窄及动脉硬化程度。椎-基底动脉供血不足患者早期发现脑血流量异常。

3.单光子发射计算机断层扫描

单光子发射计算机断层扫描(singlephoton emission computed tomography,SPECT)脑血流灌注显像可显示血流灌注减低区。发作和缓解期均可发现异常。

4.其他

血生化检查血液成分或流变学检查等。

(四)临床治疗

1.抗血小板聚集治疗

阿司匹林是治疗 TIA 首选的抗血小板药物。对服用阿司匹林仍有 TIA 发作者,可改用噻氯匹定或氯吡格雷。

2.抗凝治疗

肝素或低分子肝素。

3.危险因素的干预

控制高血压、糖尿病;治疗冠状动脉性疾病和心律不齐、充血性心力衰竭、瓣膜性心脏病;控制高脂血症;停用口服避孕药;终止吸烟;减少饮酒;适量运动。

4.外科治疗

对于颈动脉狭窄达 70% 以上的患者可做颈动脉内膜剥脱术。颅内动脉狭窄的血管内支架治疗正受到重视,但对 TIA 的预防效果正在评估中。

五、脑卒中的常见护理问题

(一)意识障碍

患者出现昏迷,说明患者病情危重,而正确判断患者意识状态,给予适当的护理,则可以防止不可逆的脑损伤。

(二)气道阻塞

分泌物及胃内容物的吸入造成气道阻塞或通气不足可引起低氧血症及高碳酸血症,导致心肺功能的不稳定,缺氧加重脑组织损伤。

(三)肢体麻痹或畸形

大脑半球受损时,对侧肢体的运动与感觉功能便发生了障碍,再加上脑血管疾病初期,肌肉呈现张力迟缓的现象,紧接着会发生肌肉痉挛,若发病初期未给予适当的良肢位摆放,则肢体关节会有僵硬、挛缩的现象,将导致肢体麻痹或畸形。

(四)语言沟通障碍

左侧大脑半球受损时,因语言中枢的受损部位不同而产生感觉性失语、表达性失语或两者兼有,因而与患者间会发生语言沟通障碍的问题。

(五)吞咽障碍

因口唇、颊肌、舌及软腭等肌肉的瘫痪,食物团块经口腔向咽部及食管入口部移动困难,食管入口部收缩肌不能松弛,食管入口处开大不全等阻碍食物团块进入食管,导致食物易逆流入鼻腔及误入气管。吞咽障碍可致营养摄入不足。

(六)恐惧、绝望、焦虑

脑卒中患者在卒中突然发生后处于急性心理应激状态,由于生理的、社会的、经济的多种因素,可引起患者一系列心理变化:害怕病治不好而恐惧;对疾病的治疗无信心,因自己会成为一个残疾的人而绝望;来自对工作、家庭等的忧虑,担心自己并不会好,成为家庭和社会的负担。

(七)知觉刺激不足

由于中枢神经的受损,在神经传导上,可能在感觉刺激传入时会发生障碍,以致知觉刺激无法传达感受,尤其是感觉性失语症的患者,会失去语言讯息的刺激感受。此外,患者由于一侧肢体麻痹,因此所感受的触觉刺激也减少,常造成知觉刺激不足。

(八)并发症

1.神经源性肺水肿

脑卒中引起下丘脑功能紊乱,中枢交感神经兴奋,释放大量儿茶酚胺,使外周血管收缩,血液从高阻的体循环向低阻的肺循环转移,肺血容量增加,肺毛细血管压力升高而诱发肺水肿;中枢神经系统的损伤导致体内血管活性物质大量释放,使肺毛细血管内皮和肺泡上皮通透性增高,肺毛细血管流体静压增高,致使动-静脉分流,加重左心负担,出现左心功能衰竭而加重肺部淤血;颅内高压引起的频繁呕吐,患者昏迷状态下误吸入酸性胃液,可使肺组织发生急性损伤,引起急性肺水肿。由于脑卒中,呼吸中枢处于抑制状态,支气管敏感部位的神经反应性及敏感性降低,咳嗽能力下降,不能有效排出过多的分泌物而流入肺内造成肺部感染。平卧、床头角度过低增加向食管反流及分泌物逆流入呼吸道的机会。

2.发热

体温升高的原因包括体内产热增加、散热减少和下丘脑体温调节中枢功能异常。脑卒中患者发热的原因可分为感染性和非感染性。

3.压疮

由于脑卒中患者发生肢体瘫痪或长期卧床而容易发生压疮,临床又叫压迫性溃疡。它是脑卒中患者的严重并发症之一。

4.应激性溃疡

脑卒中患者常因颅内压增高,下丘脑及脑干受损而引起上消化道应激性溃疡出血。多在发病后 7～15 天,也有发病后数小时就发生大量呕血而致患者死亡者。

5.肾功能损害

由于脑损伤使肾血管收缩,肾血流减少,造成肾皮质损伤,肾小管坏死;另外脑损伤神经体液调节紊乱直接影响肾功能;脑损伤神经体液调节紊乱,心肺功能障碍,造成肾缺血、缺氧;脑损伤神经内分泌调节功能紊乱,肾素-血管紧张素分泌增加,肾缺血加重。加之使用脱水药,肾血管和肾小管的细胞膜通透性改变,易出现肾缺血、坏死。

6.便失禁

脑卒中引起上运动神经元或皮质损害,可出现粪嵌塞伴溢出性便失禁。长期粪嵌塞,直肠膨胀感消失和外括约肌收缩无力导致粪块外溢;昏迷、吞咽困难等原因导致营养不良及低蛋白血症,肠道黏膜水肿,容易发生腹泻。

7.便秘

便秘是由于排便反射被破坏、长期卧床、脱水治疗、摄食减少、排便动力不足、焦虑及抑郁所致。

8.尿失禁

脑卒中可直接导致高反射性膀胱或 48 小时内低张力性膀胱;当皮质排尿中枢损伤,不能接收和发出排尿信息,出现不择时间和地点的排尿,表现为尿失禁。由于脑桥水平以上的中枢抑制解除,膀胱表现为高反射性,或者脑休克导致膀胱表现为低反射性,引起膀胱-骶髓反射弧的自主控制功能丧失,导致尿失禁;长期卧床导致耻骨尾骨肌和尿道括约肌松弛,使者在没有尿意的情况下尿液流出。

9.下肢深静脉血栓

下肢深静脉血栓(deep vein thrombosis,DVT)是指血液在下肢深静脉系统的不正常凝结若未得到及时诊治可导致下肢深静脉致残性功能障碍。有资料显示卧床 2 周的发病率明显高于卧床 3 天的患者。严重者血栓脱落可继发致命性肺栓塞(pulmonary embolism,PE)。

六、脑卒中的护理目标

(1)抢救患者生命,保证气道通畅。

(2)摄取足够营养。

(3)预防并发症。

(4)帮助患者达到自我照顾。

(5)指导患者及家属共同参与。

(6)稳定患者的健康和保健。

(7)帮助患者达到期望。

七、脑卒中的护理措施

(一)脑卒中的院前救护

发生脑卒中要启动急救医疗服务体系,使患者得到快速救治,并能在关键的时间窗内获得有益的治疗。脑卒中处理的要点可记忆为 7"D":检诊(Detection)、派送(Dispatch)、转运(Delivery)、收入急诊(Door)、资料(Data)、决策(Decision)、药物(Drug)。前 3 个"D"是基本生命支持阶段,后 4 个"D"是进入医院脑卒中救护急诊绿色通道流程。在脑卒中紧急救护中护理人员起着重要的作用。

1.分诊护士职责

(1)鉴别下列症状、体征为脑血管常见症状,需分诊至神经内科:①身体一侧或双侧,上肢、下肢或面部出现无力、麻木或瘫痪;②单眼或双眼突发视物模糊,或视力下降,或视物成双;③言语表达困难或理解困难;④头晕目眩、失去平衡、任何意外摔倒或步态不稳;⑤头痛(通常是严重且突然发作)或头痛的方式意外改变。

(2)出现下列危及生命的情况时,迅速通知神经内科医师,并将患者护送至抢救室:①意识障碍;②呼吸、循环障碍;③脑疝。

(3)对极危重患者监测生命体征:意识、瞳孔、血压、呼吸、脉搏。

2.责任护士职责

(1)生命体征监测。

(2)开辟静脉通道,留置套管针。

(3)采集血标本:血常规、血生化(血糖、电解质、肝肾功能)、凝血四项。

(4)行心电图(ECG)检查。

(5)静脉输注第一瓶液体:生理盐水或林格液。

3.护理员职责

(1)对佩戴绿色通道卡片者,一对一地负责患者。

(2)运送患者行头颅 CT 检查。

(3)对无家属陪同者,必要时送血、尿标本。

(二)院中护理

1.观察病情变化,防止颅内压增高

(1)患者急性期要绝对卧床休息,避免不必要的搬动,保持环境安静。出血性卒中患者应将床头抬高 30°,缺血性卒中患者可平卧。意识障碍者头偏向一侧,如呼吸道有分泌物应立即协助吸出。

(2)评估颅内压变化,密切观察患者生命体征、意识和瞳孔等变化,评估患者吞咽、感觉、语言和运动等情况。

(3)了解患者思想情况,防止过度兴奋、情绪激动。对癫痫、偏瘫和有精神症状的患者,应加用床挡或适当约束,防止坠床发生意外。感觉障碍者,保暖时注意防止烫伤。患者应避免用力咳嗽、用力排便等,保持大便通畅。

(4)若有发热,应设法控制患者的体温。

2.评估吞咽情况,给予营养支持

(1)暂禁食:首先评价患者吞咽和胃肠功能情况,如是否有呕吐、腹胀、排便异常、未排气及肠鸣音异常、应激性溃疡出血量在 100 mL 以上者,必要时应暂禁食。

(2)观察脱水状态:很多患者往往会出现相对脱水状态,脱水所致血细胞比容和血液黏稠度增加,血液明显减少,使动脉血压降低。护理者可通过观察颈静脉搏动的强或弱、外周静脉的充盈度和末梢体温来判断患者是否出现脱水状态。

(3)营养支持:在补充营养时,应尽量避免静脉内输液,以免增加缺血性脑水肿的蓄积作用,最好的方法是鼻饲法。多数吞咽困难患者需要 2 周左右的营养支持。有误吸危险的患者,则需将管道末端置于十二指肠。有消化道出血的患者应暂停鼻饲,可改用胃肠外营养。经口腔进食的患者,要给予高蛋白、高维生素、低盐、低脂、富有纤维素的饮食,还可多吃含碘的食物。

(4)给予鼻饲喂养预防误吸护理:评估胃管的深度和胃潴留量。鼻饲前查看管道在鼻腔外端的长度,嘱患者张口查看鼻饲管是否盘卷在口中。用注射器注入 10 mL 空气,同时在腹部听诊,可听到气过水声;或鼻饲管中抽吸胃内容物,表明鼻饲管在胃内。无肠鸣音或胃潴留量超过 100 mL 应停止鼻饲。抬高床头 30°呈半卧位减少反流,通常每天喂入总量以 2 000～2 500 mL 为宜,天气炎热或患者发热和出汗多时可适当增加。可喂入流质饮食,如牛奶、米汤、菜汁、西瓜水、橘子水等,药品要研成粉末。在鼻饲前后和注药前后,应冲洗管道,以预防管道堵塞。对于鼻饲患者,要注意固定好鼻饲管。躁动患者的手要适当的加以约束。

(5)喂食注意:对面肌麻痹的患者,喂食时应将食物送至口腔健侧近舌根处。进食时宜采用半卧位、颈部向前屈的姿势,这样既可以利用重力使食物容易吞咽,又可减少误吸。每口食物量要从少量开始,逐步增加,寻找合适的"一口量"。进食速度应适当放慢,出现食物残留口腔、咽部而不能完全吞咽情况时,应停止喂食并让患者重复多次吞咽动作或配合给予一些流质来促进残留食物吞入。

3.心脏损害的护理

心脏损害是脑卒中引起的循环系统并发症之一,大都在发病 1 周左右发生,如心电图显示心肌缺血、心律不齐和心力衰竭等,故护理者应经常观察心电图变化。在患者应用脱水剂时,应注意尿量和血容量,避免脱水造成血液浓缩或入量太多加重心脏负担。

4.应激性溃疡的护理

应注意患者的呕吐物和大便的性状,鼻饲患者于每天喂食前应先抽取胃液观察,同时定期检查胃中潜血及酸碱度。腹胀者应注意肠鸣音是否正常。

5.泌尿系统并发症的护理

对排尿困难的患者,尽可能避免导尿,可用诱导或按摩膀胱区的方法以助患者排尿。患者由于限制活动,处于某些妨碍排尿的位置;也可能是由于失语不能表达所致。护理者应细心观察,主动询问,定时给患者便器,在可能情况下尽量取直立姿势解除排尿困难。

(1)尿失禁的男患者可用阴茎套连接引流尿袋,每天清洁会阴部,以保持会阴部清洁舒适。

(2)女性尿失禁患者,留置导尿管虽然影响患者情绪,但在急性期内短期的应用是必要的,因为它明显增加了患者的舒适感并减少了压疮发生的机会。

(3)留置导尿管期间要每天进行会阴部护理。密闭式集尿系统除因阻塞需要冲洗外,集合系统的接头不可轻易打开。应定时查尿常规,必要时做尿培养。

6.压疮的护理

可因感染引起骨髓炎、化脓性关节炎、蜂窝织炎,甚至迅速通过表浅组织引起败血症等,这些并发症往往严重威胁患者的生命。

(1)压疮好发部位:多在受压和缺乏脂肪组织保护、无肌肉包裹或肌层较薄的骨骼隆突处,如枕骨粗隆、耳郭、肩胛部、肘部、脊椎体隆突处、髋部、骶尾部、膝关节的内外侧、内外踝、足跟部等处。

(2)压疮的预防措施:①压疮的预防要求做到"七勤",勤翻身、勤擦洗、勤按摩、勤换洗、勤整理、勤检查、勤交代。定时变换体位,1～2小时翻身1次。如皮肤干燥且有脱屑者,可涂少量润滑剂,以免干裂出血。另外还应监测患者的清蛋白指标。②患者如有大、小便失禁,呕吐及出汗等情况,应及时擦洗干净,保持干燥,及时更换衣服、床单,褥子应柔软、干燥、平整。③对肢体瘫痪的卧床患者,配备气垫床以达到对患者整体减压的目的,气垫床使用时注意根据患者的体重调节气垫床充气量。骨骼隆突易受压处,放置海绵垫或棉圈、软枕、气圈等,以防受压水肿、肥胖者不宜用气圈,以软垫更好,或软枕置于腿下,并抬高肢体,变换体位,更为重要。可疑压疮部位使用减压贴保护。④护理患者时动作要轻柔,不可拖拽患者,以防止关节牵拉、脱位或外周组织损伤。翻身后要仔细观察受压部位的皮肤情况,有无将要发生压疮的迹象,如皮肤呈暗红色。检查鼻管、尿管、输液管等是否脱出、折曲或压在身下。取放便盆时,动作要轻巧,防止损伤皮肤。

7.下肢深静脉血栓的护理

长期卧床者,首先在护理中应帮助他们认识形成静脉血栓的因素,例如抬高下肢20°～30°,下肢远端高于近端,尽量避免膝下垫枕,过度屈髋,影响静脉回流。另外,肢体瘫痪者增加患肢活动量,并督促患者在床上主动屈伸下肢作跖屈和背屈运动,内、外翻运动,足踝的"环转"运动;被动按摩下肢腿部比目鱼肌和腓肠肌,下肢应用弹力长袜,以防止血液滞留在下肢。还应减少在下肢输血、输液,并注意观察患肢皮温、皮色,倾听患者疼痛主诉,因为下肢深静脉是静脉血栓形成的好发部位,鼓励患者深呼吸及咳嗽和早期下床活动。

8.发热的护理

急性脑卒中患者常伴有发热,主要原因为感染性发热、中枢性发热、吸收热和脱水热。

(1)感染性发热:多在急性脑卒中后数天开始,体温逐渐升高,常不规则,伴有呼吸、心率增快,白细胞总数升高。应做细菌培养,应用有效抗生素治疗。

(2)中枢性发热:是病变侵犯了下丘脑,患者的体温调节中枢失去调节功能,导致发热。主要表现两种情况:其一是持续性高热,发病数小时后体温升高至39～40℃,持续不退,躯干和肢体近端大血管处皮肤灼热,四肢远端厥冷,肤色灰暗,静脉塌陷等,患者表现深昏迷、去大脑强直、阵挛性或强直性抽搐、无汗、肢体发凉,患者常在1～2天内死亡。其二是持续性低热,患者表现为昏迷、阵发性大汗、血压不稳定、呼吸不规则、血糖升高、瞳孔大小多变,体温多在37～38℃。中枢性发热主要是依据病因进行治疗,同时给予物理降温,如乙醇擦浴、头置冰袋或冰帽等。但应注意缺血性脑卒中患者禁用物理降温法,可行人工冬眠。

物理降温:①乙醇、温水擦浴。可通过在皮肤上蒸发,吸收而带走机体大量的热。②冰袋降温。冰袋可放置在前额或体表大血管处(如颈部、腋下、腹股沟、窝等处)。③冰水灌肠。要保留30分钟后再排出,便后30分钟测量体温。

人工冬眠疗法:冬眠法分冬眠Ⅰ号和冬眠Ⅱ号,应用人工冬眠疗法可降低组织代谢,减少氧的消耗,并增强脑组织对创伤和缺氧的耐受力,减轻脑水肿和降低颅内压,改善脑缺氧,有利于损伤后的脑细胞功能恢复。

人工冬眠注意事项:①用药前应测量体温、脉搏、呼吸和血压。②注入冬眠药半小时内不宜翻身和搬动患者,防止直立性低血压。③用药半小时后,患者进入冬眠状态,方可行物理降温,因镇静降温作用较强。④冬眠期间,应严密观察生命体征变化及神经系统的变化,如有异常及时报告医师处理。冬眠期间每2小时测量生命体征1次,并详细记录,警惕颅内血肿引起脑疝。结束冬眠仍应每4小时测体温1次,保持观察体温的连贯性。⑤冬眠期间应加强基础护理,防止并发症发生。⑥减少输液量,并注意水、电解质和酸碱平衡。⑦停止冬眠药物和物理降温时,首先停止物理降温,然后逐渐停用冬眠药,以免引起寒战或体温升高,如有体温不升者要适当保暖,增加盖被和热水袋保温。

(3)吸收热:是脑出血或蛛网膜下腔出血时,红细胞分解后吸收而引起反应热。常在患者发病后3~10天发生,体温多为37.5 ℃左右。吸收热一般不需特殊处理,但要观察记录出入量及加强生活护理。

(4)脱水热:是由于应用脱水剂或补水不足,使血浆渗透压明显升高,脑组织严重脱水,脑细胞和体温调节中枢受损导致发热。患者表现体温升高,意识模糊,皮肤黏膜干燥,尿少或比重高,血清钠升高,血细胞比容增高。治疗给予补水或静脉输入5%葡萄糖,待缺水症状消失后,根据情况补充电解质。

9.介入治疗的护理

神经介入治疗是指在X线下,经血管途径借助导引器械(针、导管、导丝)递送特殊材料进入中枢神经系统的血管病变部位,如各种颅内动脉瘤、颅内动静脉畸形、颈动脉狭窄、颈动脉海绵窦瘘、颅内血管狭窄及其他脑血管病。治疗技术分为血管成形术(血管狭窄的球囊扩张、支架植入)、血管栓塞术(固体材料栓塞术、液体材料栓塞术、可脱球囊栓塞术、弹簧圈栓塞术等)、血管内药物灌注(超选择性溶栓、超选择性化疗、局部止血)。广义的神经介入治疗还包括经皮椎间盘穿刺髓核抽吸术、经皮穿刺椎体成形术、微创穿刺电刺激等,以及在影像仪器定位下进行和神经功能治疗有关的各种穿刺、活检技术等。相比于常规开颅手术的优点:血管内治疗技术具有创伤小、恢复快、疗效好的特点(图2-7)。

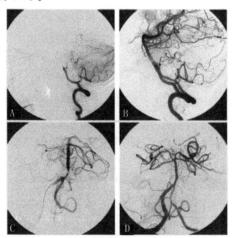

图2-7 神经介入治疗

A.大脑后动脉栓塞;B.大脑后动脉栓塞溶栓治疗后;C.大脑
基底动脉不全栓塞;D.大脑基底动脉栓塞溶栓治疗后

在护理上应做到如下:

(1)治疗前护理:①遵医嘱查血、尿、便常规,血型及生化,凝血四项和出凝血时间等。②准备好物品:注射泵,监护仪器,药品如甘露醇、天普乐新等。③建立可靠的静脉通路(套管针),尽量减少患者的穿刺,防止出血及瘀斑。④须手术者术前手术区域备皮,沐浴,更衣。遵医嘱局麻4～6 小时、全麻 9～12 小时前,需禁食、水、药。遵医嘱给予留置导尿。监测生命体征,遵医嘱给术前药。⑤心理护理:术前了解患者思想动态,减轻心理负担,创造安静的修养环境,使患者得到充分休息。

(2)治疗中护理:①密切观察给药时间及患者的病情变化,遵医嘱调节好给药的速度及浓度,并做好详细记录,以利于了解病情。②注意血压的变化,溶栓过程中每 15 分钟测量 1 次,如出现异常应及时处理。③患者如在溶栓过程中出现烦躁、意识障碍加重、瞳孔异常等生命体征的改变,并伴有鼻出血和四肢肌力瘫痪加重等各种异常反应时,应及时通知医师停止溶栓。④患者如在用药过程中出现寒战、高热等不良反应时,应停止溶栓。⑤护理者应准确、熟练地遵医嘱给药。

(3)治疗后护理:①神经系统监测。严密观察病情变化,如意识、瞳孔、生命体征、感觉、运动、语言等。特别是血压、心率的异常变化。②行腹股沟穿刺者穿刺区加压包扎制动 24 小时,观察有无出血及血肿。避免增加腹压动作,咳嗽时用手压迫穿刺部位,防止出血。观察穿刺肢体皮肤的色泽、温度,15 分钟测量 1 次足背动脉搏动,共测量 2 小时。保持动脉鞘通畅,防止脱落。鼓励患者多饮水,增加血容量,促进造影剂的排泄。③注意观察四肢的肌力,防止血栓再形成而引起的偏瘫、偏身感觉障碍。④24 小时监测出凝血时间、凝血酶原时间、纤维蛋白原,防止血栓再形成。⑤应用抗凝药前做出凝血功能以及肝、肾功能测定。用肝素初期应每小时测定出凝血时间,稳定后可适当延长。注意观察穿刺处、切口是否渗血过多或有无新的渗血,有无皮肤、黏膜、消化道、泌尿道出血,反复检查大便潜血及尿中有无红细胞。⑥用肝素时主要观察 APTT,为正常的 1.5～2.5 倍;用华法林时主要监测 AT,应降至正常的 20%～50%。注意观察药物的其他不良反应,肝素注意有无过敏如荨麻疹、哮喘、发热、鼻炎等;注意华法林有无皮肤坏死、有无脱发、皮疹、恶心、腹泻等不良反应。⑦使用速避凝皮下注射时应选择距肚脐 4.5～5 cm 处的皮下脂肪环行注射,并捏起局部垂直刺入,拔出后应按压片刻。注射前针头排气时要避免肝素挂在针头外面,造成皮下组织微小血管出血。⑧术后遵医嘱行颈动脉超声,观察支架的位置及血流情况。

10.患者早期康复训练,提高患者的生活质量

(1)早期康复的内容:①保持良好的肢体位置;②体位变换;③关节的被动活动;④预防吸入性肺炎;⑤床上移动训练;⑥床上动作训练;⑦起坐训练;⑧坐位平衡训练;⑨日常生活活动能力训练;⑩移动训练等。

(2)早期康复的时间:康复治疗开始的时间应为患者生命体征稳定,神经病学症状不再发展后 48 小时。有人认为,康复应从急性期开始,只要不妨碍治疗,康复训练越早,功能恢复的可能性越大,预后就越好。脑卒中后,只要不影响抢救,马上就可以康复治疗、保持良肢位、体位变换和适宜的肢体被动活动等,而主动训练则应在患者神志清醒、生命体征平稳且精神症状不再进展后 48 小时开始。由于 SAH 近期再发的可能性很大,故对未手术的患者,应观察 1 个月左右再谨慎地开始康复训练。

(3)影响脑卒中预后和康复的主要因素:①不利因素。影响脑卒中预后和康复的不利因素有发病至开始训练的时间较长;病灶较大;以前发生过脑血管意外;年龄较大;严重的持续性弛缓性瘫痪;严重的感觉障碍或失认症;二便障碍;完全失语;严重认知障碍或痴呆;抑郁症状明显;以往有全身性疾病,尤其是心脏病;缺乏家庭支持。②有利因素。对脑卒中患者预后和康复的有利因素有发病至开始训练的时间较短;病灶较小;年轻;轻偏瘫或纯运动性偏瘫;无感觉障碍或失认症;反射迅速恢复;随意运动有所恢复;能控制小便;无言语困难;认知功能完好或损害甚少;无抑

郁症状;无明显复发性疾病;家庭支持。

(4)早期的康复治疗和训练:正确的床上卧位关系到康复预后的好坏。为预防并发症,应使患者肢体置于良好体位,即良肢位。这样既可使患者感觉舒适,又可使肢体处于功能位置,预防压疮和肢体挛缩,为进一步康复训练创造条件。

保持抗痉挛体位:其目的是预防或减轻以后易出现的痉挛模式。取仰卧位时,头枕枕头,不要有过伸、过屈和侧屈。患肩垫起防止肩后缩,患侧上肢伸展、稍外展,前臂旋后,拇指指向外方。患髋垫起以防止后缩,患腿股外侧垫枕头以防止大腿外旋。本体位是护理上最容易采取的体位,但容易引起紧张性迷路反射及紧张性颈反射所致的异常反射活动,为"应避免的休位"。"推荐休位"是侧卧位:取健侧侧卧位时,头用枕头支撑,不让向后扭转;躯干大致垂直,患侧肩胛带充分前伸,肩屈曲 90°～130°,肘和腕伸展,上肢置于前面的枕头上;患侧髋、膝屈曲似踏出一步置于身体前面的枕头上,足不要悬空。取患侧侧卧位时,头部用枕头舒适地支撑,躯干稍后仰,后方垫枕头,避免患肩被直接压于身体下,患侧肩胛带充分前伸,肩屈曲 90°～130°,患肘伸展,前臂旋后,手自然地呈背屈位;患髋伸展,膝轻度屈曲;健肢上肢置于体上或稍后方,健腿屈曲置于前面的枕头上,注意足底不放任何支撑物,手不握任何物品(图 2-8)。

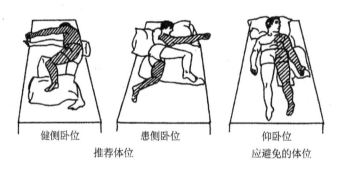

健侧卧位　　　患侧卧位　　　仰卧位
推荐体位　　　　　　　　应避免的体位

图 2-8　抗痉挛体位

体位变换:主要目的是预防褥疮和肺感染,另外由于仰卧位强化伸肌优势,健侧侧卧位强化患侧屈肌优势,患侧侧卧位强化患侧伸肌优势,不断变换体位可使肢体的伸屈肌张力达到平衡,预防痉挛模式出现。一般每 60～120 分钟变换体位一次。

关节被动运动:主要是为了预防关节活动受限(挛缩),另外可能有促进肢体血液循环和增加感觉输入的作用。先从健侧开始,然后参照健侧关节活动范围进行患侧运动。一般按从肢体近端到肢体远端的顺序进行,动作要轻柔缓慢。重点进行肩关节外旋、外展和屈曲,肘关节伸展,腕和手指伸展,髋关节外展和伸展,膝关节伸展,足背屈和外翻。在急性期每天做两次,每次每个关节做 3～5 遍,以后视肌张力情况确定被动运动次数,肌张力越高被动关节运动次数应越多。较长时间卧床者尤其要注意做此项活动。

11.心理护理措施

(1)护理者对患者要热情关心,多与患者交流,在病情允许的情况下,鼓励患者做自己力所能及的事情,减少过多、过细的照顾,给予患者心理上战胜疾病的信念。

(2)注意发挥药物的生理效应,在患病急性期要及时向患者通报疾病好转的消息,减少患者过分的担心和不必要、不准确的对自身疾病的猜疑等。

（3）鼓励患者参与治疗护理计划,教育患者重建生活、学习和工作内容,开始新的生活,使患者能早日回归家庭、回归社会。

12.语言沟通障碍的护理

（1）评估:失语的性质、理解能力,记录患者能表达的基本语言。观察患者手势、表情等,及时满足患者需要。向护理者和(或)患者解释语言锻炼的目的、方法,促进语言功能恢复。如鼓励讲话、不耻笑患者,消除其羞怯心理,为患者提供练习机会。

（2）训练。①肌群运动:指进行唇、舌、齿、软腭、咽、喉与颌部肌群运动。包括缩唇、叩齿、卷舌、上下跳举舌、弹舌、鼓腮、吹气-叹气、咳嗽-清嗓子等活动。②发音训练:先练习易发或能够发的音,由无意义的词到有意义的词,再到短语和句子。举例:你→你好→你住院→你配合医师治疗。发单音后训练发复音,教患者先做吹的动作然后发 p 音。③复述训练:复述单字和词汇。命名训练让患者说出常用物品的名称。词句训练与会话训练是给患者一个字音,让其组成各种词汇造句并与其会话交流;听觉言语刺激训练是听语指图、指物、指字,并接触实物叫出物名。

（3）方法。①手势法:与患者共同约定手势意图,如上竖拇指表示大便,下竖拇指表示小便;张口是吃饭,手掌上、下翻动是翻身。手揾前额表示头痛,手在腹部移动表示腹部不适。除偏瘫或双侧肢体瘫者和听力或听理解力障碍患者不能应用外,其他失语均可应用。②实物图片法:利用一些实物图片,进行简单的思想交流以满足生理需要,解决实际困难。利用常用物品如茶杯、便器、碗、人头像、病床等,反复教患者使用。如茶杯表示要喝水,人头像表示头痛,病床表示翻身。此种方法最适合于听力障碍的交流。③文字书写法:适用于文化素质高,无机械书写障碍和视空间书写障碍的患者,在认识疾病的特点后,医护人员、护理者有什么要求,可用文字表达,根据病情和需要进行卫生知识宣教。

（4）沟通。①对理解能力有缺陷的患者(感觉性失语)的沟通:交谈时减少外来的干扰;若患者不注意,他将难以了解对方说了些什么,所以需将患者精神分散的情形减至最低;自患者视野中除去不必要的东西,关掉收音机或电视;一次只有一人对患者说话;若患者精神分散,则重复叫患者的名字或拍其肩膀,走进其视野,使其注意。②对表达能力有缺陷的患者(运动性失语)的沟通:用简短的"是""不是"的问题让患者回答;说话的时候缓慢,并给予患者充分的时间以回答问题;设法了解患者的某些需要,主动询问他们是否需要哪一件东西;若患者所说的话,我们听不懂,则应加以猜测并予以澄清;让患者说有关熟悉的事物,例如家人的名字、工作的性质,则患者较易表达;可教导患者用手势或用手指出其需要或身体的不适;利用所有的互动方式刺激患者说话;患者若对说出物体的名称有困难,则先对患者说一遍,例如,先对患者说出"水"这个字,然后写下"水",给患者看,让患者跟着念或拿实物给患者看。

13.控制危险因素,建立良好生活方式

（1）了解脑卒中的危险因素。其他危险因素包括不可改变的危险因素、明确且可以改变的危险因素、明确且潜在可改变的危险因素、较少证据的危险因素。

不可改变的危险因素。①年龄:是主要的危险因素,脑卒中发病随年龄的升高而增高,55 岁以上后每增加 10 年,脑卒中危险加倍,60～65 岁后急剧增加,发病率和死亡率分别是 60 岁以前的 2～5 倍。②性别:一般男性高于女性。③家族史:脑卒中家族史是易发生卒中的一个因素。父母双方直系亲属发生卒中或心脏病时年龄小于 60 岁即为有家族史。④种族:不同种族的卒中发病率不同,可能与遗传因素有关。社会因素如生活方式和环境,也可能起一部分作用。非洲裔的发病率大于亚洲裔。我国北方各少数民族卒中率水平高于南方。⑤出生低体重:出生体重<2 500 g者发生卒中的概率高于出生体重≥4 000 g者两倍以上(中间出生体重者有显著的线性趋势)。

明确且可以改变的危险因素。①高血压:是脑卒中的主要危险因素,大量研究资料表明,90%的脑卒中归因于高血压,70%~80%的脑卒中患者都患有高血压,无论是缺血还是出血性脑卒中都与高血压密切相关。在有效控制高血压后,脑卒中的发病率和死亡率随之下降。②吸烟:是缺血性脑卒中独立的危险因素,长期吸烟者发生卒中的危险性是不吸烟者的6倍。戒烟者发生卒中的危险性可减少50%。吸烟会促进狭窄动脉的血栓形成,加重动脉粥样硬化,可使不明原因卒中的发生风险提高将近3倍。③心房颤动:是发生缺血性脑卒中重要的危险因素,随年龄的增长,心房颤动患者血栓栓塞性脑卒中的发生率迅速增长。心房颤动可使缺血性脑卒中的年发病率增加0.5%~12%。其他血管危险因素调整后单独心房颤动可以增加卒中的风险3~4倍。④冠心病:心肌梗死后每年卒中危险性为1%~2%。心肌梗死后1个月内脑卒中危险性最高可达31%。有冠心病史患者的脑卒中危险性增加2~2.2倍。⑤高脂血症:总胆固醇每升高1 mmol/L,脑卒中发生率就会增加25%。⑥无症状颈动脉狭窄:50%~99%的无症状性颈动脉狭窄者脑卒中的年发病率在1%~3.4%。⑦TIA或卒中史:TIA是早期脑卒中的危险因素,高达10%的未经治疗的缺血性脑卒中患者将在1个月内发生再次脑卒中。高达15%的未经治疗的缺血性脑卒中患者将在1年内发生再次脑卒中。高达40%的未经治疗的缺血性脑卒中患者将在5年内发生再次脑卒中。⑧镰状细胞病:5%~25%镰状细胞性贫血患者有发生TIA或脑卒中的风险。

明确且潜在可改变的危险因素:①糖尿病是缺血性脑卒中独立的危险因素,2型糖尿病患者发生卒中的危险性增加2倍。②高同型半胱氨酸血症。血浆同型半胱氨酸每升高5 μmol/L,脑卒中风险增高1.5倍。

较少证据的危险因素:肥胖、过度饮酒、凝血异常、缺乏体育锻炼、口服避孕药、激素替代治疗和口服替代治疗、呼吸暂停综合征。

(2)脑卒中危险因素干预建议:①控制高血压。定时测量血压,合理服用降压药,全面评估缺血性事件的病因后,高血压的治疗应以收缩压低于18.7 kPa(140 mmHg),舒张压低于12.0 kPa(90 mmHg)为目标。对于患有糖尿病的患者,建议血压小于17.3/11.3 kPa(130/85 mmHg)。降压不能过快,选用平稳降压的降压药,降压药要长期规律服用;降压药最好在早晨起床后立即服用,不要在睡前服用。②冠状动脉疾病、心律失常、充血性心力衰竭及心脏瓣膜病应给予治疗。③严格戒烟。采取咨询专家、烟碱替代治疗及正规的戒烟计划等戒烟措施。④禁止酗酒,建议正规的戒酒计划。轻到中度的酒精摄入(1~2杯)可减少卒中的发生率。饮酒者男性每天饮酒的酒精含量不应超过20~30 g(相当于葡萄酒100~150 mL;啤酒250~500 mL;白酒25~50 mL;果酒200 mL),女性不应超过15~20 g。⑤治疗高脂血症。限制食物中的胆固醇量;减少饱和脂肪酸,增加多烯脂肪酸;适当增加食物中的混合碳水化合物、降低总热量,假如血脂维持较高水平[LDL>7.2 mmol/L(130 mg/dL)],建议应用降脂药物。治疗的目标应使LDL<5.6 mmol/L(100 mg/dL)。⑥控制糖尿病。监测血糖,空腹血糖应<7 mmol/L,可通过控制饮食、口服降糖

药物或使用胰岛素控制高血糖。⑦控制体重。适度锻炼,维持理想体重,成年人每周至少进行 3～4 次适度的体育锻炼活动,每次活动的时间不少于 30 分钟。运动后感觉自我良好,且保持理想体重,则表明运动量和运动方式合适。⑧合理膳食。根据卫健委发布的中国居民膳食指南及平衡膳食宝塔,建议每天食物以谷薯类及豆类为主,辅以蔬菜和水果,适当进食蛋类、鱼虾类、畜禽肉类及奶类,少食菜用油和盐。

(3)注意卒中先兆,及时就诊:卒中虽然多为突然发病,但有些脑卒中在发病前有先兆,生活中要多加注意,如发现一侧手脚麻木、无力、全身疲倦;头痛、头昏、颈部不适;恶心、剧烈呕吐;视物模糊;口眼㖞斜要立即到医院就诊。

(盛兆华)

第三章

肾内科护理

第一节　急性肾小球肾炎

急性肾小球肾炎(acute glomerulonephritis,AGN)简称急性肾炎,是以急性肾炎综合征为主要表现的一组疾病。其特点为起病急,患者出现血尿、蛋白尿、水肿和高血压,可伴有一过性氮质血症。本病好发于儿童,男性居多。常有前驱感染,多见于链球菌感染后,其他细菌、病毒和寄生虫感染后也可引起。本部分主要介绍链球菌感染后的急性肾炎。

一、病因及发病机制

急性肾小球肾炎常发生于β-溶血性链球菌"致肾炎菌株"引起的上呼吸道感染(多为扁桃体炎)或皮肤感染(多为脓疱疮)后,感染导致机体产生免疫反应而引起双侧肾脏弥漫性的炎症反应。目前多认为,链球菌的主要致病抗原是胞质或分泌蛋白的某些成分,抗原刺激机体产生相应抗体,形成免疫复合物沉积于肾小球而致病。同时,肾小球内的免疫复合物可激活补体,引起肾小球内皮细胞及系膜细胞增生,并吸引中性粒细胞及单核细胞浸润,导致肾脏病变。

二、临床表现

(一)症状与体征

1.尿异常

几乎所有患者均有肾小球源性血尿,约30%的患者出现肉眼血尿,且常为首发症状或患者就诊的原因。可伴有轻、中度蛋白尿,少数(<20%)患者可呈大量蛋白尿。

2.水肿

80%以上患者可出现水肿,常为起病的初发表现,表现为晨起眼睑水肿,呈"肾炎面容",可伴有下肢轻度凹陷性水肿,少数严重者可波及全身。

3.高血压

约80%患者患病初期水钠潴留时,出现一过性轻度、中度高血压,经利尿后血压恢复正常。少数患者可出现高血压脑病、急性左心衰竭等。

4.肾功能异常

大部分患者起病时尿量减少（40～700 mL/d），少数为少尿（<400 mL/d）。可出现一过性轻度氮质血症。一般于1～2周后尿量增加，肾功能于利尿后数天恢复正常，极少数出现急性肾衰竭。

（二）并发症

前驱感染后常有1～3周（平均10天左右）的潜伏期。呼吸道感染的潜伏期较皮肤感染短。本病起病较急，病情轻重不一，轻者仅尿常规及血清补体 C3 异常，重者可出现急性肾衰竭。大多预后良好，常在数月内临床自愈。

三、辅助检查

（一）尿液检查

均有镜下血尿，呈多形性红细胞。尿蛋白多为＋～＋＋。尿沉渣中可有红细胞管型、颗粒管型等。早期尿中白细胞、上皮细胞稍增多。

（二）血清补体 C3 及总补体

发病初期下降，于8周内恢复正常，对本病诊断意义很大。血清抗链球菌溶血素 O 滴度可增高，部分患者循环免疫复合物（circulating immune complex，CIC）阳性。

（三）肾功能检查

内生肌酐清除率（endogenous creatinine clearance rate，Ccr）降低，血尿素氮（blood urea nitrogen，BUN）、血肌酐（serum creatinine，Scr）升高。

四、诊断要点

（1）链球菌感染后1～3周出现血尿、蛋白尿、水肿、高血压，甚至少尿及氮质血症。

（2）血清补体 C3 降低（8周内恢复正常），即可临床诊断为急性肾小球肾炎。

（3）若肾小球滤过率进行性下降或病情1～2个月尚未完全好转的应及时做肾活检，以明确诊断。

五、治疗要点

治疗原则：以休息、对症处理为主，缩短病程，促进痊愈。本病为自限性疾病，不宜用肾上腺糖皮质激素及细胞毒药物。急性肾衰竭患者应予透析。

（一）对症治疗

利尿治疗可消除水肿，降低血压。利尿后高血压控制不满意时，可加用其他降压药物。

（二）控制感染灶

以往主张使用青霉素或其他抗生素10～14天，现其必要性存在争议。对于反复发作的慢性扁桃体炎，待肾炎病情稳定后，可作扁桃体摘除术，手术前后2周应注射青霉素。

（三）透析治疗

对于少数发生急性肾衰竭者，应予血液透析或腹膜透析治疗，帮助患者度过急性期，一般不需长期维持透析。

六、护理评估

(一)健康史

询问发病前 2 个月有无上呼吸道和皮肤感染史、起病急缓、就诊原因等,以及既往呼吸道感染史。

(二)身体状况

评估水肿的部位、程度、特点,血压增高程度,有无局部感染灶存在。

(三)心理及社会因素

因患者多为儿童,对疾病的后果常不能理解,因而不重视疾病,不按医嘱注意休息,家属则往往较急,过分约束患者,年龄较大的患者因休学、长期休息而产生焦虑、悲观情绪。评估患者及家属对疾病的认识,目前的心理状态等。

(四)辅助检查

周围血常规结果有无异常,淋巴细胞是否升高。

七、护理目标

(1)能自觉控制水、盐的摄入,水肿明显消退。

(2)患者能逐步达到正常活动量。

(3)无并发症发生,或能早期发现并发症并积极配合抢救。

八、护理措施

(一)一般护理

急性期患者应绝对卧床休息,以增加肾血流量和减少肾脏负担。应卧床休息 6 周至 2 个月,尿液检查只有蛋白尿和镜下血尿时,方可离床活动。病情稳定后逐渐增加运动量,避免劳累和剧烈活动,坚持 1~2 年,待完全康复后才能恢复正常的体力劳动。存在水肿、高血压或心力衰竭时,应严格限制盐的摄入,一般进盐应低于 3 g/d,特别严重的病例应完全禁盐。在急性期,为减少蛋白质的分解代谢,限制蛋白质的摄取量为 0.5~0.8 g/(kg·d)。当血压下降,水肿消退,尿蛋白减少后,即可逐渐增加食盐和蛋白质的量。除限制钠盐外,也应限制液体摄入量,进水量的控制本着宁少勿多的原则。每天进水量应为不显性失水量(约 500 mL)加上 24 小时尿量,此进水量包括饮食、饮水、服药、输液等所含水分的总量。另外,饮食应注意热量充足、易于消化和吸收。

(二)病情观察

注意观察水肿的范围、程度,有无胸腔积液、腹水,有无呼吸困难、肺部湿啰音等急性左心衰竭的征象;监测高血压动态变化,监测有无头痛、呕吐、颈项强直等高血压脑病的表现;观察尿的变化及肾功能的变化,及早发现有无肾衰竭的可能。

(三)用药护理

在使用降压药的过程中,要注意一定要定时、定量服用,随时监测血压的变化,还要嘱患者服药后在床边坐几分钟,然后缓慢站起,防止眩晕及直立性低血压。

(四)心理护理

患者尤其是儿童对长期的卧床会产生忧郁、烦躁等心理反应,加上担心血尿、蛋白尿是否会恶化,会进一步会加重精神负担。故应尽量多关心、巡视患者,随时注意患者的情绪变化和精神需要,按照患者的要求予以尽快解决。关于卧床休息需要持续的时间和病情的变化等,应适当予以说明,并要组织一些有趣的活动活跃患者的精神生活,使患者能以愉快、乐观的态度安心接受治疗。

九、护理评价

(1)能否接受限制钠、水的治疗和护理,尿量已恢复正常,水肿有减轻甚至消失。
(2)能正确面对患病现实,说出心理感受,保持乐观情绪。
(3)无并发症发生。

十、健康指导

(一)预防指导
平时注意加强锻炼,增强体质。注意个人卫生,防止化脓性皮肤感染。有上呼吸道或皮肤感染时,应及时治疗。注意休息和保暖,限制活动量。

(二)生活指导
急性期严格卧床休息,按照病情进展调整作息制度。掌握饮食护理的意义及原则,切实遵循饮食计划。指导患者及其家属掌握本病的基本知识和观察护理方法,消除各种不利因素,防止疾病进一步加重。

(三)用药指导
遵医嘱正确使用抗生素、利尿剂及降压药等,掌握不同药物的名称、剂量、给药方法,观察各种药物的疗效和不良反应。

(四)心理指导
增强战胜疾病的信心,保持良好的心境,积极配合诊疗计划。

(赵利芹)

第二节　急进性肾小球肾炎

急进性肾小球肾炎(rapidly progressive glomerulonephritis,RPGN)又名新月体肾炎,是指以少尿或无尿、蛋白尿、血尿,伴或不伴水肿及高血压等为基础临床表现,肾功能骤然恶化而致肾衰竭的一组临床综合征。病理改变特征为肾小囊内细胞增生、纤维蛋白沉积,我国目前对该病的诊断标准是肾穿刺标本中50%以上的肾小球有大新月体形成。

一、病因

本病有多种病因。一般将有肾外表现者或明确原发病者称为继发性急进性肾炎,病因不明者则称为原发性急进性肾炎。前者继发于过敏性紫癜、系统性红斑狼疮、弥漫性血管炎等,偶有继发于某些原发性肾小球疾病,如系膜毛细血管性肾炎及膜性肾病患者。后者半数以上患者有上呼吸道前驱感染史,其中少数呈典型链球菌感染,其他一些患者呈病毒性呼吸道感染,本病患者有柯萨奇病毒 B5 感染的血清学证据,但流感及其他常见呼吸道病毒的血清滴度无明显上升,故本病与病毒感染的关系,尚待进一步观察。此外,少数急进性肾炎患者有结核杆菌抗原致敏史(结核感染史),在应用利福平治疗过程中发生本病。个别肠道炎症性疾病也可伴随本病存在。

二、临床表现

急进性肾小球肾炎患者可见于任何年龄,但有青年和中老年两个发病高峰,男:女比例为 2:1。该病可呈急性起病,多数患者在发热或上呼吸道感染后出现急性肾炎综合征,即水肿、尿少、血尿、蛋白尿、高血压等。发病时患者全身症状较重,如疲乏、无力、精神萎靡,体重下降,可伴发热、腹痛。病情发展很快,起病数天内即出现少尿及进行性肾功能衰竭。部分患者起病相对隐袭缓慢,病情逐步加重。

三、辅助检查

(一)尿液实验室检查

常见血尿、异形红细胞尿和红细胞管型,常伴蛋白尿;尿蛋白量不等,可像肾病综合征那样排出大量的蛋白尿,但明显的肾病综合征表现不多见。

(二)其他

可溶性人肾小球基底膜抗原的酶联免疫吸附法检查抗肾小球基底膜抗体,最常见的类型是 IgG 型。

四、治疗要点

(一)强化疗法

急进性肾小球肾炎患者病情危重时必须采用强化治疗,包括如下措施。

1.强化血浆置换

换该法是用膜血浆滤器或离心式血浆细胞分离器分离患者的血浆和血细胞,然后用正常人的血浆或血浆成分(如清蛋白)对其进行置换,每天或隔天置换 1 次,每次置换 2~4 L。此法清除致病抗体及循环免疫复合物的疗效肯定,已被临床广泛应用。

2.甲泼尼龙冲击治疗

主要应用于Ⅱ型及Ⅲ型急进性肾小球肾炎的治疗。甲泼尼龙,静脉滴注,每天或隔天 1 次,3 次为 1 个疗程,据病情需要应用 1~3 个疗程(两疗程间需间隔 3~7 天)。

3.大剂量丙种球蛋白静脉滴注

当急进性肾小球肾炎合并感染等因素不能进行上述强化治疗时,可应用此治疗:丙种球蛋白,静脉滴注,5 次为 1 个疗程,必要时可应用数个疗程。

(二)基础治疗

应用各种强化治疗时,一般都要同时服用常规剂量的激素及细胞毒药物作为基础治疗,抑制免疫及炎症反应。

1.肾上腺皮质激素

常用泼尼松或泼尼松龙口服,用药应遵循如下原则:起始量要足,不过最大剂量常不超过 60 mg/d;减、撤药要慢(足量服用 12 周后开始减药,每 2~3 周减去原用量的 10%);维持用药要久(以 10 mg/d 做维持量,服 6 个月至 1 年或更久)。

2.细胞毒药物

常用环磷酰胺,每天口服 100 mg 或隔天静脉注射 200 mg,累积量达 6～8 g 停药。而后可以再用硫唑嘌呤 100 mg/d 继续治疗 6～12 个月巩固疗效。

3.其他免疫抑制药

近年问世的麦考酚酸酯抑制免疫疗效得到肯定,其不良反应较细胞毒药物轻,已被广泛应用于肾病治疗,包括Ⅱ及Ⅲ型急进性肾小球肾炎。

(三)替代治疗

如果患者肾功能急剧恶化达到透析指征时,应尽早进行透析治疗(包括血液透析或腹膜透析)。如疾病已进入不可逆性终末期肾衰竭,则应予长期维持透析治疗或肾移植。

五、主要护理问题

(一)潜在并发症

急性肾衰竭。

(二)体液过多

与肾小球滤过功能下降、大剂量激素治疗导致水钠潴留有关。

(三)有感染的危险

与激素及细胞毒药物的应用、血浆置换、大量蛋白尿致机体抵抗力下降有关。

(四)焦虑/恐惧

与疾病进展快、预后差有关。

(五)有皮肤完整性受损的危险

与皮肤水肿有关。

(六)知识缺乏

缺乏急进性肾小球肾炎相关知识。

(七)自理缺陷

与疾病所致贫血、水肿和心力衰竭等有关。

(八)电解质紊乱

与使用利尿剂有关。

六、护理目标

(1)保护残余肾功能,纠正肾血流量减少的各种因素(如低蛋白血症、脱水、低血压等),防治急性肾衰竭。

(2)维持体液平衡,水肿消失,血压恢复正常。

(3)预防感染。

(4)患者焦虑、恐惧减轻,配合治疗护理,树立战胜疾病的信心。

(5)保持皮肤完整性,无破溃、受损。

(6)患者了解急进性肾小球肾炎相关知识,了解相关预防和康复知识,自我照顾和管理能力提高。

(7)生活自理能力恢复。

七、护理措施

(一)病情观察

(1)密切观察病情,及时识别急性肾衰竭的发生。监测内生肌酐清除率(Ccr)、血尿素氮(BUN)、血肌酐(Scr)水平。若 Ccr 下降,BUN、Ser 进行性升高,提示有急性肾衰竭发生,应协助医师及时处理。

(2)监测尿量的变化,注意尿量迅速减少或出现无尿的现象,此现象往往提示了急性肾衰竭。

(3)监测血电解质及 pH 的变化,特别是血钾情况,避免高血钾可能导致的心律失常,甚至心搏骤停。

(4)观察有无食欲明显减退、恶心、呕吐、呼吸困难及端坐呼吸等症状的发生,及时进行护理干预。

(5)定期测量患者体重,观察体重变化和水肿的部位、分布、程度和消长情况,注意有无腹水及胸腔、心包积液的表现;观察皮肤有无红肿、破损、化脓等情况发生。

(二)用药护理

(1)按医嘱严格用药,密切观察药物(激素、免疫抑制剂、利尿剂)在使用过程中的疗效与不良反应。

(2)治疗后都需认真评估有无甲泼尼龙冲击治疗常见的不良反应发生,如继发感染和水钠潴留,精神兴奋及可逆性记忆障碍、面红、血糖升高、骨质疏松、伤口不愈合、消化道出血或穿孔、严重高血压、充血性心力衰竭等。

(3)大剂量激素冲击治疗可有效抑制机体的防御能力,必要时实施保护性隔离,预防继发感染。

(4)观察利尿剂、环磷酰胺冲击治疗的相关不良反应,如血清电解质变化情况及相应的临床症状。

(三)避免不利因素

避免血容量下降的不利因素(低蛋白血症、脱水、低血压等)。

(四)预防感染

避免使用损害肾脏的药物,同时积极预防感染。

(五)皮肤护理

(1)水肿较严重的患者应着宽松、柔软的棉质衣裤、鞋袜。协助患者做好全身皮肤黏膜的清洁,指导患者注意保护好水肿的皮肤,如清洗时注意水温适当、勿过分用力;平时避免擦伤、撞伤、跌伤、烫伤。阴囊水肿等严重的皮肤水肿部位可用中药芒硝粉袋干敷或硫酸镁溶液敷于局部。水肿部位皮肤破溃应用无菌辅料覆盖,必要时可使用稀释成 1:5 的碘伏溶液局部湿敷,以预防或治疗破溃处感染,促进创面愈合。

(2)注射时严格无菌操作,采用 5~6 号针头,保证药物准确及时地输入,注射完拔针后,应延长用无菌干棉球按压穿刺部位的时间,减少药液渗出。严重水肿者尽量避免肌内和皮下注射,尽力保证患者皮肤的完整性。

(六)心理护理

由于病情重,疾病进展快,患者出现恐惧、焦虑、烦躁、抑郁等心理。护士应加强沟通、充分理解患者的感受和心理压力,并鼓励家属,共同努力疏导患者的心理压力。护士尽量多关心、巡视,及时解决患者的合理需要,让其体会到关心和温暖。护士应鼓励患者说出对患病的担忧,给其讲解疾病过程、合理饮食和治疗方案,以消除疑虑,提高治疗信心。

(七)健康指导

(1)休息:患者应注意休息、避免劳累。急性期绝对卧床休息。卧床休息时间应较急性肾小球肾炎更长。

(2)积极预防和控制感染:从病因与治疗方法上对患者进行健康教育,提高患者预防感染的意识。

(3)提高治疗的依从性:告知患者与家属严格依从治疗的重要性、药物(激素及免疫抑制剂)治疗可能出现的不良反应与转归,避免患者擅自停药或改变剂量,鼓励患者配合治疗。

(4)避免加重肾损害的因素,建立随访计划,鼓励患者进行自我病情监测,以防止疾病复发及恶化。

(5)定期复查电解质(低钠、低钾等),有异常及时协助医师处理。

(赵利芹)

第三节　肾病综合征

一、疾病概述

(一)概念

肾病综合征是由各种肾脏疾病引起的以大量蛋白尿(尿蛋白大于 3.5 g/d)、低蛋白血症(血浆清蛋白小于 30 g/L)、水肿、高脂血症为临床表现的一组综合征。

肾病综合征分为原发性和继发性两大类。原发性肾病综合征是原发于肾脏本身的肾小球疾病;继发性肾病综合征是继发于全身或其他系统的疾病,例如糖尿病、肾淀粉样变性、系统性红斑狼疮、多发性骨髓瘤等。

(二)相关病理生理

肾病综合征的发病机制为免疫介导性炎症所致的肾损害。当肾小球滤过膜的屏障功能受损,其对血浆蛋白的通透性增高,使原尿中蛋白含量增多,当超过肾小管的重吸收时,则形成大量蛋白尿。大量清蛋白自尿中丢失导致低蛋白血症,使血浆胶体渗透压明显下降,水分从血管内进入组织间隙,从而引起水肿。由于低蛋白血症刺激肝脏代偿性合成蛋白质的同时,脂蛋白的合成也增加,加之后者分解下降,故出现高脂血症。

(三)肾病综合征的病因与诱因

1.基本病因

(1)原发性肾病综合征:原发于肾脏本身的肾小球疾病,如急性肾炎、急进性肾炎、慢性肾炎等原发性肾小球肾炎,或病理诊断中的微小病变型肾病、系膜增生性肾小球肾炎、局灶性节段性肾小球硬化、膜性肾病及系膜毛细血管性肾小球肾炎等。

(2)继发性肾病综合征:继发于全身系统性疾病或先天遗传性疾病在病变过程中累及肾脏。

2.诱因

常因上呼吸道感染、受凉及劳累起病。

（四）临床表现

肾病综合征典型的临床表现如下。

1.大量蛋白尿和低蛋白血症

患者每天从尿中丢失大量蛋白质（大于 3.5 g/d）是导致低蛋白血症的主要原因。

2.水肿

常为全身性水肿，以身体下垂部位明显，常为凹陷性水肿。重者常合并胸腔、腹部、心包等处的积液。

3.高脂血症

以高胆固醇血症最为常见，血液中的甘油三酯、低密度脂蛋白、极低密度蛋白含量升高。

4.并发症

（1）感染：肾病综合征常见的并发症多为院内感染，感染部位以呼吸道、泌尿道、皮肤感染最多见。

（2）血栓、栓塞：多发生于肾静脉、下肢静脉和脑动脉、肺动脉等处，其中以肾静脉血栓最为多见。

（3）急性肾衰竭：因有效循环血容量减少、肾血流量下降导致的肾前性氮质血症，经扩容、利尿治疗可恢复。少数可发展为肾实质性急性肾衰竭，主要表现为少尿、无尿，扩容、利尿治疗无效。

（4）其他：蛋白质营养不良，儿童生长发育迟缓；动脉硬化、冠心病；机体抵抗力低下，易发生感染等。

（五）辅助检查

1.实验室检查

24 小时候尿蛋白的检测可对蛋白尿进行定量；血生化检查可了解低蛋白血症、高脂血症的程度；肾功能检查可了解氮质血症、内生肌酐清除率的情况，有助于对急性肾衰竭的判断。

2.肾 B 超检查

双肾正常或缩小。

3.肾活组织病理检查

肾活组织病理检查是确诊肾小球疾病的主要依据，可明确肾小球病变类型，指导治疗及判断预后。

（六）主要治疗原则

利尿消肿，降血脂，抑制免疫与炎症反应。

（七）药物治疗

1.利尿消肿

常用的利尿剂包括以下几类。①噻嗪类：常用氢氯噻嗪 25 mg，每天 3 次。②保钾利尿：常用氨苯蝶啶 50 mg，每天 3 次为基本治疗，与噻嗪类利尿剂合用提高利尿效果。③襻利尿剂：呋塞米，20～120 mg/d。④渗透利尿剂：常用不含钠的低分子右旋糖苷静脉点滴，随之加呋塞米利尿剂可增强利尿效果。⑤血浆或血浆清蛋白静脉输注提高胶体渗透压，同时加襻利尿剂有良好的利尿效果。

2.减少尿蛋白

应用血管紧张素转换酶抑制剂和其他降压药,可通过降低肾小球内压而达到不同程度的减少尿蛋白的作用。

3.降脂治疗

常用他汀类、氯贝丁酯类降脂药。

4.抑制免疫与炎症反应

(1)肾上腺糖皮质激素:可抑制免疫反应,减轻、修复滤过膜损害,有抗炎、抑制醛固酮和抗利尿激素等作用。使用原则为起始足量、缓慢减药和长期维持。常用泼尼松,开始量为 $1 \text{ mg}/(\text{kg} \cdot \text{d})$,全天量顿服,8～12 周后开始减量至 $0.4～0.5 \text{ mg}/(\text{kg} \cdot \text{d})$ 时,维持 6～12 个月。

(2)细胞毒药物:用于激素抵抗型或依赖型,常用环磷酰胺,每天 100～200 mg 分次口服,或隔天静脉注射,总量达到 6～8 g 后停药。

5.控制感染

当发生感染时,应选择敏感、强效及无肾损害的抗生素治疗。

6.防止血栓

常用肝素、双嘧达莫等。

二、护理评估

(一)一般评估

1.生命体征

合并感染时可出现体温升高;高度水肿可致有效血容量减少,血压下降甚至休克。

2.患者主诉

水肿的发生时间、部位、特点、程度、消长情况,有无气促、胸闷、腹胀等积液的表现。有无尿量减少、泡沫尿、血尿,有无发热、咳嗽、皮肤感染、尿路刺激征等。

3.相关记录

身高、体重、饮食、睡眠及排便情况等。

(二)身体评估

1.视诊

颜面部、肢体的水肿情况(肾病性水肿多从下肢开始);皮肤黏膜有无破损;腹部有无膨隆或蛙状腹。

2.触诊

(1)测量腹围:观察有无腹水征象。

(2)颜面、下肢水肿情况:凹陷性水肿为低蛋白血症导致。

3.叩诊

腹部有无移动性杂音;肺下界移动范围有无变小;心界有无扩大。

4.听诊

两肺有无湿啰音和哮鸣音。

(三)心理-社会评估

了解患者在疾病治疗过程中的心理反应与需求,家庭及社会支持情况,如医疗费用来源是否充足、家庭成员的关心程度等。

(四)辅助检查结果评估

1.尿液检查

了解尿蛋白的定性、定量结果,有无血尿、各种管型等。

2.血液检查

注意各项生化指标,有无电解质紊乱、低蛋白血症、高脂血症;Scr 和 BUN 升高和 Ccr 下降的程度。

3.病理检查

根据肾小球病变的病理类型,了解治疗效果及预后。

(五)主要用药的评估

1.利尿剂

了解用药后尿量的变化、水肿的消退情况,尿量较多时尤其注意有无电解质紊乱、血容量不足的表现。

2.糖皮质激素

长期服用糖皮质激素注意有无水钠潴留、血糖升高、血压升高、低血钾、消化道溃疡、精神兴奋及出血、骨质疏松、继发感染、伤口不愈合,以及肾上腺皮质功能亢进症的表现,如向心性肥胖、痤疮、多毛等不良反应。

3.细胞毒类药物

运用环磷酰胺治疗有无中毒性肝炎、骨质疏松、性腺抑制(尤其男性)、出血性膀胱炎及脱发等。

三、主要护理诊断/问题

(一)营养失调

低于机体需要量与大量蛋白尿、摄入减少及吸收障碍有关。

(二)体液过多

与低蛋白血症致血浆胶体渗透压下降等有关。

(三)有感染的危险

与机体抵抗力下降、应用激素和(或)免疫抑制剂有关。

(四)有皮肤完整性受损的危险

与水肿、营养不良有关。

四、护理措施

(一)适当休息

卧床休息,严重水肿、胸腔积液,出现呼吸困难者取半卧位,眼睑、面部水肿者枕头应稍垫高,水肿消退可适当增加活动量。

(二)饮食护理

提供正常量的优质蛋白质饮食,每天摄入蛋白质为 1 g/kg,如有肾功能损害时,应根据肌酐清除率情况予以优质低蛋白饮食,并保证足够的热量。为减轻高脂血症,应少食富含饱和脂肪酸的食物如动物油脂,多吃多聚不饱和脂肪酸的食物如植物油,以及富含可溶性纤维的食物如豆类、燕麦等。

（三）皮肤护理

保持皮肤清洁,防止皮肤破溃与感染。勿用力过大清洁皮肤,避免擦伤皮肤。重度水肿者避免肌肉内注射,应采取静脉途径,保证药物准确及时输入。静脉穿刺时严格消毒皮肤,穿刺点不在各层组织的同一部位。定期观察水肿部位和皮肤情况,注意有无破溃、发红现象,及时处理异常情况。

（四）用药护理

严格按医嘱定时、定量、按疗程用药,注意观察常用药的毒副作用,发现问题及时处理。

（五）心理护理

积极主动与患者沟通,耐心倾听他们的倾诉,解答其提出的问题,指导其保持乐观心态、情绪稳定,给予患者及家属精神支持。

（六）健康教育

1.饮食指导

宜选择高纤维、低脂、低胆固醇、低盐、正常量的蛋白质、充足热量、富含维生素的易消化、清淡饮食。

2.用药指导

按时、正确服用相关药物,让患者了解常用药物不良反应及自我观察要点。

3.预防感染的措施

注意保暖,防止受凉,尤其是要避免呼吸道感染。

4.适当活动计划

制订个体化的活动计划,注意休息,避免过度劳累。

5.自我观察

观察水肿的部位、特点、程度及消长情况,定期测量胸围、腹围、体重的变化,有利于治疗效果评估及有无胸腔积液、腹水的出现等,或作为调整输入量和速度、饮水量及利尿剂用量的依据。

6.就诊的指标

告诉患者如果出现下列任何一种情况,请速到医院就诊。

（1）尿量减少、大量泡沫尿。

（2）面部、腹部、下肢肿胀。

（3）发热、咳嗽、皮肤感染等。

五、护理效果评价

（1）患者饮食结构合理,营养状况改善,血浆清蛋白升高。

（2）患者水肿减轻或消退。

（3）患者能够积极配合采取预防感染措施,未发生感染。

（4）患者皮肤无破损或感染。

（5）患者自觉症状好转。

（赵利芹）

第四章

沁尿外科护理

第一节　肾　脏　损　伤

一、概述

肾脏隐藏于腹膜后,一般受损伤机会很少,但肾脏为一实质性器官,结构比较脆弱,外力强度稍大即可造成肾脏的创伤。肾损伤大多为闭合性损伤,占 60%~70%,可由直接暴力,如腰、腹部受硬物撞击或车辆撞击,肾受到沉重打击或被推向肋缘而发生损伤;肋骨和腰椎骨折时,骨折片可刺伤肾;间接暴力,如从高处落下、足跟或臀部着地时发生对冲力,可引起肾或肾蒂伤。开放性损伤多见于战时和意外事故,常伴有胸腹部创伤,在临床上按其损伤的严重程度可分为肾挫伤、肾部分裂伤、肾全层裂伤、肾蒂损伤、病理性肾破裂等类型。

二、诊断

(一)症状

1.血尿

损伤后血尿是肾损伤的重要表现,多为肉眼血尿,血尿的轻重程度与肾脏损伤严重程度不一定一致。

2.疼痛

局限于上腹部及腰部,若血块阻塞输尿管,则可引起绞痛。

3.肿块

因出血和尿外渗引起腰部不规则的弥散性胀大的肿块,常伴肌强直。

4.休克

面色苍白、心率加快、血压降低、烦躁不安等。

5.高热

由血、尿外渗后引起肾周感染所致。

（二）体征

1.一般情况

患者可有腰痛或上腹部疼痛、发热。大出血时可有血流动力学不稳定的表现，如面色苍白、四肢发凉等。

2.专科体检

上腹部及腰部压痛，腹部包块。刀伤或穿透伤累及肾脏时，伤口可流出大量鲜血。出血量与肾脏损伤程度及是否伴有其他脏器或血管损伤有关。

（三）检查

1.实验室检查

尿中含多量红细胞。血红蛋白与血细胞比容持续降低提示有活动性出血。血白细胞数增多应注意是否存在感染灶。

2.特殊检查

早期积极的影像学检查可以发现肾损伤部位、程度、有无尿外渗或肾血管损伤及对侧肾情况。根据病情轻重，除需紧急手术外，有选择地应用以下检查。

（1）B超检查：能提示肾损害的程度，包膜下和肾周血肿及尿外渗情况。为无创检查，病情重时更有实用意义，并有助于了解对侧肾情况。

（2）CT扫描：可清晰显示肾皮质裂伤、尿外渗和血肿范围，显示无活力的肾组织，并可了解与周围组织和腹腔内其他脏器的关系，为首选检查。

（3）排泄性尿路造影：使用大剂量造影剂行静脉推注造影，可发现造影剂排泄减少，肾、腰大肌影消失，脊柱侧突及造影剂外渗等。可评价肾损伤的范围和程度。

（4）动脉造影：适宜于尿路造影未能提供肾损伤的部位和程度，尤其是伤侧肾未显影，选择性肾动脉造影可显示肾动脉和肾实质损伤情况。若伤侧肾动脉完全梗阻，表示为创伤性血栓形成，宜紧急施行手术。有持久性血尿者，动脉造影可以了解有无肾动静脉瘘或创伤性肾动脉瘤，但因其为有创检查，已少用。

（5）逆行肾盂造影：易招致感染，不宜应用。

（四）诊断要点

一般都有创伤史，可有腰痛、血尿、腰部肿块等症状体征，出血严重时出现休克。定时查血、尿常规，根据血尿增减、血红蛋白变化评估伤情。检查首选肾脏超声，快速并且无创伤，对于评价肾脏损伤程度有意义，CT检查可以进一步显示肾实质损伤、肾脏出血及肾蒂损伤情况。条件允许时行静脉肾盂造影检查。

（五）鉴别诊断

1.腹腔脏器损伤

主要为肝、脾损伤，有时可与肾损伤同时发生。表现为出血、休克等危急症状，有明显的腹膜刺激症状。腹腔穿刺可抽出血性液体。尿液检查无红细胞；超声检查肾脏无异常发现；静脉尿路造影（IVU）示肾盂、肾盏形态正常，无造影剂外溢情况。

2.肾梗死

表现为突发性腰痛、血尿、血压升高；IVU示肾显影迟缓或不显影。逆行肾盂造影可发现肾被膜下血肿征象。肾梗死患者往往有心血管疾病或肾动脉硬化病史，血清乳酸脱氢酶及碱性磷酸酶升高。

3.自发性肾破裂

突然出现腰痛及血尿病状。体检示腰腹部有明显压痛及肌紧张,可触及边缘不清的囊性肿块。IVU 检查示肾盂、肾盏变形和造影剂外溢。B 超检查示肾集合系统紊乱,肾周围有液性暗区。一般无明显的创伤史,既往多有肾肿瘤、肾结核、肾积水等病史。

三、治疗

肾损伤的处理与损伤程度直接相关。轻微肾挫伤经短期休息可以康复,多数肾挫裂伤可用保守治疗,仅少数须手术治疗。

(一)紧急治疗

有大出血、休克的患者须迅速给以抢救措施,观察生命体征,进行输血、复苏,同时明确有无并发其他器官损伤,做好手术探查的准备。

(二)保守治疗

(1)绝对卧床休息 2~4 周,病情稳定,血尿消失后才可以允许患者离床活动。通常损伤后4~6 周肾挫裂伤才趋于愈合,过早、过多离床活动,有可能再度出血。恢复后 2~3 个月内不宜参加体力劳动或竞技运动。

(2)密切观察,定时测量血压、脉搏、呼吸、体温,注意腰、腹部肿块范围有无增大。观察每次排出的尿液颜色深浅的变化。定期检测血红蛋白和血细胞比容。

(3)及时补充血容量和热量,维持水、电解质平衡,保持足够尿量。必要时输血。

(4)应用广谱抗生素以预防感染。

(5)使用止痛剂、镇静剂和止血药物。

(三)手术治疗

1.开放性肾损伤

几乎所有这类损伤的患者都要施行手术探查,特别是从前面腹壁进入的锐器伤,需经腹部切口进行手术,清创、缝合及引流并探查腹部脏器有无损伤。

2.闭合性肾损伤

一旦确定为严重肾裂伤、肾碎裂及肾蒂损伤须尽早经腹入路施行手术。若肾损伤患者在保守治疗期间发生以下情况,须施行手术治疗:①经积极抗休克后生命体征仍未见改善,提示有内出血。②血尿逐渐加重,血红蛋白和血细胞比容继续降低。③腰、腹部肿块明显增大。④有腹腔脏器损伤可能。

手术方法:经腹部切口施行手术,先探查并处理腹腔损伤脏器,再切开后腹膜,显露肾静脉、肾动脉,并阻断之,而后切开肾周围筋膜和肾脂肪囊,探查患肾。先阻断肾蒂血管,并切开肾周围筋膜,快速清除血肿,依具体情况决定做肾修补、部分肾切除术或肾切除。必须注意,在未控制肾动脉之前切开肾周围筋膜,往往难以控制出血,而被迫施行肾切除。只有在肾严重碎裂或肾血管撕裂,无法修复,而对侧肾良好时,才施行肾切除。肾实质破损不大时,可在清创与止血后,用脂肪或网膜组织填入肾包膜缝合处,完成一期缝合,既消除了无效腔,又减少了血肿引起继发性感染的机会。肾动脉损伤性血栓形成一旦被确诊即应手术取栓,并可行血管置换术,以挽救肾功能。

(四)并发症及其处理

常由血或尿外渗及继发性感染等引起。腹膜后囊肿或肾周脓肿可切开引流;输尿管狭窄、肾积水须施行成形术或肾切除术;恶性高血压要做血管修复或肾切除术;动静脉瘘和假性肾动脉瘤应予以修补,如在肾实质内则可行部分肾切除术;持久性血尿可施行选择性肾动脉造影及栓塞术。

四、病情观察

(1)观察生命体征,如体温、血压、脉搏、呼吸,神智反应。

(2)专科变化,腹部或腰腹部有无肿块及大小变化,血尿程度。

(3)重要生命脏器,心、肺、肝、脾等脏器及骨骼系统有无合并伤。

五、注意事项

(一)医患沟通

(1)如拟保守治疗,应告知患者及家属仍有做手术的可能性及肾损伤后的远期并发症。

(2)做开放手术,应告知可能切肾的方案,如做保肾手术,则有继续出血、尿外渗的可能。

(3)手术探查决定做肾切除时,应再一次告知家属,并告知术后肾功能失代偿或须做肾代替治疗的可能。如合并腹腔或其他部位脏器损伤,手术时要一期处理,亦应告知家属并签字。

(4)交代病情时要立足于当前患者病情,对于病情变化不做肯定与否定的预测。

(二)经验指导

(1)对于肾损伤的患者应留院观察或住院 1 天,必须每半小时至 1 小时监测 1 次血压、心率、呼吸,记录每小时尿量。并做好血型分析及备血。

(2)对于肾损伤病情明确者,生命体征不稳时,可重复做腹腔穿刺及 CT、B 超影像学检查。

(3)手术后要观察腹部情况,伤口有无渗血,敷料有无潮湿,为防止切口裂开,可使用腹带保护。

(4)肾切除患者要计算每天液体出入量,了解肾功能变化。

(5)确保引流管无扭曲,密切观察引流量、颜色的变化。

(6)腹部创伤合并。肾损伤的比例不是很高,临床工作中易忽视。血尿是肾创伤的重要表现,但与病情严重程度不成比例;输尿管有血块堵塞、肾蒂损伤或低血压休克时可无血尿出现。

六、护理

(一)护理评估

1.健康史

详细了解受伤的原因、部位、受伤的经过、以往的健康状况等。

2.身体状况

(1)血尿:是肾损伤的主要症状。肾挫伤时血尿轻微,肾部分裂伤或肾全层裂伤时,可出现大量肉眼血尿。当血块堵塞输尿管、肾盂或输尿管断裂、肾蒂血管断裂时,血尿可不明显,甚至无血尿。

(2)疼痛:肾包膜张力增加、肾周围软组织损伤,可引起患侧腰、腹部疼痛;血液、尿液渗入腹腔或伴有腹部器官损伤时,可出现全腹痛和腹膜刺激征;血块通过输尿管时,可发生肾绞痛。

(3)腰、腹部包块:血液、尿液渗入肾周围组织,可使局部肿胀形成包块,可有触痛。

(4)休克:严重的肾损伤,尤其是合并其他器官损伤时,易引起休克。

(5)发热：肾损伤后，由于创伤性炎症反应，伤区血液、渗出液及其他组织的分解产物吸收引起发热，多为低热；由于血肿、尿外渗继发感染引起的发热多为高热。

3.心理状况

由于突发的暴力致伤，或因损伤出现大量肉眼血尿、疼痛、腰腹部包块等表现时，患者常有恐惧、焦虑等心理状态的改变。

4.辅助检查

(1)尿常规检查：了解尿中有无大量红细胞。

(2)B超检查：能提示肾损害的程度，包膜下和肾周血肿及尿外渗情况。

(3)X线平片检查：肾区阴影增大，提示有肾周围血肿的可能。

(4)CT检查：可清晰显示肾皮质裂伤、尿外渗和血肿范围。

(5)排泄性尿路造影：可评价肾损伤的范围和程度。

(6)肾动脉造影：可显示肾动脉和肾实质损伤的情况。

(二)护理诊断及相关合作性问题

1.不舒适

与疼痛等有关。

2.恐惧/焦虑

与损伤后出现血尿等有关。

3.有感染的危险

与损伤后免疫力降低有关。

4.体温过高

与损伤后的组织产物吸收和血肿、尿外渗继发感染等有关。

(三)护理目标

(1)疼痛不适感减轻或消失。

(2)情绪稳定，能安静休息。

(3)患者发生感染和休克的危险性降低，未发生感染和休克。

(4)体温正常。

(四)护理措施

1.非手术治疗及手术前患者的护理

(1)嘱患者绝对卧床休息2～4周，待伤情稳定、血尿消失1周后方可离床活动，以防再出血。

(2)迅速建立静脉输液通路，及时输血、输液，维持水、电解质及酸碱平衡，防治休克。

(3)急救护理：有大出血、休克的患者须配合医师迅速进行抢救及护理。

(4)心理护理：对恐惧不安的患者，给予心理疏导、安慰、体贴和关怀。

(5)伤情观察：患者的生命体征；血尿的变化；腰、腹部包块大小的变化；腹膜刺激征的变化。

(6)配合医师做好影像学检查前的准备工作。

(7)做好必要的术前常规准备，以便随时中转手术。

2.手术后患者的护理

(1)卧床休息：肾切除术后须卧床休息2～3天，肾修补术、肾部分切除术或肾周引流术后须卧床休息2～4周。

(2)饮食：禁食24小时，适当补液，肠功能恢复后进流质饮食，并逐渐过渡到普通饮食，但要注意少食易胀气的食物,以减轻腹胀。鼓励患者适当多饮水。

(3)伤口护理:保持伤口清洁干燥,注意无菌操作,注意观察有无渗血、渗尿,应用抗菌药物,预防感染。

3.健康指导

(1)向患者介绍康复的基本知识,卧床的意义及观察血尿、腰腹部包块的意义。

(2)告诉患者恢复后3个月内不宜参加重体力劳动或竞技运动;肾切除术后患者,应注意保护对侧肾,尽量不要应用对肾有损害的药物。

(3)定期到医院复诊。

(郭艳艳)

第二节　输尿管损伤

一、概述

输尿管位于腹膜后间隙,位置隐蔽,一般由外伤直接引起输尿管损伤不常见,多见于医源性损伤,如手术损伤或器械损伤及放射性损伤。凡腹腔、盆腔手术后患者发生无尿、漏尿,腹腔或盆腔有刺激症状时均应想到输尿管损伤的可能。对怀疑输尿管损伤的患者,应进行系统的泌尿系统检查。妇科手术特别是宫外孕破裂、剖宫产等急诊手术或妇科肿瘤根治术中,输尿管被钳夹或误扎等医源性损伤最为常见。

二、护理评估

采集患者外伤史,盆腔、腹腔、腹膜后手术史,妇科手术史及泌尿系统手术史,如出现相应的症状应警惕输尿管损伤的可能。

(一)临床表现

手术损伤输尿管引起临床表现须根据输尿管损伤程度而定,术中发现输尿管损伤,立即处理可不留后遗症。倘未被发现,多在3～5天起病。尿液起初渗在组织间隙里,临床上表现为高热、寒战、恶心、呕吐、损伤侧腰痛、肾肿大、下腹或盆腔内肿物、压痛及肌紧张等。

1.腹痛及感染症状

表现为腰部胀痛、寒战、局部触痛、叩击痛。若输尿管被误扎,多数患者数天内患侧腰部出现胀痛,并可出现寒战、发热,局部触痛、叩击痛并可扪及肿大的肾脏。若采用输尿管镜套石或碎石操作,不慎造成输尿管穿孔破损者,由于漏尿或尿液外渗可引起患侧腰痛及腹胀,继发感染后则出现寒战、发热,肾区压痛并可触及尿液积聚而形成的肿块。

2.尿瘘

分急性尿瘘与慢性尿瘘两种。前者在输尿管损伤后当日或数天内出现伤口漏尿,腹腔积尿或阴道漏尿。后者以盆腔手术所致输尿管阴道瘘最常见。尿瘘形成前,多有尿外渗引起感染症状,常见伤后2～3周内形成尿瘘。

3.无尿

双侧输尿管发生断裂或误扎,伤后即可无尿,应注意与创伤性休克所致急性肾衰竭的无尿鉴别。

4.血尿

输尿管损伤后可以出现肉眼或镜下血尿,但也可能尿液检查正常,一旦出现血尿,应高度怀疑有输尿管损伤。

(二)辅助检查

1.静脉肾盂造影

可显示患肾积水,损伤以上输尿管扩张、扭曲、成角、狭窄及对比剂外溢。

2.膀胱镜及逆行造影

可观察瘘口部位并与膀胱损伤鉴别,逆行造影对明确损伤部位、损伤程度有价值。

3.B超

可显示患肾积水和输尿管扩张。

4.CT

对输尿管外伤性损伤部位、尿外渗及合并肾损伤或其他脏器损伤有一定的诊断意义。

5.阴道检查

有时可直接观察到瘘口的部位。

6.体格检查

膀胱腹膜外破裂后尿外渗,下腹耻骨上区有明显触痛,有时可触及包块。膀胱腹膜内破裂后,若有大量尿液进入腹腔,检查有腹壁紧张、压痛、反跳痛及移动性浊音。

(三)护理问题

首先对患者进行心理评估,了解患者的身体和心理状态,患者主要存在以下护理问题:

1.疼痛

与尿外渗及手术有关。

2.舒适的改变

与术后放置支架管、造瘘管有关。

3.恐惧、焦虑

与尿瘘、担心预后不良有关。

4.有感染的危险

有感染的危险与尿外渗及各种管路有关。

三、护理措施

(一)心理护理

输尿管损伤因为手术的损伤发生率较高,因此,心理护理显得尤为重要。要做到详细评估患者的心理状况及接受治疗的心理准备,与患者建立良好的护患关系,掌握患者的心理变化并给予相应的健康指导,减少医疗纠纷的发生。输尿管损伤后患者情绪紧张、恐惧,尤其是发生漏尿或无尿时,护士在密切观察病情的同时要向患者宣讲损伤后注意的问题,鼓励患者树立信心,保持平和的心态,积极配合治疗,减轻患者的焦虑。

(二)生活护理

(1)主动巡视患者,帮助患者完成生活护理,保持"七洁":皮肤、头发、指甲、会阴、口腔、手足、床单的干净整洁,使患者感到舒适。

(2)观察并保持各种管路的清洁通畅,正确记录引流液的颜色及量,尿袋、引流袋定期更换。

(3)关心患者,讲解健康保健知识。

(4)观察尿外渗的腹部体征,腹痛的程度;观察体温的变化,每天测量体温 4 次,并记录在护理病例中,发热时及时通知医师。

(5)观察 24 小时尿量,注意血尿情况,少尿、无尿要立即通知医师处理。

(6)饮食要均衡,富于营养,易消化。不吃易引起腹胀的食物,如牛奶、大豆等。保持排便通畅,必要时服润肠药。

(三)治疗及护理配合

输尿管损伤后治疗采取修复输尿管、保持通畅、保护肾功能的原则。及时采用双 J 管引流,有利于损伤的修复和狭窄的改善。

1.治疗方法

(1)外伤所致的输尿管损伤,应首先注意处理其全身情况及有无合并其他脏器的损伤,断裂的输尿管应根据具体情况给予修补或吻合,除不得已时不宜摘除肾脏。

(2)器械所致的输尿管损伤往往为裂伤,保守治疗多可痊愈。如尿外渗症状不断加重,应及早施行引流术。

(3)手术时误伤输尿管应根据具体情况及时予以修补或吻合,如输尿管被结扎,应尽早松解结扎线,并在输尿管内安置导管保留数天。输尿管切开,可进行缝合修补,然后置管引流。输尿管被切断,则进行端端吻合,置管引流两周左右。输尿管在低位被切断可行输尿管膀胱吻合术。输尿管被钳夹,损伤轻微时按结扎处理;较重时,为防止组织坏死形成尿瘘,可切除损伤部分,进行端端吻合。若输尿管缺损太多,根据具体情况可以选择输尿管外置造瘘、肾造瘘、利用膀胱组织或小肠做输尿管成形手术。

2.保守治疗的护理配合

(1)密切监测生命体征的变化,记录及时准确。

(2)观察腹痛情况,不能盲目给予止痛剂。

(3)保持各种管路的清洁通畅,正确记录引流液的颜色及量,尿袋定期更换。

(4)备皮、备血、皮试,做好必要时手术探查的准备。

(5)正确记录 24 小时尿量,注意血尿情况,少尿、无尿要立即通知医师处理。

(6)嘱患者卧床休息,做好生活护理,保持排便通畅,必要时服润肠药。

3.手术治疗的护理

(1)输尿管断端吻合术后留置双 J 管,在此期间嘱患者多饮水,保证引流尿液通畅,防止感染,促进输尿管损伤的愈合。

(2)预防感染,术后留置导尿管,注意各引流管的护理,定期更换引流袋。更换引流袋应无菌操作,防止感染,尿道口护理每天 1～2 次。女性患者每天会阴冲洗。

(3)严密观察尿量,间接地了解有无肾衰竭的发生。

(4)高热的护理,给予物理降温,鼓励患者多饮水,及时更换干净衣服,必要时遵医嘱给予药物降温。

4.留置双J管的护理

(1)留置双J管可引起患侧腰部不适,术后早期多有腰痛,主要是插管引起输尿管黏膜充血、水肿及放置双J管后输尿管反流有关(图4-1)。

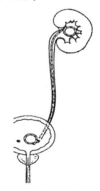

图 4-1 双J管置入

(2)患者出现膀胱刺激症状,主要由于双J管放置位置不当或双J管下移,刺激膀胱三角区和后尿道所致。

(3)术后输尿管内放置双J管做内支架以利内引流,勿打折,保持通畅,同时防止血块聚集造成输尿管阻塞。

(4)要调整体位保持导尿管通畅,防止膀胱内尿液反流。

(5)观察尿液及引流状况。由于双J管置管时间长,且上下端盘曲刺激肾盂、膀胱黏膜易引起血尿。因此,术后要注意尿液颜色及尿量的变化。观察血尿颜色的方法是每天清晨留取标本,用无色透明玻璃试管,观察比较尿色。若患者突然出现鲜红尿液或肾区胀痛及腹部不适等症状,应及时报告医师。

(6)双J管于手术后1~3个月在膀胱镜下拔除。

四、健康教育

(1)输尿管损伤严重易引起输尿管狭窄,因此告之患者双J管需要定期更换直至狭窄改善为止。

(2)定期复查了解损伤愈合的情况及双J管的位置。若出现尿路刺激征、发热、腹痛、无尿等症状时,及时就诊。

(3)拔除留置导尿管后,指导患者增加饮水量,增加排尿次数,不宜憋尿;不宜做剧烈运动;有膀胱刺激征患者应遵医嘱给予解痉药物治疗。

(郭艳艳)

第三节 膀 胱 损 伤

一、概述

膀胱深藏在骨盆内,排空后肌肉层厚,一般不易受伤。膀胱充盈时伸展至下腹部高出耻骨联合,若下腹部遭到暴力打击,易发生膀胱损伤。骨盆骨折的骨折断端可以刺破膀胱;难产时,胎头长时间压迫可造成膀胱壁缺血性坏死。一般分为闭合性损伤、开放性损伤和医源性损伤。

二、病因及临床表现

(一)闭合性损伤

膀胱空虚时位于骨盆深处受到周围组织保护,不易受外界暴力损伤。当膀胱膨胀时,因膀胱扩张且高出耻骨联合,下腹部受到暴力时,如踢伤、击伤和跌伤等可造成膀胱损伤,骨盆骨折的骨折断端可以刺破膀胱;难产时,胎头长时间压迫可造成膀胱壁缺血性坏死。

(二)开放性损伤

其多见于火器伤,常合并骨盆内其他组织器官的损伤。

(三)手术损伤

膀胱镜检查、尿道扩张等器械检查可造成膀胱损伤。盆腔和下腹部手术,如疝修补、妇科恶性肿瘤切除等易致膀胱损伤。

(四)挫伤

挫伤是指膀胱壁保持完整,仅黏膜或部分肌层损伤,膀胱腔内有少量出血,无尿外渗,不引起严重后果。

(五)破裂

膀胱破裂可分两种类型。

1.腹膜外破裂

破裂多发生在膀胱前壁的下方,尿液渗至耻骨后间隙,沿筋膜浸润腹壁或蔓延到腹后壁,如不及时引流,可发生组织坏死、感染,引起严重的蜂窝组织炎。

2.腹膜内破裂

多发生于膀胱顶部。大量尿液进入腹腔可引起尿性腹膜炎。大量尿液积存于腹腔有时要与腹水鉴别。

(六)尿瘘

膀胱与附近脏器相通可形成膀胱阴道瘘或膀胱直肠瘘等。发生瘘后,泌尿系统容易继发感染。

(七)出血与休克

骨盆骨折合并大出血,膀胱破裂致尿外渗及腹膜炎,伤势严重,常有休克。

(八)排尿困难和血尿

膀胱破裂后,尿液流入腹腔或膀胱周围,有尿意,但不能排尿或仅排出少量血尿。

三、护理评估

评估患者受伤的时间、地点、暴力性质、部位,临床表现、合并伤、尿外渗、感染,特殊检查结果。

(一)临床表现

膀胱挫伤因范围仅限于黏膜或肌层,故患者仅有下腹不适、小量终末血尿等。一般在短期内症状可逐渐消失。膀胱破裂则有严重表现,临床症状依裂口大小、位置及其他器官有无损伤而不同。腹膜内破裂会引起弥漫性腹膜刺激症状,如腹部膨胀、压痛、肌紧张、肠蠕动音降低和移动性浊音等。膀胱与附近器官相通形成尿瘘时,尿液可从直肠、阴道或腹部伤口流出,往往同时合并尿路感染。

1.腹痛

尿外渗及血肿引起下腹部剧痛,尿液流入腹腔则引起急性腹膜炎症状。伴有骨盆骨折时,耻骨处有明显压痛。尿外渗和感染引起盆腔蜂窝组织炎时,患者可有全身中毒表现。

2.尿瘘

贯穿性损伤可有体表伤口、直肠或阴道漏尿。闭合性损伤在尿外渗感染后破溃,也可形成尿瘘。膀胱与附近脏器相通可形成膀胱阴道瘘或膀胱直肠瘘等。发生瘘后,尿路容易继发感染。

(二)辅助检查

根据外伤史及临床体征诊断并不困难。凡是下腹部受伤或骨盆骨折后,下腹出现疼痛、压痛、肌紧张等征象,除考虑腹腔内脏器损伤外,也要考虑到膀胱损伤的可能性。当出现尿外渗、尿性腹膜炎或尿瘘时,诊断更加明确。怀疑膀胱损伤时,应做进一步检查。

1.导尿术

如无尿道损伤,导尿管可顺利放入膀胱,若患者不能排尿液,而导出尿液为血尿,应进一步了解是否有膀胱破裂。可保留导尿管进行注水试验,抽出量比注入量明显减少,表示有膀胱破裂。

2.膀胱造影

经导尿管注入碘化钠或空气,摄取前后位及斜位 X 线片,可以确定膀胱有无破裂、破裂部位及外渗情况。

3.膀胱镜检查

对于膀胱瘘的诊断很有帮助,但当膀胱内有活跃出血或当膀胱不能容纳液体时,不能采用此项检查。

4.排泄性尿路造影

如疑有上尿道损伤,可考虑采用,以了解肾脏及输尿管情况。

(三)护理问题

1.疼痛

与损伤后血肿和尿外渗及手术切口有关。

2.潜在并发症

出血,与损伤后出血有关。

3.有感染的危险

与损伤后血肿、尿外渗及免疫力低有关。

4.恐惧、焦虑

与外伤打击、担心预后不良有关。

(四)护理目标

(1)患者主诉疼痛减轻或能耐受。

(2)严密观察患者出血情况,如有异常出血及时通知医师。

(3)在患者住院期间不发生因护理不当造成的感染。

(4)患者主诉恐惧、焦虑心理减轻。

四、护理措施

(一)生活护理

(1)满足患者的基本生活需要,做到"七洁"。

(2)做好引流管护理:①妥善固定、保持通畅。②准确记录引流液量、性质。③保持尿道口清洁,定期更换尿袋。

(3)多饮水,多食易消化食物,保持排便通畅。

(二)心理护理

(1)损伤后患者恐惧、焦虑,担心预后情况。护士主动向患者介绍康复知识,介绍相似病例,鼓励患者树立信心,配合治疗,减少焦虑。

(2)从生活上关心、照顾患者,满足基本生活护理,使其感到舒适。

(3)加强病房管理,创造整洁安静的休养环境。

(三)治疗及护理配合

膀胱挫伤无须手术,通过支持疗法、适当休息、充分饮水、给予抗菌药物和镇静剂在短期内即可痊愈。

1.紧急处理

膀胱破裂是一种较严重的损伤,常伴有出血和尿外渗,病情严重,应尽早施行手术。护士须协助做好手术前的各项相关检查和护理,积极采取抗休克治疗,如输液、输血、镇静及止痛等各项措施(图 4-2)。

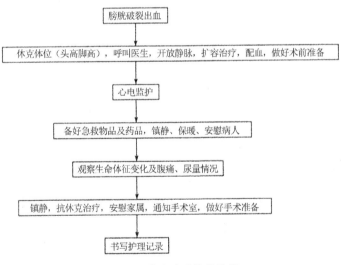

图 4-2　膀胱破裂抢救流程

2.保守治疗的护理

患者的症状较轻,膀胱造影显示少量尿外渗,可从尿道插入导尿管持续引流尿液,可以采取保守治疗,保持尿液引流通畅,预防感染。

(1)密切观察生命体征,及时发现有无持续出血,观察有无休克发生。

(2)保持尿液引流通畅,及时清除血块防止阻塞膀胱,观察并记录 24 小时尿的色、质、量。妥善固定尿管。

（3）适当休息、充分饮水,保证每天尿量 3 000 mL 以上,以起到内冲洗的作用。

（4）注意观察体温的变化,警惕有无盆腔血肿、感染。观察腹膜刺激症状。

3.手术治疗的护理

膀胱破裂伴有出血和尿外渗,病情严重,须尽早施行手术。

（1）按外科术前准备进行备皮、备血、术前检查。

（2）开放静脉通道,观察生命体征。

（3）准确填写手术护理记录单,与手术室护士认真交接。

（4）术后监测生命体征,并详细记录。

（5）按医嘱正确输入药物,掌握液体输入的速度,保持均匀的摄入。

（6）保持各种管路通畅,并妥善固定,防止脱落。定期更换引流袋。

（7）观察伤口渗出情况,及时更换敷料,遵守无菌操作原则。

（8）保持排便通畅,避免增加腹压,有利于伤口愈合。术后采取综合疗法,使患者获得充分休息、足够营养、适当水分,纠正贫血,控制感染。

五、健康教育

（1）讲解引流管护理的要点,如防止扭曲、打折、保持引流袋位置低于伤口及尿管,防止尿液反流。

（2）拔除尿管前要训练膀胱功能,先夹管训练 1～2 天,拔管后多饮水,达到冲洗尿路预防感染的目的。

（3）卧床期间防止压疮、肌肉萎缩,进行功能锻炼。

（郭艳艳）

第四节 尿 道 损 伤

较为常见,多发生在男性。男性尿道较长,以尿生殖膈为界,分为前、后两部分,前尿道包括球部和阴茎部,后尿道包括前列腺部和膜部。前尿道损伤多发生在球部,后尿道损伤多在膜部。

一、病因及病理

（一）根据损伤病因分两类

1.开放性损伤

因子弹、弹片、锐器伤所致,常伴有阴茎、阴囊、会阴部贯通伤。

2.闭合性损伤

会阴部骑跨伤,将尿道挤向耻骨联合下方,引起尿道球部损伤。骨盆骨折可引起尿生殖膈移位,产生剪力,使膜部尿道撕裂或撕断。经尿道器械操作不当可引起球部、膜部交界处尿道损伤。

（二）根据损伤程度病理可分为下列三种类型

1.尿道挫伤

尿道内层损伤,阴茎筋膜完整,仅有水肿和出血,可以自愈。

2.尿道裂伤

尿道壁部分断裂,引起尿道周围血肿和尿外渗,愈合后可引起尿道狭窄。

3.尿道断裂

尿道完全断裂时,断部退缩、分离,血肿和尿外渗明显,可发生尿潴留。

尿外渗的范围以尿生殖膈为分界,前尿道损伤时,尿外渗范围在阴茎、会阴、下腹壁和阴囊的皮下;后尿道前列腺部损伤时,尿外渗主要在前列腺和膀胱周围,外阴部不明显(图 4-3)。

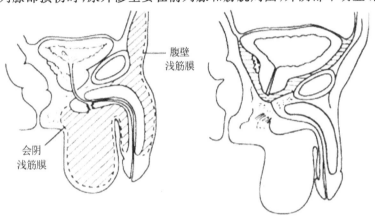

图 4-3　前、后尿道损伤尿外渗范围
左:前尿道损伤尿外渗范围;右:后尿道损伤尿外渗范围

二、临床表现

(一)休克

骨盆骨折所致尿道损伤,一般较严重,常因合并大出血,引起创伤性、失血性休克。

(二)疼痛

尿道球部损伤时会阴部肿胀、疼痛,排尿时加重。后尿道损伤时,下腹部疼痛、局部压痛、肌紧张,伴骨盆骨折者,移动时加剧。

(三)排尿困难

尿道挫伤时因局部水肿或疼痛性括约肌痉挛,出现排尿困难。尿道断裂时,不能排尿,发生急性尿潴留。

(四)尿道出血

前尿道损伤即使不排尿时尿道外口也可见血液滴出;后尿道损伤尿道口无流血或仅少量血液流出。

(五)尿外渗及血肿

尿生殖膈撕裂时,会阴、阴囊部出现血肿及尿外渗,并发感染时则出现全身中毒症状。

三、诊断

(一)病史及体格检查

有明显外伤史及上述典型的临床表现。

(二)导尿

轻缓插入导尿管,如顺利进入膀胱,说明尿道是连续而完整的。若一次插入困难,不应勉强反复试插,以免加重损伤及感染,尿道损伤并骨盆骨折时一般不易插入导尿管。

(三)X线检查

可显示骨盆骨折情况,必要时从尿道注入造影剂 20 mL,确定尿道损伤部位、程度及造影剂有无外渗,了解尿液外渗情况。

四、治疗

(一)紧急处理

损伤严重伴失血性休克者,及时采取输血、输液等抗休克措施。骨盆骨折患者须平卧,勿随意搬动,以免加重损伤。尿潴留不宜导尿或未能立即手术者,可行耻骨上膀胱穿刺,吸出膀胱内尿液。

(二)保守治疗

尿道挫伤及轻度损伤,症状较轻、尿道连续性存在而无排尿困难者使用抗生素预防感染,一般无须特殊处理;排尿困难或不能排尿、插入导尿管成功者,留置尿管1～2周。

(三)手术治疗

1.前尿道裂伤导尿失败或尿道断裂

行经会阴尿道修补或断端吻合术,并留置导尿管2～3周。病情严重、会阴或阴囊形成大血肿及尿外渗者,施行耻骨上膀胱穿刺造瘘术,3个月后再修补尿道,并在尿外渗区做多个皮肤切口,深达浅筋膜下,以引流外渗尿液。

2.骨盆骨折致后尿道损伤

病情稳定后,作耻骨上高位膀胱造瘘术。一般在3周内能恢复排尿;如不能恢复排尿,则留置造瘘管3个月,二期施行解除尿道狭窄的手术。

3.并发症处理

为预防尿道狭窄,待患者拔除导尿管后,须定期做尿道扩张术。对于晚期发生的尿道狭窄可用腔内技术行经尿道切开或切除狭窄部的瘢痕组织,或于伤后3个月经会阴切口切除瘢痕组织,做尿道端端吻合术。后尿道合并肠损伤应立即修补,并做暂时性结肠造瘘。如并发尿道直肠瘘,应待3～6个月后再施行修补手术。

五、护理

(一)护理评估

1.健康史

搜集病史资料时,要注意询问受伤的原因、受伤时的姿势,是否有骑跨伤、骨盆骨折或经尿道的器械检查治疗史。

2.身体状况

(1)尿道出血:前尿道损伤后,即使在不排尿时也可见尿道外口滴血或流血;后尿道损伤后,尿道外口不流血或仅流出少量血液;排尿时,可出现血尿。

(2)疼痛:前尿道损伤时,受伤处疼痛,有时可放射到尿道外口,排尿时疼痛加重;后尿道损伤时,疼痛位于下腹部,在移动时出现或加重。

(3)排尿困难与尿潴留:尿道挫裂伤时,因损伤和疼痛导致尿道括约肌痉挛,发生排尿困难;尿道断裂时,可引起尿潴留。

(4)局部血肿和瘀斑:骑跨伤或骨盆骨折造成尿生殖膈撕裂时,可发生会阴及阴囊部肿胀、瘀斑和血肿。

(5)尿液外渗:前尿道损伤时,尿液外渗至会阴、阴囊、阴茎部位,有时向上扩展至腹壁,造成这些部位肿胀;后尿道损伤时,尿液外渗至耻骨后间隙和膀胱周围。

(6)直肠指检:尿道膜部完全断裂后,可触及前列腺尖端浮动;若指套上染有血迹,提示可能合并直肠损伤。

(7)休克:骨盆骨折合并后尿道损伤,常有休克表现。

3.心理状况

可因尿道出血、疼痛、排尿困难等而出现焦虑,有的患者担心发生性功能障碍而加重焦虑,甚至出现恐惧。

4.辅助检查

(1)尿常规检查:了解有无血尿和脓尿。

(2)试插导尿管:若导尿管插入顺利,说明尿道连续,提示可能为尿道部分挫裂伤;一旦插入导尿管,即应留置导尿1周,以引流尿液并支撑尿道;若插入困难,多提示尿道严重断裂伤,不能反复试插,以免加重损伤和导致感染。

(3)X线检查:可了解骨盆骨折情况;尿道造影可显示尿道损伤的部位和程度。

(4)B超检查:可了解尿液外渗情况。

(二)护理诊断及相关合作性问题

1.疼痛

与损伤、尿液外渗等有关。

2.焦虑

与尿道出血、排尿障碍及担心预后等有关。

3.排尿异常

与创伤、疼痛、尿道损伤等有关。

4.有感染的危险

与尿道损伤、尿外渗等有关。

(三)护理目标

(1)疼痛减轻或缓解。

(2)解除焦虑,情绪稳定。

(3)解除尿潴留,恢复正常排尿。

(4)降低感染发生率或不发生感染。

(四)护理措施

1.轻症患者的护理

主要是多饮水及预防感染。

2.急重症患者的护理

(1)抗休克:安置患者于平卧位,尽快建立静脉输液通路,及时输液,严密观察生命体征。

(2)解除尿潴留:配合医师试插导尿管,若能插入,即应留置导尿管;若导尿管插入困难,应配合医师于耻骨上行膀胱穿刺排尿或做膀胱造口术。

3.饮食护理

能经口进食的患者,鼓励其适当多饮水,进高热量、高蛋白、高维生素的饮食。

4.心理护理

对有心理问题的患者,进行心理疏导,帮助其树立战胜疾病的信心。

5.留置导尿管的护理

同膀胱损伤的护理。

6.耻骨上膀胱造口管的护理

同膀胱损伤的护理。

7.尿液外渗切开引流的护理

同膀胱损伤的护理。

8.健康指导

(1)向患者及其亲属介绍康复的有关知识。

(2)嘱患者适当多饮水,以增加尿量,稀释尿液,预防尿路感染和结石的形成。

(3)嘱尿道狭窄患者出院后仍应坚持定期到医院行尿道扩张术。

（郭艳艳）

第五节　泌尿系统结石

一、肾结石

结石病是现代社会最常见的疾病之一,并在古代已有所描述。肾结石男性发病率是女性的3倍。肾结石发病高峰年龄为 20～30 岁,手术虽可以去除结石,但结石形成的趋势往往是终生的。

(一)病因

肾结石形成原因非常复杂,人们对尿石症发病机制的认识仍未完全明了,可能包括的危险因素有外界环境、职业因素和泌尿系统因素等。

1.外界环境

外界环境包括自然环境和社会环境、气候和地理位置等,而社会环境包括社会经济水平和饮食文化等。相关研究表明,结石病的季节性变化很可能与温度有关,通过出汗导致体液丧失,进而促进结石形成。

2.个体因素

如种族遗传因素、饮食习惯、职业因素、代谢性疾病等。其中职业环境中暴露于热源和脱水同样是结石病的危险因素。水分摄入不足可导致尿液浓缩,结石形成的概率增加。大量饮水导致尿量增多,可显著降低易患结石患者的结石发病率。

3.泌尿系统因素

包括肾损伤、感染、泌尿系统梗阻、异物等。梗阻可以导致感染和结石形成,而结石本身也是尿中异物,会加重梗阻与感染程度,所以两者会相互促进疾病的发展程度。

上述因素最终都导致人类尿液中各种成分过饱和、滞留因素和促进因素的增加等机制,进而导致肾结石形成。

(二)分类

泌尿系统结石最常见的成分是钙,以草酸钙为主,多在肾脏和膀胱处形成。肾结石按照结石晶体的成分,主要分为 4 类,即钙结石、感染性结石、尿酸结石和胱氨酸结石(表 4-1)。

表 4-1　肾结石的组成与成分

结石成分	比例	外观和性质
含钙结石	80%	
草酸钙	60%	一水草酸钙呈褐色,铸型或桑葚状,质地坚硬;二水草酸钙呈白色,表面结晶,质地松脆
磷酸钙、磷酸氢钙	20%	浅灰色,坚硬,可有同心层
感染性结石	10%	
碳酸磷灰石		深灰色或灰白色,鹿角形,松散易碎
磷酸镁铵		
磷酸氢镁		
尿酸结石	10%	
尿酸、尿酸盐结石		黄色或砖红色,圆形光滑,结构致密,稍硬
胱氨酸结石、黄嘌呤	1%	土黄色、蜡样外观,表面光滑,可呈鹿角形
其他结石		
药物结石	1%	

(三)临床表现

1.症状

(1)疼痛:肾结石最常见的症状是肾绞痛,经常突然起病,这通常是结石阻塞输尿管引起的。最常见的是从腰部开始,可辐射到腹股沟。肾盂内大结石和肾盏结石可无明显临床症状,患者活动后会出现上腹或腰部钝痛。40%～50%的肾结石患者有腰痛的症状,发生的原因是结石造成肾盂梗阻。通常可表现为腰部酸胀、钝痛。

(2)血尿:绝大多数尿路结石患者存在血尿,通常为镜下血尿,少数也可见肉眼血尿。常常在腰痛后发生。有时患者活动后出现镜下血尿是上尿路结石的唯一临床表现,但当结石完全阻塞尿路时也可以没有血尿。血尿产生的原因是结石移动或结石对集合系统的损伤。血尿的多少取决于结石对尿路黏膜损伤程度大小。

(3)发热:由于结石、梗阻和感染可互相促进,所以肾结石造成梗阻可继发或加重感染,出现腰痛伴高热、寒战。出现脓尿的患者很少见,若出现需要行尿培养,检测是否存在尿路感染。结石继发急性肾盂肾炎或肾积脓时可有畏寒、发热、寒战等全身症状出现。

(4)无尿和急性肾功能不全:双侧肾结石、功能性或解剖孤立肾结石阻塞导致尿路急性梗阻,可以出现无尿和急性肾后性肾功能不全的症状。

2.体征

肾结石典型体征是患侧肾区叩击痛。患者脊肋角和腹部压痛也可不明显,一般不伴有腹部肌紧张。肾结石慢性梗阻时引起巨大肾积水,这时可出现腹部包块。

(四)辅助检查

1.实验室检查

(1)血常规:肾绞痛时可伴血 WBC 短时轻度增高。结石合并感染或发热时,血中 WBC 可明显增高。结石导致肾功能不全时,可有贫血表现。

(2)尿液检查:常能见到肉眼或镜下血尿;脓尿很少见,伴感染时有脓尿、感染性尿路结石患者应行尿液细菌培养;尿液分析也可测定尿液 pH、钙、磷、尿酸、草酸等。

2.影像学检查

(1)超声:肾钙化和尿路结石都可通过超声诊断,可显示结石梗阻引起的肾积水及肾实质萎缩等。可发现尿路 X 线片不能显示的小结石和 X 线透光结石,当肾脏显示良好时,超声还可检测到 5 mm 的小结石。超声作为无创检查应作为首选影像学检查,适合于所有患者包括肾功能不全患者、孕妇、儿童以及对造影剂过敏者。

(2)X 线检查:由于大约 90％的尿路结石不透 X 线,腹部 X 线片对于怀疑尿路结石的患者,是一种非常有用的检查。

(3)泌尿系统平片:KUB 是加拿大泌尿外科协会(CUA)《泌尿系统结石诊疗指南》推荐的常规检查方法,KUB 平片上结合可显示出致密影。KUB 平片可初步判断肾结石是否存在,以及肾结石的位置、数目、形态和大小,并且可以初步地提示结石的化学性质。

(4)CT:螺旋 CT 平扫对肾结石的诊断准确、迅速。有助于鉴别不透光的结石、肿瘤、凝血块等及了解有无肾畸形。

(5)内镜检查:包括经皮肾镜、软镜、输尿管和膀胱镜检查。通常在尿路平片未显示结石时,静脉尿路造影有充盈缺损不能确诊时,借助于内镜可以明确诊断和进行治疗。

(6)肾盂造影像:可以确定透 X 线结石的存在,可以确诊引起患者形成结石的解剖部位。

(五)诊断要点

任何评估之前都应先明确是否有与结石复发有关的代谢性疾病。至少应进行筛选性评估,包括远端肾小管性酸中毒、原发性甲状旁腺功能亢进症、痛风体质等疾病。只有明确了相关疾病才可以从根本上纠正治疗。

尿路结石与腹膜后和腹腔内病理状态引起的症状相似,所以应与急腹症进行全面的鉴别诊断,其中包括急性阑尾炎异位或未被认识的妊娠、卵巢囊肿蒂扭转等,体检时应注意检查有无腹膜刺激征。

(六)治疗原则

肾结石治疗的总体原则:解除疼痛和梗阻、保护肾功能、有效祛石、治疗病因、预防复发。由于约 80％的尿路结石可自发排出,因此可能没必要进行干预,有时多饮水就能自行排出结石。其他结石的性质、形态、大小部位不同,患者个体差异等因素,治疗方法的选择和疗效也大不相同。因此,对尿石症的治疗应该实施患者个体化治疗,通常需要各种方法综合治疗,来保证治疗效果。

1.病因治疗

少数患者能找到结石成因,如甲状旁腺功能亢进(主要是甲状旁腺瘤),只有积极治疗原发病,才能防止尿路结石复发;尿路梗阻的患者,需要解除梗阻,这样可以避免结石复发。因此,此类患者积极治疗病因即可。

2.非手术治疗

(1)药物治疗:结石小于 0.6 cm 且表面光滑、结石以下尿路无梗阻时可采用药物排石治疗。多选择口服 α 受体拮抗剂(如坦索罗辛)或钙通道阻滞剂。尿酸结石选用枸橼酸氢钾钠、碳酸氢钠碱化尿液。口服别嘌醇及饮食调节等方法治疗也可取得良好的效果。

(2)增加液体摄入量:机械性多尿可以预防有症状结石的形成和滞留,每天饮水 2 000～3 000 mL,尽量保持昼夜均匀。限制蛋白、钠摄入,避免草酸饮食摄入和控制肥胖都可防止结石的发病概率。

3.微创碎石

(1)体外冲击波碎石(extracorporeal shock wave lithotripsy,ESWL):通过 X 线或超声对结石进行定位,利用高能冲击波聚焦后作用于结石,将结石粉碎成细沙,然后通过尿液排出体外。实践证明它是一种创伤小、并发症少、安全有效的非侵入性治疗,大多数上尿路结石可采用此方法治疗。ESWL 碎石术后可能形成"石街",引起患者的腰痛不适,也可能合并继发感染,患者病程也将相应延长。

(2)经皮肾镜碎石取石术(percutaneous nephrolithotomy,PCNL):它是通过建立经皮肾操作通道,击碎结石并同时通过工作通道冲出结石及取出肾结石。本手术通常在超声或 X 线定位下操作,在肾镜下取石或碎石。较小的结石通过肾镜用抓石钳取出,较大的结石将结石粉碎后用水冲出。

(3)输尿管肾镜取石术(ureteroscope lithotripsy,URL):适用于中、下段输尿管结石,泌尿系统平片不显影结石,因结石硬、停留时间长、患者自身因素(肥胖)而使用 ESWL 困难者,也可用于 ESWL 治疗所致的"石街"。下尿路梗阻、输尿管狭窄或严重扭曲等不宜采用此法。

4.开放手术

由于 ESWL 及内镜技术的普遍开展,现在上尿路结石大多数已不再开放手术。

(七)护理评估

1.术前评估

(1)健康史:了解患者基本情况,包括年龄、职业、生活环境、饮食饮水习惯等。

(2)相关因素:了解患者的既往史和家族史;有无可能引起结石的相关疾病如泌尿系统梗阻、感染和异物史,有无甲状旁腺功能亢进、肾小管酸中毒等。了解用药史如止痛药物、钙剂等药物的应用情况。

(3)心理和社会支持状况:结石复发率较高,患者可能产生焦躁心理,故应了解患者及家属对相关知识的掌握程度和多治疗的期望,及时了解患者及家属心理状况。

2.术后评估

(1)术后恢复:结石排出、尿液引流和切口愈合情况,有无尿路感染。

(2)肾功能状态:梗阻解除程度,肾功能恢复情况,残余结石对泌尿系统功能的影响。

(八)护理诊断/问题

(1)疼痛与疾病、排石过程、损伤及平滑肌痉挛有关。

(2)尿形态异常与结石或血块引起梗阻及术后留置尿管有关。

(3)潜在并发症有血尿、感染、结石导致阻塞、肾积水。

(4)部分生活自理缺陷与疾病及术后管道限制有关。

(5)焦虑与患者担心疾病预后有关。

(6)缺乏疾病预防及治疗相关知识。

(九)护理目标

(1)患者自述疼痛减轻,舒适感增强。

(2)患者恢复正常的排尿功能。

(3)患者无相关并发症发生,若发生能够得到及时发现和处理。

(4)患者了解相关疾病知识及预防知识。

(5)患者能满足相关活动需求。

(十)护理措施

1.缓解疼痛

(1)观察:密切观察患者疼痛的部位及相关生命体征变化。

(2)休息:发作期患者应卧床休息。

(3)镇痛:指导患者采用分散注意力、安排适当卧位、深呼吸、肌肉放松等非药物性方法缓解疼痛,不能缓解时,舒缓疼痛。

2.促进排石

鼓励非手术治疗的患者大量饮水,每天保持饮水量在 2 000 mL 以上。在病情允许的情况下,下床运动,适当做些跳跃、改变体位的活动以促进结石排出。手术治疗后患者均可出现血尿,嘱患者多饮水,以免出现血块进而堵塞尿路。

3.管道护理

(1)若患者有肾造瘘管,遵医嘱夹闭数小时开放,应保持通畅并妥善固定,密切观察引流性质及量。

(2)留置尿管应保持管路通畅,观察排石情况。

(3)留置针妥善固定,保持补液的顺利进行。

4.体外冲击波碎石的护理

对于采用体外冲击波碎石(ESWL)的患者,在碎石准备前告知患者接受治疗前三天忌食产气性食物,治疗前一天服用缓泻剂,手术当日早晨禁饮食。碎石后应注意观察结石排出效果,协助患者采取相应体位(一般采取侧卧位,肾下盏取头低位),饮水量在 3 000 mL 以上,适当活动促进结石排出。

5.并发症观察、预防和护理

(1)血尿:观察血尿变化情况。遵医嘱应用止血药物。肾实质切开者,应绝对卧床 2 周,减少出血机会。

(2)感染:①加强护理观察,监测患者生命体征,注意观察尿液颜色和性状。②鼓励患者多饮水,也有利于感染的控制。③做好创腔引流管护理,患者留置肾盂造瘘管时应注意观察记录并妥善固定,保持通畅。开放性手术术后除注意相应管路护理外还应注意伤口护理,避免感染。④有感染者,遵医嘱应用抗菌药控制感染。

(十一)健康教育

根据结石成分、代谢状态及流行病学因素,坚持长期预防,对减少或延迟结石复发十分重要。

(1)大量饮水以增加尿量,稀释尿液,减少晶体沉积。成人保持每天尿量在 2 000 mL 以上,尤其是睡前及半夜饮水,效果更好。饮食以清淡易消化食物为主,可根据结石成分调整饮食种类,如含钙结石者宜食用含纤维丰富的食物;含草酸量高,避免大量摄入动物蛋白、精制糖和动物脂肪等;尿酸结石者不宜食用动物内脏、豆制品等。

(2)病情允许的情况下适当活动,注意劳逸结合。

(3)尽早解除尿路梗阻、感染、异物等因素,可从根本上避免结石形成。

(4)根据结石成分,应用药物降低有害成分、碱化或酸化尿液,预防结石复发。鼓励长期卧床者适当进行功能锻炼,防止骨脱钙,减少尿钙含量。

(5)定期复查,术后1个月门诊随访,以后3个月至半年复查排泄性尿路造影。

二、输尿管结石

输尿管结石是泌尿系统结石中的常见疾病,发病年龄多为20～40岁,男性略高于女性。其发病率高,约占上尿路结石的65%。其中90%以上为继发性结石,即结石在肾内形成后降入输尿管。原发于输尿管的结石较少见。通常会合并输尿管梗阻、憩室等其他病变。所以输尿管结石的病因与肾结石基本相同。从形态上看,由于输尿管的塑形作用,结石进入输尿管后常形成圆柱形或枣核形,亦可由于较多结石排入,形成结石串俗称"石街"。

(一)解剖

输尿管位于腹膜后间隙,上接肾脏下连膀胱,是一根细长的管道结构。输尿管全长在男性为27～30 cm,女性为25～28 cm。解剖学上输尿管的三个狭窄部将其分为上、中、下三段:①肾盂输尿管连接部;②输尿管与髂血管交叉处;③输尿管的膀胱壁内段,此三处狭窄部常为结石停留的部位。除此之外,输尿管与男性输精管或女性子宫阔韧带底部交叉处及输尿管与膀胱外侧缘交界处管径较狭窄,也容易造成结石停留或嵌顿。结石最易停留或嵌顿的部位是输尿管的上段,约占全部输尿管结石的58%,其中又以第3腰椎水平最多见;而下段输尿管结石仅占33%。在结石下端无梗阻的情况下,直径≤0.4 cm的结石约有90%可自行降至膀胱随尿流排出,其他情况则多需要进行医疗干预。

(二)临床表现

1.症状

(1)疼痛:上、中段结石引起的输尿管疼痛为一侧腰痛,疼痛性质为绞痛,输尿管结石可引起肾绞痛或输尿管绞痛,典型表现为阵发性腰部疼痛并向下腹部睾丸或阴唇部放射。

(2)血尿:90%的患者可出现镜下血尿也可有肉眼血尿,前者多见。血尿多发生在疼痛之后,有时是唯一的临床表现。输尿管结石急性绞痛发作时,可出现肉眼血尿。血尿的多少与结石对尿路黏膜的损伤程度有关。输尿管完全梗阻时也可无血尿。

(3)恶心、呕吐:输尿管结石引起尿路梗阻时,使输尿管管腔内压力增高、管壁局部扩张痉挛或缺血,由于输尿管与肠有共同的神经支配而导致恶心、呕吐常等胃肠道症状。

2.体征

结石可表现为肾区和胁腹部压痛和叩击痛,输尿管走行区有深压痛;若伴有尿外渗时,可有腹膜刺激征。输管结石梗阻引起不同程度的肾积水,可触到腹部包块。

(三)辅助检查

1.实验室检查

(1)尿液检查:尿常规检查可见尿中红细胞,伴感染时有脓细胞。感染性尿路结石患者应行尿液细菌培养。肾绞痛有时可发现晶体尿,通过观察结晶的形态可以推测结石成分。

(2)血液检查:当输尿管绞痛可导致交感神经高度兴奋,机体出现血白细胞计数升高;当其升

到 $13×10^9/L$ 以上则提示存在尿路感染。血电解质、尿素和肌酐水平是评价总肾功能的重要指标。

(3)24 小时尿分析：主要用于评估结石复发危险性较高的患者，是目前常用的一种代谢评估技术。

(4)结石分析：结石成分分析可以确定结石的性质，是诊断结石病的核心技术，也是选择溶石和预防疗法的重要依据。

2.影像学检查

(1)超声：是一种简便无创的检查方法，是目前最常用的输尿管结石的筛查手段。能同时观察膀胱和前列腺，寻找结石形成诱因及并发症。

(2)螺旋 CT：对结石的诊断能力最高，能分辨出 0.5 mm 以上任何成分的结石，准确测定结石大小。

(3)尿路平片(KUB平片)：可以发现 90% 非 X 线透光结石，能够大致地确定结石的位置、形态、大小和数目，并且通过结石影的明暗初步提示结石的化学性质。因此作为结石检查的常规方法。

(4)静脉尿路造影(intravenous urography,IVU)：IVU 应该在尿路平片的基础上进行，有助于确认结石在尿路上的位置、了解尿路解剖、发现有无尿路异常等。可以显示平片上不能显示的 X 线阴性结石，同时可以显示尿路的解剖结构，对发现尿路异常有重要作用。

(5)逆行尿路造影：逆行尿路造影很少用于上尿路结石的初始诊断，属于有创性的检查方法，不作为常规检查手段。

(6)放射性核素肾显像：放射性核素检查不能直接显示泌尿系统结石，主要用于确定分侧肾功能。提供肾血流灌注、肾功能及尿路梗阻情况等，因此对手术方案的选择及手术疗效的评价具有一定价值。

(四)诊断要点

尿路结石应该与急腹症进行全面鉴别诊断。输尿管结石的诊断应包括：①结石部位数目、大小、形态、成分等；②并发症的诊断；③病因学的评估。通过对病史症状的分析和体检后发现，具有泌尿系统结石或排石病史，出现右眼或镜下血尿或运动后输尿管绞痛的患者应进一步检查确诊。

(五)治疗原则

目前治疗输尿管结石的主要方法有保守治疗（药物治疗和溶石治疗）、体外冲击波碎石(ESWL)、输尿管镜(URSL)、经皮肾镜碎石取石术(PCNL)开放及腔镜手术。

1.保守治疗

(1)药物治疗：临床上多数尿路结石需要通过微创的治疗方法将结石粉碎并排出体外，少数比较小的尿路结石，可以选择药物排石。使用的排石药物为 $α_1$ 受体拮抗剂如坦索罗辛等，排石治疗期间应保证有足够的尿量，每天须饮水 2 000~3 000 mL。双氯芬酸钠可以缓解症状并减轻输尿管水肿，有利于排石治疗。钙通道阻滞剂及一些中医中药对排石也有一定的效果。

(2)溶石治疗：我国在溶石治疗方面处于领先地位。如胱氨酸结石：口服枸橼酸氢钾钠或碳酸氢钠片，以碱化尿液，维持尿液 pH 在 7.0 以上，帮助结石治疗。

(3)微创手术：主要有体外冲击波碎石、经皮肾镜碎石取石术、输尿管肾镜取石术等。①体外冲击波碎石：详见本节肾结石内容。②经皮肾镜碎石取石术：详见本节肾结石内容。③输尿管肾镜取石术(ureteroscope lithotripsy,URL)：和肾结石基本相同但在治疗输尿管上段结石的过程中发现,碎石后石块容易回流至肾盂,导致术后需要再行经皮取石术,所以现在临床通常会采取输尿管镜拦截网固定下采用钬激光碎石技术治疗输尿管上段结石。

2.开放手术治疗

随着 ESWL 及腔内治疗技术的发展,目前上尿路结石行开放手术治疗的比例已显著减少,逐渐被腹腔镜手术取代。

(六)临床护理

详见本节肾结石患者的临床护理内容。

三、膀胱结石

膀胱结石是较常见的泌尿系统结石,好发于男性,男女比例约为 10∶1,膀胱结石的发病率有明显的地区和年龄差异。总的来说,在经济不发达地区,膀胱结石以婴幼儿为常见,主要由营养不良所致。

(一)病因

膀胱结石分为原发性和继发性两种。原发性膀胱结石多发于男性,与营养不良有关。继发性膀胱结石主要继发于下尿路梗阻、膀胱异物等。

1.营养不良

婴幼儿原发性膀胱结石主要发生于贫困饥荒年代,营养缺乏尤其是动物蛋白摄入不足是其主要原因。

2.下尿路梗阻

下尿路梗阻时,如良性前列腺增生、膀胱颈部梗阻、尿道狭窄、先天畸形、膀胱膨出、憩室、肿瘤等,均可使小结石和尿盐结晶沉积于膀胱而形成结石。

3.膀胱异物

医源性的膀胱异物主要有长期留置的导尿管、被遗忘取出的输尿管支架管、不被机体吸收的残留缝线、膀胱悬吊物等,非医源性异物如子弹头、发卡、电线、圆珠笔芯等。均可作为结石的核心而使尿盐晶体物质沉积于其周围而形成结石。

4.尿路感染

继发于尿液潴留及膀胱异物的感染,尤其是分泌尿素酶的细菌感染,由于能分解尿素产生氯,使尿 pH 升高,使尿磷酸钙、铵和镁盐的沉淀而形成膀胱结石。

5.其他

临床手术后也可能导致膀胱结石发生如肠道膀胱扩大术、膀胱外翻-尿道上裂等。

(二)病理生理

膀胱结石的继发性病理改变主要表现为局部损害、梗阻和感染。膀胱结石如表面光滑且无感染者,在膀胱内存在相当长时间,也不至造成膀胱壁明显的病理改变。由于结石的机械性刺激,膀胱黏膜往往呈慢性炎症改变。光滑且无感染者,继发感染时,可出现滤泡样炎性病变、出血和溃疡,膀胱底部和结石表面均可见脓苔。晚期可发生膀胱周围炎,使膀胱和周围组织粘连,甚至发生穿孔。膀胱结石易堵塞于膀胱出口、膀胱颈及后尿道,导致排尿困难。

(三)临床表现

1.症状

(1)疼痛:疼痛可为下腹部和会阴部钝痛,亦可为明显或剧烈疼痛,常因活动和剧烈运动而诱发或加剧。膀胱结石的典型症状为排尿突然中断,疼痛放射至远端尿道及阴茎头部,伴排尿困难和膀胱刺激症状。由结石刺激膀胱底部黏膜而引起,常伴有尿频和尿急,排尿终末时疼痛加剧。

(2)血尿:膀胱壁由于结石的机械性刺激,可出现血尿,并往往表现为终末血尿。尿流中断后再继续排尿亦常伴血尿。

(3)其他:因排尿费劲,腹压增加,可并发脱肛。若结石位于膀胱憩室内,可仅有尿路感染的表现。少数患者,重时发生急性尿潴留。

2.体征

体检时下腹部有压痛。结石较大和腹壁较薄弱时,在膀胱区可触及结石。较大结石也可经直肠腹壁双合诊被触及。

(四)辅助检查

1.实验室检查

实验室检查可发现尿中有红细胞或脓细胞,伴有肾功能损害时可见血肌酐、尿素氮升高。如并发感染可见白细胞,尿培养可有细菌生长。

2.影像学检查

(1)超声:检查能发现膀胱及后尿道强光团及声影,还可同时发现膀胱憩室良性前列腺增生等。

(2)X线检查:亦是诊断膀胱结石的重要手段,结合 B 超检查可了解结石大小、位置、形态和数目,怀疑有尿路结石可能还须做泌尿系统平片、尿路平片及排泄性尿路造影。

(3)CT 检查:所有膀胱中结石在 CT 中都为高密度,且 CT 可明确鉴别肿瘤钙化和结石。

(4)膀胱镜检查:是最确切的诊断方法,可直接观察膀胱结石的大小、数目和形状,同时还可了解有无前列腺增生、膀胱颈纤维化、尿道狭窄等病变。但膀胱镜检查属于有创操作,一般不作常规使用。

(五)诊断原则

膀胱结石的诊断主要根据病史、体检、B 超、X 线检查,必要时做膀胱镜检查。但需要注意引起结石的病因,如良性前列腺增生、尿道狭窄等前尿道结石可沿尿道扪及,后尿道结石经直肠指检可触及,较大的膀胱结石可经直肠-腹壁双合诊被扪及。虽然不少病例可根据典型症状,如疼痛的特征,排尿时突然尿流中断和终末血尿,做出初步诊断。但这些症状绝非膀胱结石所独有。

(六)治疗

治疗应根据结石体积大小选择合适的治疗方法。膀胱结石的治疗应遵循两个原则,一是取出结石,二是去除结石形成的病因。一般来说,直径小于 0.6 cm,表面光滑的膀胱结石可自行排出体外。绝大多数膀胱结石均须行外科治疗,方法包括体外冲击波碎石术、内腔镜手术和开放性手术。

1.体外冲击波碎石术

小儿膀胱结石多为原发性结石,可首选体外冲击波碎石术;成人原发性膀胱结石≤3 cm 者,亦可以采用体外冲击波碎石术。

2.内腔镜手术

几乎所有类型的膀胱结石都可以采用经尿道手术治疗。在内镜直视下经尿道碎石是目前治疗膀胱结石的主要方法,可以同时处理下尿路梗阻病变。目前常用的经尿道碎石方式包括机械碎石、液电碎石、气压弹道碎石、超声碎石、激光碎石等。

3.开放性手术

随着腔内技术的发展,目前采用开放手术取石已逐渐减少,开放手术取石不应作为膀胱结石的常规治疗方法,仅适用于需要同时处理膀胱内其他病变或结石体积>4 cm时使用。膀胱结石采用手术治疗,并应同时治疗病因。膀胱感染严重时,应用抗生素治疗;若有排尿,则应先留置导尿,以利于引流尿液及控制感染。

(七)临床护理

详见本章上尿路结石中肾结石患者的临床护理内容。

四、尿道结石

尿道结石是泌尿外科常见急症之一,但临床比较少见,且多以男性为主。大多数来自肾和膀胱。有尿管狭窄、尿道憩室及异物存在亦可致尿道结石,多数尿道结石位于前尿道。女性只有在有尿道憩室、尿道异物和尿道阴道瘘等特殊情况下才出现。男性尿道结石中,结石多见于前列腺部尿道、球部尿道、会阴尿道的阴茎与阴囊交界处后方和舟状窝。女性尿道结石分原发性和继发性两种,传统认为尿道结石常继发于膀胱结石,多见于儿童与老年人。

(一)临床表现

1.症状

(1)疼痛:疼痛一般是钝性的,但也可能是锐利的,并常放射至阴茎及龟头。原发性尿道结石常是逐渐长大,或位于尿道憩室内,早期可无疼痛症状。继发性结石多系上尿路排石排入尿道时,突然嵌入尿道内,常常突然感到局部剧烈疼痛及排尿痛。

(2)排尿紊乱:尿道结石的典型症状为排尿困难,点滴状排尿,尿线变细或分叉,射出无力,有时骤然出现尿流中断,并有强烈尿意,阻塞严重时出现残余尿和尿潴留,出现充盈性尿失禁。有时可出现急迫性尿失禁。也可伴尿痛,重者可发生急性尿潴留及会阴部剧痛。

(3)血尿及尿道分泌物:急症患者常有终末血尿或初始血尿,或排尿终末有少许鲜血滴出,伴有剧烈疼痛。慢性患者或伴有尿道憩室者,尿道口可有分泌物溢出,结石对尿道的刺激及尿道壁炎症溃疡,亦可出现脓尿。

2.体征

前尿道结石可在结石部位扪及硬结,并有压痛,后尿道结石应通过直肠指诊扪及后尿道部位的硬结。

(二)辅助检查

1.金属尿道探杆检查

在结石部位能探知尿道梗阻和结石的粗糙摩擦感。

2.尿道镜检查

能直接观察到结石,肯定尿道结石的诊断,并可发现尿道并发症。

3.X线检查

X线检查是尿道结石的主要诊断依据,因为绝大部分尿道结石是X线阳性结石,平片检查即可显示结石阴影和结石的部位、大小、形状。应行全尿路平片检查以明确有无上尿路结石。

4.尿道造影

目前由于内镜的发展及普及,尿道造影已很少应用。大多数辅助检查尿路有无其他病变。

(三)诊断要点

详细询问病史,尿道结石患者过去多有肾绞痛史及尿道排石史,当患者突然感到排尿困难、尿流中断、排尿时尿道刺痛时应考虑尿道结石的可能。与尿道狭窄、尿道息肉、异物等鉴别。尿道狭窄虽有排尿困难,但其排尿时无疼痛及尿中断现象,X线平片无阳性结石影像。但尿道息肉无肾绞痛及排石史,尿道镜及尿道造影可以区别。尿道异物一般有外伤史及异物塞入史,临床上不难诊断。

(四)治疗原则

治疗原则为尽快取出结石,解除痛苦,改善急性情况后再考虑纠正形成结石的原因。

(五)临床护理

详见上尿路结石中肾结石患者的临床护理内容。

(郭艳艳)

第五章

妇科护理

第一节 尿　　瘘

尿瘘是指人体泌尿系统与其他系统之间形成的异常通道。其表现为患者无法自主排尿,尿液不断外流。根据尿瘘的发生部位,它可分为膀胱阴道瘘、尿道阴道瘘、膀胱宫颈瘘、膀胱尿道阴道瘘、膀胱宫颈阴道瘘及输尿管阴道瘘等。临床上以膀胱阴道瘘最多见,有时可同时并存两种以上的尿瘘。

一、护理评估

(一)健康史

1.病因评估

导致尿瘘的原因很多,以产伤和妇科手术损伤为多见。

(1)产伤:难产是造成尿瘘的主要原因,在我国约占 90%。根据损伤过程,尿瘘分为坏死型和创伤型两类。坏死型尿瘘是由于产程过长,软产道组织被压迫过久以致局部组织缺血坏死形成;创伤型尿瘘是由于剖宫产手术或产科助产手术操作不当直接损伤所致。

(2)妇科手术创伤:经阴道或经腹的手术时,盆腔粘连操作不细致而误伤膀胱、尿道或输尿管所致。

(3)其他:药物侵蚀、生殖系统肿瘤、放疗、结核浸润膀胱、尿道,长期放置子宫托等导致。

2.病史评估

询问患者分娩史,了解有无难产、盆腔手术史;有无外伤及阴道用药;极少数有生殖器、膀胱肿瘤、结核、放疗等病史。评估患者目前存在的问题。

(二)身心状况

1.症状

(1)漏尿:漏尿为主要的临床表现,尿液不断由阴道排出,无自主排尿。漏尿出现时间的早晚与尿瘘形成的原因有关,手术直接损伤者术后立即出现,坏死型尿瘘多在产后或手术后 3~7 天出现。

(2)外阴皮炎:外阴皮肤由于尿液长期刺激,导致外阴、臀部,甚至大腿内侧常出现湿疹或皮炎,继发感染后,患者感外阴灼痛、行动不便等。

(3)尿路感染:多伴尿路感染可出现尿频、尿急、尿痛症状。

2.体征

妇科检查可发现尿液从阴道流出的部位,可见外阴、臀部和大腿内侧皮肤炎症部位出现湿疹,甚至浅表溃疡,还能明确漏孔的位置、大小等。

3.心理-社会状况

生殖器官瘘管是一种极为痛苦的损伤性疾病,由于排尿不能自行控制,使外阴部长期浸泡在尿液中,生活不便,身体发出异常的气味,不仅给患者带来了肉体上的痛苦,而且患者因害怕与人群接近,精神上负担也很大,表现为自卑、无助。

二、辅助检查

(一)亚甲蓝试验

目的是鉴别患者漏孔类型。将 200 mL 稀释好的亚甲蓝经尿道注入膀胱,膀胱宫颈瘘可自宫颈外口流出,膀胱阴道瘘者可见蓝色液体从阴道壁小孔溢出,阴道内流出清凉液体,说明流出的尿液来自肾脏,系输尿管阴道瘘。

(二)靛胭脂试验

将靛胭脂 5 mL 静脉推注,10 分钟内看见蓝色液体流入阴道,可确诊者输尿管阴道瘘。适用于亚甲蓝试验阴道流出清亮尿液的患者。

(三)其他

膀胱镜检查可了解膀胱内瘘孔位置和数目;亦可做肾盂输尿管造影,以了解输尿管的情况。

三、护理诊断及合作性问题

(一)皮肤完整性受损

与尿液长期刺激外阴皮肤有关。

(二)社交孤立

与长期漏尿、身体有异味、不愿与人交往有关。

(三)有感染危险

与留置导尿管时间长、机体抵抗力低有关。

四、护理目标

(1)患者皮肤完整性无受损,舒适感增加。

(2)患者恢复信心,情绪稳定,积极配合治疗与护理。

(3)患者无感染发生或感染被及时发现和控制,体温、血常规正常。

五、护理措施

(一)一般护理

指导患者保持外阴部清洁、干燥,鼓励患者多饮水。由于尿漏,很多患者为了减少排尿,往往自己限制饮水量,造成对皮肤刺激更大的酸性尿液,而多饮水可达到稀释尿液,减少对皮肤的刺激作用,还能起到自身冲洗膀胱的目的。护理人员应向患者解释限制饮水的危害,指导患者每天饮水不少于 3 000 mL。

(二)心理护理

关心体贴患者,理解患者因疾病所导致的不良心理反应和痛苦,耐心讲解尿瘘相关知识,回答患者所提出的各种问题,消除其思想顾虑。

(三)病情监测

观察患者尿液流出位置,漏尿时的伴随症状,对已手术的患者,注意观察术后的愈合情况。

(四)治疗护理

1.治疗要点

手术为首选治疗。对分娩或妇科手术后 7 天内发生的漏尿,可先长时间留置导尿管和(或)放置输尿管导管,并变换体位,部分患者可自愈。根据瘘孔部位及类型选择经腹、经阴道或经阴道腹部联合手术的方式。

2.护理配合

(1)术前护理:除按外阴、阴道手术术前常规准备外,有外阴湿疹、溃疡者,需治疗待痊愈后再行手术。老年妇女或闭经者,术前 1 周给予雌激素口服,促使阴道上皮增生,有利于术后伤口的愈合。有尿路感染者应先遵医嘱控制感染后,再行手术。

(2)术后护理是手术能否成功的关键,除按外阴、阴道手术术后常规护理外,还应注意:①术后体位,应根据患者瘘孔位置决定,原则上是使瘘孔处于高位,减少尿液浸渍感染。瘘孔在侧面者可采取健侧卧位;膀胱阴道瘘若瘘孔在后底部,应采取俯卧位;由于患者手术后俯卧位会压迫伤口,而又难以保持一种姿势时,多采用侧卧位与平卧位交替进行。②尿管护理,术后保留尿管或耻骨上膀胱造瘘 10～14 cm,注意固定尿管,保持引流通畅,发现阻塞及时处理。尿管拔除后协助患者每 1～2 小时排尿一次,以后逐步延长排尿时间。③术后遵医嘱给予抗生素,每天补液 2 500～3 000 mL,鼓励患者多饮水,稀释尿液,防止发生血尿或尿液浓缩沉积过多形成结石。④术后加强盆底肌锻炼,预防咳嗽和便秘等使腹压增加的因素。

六、健康指导

3 个月内避免性生活,鼓励患者适当活动,避免重体力劳动;尿瘘修补术手术成功者妊娠后应加强孕期保健,并提前住院行剖宫产;如手术失败,指导患者保护会阴,尽量避免外阴皮肤的刺激,同时告之下次手术时间,增强患者再次手术的信心。

七、护理评价

评价护理目标是否达到,护理措施的实施情况,健康指导是否落实到位,有无新的护理问题出现。

（王　霞）

第二节　外阴、阴道创伤

外阴、阴道部位置虽较隐蔽,但损伤并不少见。此处组织薄弱、神经敏感、血管丰富,受伤后损害重,较疼痛。解剖上前为尿道口,后为肛门,易继发感染,使病情复杂化。

一、护理评估

(一)病因评估

(1)分娩:分娩是导致外阴、阴道创伤的主要原因。

(2)外伤:如骑跨在自行车架上或自高处跌落骑跨于硬物上,外阴骤然触于锐器上,创伤有时可伤及阴道,甚至穿过阴道损伤尿道、膀胱或直肠。

(3)幼女受到强暴所致软组织受损。

(4)初次性交可使处女膜破裂:绝大多数可自行愈合,偶可见裂口延至小阴唇、阴道或伤及穹隆,引起大量阴道流血。

(二)身心状况

1.症状

疼痛为主要症状,程度可轻可重,患者常坐卧不安,行走困难,随着局部肿块的逐渐增大,疼痛也越来越严重,甚至出现疼痛性休克;水肿或血肿导致局部肿胀,也是常见症状;少量或大量血液自阴道或外阴创伤处流出。

2.体征

患者出血多,可出现脉搏快、血压低等出血性休克或贫血的体征。妇科检查外阴肿胀出血,形成外阴血肿时,可见外阴部有紫蓝色肿块突起,有明显压痛。

(三)心理-社会状况

由于是意外事件,且创伤又涉及女性最隐蔽部位,患者及家属常表现出明显的忧虑和担心。

二、辅助检查

出血多者红细胞计数及血红蛋白值下降,合并感染者,可见白细胞增高。

三、护理诊断及合作性问题

(一)疼痛

与外阴、阴道的创伤有关。

(二)恐惧

与突发创伤事件、担心预后对自身的影响有关。

(三)感染

与伤口受到污染、未得到及时治疗有关。

四、护理目标

(1)患者疼痛缓解,舒适感增加。

(2)患者无感染发生或感染被及时发现和控制,体温、血常规正常。

五、护理措施

(一)一般护理

患者平卧、给氧。做好血常规检查,建立静脉通道,配血,必要时输血。

（二）心理护理

对患者及家属表示理解，护士应使用亲切温和的语言给予安慰，鼓励他们面对现实，积极配合治疗。

（三）病情监测

密切观察患者生命体征及尿量变化，并准确记录；严密观察患者血肿的大小及其变化，有无活动性出血；术后观察患者阴道及外阴伤口有无出血，有无进行性疼痛加剧或阴道、肛门坠胀等再次血肿的症状。

（四）治疗护理

1.治疗原则

根据不同情况，给予相应处理，原则是止痛、止血、抗休克和抗感染。

2.治疗配合

（1）预防和纠正休克：立即建立静脉通道，做好输血、输液准备，遵医嘱及时给予患者止血药、镇静药、镇痛药；做好手术准备。

（2）配合护理：对损伤程度轻，血肿小于 5 cm 的患者，采取正确的体位，避免血肿受压；及时给予患者止血、止痛药；24 小时内可冷敷，降低局部神经敏感性和血流速度，有利于减轻患者的疼痛和不适；还可以用丁字带、棉垫加压包扎，预防血肿扩散。24 小时后热敷或外阴部烤灯，促进血肿或水肿的吸收。保持外阴清洁，每天外阴冲洗 3 次，大小便后立即擦洗。血肿较大者，需手术切开血肿行血管结扎术后消炎抗感染。

（3）术前准备：需要急诊手术的应进行皮肤、肠道的准备。

（4）术后护理：术后常需外阴加压包扎或阴道填塞纱条，患者疼痛较重，应积极止痛。外阴包扎松解或阴道纱条取出后，注意观察患者阴道及外阴伤口有无再次血肿的症状。保持外阴清洁，遵医嘱给予抗生素预防感染。

（五）健康指导

减少会阴部剧烈活动，避免疼痛；合理膳食；保持心情平静。保持局部清洁、干燥；遵医嘱用药；发现异常，及时就诊。

（六）护理评价

评价护理目标是否达到，护理措施的实施情况，健康指导是否落实到位，有无新的护理问题出现。

（王　霞）

第三节　外阴炎及阴道炎

一、外阴炎

外阴炎是妇科常见病，是外阴部的皮肤与黏膜的炎症，可发生于任何年龄，以生育期及绝经后妇女多见。

（一）护理评估

1.健康史

（1）病因评估：外阴炎主要指外阴部的皮肤与黏膜的炎症，以大、小阴唇为多见。由于外阴与尿道、肛门、阴道邻近且暴露，同时，阴道分泌物、月经血、产后的恶露、尿液、粪便的刺激、糖尿病患者的糖尿的长期浸渍，均可引起外阴不同程度的炎症，此外，穿化纤内裤、紧身内裤、使用卫生巾使局部透气性差等，均可诱发外阴部的炎症。

（2）病史评估：评估有无外阴炎的因素存在，有无糖尿病、阴道炎病史。

2.身心状况

（1）症状：外阴瘙痒、疼痛、红、肿、灼热，性交及排尿时加重。

（2）体征：局部充血、肿胀、糜烂，常有抓痕，严重者形成溃疡或湿疹。慢性炎症者，外阴局部皮肤或黏膜增厚、粗糙、皲裂等。

（3）心理-社会状况：了解病程，了解患者对症状的反应，有无烦躁、不安等心理。

（二）护理诊断及合作性问题

1.皮肤或黏膜完整性受损

与皮肤黏膜炎症有关。

2.舒适改变

与外阴瘙痒、疼痛、分泌物增多有关。

3.焦虑

与性交障碍、行动不便有关。

（三）护理目标

（1）患者皮肤与黏膜完整。

（2）患者病情缓解或好转，舒适感增加。

（3）患者情绪稳定，积极配合治疗与护理。

（四）护理措施

1.一般护理

炎症期间宜进食清淡且富含营养的食物，禁食辛辣、刺激性食物。

2.心理护理

患者常出现烦躁不安、焦虑紧张，应帮助患者树立信心，减轻心理负担，坚持治疗，讲究卫生。

3.病情监护

积极寻找病因，消除刺激原。

4.治疗护理

（1）治疗原则：去除病因，积极治疗原发病，如阴道炎、尿瘘、粪瘘、糖尿病等。

（2）治疗配合：保持外阴清洁干燥，局部使用约 40 ℃的 1∶5 000 高锰酸钾溶液坐浴，每天2 次，每次15～30分钟，5～10 次为 1 个疗程。如有破溃，可涂抗生素软膏或紫草油，急性期可用物理治疗。

（五）健康指导

（1）做好卫生宣教，指导妇女穿棉质内裤，减少分泌物刺激，对公共场所，如游泳池、公共浴室等谨慎出入，注意经期、孕期、产期及流产后的生殖道清洁，防止感染。

（2）定期妇科检查，积极参与普查与普治。

（3）指导用药方法及注意事项。

（4）加强性道德教育，纠正不良性行为。

（六）护理评价

（1）患者诉说外阴瘙痒症状减轻，舒适感增加。

（2）患者焦虑缓解或消失，掌握了卫生保健常识，能养成良好卫生习惯。

二、滴虫性阴道炎

滴虫性阴道炎是由阴道毛滴虫引起的最常见的阴道炎。阴道毛滴虫主要寄生于女性阴道，也可存在于尿道、尿道旁腺及膀胱。男性可存在于包皮皱襞、尿道及前列腺内。滴虫适宜生长在温度为 25～40 ℃、pH 为 5.2～6.6 的潮湿环境。月经前后，阴道内酸性减弱，接近中性，隐藏在腺体及阴道皱襞中的滴虫常得以繁殖，而发生滴虫性阴道炎。此病的传播途径有经性交的直接传播及经游泳池、浴盆、厕所、衣物、器械等途径的间接传播。

（一）护理评估

1.健康史

（1）病因评估：阴道毛滴虫呈梨形，体积为多核白细胞的 2～3 倍。滴虫顶端有 4 根鞭毛，体部有波动膜，后端尖并有轴柱凸出。活的滴虫透明无色，如水滴，鞭毛随波动膜的波动而活动（图 5-1）。阴道毛滴虫极易传播，pH 在 4.5 以下时便受到抑制甚至致死。pH 上升至 7.5 时，其繁殖可完全被抑制。在妊娠期和月经来潮前后，阴道 pH 升高，可使阴道毛滴虫的感染率和发病率升高。

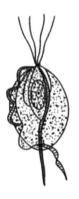

图 5-1　滴虫

（2）病史评估：评估发作与月经周期的关系，既往阴道炎病史，个人卫生情况；分析感染经过；了解治疗经过。

2.身心状况

（1）症状：主要症状为白带呈稀薄泡沫状，量多及伴有外阴、阴道口瘙痒。如有其他细菌混合感染，白带可呈黄绿色、血性、脓性且有臭味。局部可有灼热、疼痛、性交痛。合并尿路感染，可有尿频、尿痛、血尿。阴道毛滴虫能吞噬精子，阻碍乳酸生成，影响精子在阴道内存活，可致不孕。

（2）体征：妇科检查时可见阴道黏膜充血，严重时有散在的出血点。有时可见阴道后穹隆处有液性或脓性泡沫状分泌物。

(3)心理-社会状况:患者常因炎症反复发作而烦恼,出现无助感。

(二)辅助检查

1.悬滴法

在玻片上加 1 滴温生理盐水,自阴道后穹隆处取少许分泌物混于生理盐水中,用低倍镜检查,如有滴虫,可见其活动。阳性率可达 80%～90%。取分泌物检查前 24～48 小时,避免性交、阴道灌洗及阴道上药。

2.培养法

适于症状典型而悬滴法未见滴虫者,可用培养基培养,其准确率可达 98%。

(三)护理诊断及合作性问题

1.知识缺乏

缺乏对疾病传染途径的认识及缺乏阴道炎治疗的知识。

2.舒适改变

与外阴瘙痒、分泌物增多有关。

3.组织完整性受损

与分泌物增多、外阴瘙痒、搔抓有关。

(四)护理目标

(1)患者能说出疾病传染的途径、阴道炎的治疗与日常防护知识。

(2)患者分泌物减少,舒适度提高。保持组织完整性,无破损。

(五)护理措施

1.一般护理

注意个人卫生,保持外阴部清洁、干燥,避免搔抓外阴导致皮肤破损。

2.心理护理

解除患者因疾病带来的烦恼,减轻其对确诊后的心理压力,增强治疗疾病的信心。告知患者夫妇滴虫性阴道炎的传播途径、临床表现、治疗方法和注意事项,减轻他们的焦虑心理,同时鼓励他们积极配合治疗。

3.病情观察

观察患者的外阴瘙痒症状、阴道分泌物的量及颜色等。

4.治疗护理

(1)治疗原则:杀灭阴道毛滴虫,保持阴道的自净作用,防止复发,夫妻双方要同时治疗,切断直接传染途径。

(2)治疗配合。①局部治疗:增强阴道酸性环境,用1%乳酸溶液、0.5%醋酸溶液或1∶5 000高锰酸钾溶液冲洗阴道后,每晚睡前用甲硝唑 200 mg,置于阴道后穹隆,每天一次,10 天为 1 个疗程。②全身治疗:甲硝唑每次 200～400 mg,每天 3 次口服,10 天为 1 个疗程。③指导患者正确用药,按疗程坚持用药,注意冲洗液的浓度、温度。④观察用药后反应:甲硝唑口服后偶见胃肠道反应,如食欲缺乏、恶心、呕吐及白细胞减少、皮疹等,一旦发现,应报告医师并停药。妊娠期、哺乳期妇女应慎用,因为药能通过胎盘进入胎儿体内,并可由乳汁排泄。

(六)健康指导

(1)做好卫生宣教,积极开展普查普治,消灭传染源,严格禁止滴虫阴道炎或带虫者进入游泳池。医疗单位做好消毒隔离,防止交叉感染。治疗期间勤换内裤,内裤、坐浴及洗涤用物应煮沸消毒 5～10 分钟以消灭病原体,禁止性生活,避免交叉或重复感染的机会。哺乳期妇女在用药期间或用药后 24 小时内不宜哺乳。经期暂停坐浴、阴道冲洗及阴道用药。

(2)夫妻应双双检查,男方若查出毛滴虫,夫妻应同治,有助于提高疗效,治疗期间应禁止性生活。

(3)治愈标准:治疗后应在每次月经干净后复查 1 次,连续 3 次均为阴性,方为治愈。

(七)护理评价

(1)患者自诉外阴不适症状减轻,舒适感增加,悬滴法试验连续 3 个周期复查为阴性。

(2)患者正确复述预防及治疗此疾病的相关知识。

三、外阴阴道假丝酵母菌病

外阴阴道假丝酵母菌病(vulvovaginal candidiasis,VVC)也称外阴阴道念珠菌病,是一种常见的外阴、阴道炎,80%～90%的病原体为白假丝酵母菌,其发病率仅次于滴虫阴道炎。白假丝酵母菌是真菌,不耐热,加热至 60 ℃,持续 1 小时,即可死亡;但对干燥、日光、紫外线及化学制剂的抵抗力较强。

(一)护理评估

1.健康史

(1)病因评估:念珠菌为条件致病菌,可存在口腔、肠道和阴道而不引起症状。当阴道内糖原增多、酸度增加、局部细胞免疫力下降时,念珠菌可繁殖并引起炎症,故外阴阴道假丝酵母菌病多见于孕妇、糖尿病患者及接受大量雌激素治疗者。此外,长期应用抗生素、服用皮质类固醇激或免疫缺陷综合征等,可以改变阴道内微生物之间的相互制约关系,易发此症;紧身化纤内裤、肥胖可使会阴局部的温度及湿度增加,也易使念珠菌得以繁殖而引起感染。

(2)传播途径评估:①内源性感染为主要感染,假丝酵母菌除寄生阴道外,还可寄生于人的口腔、肠道,这些部位的假丝酵母菌可互相传染。②通过性交直接传染。③通过接触感染的衣物等间接传染。

(3)病史评估:了解有无糖尿病及长期使用抗生素、雌激素、类固醇皮质激素病史,了解个人卫生习惯及有无不洁性生活史。

2.身心状况

(1)症状:外阴、阴道奇痒,坐卧不安,痛苦异常,可伴有尿痛、尿频、性交痛。阴道分泌物为干酪样或豆渣样。

(2)体征:妇科检查见小阴唇内侧、阴道黏膜红肿并附着白色块状薄膜,容易剥离,下面为糜烂及溃疡。

(3)心理-社会状况:患者常因外阴瘙痒痛苦不堪,由于影响休息与睡眠,产生忧虑与烦躁,评估患者心理障碍及影响疾病治疗的原因。

3.辅助检查

(1)悬滴法:在玻片上加 1 滴温生理盐水,自阴道后穹隆处取少许分泌物混于生理盐水中,用低倍镜检查,若找到白假丝酵母菌的芽孢和假菌丝即可确诊。

(2)培养法:适于症状典型而悬滴法未见白假丝酵母菌者,可用培养基培养。

(二)护理诊断及合作性问题

1.焦虑

与易复发、影响休息与睡眠有关。

2.组织完整性受损

与分泌物增多、外阴瘙痒、搔抓有关。

(三)护理目标

(1)患者情绪稳定,积极配合治疗与护理。

(2)患者病情改善,舒适度提高。

(3)保持组织完整性,组织无破损。

(四)护理措施

1.一般护理

注意个人卫生,保持外阴部清洁、干燥,避免搔抓外阴以免皮肤破损。

2.心理护理

向患者讲解外阴阴道假丝酵母菌病的病因、治疗方法和注意事项等,消除患者的顾虑和焦虑心理,使其积极配合治疗。

3.病情观察

观察患者的外阴瘙痒症状、阴道分泌物的量及颜色等。

4.治疗护理

(1)治疗原则:消除诱因,改变阴道酸碱度,根据患者情况选择局部或全身应用抗真菌药杀灭致病菌。

(2)用药护理。①局部治疗:用2％～4％碳酸氢钠溶液冲洗阴道或坐浴,再选用制霉菌素栓剂、克霉唑栓剂、咪康唑栓剂等置于阴道内,一般7～10天为1个疗程。②全身用药:若局部用药效果较差或病情顽固者,可选用伊曲康唑、氟康唑、酮康唑等口服。③用药注意:孕妇要积极治疗,否则阴道分娩时新生儿易感染发生鹅口疮。妊娠期坚持局部治疗,禁用口服唑类药物。勤换内裤,内裤、坐浴及洗涤用物应煮沸消毒5～10分钟以消灭病原体,避免交叉和重复感染的机会。④用药护理:嘱阴道灌洗或坐浴应注意药液浓度和治疗时间,灌洗药物要充分溶化,温度一般为40 ℃,切忌过烫,以免烫伤皮肤。

(五)健康指导

(1)做好卫生宣教,养成良好的卫生习惯,每天洗外阴、换内裤。切忌搔抓。

(2)约15％男性与女性患者接触后患有龟头炎,对有症状男性也应进行检查与治疗。

(3)鼓励患者坚持用药,不随意中断疗程。

(4)嘱患者积极治疗糖尿病等疾病,正确使用抗生素、雌激素,以免诱发外阴阴道假丝酵母菌病。

(六)护理评价

(1)患者分泌物减少,性状转为正常,舒适感增加。

(2)患者正确复述预防及治疗此疾病的相关知识,做到积极配合并坚持治疗。

四、萎缩性阴道炎

萎缩性阴道炎属非特异性阴道炎,常见于绝经后及卵巢切除后或盆腔放疗者。绝经后的萎缩性阴道炎又称老年性阴道炎。

（一）护理评估

1.健康史

(1)病因评估：①妇女绝经后；②手术切除卵巢；③产后闭经；④药物假绝经治疗；⑤盆腔放疗后等。由于雌激素水平降低，阴道上皮萎缩变薄，上皮细胞内糖原减少，阴道内 pH 增高，阴道自净作用减弱，局部抵抗力降低，致病菌入侵后易繁殖引起炎症。

(2)病史评估：了解有无糖尿病及长期使用抗生素、雌激素、类固醇皮质激素病史；了解个人卫生习惯及有无不洁性生活史；了解有无进行盆腔放疗等。

2.身心状况

(1)症状：白带增多，多为黄水状，严重感染时可呈脓性，有臭味。黏膜有浅表溃疡时，分泌物可为血性，有的患者可有点滴出血，可伴有外阴瘙痒、灼热、尿频、尿痛、尿失禁等症状。

(2)体征：妇科检查可见阴道皱襞消失，上皮菲薄，黏膜出血，表面可有小出血点或片状出血点；严重时可形成浅表溃疡，阴道弹性消失、狭窄，慢性炎症、溃疡还可引起阴道粘连，导致阴道闭锁。

(3)心理-社会状况：老年人常因思想比较保守，不愿就医而出现无助感。其他患者常因知识缺乏而病急乱投医，因此，应注意评估影响患者不愿就医的因素及家庭支持系统。

3.辅助检查

取分泌物检查，悬滴法排除滴虫性阴道炎和外阴阴道假丝酵母菌病；有血性分泌物时，常需做宫颈刮片或分段诊刮排除宫颈癌和子宫内膜癌的可能性。

（二）护理诊断及合作性问题

1.舒适改变

与外阴瘙痒、疼痛、分泌物增多有关。

2.知识缺乏

与缺乏绝经后妇女预防保健知识有关。

3.有感染的危险

与局部分泌物增多、破溃有关。

（三）护理目标

(1)患者分泌物减少，性状转为正常，舒适感增加。

(2)患者正确复述预防及治疗此疾病的相关知识，做到积极配合并坚持治疗。

(3)患者无感染发生或感染被及时发现和控制，体温、血常规正常。

（四）护理措施

1.一般护理

嘱患者保持外阴清洁，勤换内裤。穿棉织内裤，减少刺激等。

2.心理护理

使患者了解老年性阴道炎的病因和治疗方法，减轻其焦虑；对卵巢切除、放疗者给予心理安慰与相关医学知识解释，增强其治疗疾病的信心；解释雌激素替代疗法可缓解症状，帮助其建立治愈疾病的信心。

3.病情观察

观察白带性状、量、气味，有无外阴瘙痒、灼热及膀胱刺激症状等。

4.治疗护理

(1)治疗原则:增强阴道黏膜的抵抗力,抑制细菌生长繁殖。

(2)治疗配合。①增加阴道酸度:用0.5％醋酸或1％乳酸溶液冲洗阴道,每天1次。阴道冲洗后,将甲硝唑200 mg或氧氟沙星200 mg放入阴道深部,每天1次,7～10天为1个疗程。②增加阴道抵抗力:针对病因给予雌激素制剂,可局部用药,也可全身用药。将己烯雌酚0.125～0.25 mg每晚放入阴道深部,7天为1个疗程。③全身用药:可口服尼尔雌醇,首次4 mg,以后每2～4周1次,每晚2 mg,维持2～3个月。

(五)健康指导

(1)对围绝经期、老年妇女进行健康教育,使其掌握预防老年性阴道炎的措施及技巧。

(2)指导患者及其家属阴道灌洗、上药的方法和注意事项。用药前洗净双手及会阴,减少感染的机会。自己用药有困难者,指导其家属协助用药或由医务人员帮助使用。

(3)告知患者使用雌激素治疗可出现的症状,嘱乳癌或子宫内膜癌患者慎用雌激素制剂。

(六)护理评价

(1)患者分泌物减少,性状转为正常,舒适感增加。

(2)患者正确复述预防及治疗此疾病的相关知识,做到积极配合并坚持治疗。

(王　霞)

第四节　子宫颈炎

子宫颈炎是指子宫颈发生的急性或慢性炎症。子宫颈炎是妇科常见疾病之一,包括宫颈阴道部炎症及宫颈管黏膜炎症。临床上分为急性子宫颈炎和慢性子宫颈炎。临床多见的子宫颈炎是急性子宫颈管黏膜炎,若急性子宫颈炎未经及时诊治或病原体持续存在,可导致慢性子宫颈炎症。

由于宫颈管黏膜上皮为单层柱状上皮,抗感染能力较差。当遇到多种病原体侵袭、物理化学因素刺激、机械性子宫颈损伤、子宫颈异物等,引起子宫颈局部充血、水肿,上皮变性、坏死,黏膜、黏膜下组织、腺体周围大量中性粒细胞浸润;或子宫颈间质内有大量淋巴细胞、浆细胞等慢性炎细胞浸润,可伴有子宫颈腺上皮及间质增生和鳞状上皮化生。因子宫颈阴道部鳞状上皮与阴道鳞状上皮相延续,亦可由阴道炎症引起宫颈阴道部炎症。

病原体种类。①性传播疾病的病原体:主要是淋病奈瑟菌及沙眼衣原体。②内源性病原体:与细菌性阴道病病原体、生殖道支原体感染有关。

一、护理评估

(一)健康史

1.一般资料

年龄、月经史、婚育史,是否处在妊娠期。

2.既往疾病史

详细了解有无阴道炎、性传播疾病及子宫颈炎症的病史,包括发病时间、病程经过、治疗方法及效果。

3.既往手术史

详细询问分娩手术史,了解阴道分娩时有无宫颈裂伤;是否做过妇科阴道手术操作及有无宫颈损伤、感染史。

4.个人生活史

了解个人卫生习惯,分析可能的感染途径。

(二)生理状况

1.症状

(1)急性子宫颈炎:阴道分泌物增多,呈黏液脓性,阴道分泌物的刺激可引起外阴瘙痒及灼热感;可出现月经间期出血、性交后出血等症状;常伴有尿道症状,如尿急、尿频、尿痛。

(2)慢性子宫颈炎:患者多无症状,少数患者可有阴道分泌物增多,呈淡黄色或脓性,偶有接触性出血、月经间期出血,偶有分泌物刺激引起外阴瘙痒或不适。

2.体征

(1)急性子宫颈炎:检查见脓性或黏液性分泌物从子宫颈管流出;用棉拭子擦拭子宫颈管时,容易诱发子宫颈管内出血。

(2)慢性子宫颈炎:检查可见宫颈呈糜烂样改变,或有黄色分泌物覆盖子宫颈口或从宫颈管流出,也可见子宫颈息肉或子宫颈肥大。

3.辅助检查

(1)实验室检查:分泌物涂片做革兰染色,中性粒细胞>30/高倍视野;阴道分泌物湿片检查白细胞>10/高倍视野;做淋菌奈瑟菌及沙眼衣原体检测,以明确病原体。

(2)宫腔镜检查:镜下可见血管充血,宫颈黏膜及黏膜下组织、腺体周围大量中性粒细胞浸润,腺腔内可见脓性分泌物。

(3)宫颈细胞学检查:宫颈刮片、宫颈管吸片,与宫颈上皮瘤样病变或早期宫颈癌相鉴别。

(4)阴道镜及活组织检查:必要时进行,以明确诊断。

(三)高危因素

(1)性传播疾病,年龄<25岁,多位性伴侣或新性伴侣且为无保护性交。

(2)细菌性阴道病。

(3)分娩、流产或手术致子宫颈损伤。

(4)卫生不良或雌激素缺乏,局部抗感染能力差。

(四)心理-社会因素

1.对健康问题的感受

是否存在因无明显症状,而不重视或延误治疗。

2.对疾病的反应

是否因病变在宫颈,又涉及生殖器官与性,而不愿及时就诊;或因阴道分泌物增多引起不适;或治疗效果不明显而烦躁不安;或遇有白带带血或接触性出血时,担心疾病的严重程度,疑有癌变而恐惧、焦虑。

3.家庭、社会及经济状况

家人对患者是否关心;家庭经济状况及是否有医疗保险。

二、护理诊断

(一)皮肤完整性受损

其与宫颈上皮糜烂及炎性刺激有关。

(二)舒适的改变

其与白带增多有关。

(三)焦虑

其与害怕宫颈癌有关。

三、护理措施

(一)症状护理

1.阴道分泌物增多

观察阴道分泌物颜色、性状、气味及量,选择合适的药液进行阴道冲洗。在不清楚种类时,不可滥用冲洗液,指导患者勤换会阴垫及内裤,保持外阴清洁干燥。

2.外阴瘙痒与灼痛

嘱患者尽量避免搔抓,防止外阴部皮肤破损,减少活动,避免摩擦外阴。

(二)用药护理

药物治疗主要用于急性子宫颈炎。

1.遵医嘱用药

(1)经验性抗生素治疗:在未获得病原体检测结果前,采用针对衣原体的经验性抗生素治疗,阿奇霉素 1 g,单次顿服,或多西环素 100 mg,每天 2 次,连服 7 天。

(2)针对病原体的抗生素治疗:临床上除选用抗淋病奈瑟菌的药物外,同时应用抗衣原体感染的药物。对于单纯急性淋病奈瑟菌性子宫颈炎,常用药物有头孢菌素,如头孢曲松钠 250 mg 单次肌内注射,或头孢克肟 400 mg 单次口服等;对沙眼衣原体所致子宫颈炎,治疗药物有四环素类,如多西环素 100 mg,每天 2 次,连服 7 天。

2.用药观察

注意观察药物的不良反应,若出现不良反应,立即停药并通知医师。

3.用药注意事项

注意药物的半衰期及有效作用时间;注意药物的配伍禁忌;抗生素应现配现用。

4.用药指导

若病原体为沙眼衣原体及淋病奈瑟菌,应对性伴侣进行相应的检查和治疗。

(三)物理治疗及手术治疗的护理

1.宫颈糜烂样改变

若为无症状的生理性柱状上皮异位,无需处理;对伴有分泌物增多、乳头状增生或接触性出血,可给予局部物理治疗,包括激光、冷冻、微波等,也可以给予中药作为物理治疗前后的辅助治疗。

2.慢性子宫颈黏膜炎

针对病因给予治疗,若病原体不清可试用物理治疗,方法同上。

3.子宫颈息肉

配合医师行息肉摘除术。

4.子宫颈肥大

一般无需治疗。

(四)心理护理

(1)加强疾病知识宣传,引导患者正确认识疾病,及时就诊,接受规范治疗。

(2)向患者解释疾病与健康的问题,鼓励患者表达自己的想法。对病程长、迁延不愈的患者,给予关心和耐心解说,告知疾病的过程及防治措施;对病理检查发现宫颈上皮有异常增生的病例,告知通过密切监测,坚持治疗,可阻断癌变途径,以缓解焦虑心理,增加治疗的信心。

(3)与家属沟通,让其多关心患者,支持患者,坚持治疗,促进康复。

四、健康指导

(一)讲解疾病知识

向患者讲解子宫颈炎的疾病知识,告知及时就诊和规范治疗的重要性。

(二)个人卫生指导

嘱患者保持外阴清洁,每天清洗外阴 2 次,养成良好的卫生习惯,尤其是经期、孕产期及产褥期卫生,避免感染发生。

(三)随访指导

告知患者,物理治疗后有分泌物增多,甚至有多量水样排液,在术后 1～2 周脱痂时可有少量出血,是创面愈合的过程,不必应诊;如出血量多于月经量则需到医院就诊处理;在物理治疗后 2 个月内禁止性生活、盆浴和阴道冲洗;治疗后经过 2 个月经周期,于月经干净后 3～7 天来院复查,评价治疗效果,效果欠佳者可进行第二次治疗。

(四)体检指导

坚持每 1～2 年做 1 次体检,及早发现异常,及早治疗。

五、注意事项

(1)治疗前,应常规做宫颈刮片行细胞学检查。

(2)在急性生殖器炎症期不做物理治疗。

(3)治疗时间应选在月经干净后 3～7 天内进行。

(4)物理治疗后可出现阴道分泌物增多,甚至有大量水样排液,在术后 1～2 周脱痂时可有少许出血。

(5)应告知患者,创面完全愈合时间为 4～8 周,期间禁盆浴、性交和阴道冲洗。

(6)物理治疗有引起术后出血、宫颈管狭窄、感染的可能,应定期复查,观察创面愈合情况直到痊愈,同时检查有无宫颈管狭窄。

(王　霞)

第五节 盆腔炎性疾病

盆腔炎性疾病(PID)是指女性上生殖道的一组炎性疾病,主要包括子宫内膜炎、输卵管炎、输卵管卵巢脓肿、盆腔腹膜炎。最常见的是输卵管炎及输卵管卵巢脓肿。

女性生殖系统具有比较完善的自然防御功能,当自然防御功能遭到破坏,或机体免疫力降低、内分泌发生变化或外源性病原体入侵而导致子宫内膜、输卵管、卵巢、盆腔腹膜、盆腔结缔组织发生炎症。感染严重时,可累及周围器官和组织,当病原体毒性强、数量多、患者抵抗力低时,常发生败血症及脓毒血症,若未得到及时治疗可能发生盆腔炎性疾病后遗症。

一、护理评估

(一)健康史

(1)了解既往疾病史、用药史、月经史及药物过敏史。

(2)了解流产、分娩的时间、经过及处理。

(3)了解本次患病的起病时间、症状、疼痛性质、部位、有无全身症状。

(二)生理状况

1.症状

(1)轻者无症状或症状轻微不易被发现,常表现为持续性下腹痛,活动或性交后加重;发热、阴道分泌物增多等。

(2)重者可表现为寒战、高热、头痛、食欲减退;月经期发病者可表现为经量增多、经期延长;腹膜炎者出现消化道症状,如恶心、呕吐、腹胀等;若脓肿形成,可有下腹包块及局部刺激症状。

2.体征

(1)急性面容、体温升高、心率加快。

(2)下腹部压痛、反跳痛及肌紧张。

(3)检查见阴道充血;大量脓性臭味分泌物从宫颈口外流;穹隆有明显触痛;宫颈充血、水肿、举痛明显;子宫体增大有压痛且活动受限;一侧或双侧附件增厚,有包块,压痛。

3.辅助检查

(1)实验室检查:宫颈黏液脓性分泌物或阴道分泌物在0.9%氯化钠溶液湿片检查中见到大量白细胞;红细胞沉降率升高;血C反应蛋白升高;宫颈分泌物培养或革兰染色涂片淋病奈瑟菌阳性或沙眼衣原体阳性。

(2)阴道超声检查:显示输卵管增粗,输卵管积液,伴或不伴有盆腔积液、输卵管卵巢肿块。

(3)腹腔镜检查:输卵管表面明显充血;输卵管壁水肿;输卵管伞端或浆膜面有脓性渗透物。

(4)子宫内膜活组织检查:证实子宫内膜炎。

(三)高危因素

1.年龄

盆腔炎性疾病高发年龄为15~25岁。

2.性活动及性卫生

初次性交年龄小、有多个性伴侣、性交过频以及性伴侣有性传播疾病;有使用不洁的月经垫、经期性交等。

3.下生殖道感染

性传播疾病,如淋病奈瑟菌性宫颈炎、衣原体性宫颈炎以及细菌性阴道病。

4.子宫腔内手术操作后感染

刮宫术、输卵管通液术、子宫输卵管造影术、宫腔镜检查、人工流产、放置宫内节育器等手术时,消毒不严格或术前适应证选择不当,导致感染。

5.邻近器官炎症直接蔓延

如阑尾炎、腹膜炎等蔓延至盆腔。

6.复发

盆腔炎性疾病再次发作。

(四)心理-社会因素

1.对健康问题的感受

是否存在因无明显症状或症状轻,而不重视致延误治疗。

2.对疾病的反应

是否由于慢性疾病过程长,患者思想压力大而产生焦虑、烦躁情绪;若病情严重,则担心预后,患者往往有恐惧、无助感。

3.家庭、社会及经济状况

是否存在因炎症反复发作,严重影响妇女生殖健康甚至导致不孕,且增加家庭与社会经济负担。

二、护理诊断

(一)疼痛

其与感染症状有关。

(二)体温过高

其与盆腔急性炎症有关。

(三)睡眠形态紊乱

其与疼痛或心理障碍有关。

(四)焦虑

其与病程长治疗效果不明显或不孕有关。

(五)知识缺乏

其与缺乏经期卫生知识有关。

三、护理措施

(一)症状护理

1.密切观察

分泌物增多,观察阴道分泌物颜色、性状、气味及量,选择合适的药液进行阴道冲洗。在不清楚阴道炎的种类时,不可滥用冲洗液,指导患者勤换会阴垫及内裤,保持外阴清洁干燥。

2.支持疗法

卧床休息,取半卧位,有利于脓液积聚于直肠子宫陷凹,使炎症局限;给高热量、高蛋白、高维生素饮食或半流质饮食,及时补充丢失的液体;对出现高热的患者,采取物理降温,出汗时及时更衣,保持身体清洁舒服;若患者腹胀严重,应行胃肠减压。

3.症状观察

密切监测生命体征,测体温、脉搏、呼吸、血压,每 4 小时 1 次;物理降温后 30 分钟测体温,以观察降温效果。若患者突然出现腹痛加剧、寒战、高热、恶心、呕吐、腹胀,应立即报告医师,同时做好剖腹探查的准备。

(二)用药护理

1.门诊治疗

指导患者遵医嘱用药,了解用药方案并告知注意事项。常用方案:头孢西丁钠 2 g,单次肌内注射,同时口服丙磺舒 1 g,然后改为多西环素 100 mg,每天 2 次,连服 14 天,可同时加服甲硝唑 400 mg,每天 2～3 次,连服 14 天;或选用其他第三代头孢菌素与多西环素、甲硝唑合用。

2.住院治疗

严格遵医嘱用药,了解用药方案并密切观察用药反应。

(1)头霉素类或头孢菌素类药物:头孢西丁钠 2 g,静脉滴注,每 6 小时 1 次。头孢替坦二钠 2 g,静脉滴注,每 12 小时 1 次。加多西环素 100 mg,每 12 小时 1 次,静脉输注或口服。对不能耐受多西环素者,可用阿奇霉素替代,每次 500 mg,每天 1 次,连用 3 天。对输卵管卵巢脓肿患者,可加用克林霉素或甲硝唑。

(2)克林霉素与氨基糖苷类药物联合方案:克林霉素 900 mg,每 8 小时 1 次,静脉滴注;庆大霉素先给予负荷量(2 mg/kg),然后予维持量(1.5 mg/kg),每 8 小时 1 次,静脉滴注;临床症状、体征改善后继续静脉应用 24～48 小时,克林霉素改口服,每次 450 mg,1 天 4 次,连用 14 天;或多西环素 100 mg,每 12 小时 1 次,连续用药 14 天。

3.观察药物疗效

若用药后 48～72 小时体温持续不降,患者症状加重,应及时报告医师处理。

4.中药治疗

主要为活血化瘀、清热解毒药物。可遵医嘱指导服中药或用中药外敷腹部,若需进行中药保留灌肠,按保留灌肠操作规程完成。

(三)手术护理

1.药物治疗无效

经药物治疗 48～72 小时,体温持续不降,患者中毒症状加重或包块增大者。

2.脓肿持续存在

经药物治疗病情好转,继续控制炎症数天(2～3 周),包块仍未消失但已局限化。

3.脓肿破裂

突然腹痛加剧、寒战、高热、恶心、呕吐、腹胀,检查腹部拒按或有中毒性休克表现。

(四)心理护理

(1)关心患者,倾听患者诉说,鼓励患者表达内心感受,通过与患者进行交流,建立良好的护患关系,尽可能满足患者的合理需求。

(2)加强疾病知识宣传,解除患者思想顾虑,增加其对治疗的信心。

（3）与家属沟通,指导家属关心患者,与患者及家属共同探讨适合个人的治疗方案,取得家人的理解和帮助,减轻患者心理压力。

四、健康指导

(一)讲解疾病知识
向患者讲解盆腔炎性疾病的疾病知识,告知及时就诊和规范治疗的重要性。

(二)个人卫生指导
保持会阴清洁做好经期、孕期及产褥期的卫生宣传。

(三)性生活指导及性伴侣治疗
注意性生活卫生,月经期禁止性交。

(四)饮食生活指导
给高热量、高蛋白、高维生素饮食,增加营养,积极锻炼身体,注意劳逸结合,不断提高机体抵抗力。

(五)随访指导
对于抗生素治疗的患者,应在72小时内随诊,明确有无体温下降、反跳痛减轻等临床症状改善。若无改善,需做进一步检查。对沙眼衣原体以及淋病奈瑟菌感染者,可在治疗后4～6周复查病原体。

五、注意事项

(一)倾听患者主诉
应仔细倾听患者主诉,全面了解患者疾病史,认真阅读治疗方案,制订相应的护理计划,配合完成相应治疗和处理。

(二)预防宣传
(1)注意性生活卫生,减少性传播疾病。
(2)及时治疗下生殖道感染。
(3)进行公共卫生教育,提高公民对生殖道感染的认识,明白预防感染的重要性。
(4)严格掌握妇科手术指征,做好术前准备,严格无菌操作,预防感染。
(5)及时治疗盆腔炎性疾病,防止后遗症发生。

（王　霞）

第六节　痛　经

痛经是指在行经前、后或月经期出现下腹疼痛、坠胀伴腰酸及其他不适,严重影响生活和工作质量者。痛经分为原发性痛经与继发性痛经两类。前者指生殖器官无器质性病变的痛经,称功能性痛经;后者指盆腔器质性病变引起的痛经,如子宫内膜异位症等。本节仅叙述原发性痛经的护理。

一、护理评估

(一)健康史

原发性痛经常见于青少年,多发生在有排卵的月经周期,精神紧张、恐惧、寒冷刺激及经期剧烈运动可加重疼痛。评估时需了解患者的年龄和月经史、疼痛特点及与月经的关系、伴随症状和缓解疼痛的方法等。

(二)身体状况

1.痛经

痛经是主要症状,多自月经来潮后开始,最早出现在月经来潮前12小时,月经第1天疼痛最剧烈,持续2~3天后逐渐缓解。疼痛呈痉挛性,多位于下腹正中,常放射至腰骶部、外阴与肛门,少数人的疼痛可放射至大脚内侧。可伴面色苍白、出冷汗、恶心、呕吐、腹泻、头晕、乏力等。痛经多于月经初潮后1~2年发病。

2.妇科检查

生殖器官无器质性病变。

(三)心理-社会状况

患者缺乏痛经的相关知识,担心痛经可能影响健康及婚后的生育能力,表现为情绪低落、烦躁、焦虑;伴随着月经的疼痛,常常使患者抱怨自己是女性。

(四)辅助检查

B超检查生殖器官有无器质性病变。

(五)处理要点

以解痉、镇痛等对症治疗为主,并注意对患者的心理治疗。

二、护理问题

(一)急性疼痛

与经期宫缩有关。

(二)焦虑

与反复疼痛及缺乏相关知识有关。

三、护理措施

(一)一般护理

(1)下腹部局部可用热水袋热敷。

(2)鼓励患者多饮热茶、热汤。

(3)注意休息,避免紧张。

(二)病情观察

(1)观察疼痛的发生时间、性质、程度。

(2)观察疼痛时的伴随症状,如恶心、呕吐、腹泻。

(3)了解引起疼痛的精神因素。

(三)用药护理

遵医嘱给予解痉、镇痛药,常用药物有前列腺素合成酶抑制剂如吲哚美辛、布洛芬等,亦可选用避孕药或中药治疗。

（四）心理护理

讲解有关痛经的知识及缓解疼痛的方法,使患者了解经期下腹坠胀、腰酸、头痛等轻度不适是生理反应。原发性痛经不影响生育,生育后痛经可缓解或消失,从而消除患者紧张、焦虑的情绪。

（五）健康指导

进行经期保健的教育,包括注意经期清洁卫生,保持精神愉快,加强经期保护,避免剧烈运动及过度劳累,防寒保暖等。疼痛难忍时一般选择非麻醉性镇痛药治疗。

（任爱萍）

第七节 闭 经

闭经是妇科常见症状,分为原发性闭经和继发性闭经两类。原发性闭经指年龄超过16岁,第二性征已发育,或年龄超过14岁,第二性征尚未发育,且无月经来潮者;继发性闭经指正常月经建立后,因病理性原因月经停止6个月,或按自身原来月经周期计算停经3个周期以上者。青春期以前、妊娠期、哺乳期以及绝经后的无月经均属生理现象。

一、护理评估

（一）健康史

原发性闭经较少见,常由于遗传性因素或先天性发育缺陷所致,评估时应注意患者生殖器官和第二性征发育情况及家族史。继发性闭经发病率高,病因复杂,评估时应详细询问患者月经史,已婚者应注意有无产后大出血、不孕及流产史。根据控制正常月经周期的四个环节,按病变部位将闭经分为下丘脑性闭经、垂体性闭经、卵巢性闭经及子宫性闭经。

1.下丘脑性闭经

下丘脑性闭经最常见,以功能性原因为主。

（1）精神因素:精神创伤、紧张忧虑、环境改变、过度劳累、盼子心切或畏惧妊娠等可使内分泌调节功能紊乱而发生闭经。闭经多为一时性,可自行恢复。

（2）剧烈运动、体重下降和神经性厌食:均可诱发闭经。因初潮发生和月经维持有赖于一定比例（17%～20%）的机体脂肪,中枢神经对体重下降极为敏感。

（3）药物:一般在停药后3～6个月月经恢复。

2.垂体性闭经

垂体器质性病变或功能失调可影响卵巢功能而引起闭经。

（1）垂体梗死:常见于产后出血使垂体缺血坏死,出现闭经、性欲减退、毛发脱落、第二性征衰退等席汉综合征。

（2）垂体肿瘤:可引起闭经溢乳综合征。

3.卵巢性闭经

因性激素水平低落,子宫内膜不发生周期性变化而导致闭经。

(1)卵巢功能早衰:40岁前绝经者称卵巢功能早衰,常伴有围绝经期综合征的表现。

(2)卵巢功能性肿瘤、卵巢切除或组织破坏。

(3)多囊卵巢综合征:表现为闭经、不孕、多毛、肥胖、双侧卵巢增大。

4.子宫性闭经

月经调节功能及第二性征发育正常,但子宫内膜受到破坏或对卵巢激素不能产生正常的反应而引起闭经。

(1)先天性子宫发育不良或子宫切除术后者。

(2)子宫内膜损伤:子宫腔放疗后、结核性子宫内膜炎、子宫腔粘连综合征,后者因人工流产刮宫过度,使子宫内膜损伤粘连而无月经产生。

5.其他内分泌功能异常

甲状腺功能减退或亢进、肾上腺皮质功能亢进、糖尿病等可引起闭经。

(二)身体状况

了解患者的闭经类型、时间及伴随症状。注意观察患者精神状态、智力发育、营养与健康状况;检查全身发育状况,测量身高、体重、四肢与躯干比例;第二性征如音调、毛发分布、乳房发育状况,挤压乳腺有无乳汁分泌;妇科检查生殖器官有无发育异常和肿瘤等。

(三)心理-社会状况

患者担心闭经对自己的健康、性生活及生育能力有影响,病程过长及治疗效果不佳会加重患者及其家属的心理压力,产生情绪低落、焦虑,反过来又加重闭经。

(四)辅助检查

1.子宫功能检查

(1)诊断性刮宫:适用于已婚妇女,必要时可在宫腔镜直视下检查。

(2)子宫输卵管碘油造影:了解子宫腔及输卵管情况。

(3)药物撤退试验:①孕激素试验可评估内源性雌激素水平;②雌、孕激素序贯疗法。

2.卵巢功能检查

通过B超检查、基础体温测定、宫颈黏液结晶检查、阴道脱落细胞检查、血清激素测定、诊断性刮宫,了解排卵情况及体内性激素水平。

3.垂体功能检查

如垂体兴奋试验等。

4.其他检查

B超检查、染色体检查及内分泌检查等。

(五)处理要点

(1)积极治疗全身性疾病,增强体质,加强营养,保持正常体重。

(2)精神因素所致闭经,应行心理疏导。

(3)子宫腔粘连、先天畸形、卵巢及垂体肿瘤等采取相应手术治疗。

(4)性激素替代疗法:根据病变部位及病因,给予相应激素治疗,常用雌激素替代疗法,雌、孕激素序贯疗法和雌、孕激素合并疗法。

(5)诱发排卵,常用氯米芬、HCG。

二、护理问题

(一)焦虑

与担心闭经对健康、性生活及生育的影响有关。

(二)功能障碍性悲哀

与长期闭经及治疗效果不佳、担心丧失女性形象有关。

三、护理措施

(一)一般护理

1.鼓励患者增加营养

营养不良引起的闭经者,应供给足够的营养。

2.保证睡眠

工作紧张引起的闭经者,鼓励患者加强锻炼,增强体质,注意劳逸结合。如为肥胖引起的闭经,指导患者进低热量饮食,但需要富有维生素和矿物质,嘱咐患者适当增加运动量。

(二)病情观察

(1)观察患者情绪变化,有无引起闭经的精神因素,如工作、家庭、生活等情况。

(2)对有人工流产、剖宫产史的闭经患者,应监测阴道流血情况及月经变化。

(3)注意患者体重增加或减少的数据和时间,与闭经前、后的关系。

(4)观察患者甲状腺有无肿大、有无糖尿病症状。

(三)用药护理

指导患者合理使用性激素,说明性激素的作用、不良反应、用药方法及注意事项。

(四)心理护理

讲解月经的生理知识,使患者了解闭经与女性特征、生育及健康的关系,减轻心理压力,避免闭经加重。对原发性闭经者,特别是生殖器官畸形者进行心理疏导,使患者保持心情舒畅,正确对待疾病,提高对自我形象的认识。

(五)健康指导

(1)告知患者要耐心坚持规范治疗,在医师的指导下接受全身系统检查。

(2)短期治疗效果可能不明显,要有心理准备,不要放弃治疗,树立战胜疾病的信心。

(任爱萍)

第八节　经前紧张综合征

经前紧张综合征是指妇女在月经来潮前出现的一系列异常现象,如头痛、乳房胀痛、失眠、情绪不稳定、抑郁、焦虑、全身水肿等。严重时影响正常的生活和社会活动。

一、护理评估

(一)病史

经前紧张综合征常发生于 30～40 岁的妇女,年轻女性很少出现。症状在排卵后即开始,月经来潮前几天达高峰,经血出现后消失。

(二)身心状况

主要表现为紧张、烦躁易怒、抑郁、焦虑、失眠、注意力不集中、疲乏无力、头痛等。有些妇女出现手足及面部水肿、乳房胀痛,少数妇女因肠黏膜水肿而出现腹泻现象。

(三)检查

盆腔检查及实验室检查均属正常。

二、护理诊断

(一)焦虑

其与一系列精神症状及不被人理解有关。

(二)体液过多

其与水钠潴留有关。

三、护理目标

让患者正确认识经前紧张综合征,以减轻症状。

四、护理措施

(1)进行关于经前紧张综合征的有关知识的教育和指导,告知患者避免经前过度紧张,以及注意休息和充足的睡眠。

(2)帮助患者适当控制食盐和水的摄入。

(3)给患者服用适当的镇静剂如安定,也可服用谷维素来控制神经和精神症状,还可服用适当的利尿剂减轻水肿,以改善头痛等不适。

(4)遵医嘱用孕激素或雄激素拮抗雌激素与醛固酮的作用。

五、护理评价

(1)患者能够了解经前紧张综合征的相关知识。

(2)患者症状减轻,自我控制能力增强。

(任爱萍)

第九节　围绝经期综合征

绝经是每一个妇女生命过程中必然发生的生理过程。绝经提示卵巢功能衰退,生殖功能终止,绝经过渡期是指围绕绝经前、后的一段时期,包括从绝经前出现与绝经有关的内分泌、生理学和临床特征起,至最后一次月经后一年。

围绝经期综合征(menopausal syndrome,MPS)以往称为更年期综合征,是指妇女在绝经前、后由于卵巢功能衰退、雌激素水平波动或下降所致的以自主神经功能紊乱为主,伴有神经心理症状的一组症候群。多发生于45~55岁,约2/3的妇女出现不同程度的低雌激素血症引发的一系列症状。绝经分为自然绝经和人工绝经。自然绝经是指卵巢内卵泡生理性耗竭所致的绝经;人工绝经是指双侧卵巢经手术切除或受放射线损坏导致的绝经,后者更易发生围绝经期综合征。

一、护理评估

(一)健康史

了解患者的发病年龄、职业、文化水平及性格特征,询问月经情况及生育史,有无卵巢切除或盆腔肿瘤放疗,有无心血管疾病及其他疾病病史。

(二)身体状况

1.月经紊乱

半数以上妇女出现2~8年无排卵性月经,表现为月经频发、不规则子宫出血、月经稀发(月经周期超过35天)以至绝经,少数妇女可突然绝经。

2.雌激素下降相关征象

(1)血管舒缩症状:主要表现为潮热、出汗,是血管舒缩功能不稳定的表现,是围绝经期综合征最突出的特征性症状。潮热起自前胸,涌向头颈部,然后波及全身。在潮红的区域患者感到灼热,皮肤发红,紧接着大量出汗。持续数秒至数分钟不等。此种血管功能不稳定可历时1年,有时长达5年或更长。

(2)精神神经症状:常有焦虑、抑郁、激动、喜怒无常、脾气暴躁、记忆力下降、注意力不集中、失眠多梦等。

(3)泌尿生殖系统症状:出现阴道干燥、性交困难及老年性阴道炎,排尿困难、尿频、尿急、尿失禁及反复发作的尿路感染。

(4)心血管疾病:绝经后妇女冠状动脉粥样硬化性心脏病(简称冠心病)、高血压和脑出血的发病率及死亡率逐渐增加。

(5)骨质疏松症:绝经后妇女约有25%患骨质疏松症、腰酸背痛、腿抽搐、肌肉关节疼痛等。

3.体格检查

全身检查注意血压、精神状态、皮肤、毛发、乳房改变及心脏功能,妇科检查注意生殖器官有无萎缩、炎症及张力性尿失禁。

(三)心理-社会状况

因家庭和社会环境的变化或绝经前曾有精神状态不稳定等,更易引起患者心情不畅、忧虑、多疑、孤独等。

(四)辅助检查

根据患者的具体情况不同,可选择血常规、尿常规、心电图及血脂检查、B超、宫颈刮片及诊断性刮宫等。

(五)处理要点

1.一般治疗

加强心理治疗及体育锻炼,补充钙剂,必要时选用镇静剂、谷维素。

2.激素替代疗法

补充雌激素是关键,可改善症状、提高生活质量。

二、护理问题

(一)自我形象紊乱

与对疾病不正确认识及精神神经症状有关。

(二)知识缺乏

缺乏性激素治疗相关知识。

三、护理措施

(一)一般护理

改善饮食,摄入高蛋白质、高维生素、高钙饮食,必要时可补充钙剂,能延缓骨质疏松症的发生,达到抗衰老效果。

(二)病情观察

(1)观察月经改变情况,注意经量、周期、经期有无异常。

(2)观察面部潮红时间和程度。

(3)观察血压波动、心悸、胸闷及情绪变化。

(4)观察骨质疏松症的影响,如关节酸痛、行动不便等。

(5)观察情绪变化,如情绪不稳定、易怒、易激动、多言多语、记忆力降低。

(三)用药护理

指导应用性激素。

1.适应证

主要用于治疗雌激素缺乏所致的潮热多汗、精神症状、老年性阴道炎、尿路感染,预防存在高危因素的心血管疾病、骨质疏松症等。

2.药物选择及用法

在医师指导下使用,尽量选用天然性激素,剂量个体化,以最小有效量为佳。

3.禁忌证

原因不明的子宫出血、肝胆疾病、血栓性静脉炎及乳腺癌等。

4.注意事项

(1)雌激素剂量过大可引起乳房胀痛、白带多、头痛、水肿、色素沉着、体重增加等,可酌情减量或改用雌三醇。

(2)用药期间可能发生异常子宫出血,多为突破性出血,但应排除子宫内膜癌。

(3)较长时间的口服用药可能影响肝功能,应定期复查肝功能。

(4)单一雌激素长期应用可使子宫内膜癌危险性增加,雌、孕激素联合用药能够降低风险。坚持体育锻炼,多参加社会活动;定期健康体检,积极防治围绝经期妇女常见病。

（四）心理护理

使患者及其家属了解围绝经期是必然的生理过程,介绍减轻压力的方法,改变患者的认知、情绪和行为,使其正确评价自己。

（五）健康指导

（1）向围绝经期妇女及其家属介绍绝经是一个生理过程,绝经发生的原因及绝经前、后身体将发生的变化,帮助患者消除因绝经变化产生的恐惧心理,并对将发生的变化做好心理准备。

（2）介绍绝经前、后减轻症状的方法,适当的摄取钙质和维生素 D;坚持锻炼如散步、骑自行车等。合理安排工作,注意劳逸结合。

（3）定期普查,更年期妇女最好半年至一年进行 1 次体格检查,包括妇科检查和防癌检查,有选择地做内分泌检查。

（4）绝经前行双侧卵巢切除术者宜适时补充雌激素。

（任爱萍）

第十节　功能失调性子宫出血

功能失调性子宫出血(dysfunctional uterine bleeding,DUB)简称功血,为妇科常见病。它是由于调节生殖系统的神经内分泌机制失常引起的异常子宫出血,而全身及内、外生殖器官无器质性病变存在。常表现为月经周期长短不一、经期延长、经量过多或不规则阴道出血。功血可分为排卵性功血和无排卵性功血两类,约 85% 病例属无排卵性功血。功血可发生于月经初潮至绝经期间的任何年龄,约 50% 患者发生于绝经前期,育龄期约占 30%,青春期约占 20%。

一、护理评估

（一）健康史

1.无排卵性功血

（1）青春期:与下丘脑-垂体-卵巢轴调节功能未健全有关,过度劳累、精神紧张、恐惧、忧伤、环境及气候改变等应激刺激,以及肥胖、营养不良等因素易导致下丘脑-垂体-卵巢轴调节功能紊乱,卵巢不能排卵。

（2）绝经过渡期:因卵巢功能衰退,卵巢对促性腺激素敏感性降低,卵泡在发育过程中因退行性变而不能排卵。

（3）生育期:可因内、外环境改变,如劳累、应激、流产、手术或疾病等引起短暂无排卵。亦可因肥胖、多囊卵巢综合征、高催乳素血症等因素长期存在,引起持续无排卵。

2.排卵性功血

黄体功能不足原因在于神经内分泌调节功能紊乱,导致卵泡期促卵泡生成素(FSH)缺乏,卵泡发育缓慢,雌激素分泌减少,正反馈作用不足,促黄体生成素(LH)峰值不高,使黄体发育不全、功能不足。子宫内膜不规则脱落者由于下丘脑-垂体-卵巢轴调节功能紊乱或黄体机制异常引起萎缩过程延长。

评估时注意了解患者的发病年龄、月经史、婚育史及发病诱因,有无性激素治疗不当及全身性出血性疾病史。

（二）身体状况

1.月经紊乱

（1）无排卵性功血：最常见的症状是子宫不规则性出血，特点是月经周期紊乱，经期长短不一，经量多少不定。可先有数周或数月停经，然后阴道流血，量较多，持续 2～3 周或更长时间，不易自止，无腹痛或其他不适。

（2）排卵性功血：黄体功能不足者月经周期缩短，月经频发（月经周期短于 21 天），不易受孕或怀孕早期易流产；子宫内膜不规则脱落者月经周期正常，但经期延长，长达 9～10 天，多发生于产后或流产后。

2.贫血

因出血多或时间长，患者出现头晕、乏力、面色苍白等贫血征象。

3.体格检查

体格检查包括全身检查和妇科检查，排除全身性疾病及生殖器官器质性病变。

（三）心理-社会状况

青春期患者常因害羞而影响及时诊治，生育期患者担心影响生育而焦虑，围绝经期患者因治疗效果不佳或怀疑为恶性肿瘤而焦虑、紧张、恐惧。

（四）辅助检查

1.诊断性刮宫

诊断性刮宫可了解子宫内膜反应、子宫内膜病变，达到止血的目的。不规则流血者可随时刮宫，用以止血。确定有无排卵或黄体功能，于月经前一天或者月经来潮 6 小时内做诊断性刮宫，无排卵性功血的子宫内膜呈增生期改变，黄体功能不足显示子宫内膜分泌不良。子宫内膜不规则脱落，于月经周期第 5～6 天进行诊断性刮宫，增生期与分泌期子宫内膜共存。

2.B 超检查

了解子宫内膜厚度及生殖器官有无器质性改变。

3.血常规及凝血功能检查

了解有无贫血、感染及凝血功能障碍。

4.宫腔镜检查

直接观察子宫内膜，选择病变区进行活组织检查。

5.卵巢功能检查

判断卵巢有无排卵或黄体功能。

（五）处理要点

1.无排卵性功血

青春期和生育期患者以止血、调整周期、促排卵为原则。围绝经期患者以止血、防止子宫内膜癌变为原则。

2.排卵性功血

黄体功能不足的治疗原则是促进卵泡发育，刺激黄体功能及黄体功能替代，分别应用氯米芬、人绒毛膜促性腺激素（HCG）和黄体酮；子宫内膜不规则脱落的治疗原则是促使黄体及时萎缩，子宫内膜及时完整脱落，常用药物有孕激素和 HCG。

二、护理问题

(一)潜在并发症

贫血。

(二)知识缺乏

缺乏性激素治疗的知识。

(三)有感染的危险

与经期延长、机体抵抗力下降有关。

(四)焦虑

与性激素使用及药物不良反应有关。

三、护理措施

(一)一般护理

患者体质往往较差,应加强营养,改善全身情况,可补充铁剂、维生素 C 和蛋白质。成人体内大约每 100 mL 血中含 50 mg 铁,行经期妇女,每天从食物中吸收铁 0.7～2.0 mg,经量多者应额外补充铁。向患者推荐含铁较多的食物如猪肝、胡萝卜、葡萄干等。按照患者的饮食习惯,为患者制订适合于个人的饮食计划,保证患者获得足够的营养。

(二)病情观察

观察并记录患者的生命体征、出量及入量,嘱患者保留出血期间使用的会阴垫及内裤,以便更准确地估计出血量,对于出血较多者,督促其卧床休息,避免过度疲劳和剧烈活动,对于贫血严重者,遵医嘱做好配血、输血、止血措施,执行治疗方案,维持患者正常血容量。

(三)对症护理

1.无排卵性功血

(1)止血:对大量出血患者,要求在性激素治疗 8 小时内见效,24～48 小时内出血基本停止,若 96 小时以上仍不止血者,应考虑有器质性病变存在。

性激素止血。①雌激素:应用大剂量雌激素可迅速提高血内雌激素浓度,促使子宫内膜生长,短期内修复创面而止血,主要用于青春期功血。目前多选用妊马雌酮 2.5 mg 或己烯雌酚 1～2 mg。②孕激素:适用于体内已有一定水平雌激素的患者。常用药物如甲羟孕酮或炔诺酮,用药原则同雌激素。③雄激素:拮抗雌激素、增加子宫平滑肌及子宫血管张力而减少出血,主要用于围绝经期功血患者的辅助治疗,可随时停用。④联合用药:止血效果优于单一药物,可用三合激素或口服短效避孕药,血止后逐渐减量。

刮宫术:止血及排除子宫内膜癌变,适用于年龄大于 35 岁、药物治疗无效或存在子宫内膜癌高危因素的患者。

其他止血药:卡巴克洛和酚磺乙胺可减少微血管的通透性,氨基己酸、氨甲苯酸、氨甲环酸等可抑制纤维蛋白溶酶,有减少出血量的辅助作用,但不能赖以止血。

(2)调整月经周期:一般连续用药 3 个周期。在此过程中务必积极纠正贫血,加强营养,以改善体质。

雌、孕激素序贯疗法:也称人工周期疗法,通过模拟自然月经周期中卵巢的内分泌变化,将雌、孕激素序贯应用,使子宫内膜发生相应变化,引起周期性脱落。适用于青春期功血或生育期功血者,可诱发卵巢自然排卵。雌激素自月经来潮第 5 天开始用药,妊马雌酮 1.25 mg 或已烯雌酚 1 mg,每晚 1 次,连服 20 天,于服雌激素最后 10 天加用甲羟孕酮每天 10 mg,两药同时用完,停药后 3～7 天出血。于出血第 5 天重复用药,一般连续使用 3 个周期。用药 2～3 个周期后,患者常能自发排卵。

雌、孕激素联合疗法:可周期性口服短效避孕药,适用于生育期功血、内源性雌激素水平较高者或绝经过渡期功血者。

后半周期疗法:于月经周期的后半周期开始(撤药性出血的第 16 天)服用甲羟孕酮,每天 10 mg,连服 10 天为 1 个周期,共 3 个周期为 1 个疗程。适用于青春期或绝经过渡期功血者。

(3)促排卵:适用于育龄期功血者。常用药物如氯米芬、人绒毛膜促性腺激素(HCG)等。于月经第 5 天开始每天口服氯米芬 50 mg,连续 5 天,以促进卵泡发育。B 超监测卵泡发育接近成熟时,可大剂量肌内注射 HCG 5 000 U 以诱发排卵。青春期不提倡使用。

(4)手术治疗:以刮宫术最常用,既能明确诊断,又能迅速止血。绝经过渡期出血患者激素治疗前宜常规刮宫,最好在子宫镜下行分段诊断性刮宫,以排除子宫内细微器质性病变。对青春期功血刮宫应持慎重态度。必要时行子宫次全切除或子宫切除术。

2.排卵性功血

(1)黄体功能不足:药物治疗如下。①黄体功能替代疗法:自排卵后开始每天肌内注射黄体酮 10 mg,共 10～14 天,用以补充黄体分泌孕酮的不足。②黄体功能刺激疗法:通常应用 HCG 以促进及支持黄体功能。于基础体温上升后开始,隔天肌内注射 HCG 1 000～2 000 U,共 5 次,可使血浆孕酮明显上升,随之正常月经周期恢复。③促进卵泡发育:于月经第 5 天开始,每晚口服氯米芬 50 mg,共 5 天。

(2)子宫内膜不规则脱落:药物治疗如下。①孕激素:自排卵后第 1～2 天或下次月经前 10～14 天开始,每天口服甲羟孕酮 10 mg,连续 10 天,有生育要求可肌内注射黄体酮。②HCG:用法同黄体功能不足。

3.性激素治疗的注意事项

(1)严格遵医嘱正确用药,不得随意停服或漏服,以免使用不当引起子宫出血。

(2)药物减量必须按规定在血止后开始,每 3 天减量 1 次,每次减量不超过原剂量的 1/3,直至维持量,持续用至血止后 20 天停药。

(3)雌激素口服可能引起恶心、呕吐等胃肠道反应,可饭后或睡前服用;对存在血液高凝倾向或血栓性疾病史者禁忌使用。

(4)雌激素用量过大可能出现男性化不良反应。

(四)预防感染

(1)测体温、脉搏。

(2)指导患者保持会阴部清洁,出血期间禁止盆浴及性生活。

(3)注意有无腹痛等生殖器官感染征象。

(4)按医嘱使用抗生素。

(五)心理护理

注意情绪调节,避免过度紧张与精神刺激。特别是青春期少女,父母们不仅要关注女孩的学习状况与膳食状况,还要重视女孩的情绪变化,与其多沟通,了解其内心世界的变化,帮助其释放不良情绪,以使其保持相对稳定的精神-心理状态,避免情绪上的大起大落。

(六)健康指导

(1)宜清淡饮食,多食富含维生素 C 的新鲜瓜果、蔬菜。注意休息,保持心情舒畅。

(2)强调严格掌握雌激素的适应证并合理使用,对更年期及绝经后妇女更应慎用,应用时间不宜过长,量不宜大,并应严密观察反应。

(3)月经期避免剧烈运动,禁止盆浴及性生活,保持会阴部清洁。

(任爱萍)

第十一节　子宫内膜异位症

子宫内膜异位症是指具有生长功能的子宫内膜生长在子宫腔内壁以外引起的症状和体征。异位的子宫内膜绝大多数局限在盆腔内的生殖器官和邻近器官的腹膜面,故临床上称为盆腔子宫内膜异位症。当子宫内膜生长在子宫肌层内称子宫腺肌病,部分患者两者可合并存在。

子宫内膜异位症的发病率近年来明显增高,是目前常见的妇科病之一。多见于 30～40 岁的妇女。本病为良性病变,但有远距离转移和种植能力。初潮前无发病者,绝经后异位的子宫内膜组织可逐渐萎缩吸收,妊娠或使用性激素抑制卵巢功能可暂时阻止本病的发展,因此,子宫内膜的发病与卵巢的周期性变化有关。也发生周期性出血,引起周围组织纤维化、粘连,病变局部形成紫蓝色硬结或包块。卵巢的子宫内膜异位症最为常见,卵巢内的异位内膜因反复出血而形成多个囊肿,但以单个多见,故又称为卵巢子宫内膜异位囊肿。囊肿内含暗褐色黏稠的陈旧血,状似巧克力液体,故又称为卵巢巧克力囊肿。

一、护理评估

(一)病史

1.月经史

初潮年龄,月经周期、经期、经量是否正常,有无痛经或其他伴随症状。痛经的性质,是否为进行性加重。

2.婚育史

结婚年龄,婚次,夫妻性生活情况,有无经期性交,生育情况,足月产、早产、流产次数,现有子女数等。

3.既往病史

有无先天性生殖道畸形、子宫手术或经期盆腔检查等情况。

(二)身心状态

1.身体状态

(1)痛经:痛经是子宫内膜异位症的典型症状,其特点为继发性和进行性加重。疼痛多位于下腹部和腰骶部,可放射至阴道、会阴、肛门或大腿,常于月经来潮前 1～2 天开始,经期第一天最为剧烈,以后逐渐减轻,至月经干净时消失。

(2)月经失调:部分患者有经量增多和经期延长,少数出现经前期点滴出血。月经失调可能与卵巢无排卵、黄体功能不足等有关。

（3）性交痛：由于异位的内膜出现在子宫直肠陷凹或病变导致子宫后倾固定，性交时子宫颈受到碰撞及子宫收缩和向上提升，可引起疼痛。

（4）不孕：占40％左右，其不孕的原因可能与盆腔内器官和组织广泛粘连和输卵管的蠕动减弱影响卵子的排出、摄取和受精卵的运行有关。

2.心理状态

由于疼痛、不孕造成患者顾虑重重，心理压力大，需要手术的患者会有紧张、恐惧等心理问题。

（三）诊断性检查

1.妇科检查

典型者子宫后倾固定，盆腔检查可扪及盆腔内有触痛性结节或子宫旁有不活动的囊性包块。

2.辅助检查

（1）B超检查：可确定卵巢子宫内膜异位囊肿的位置、大小和形状。

（2）腹腔镜检查：可发现盆腔内器官或子宫直肠陷凹、子宫骶骨韧带等处有紫蓝色结节。

二、护理诊断

（一）焦虑

其与不孕和需要手术有关。

（二）知识缺乏

其与缺乏自我照顾及与手术相关的知识有关。

（三）舒适改变

其与痛经及手术后伤口有关。

三、护理目标

（1）患者能正确认识疾病的性质及发生原因，解除紧张、恐惧的心理，坚定治疗信心。

（2）患者自觉疼痛症状缓解。

四、护理措施

（1）心理护理：许多年轻患者因顽固的痛经、不孕等情况而焦虑。护理人员应多关心和理解患者，说明该病只要坚持用药或采取必要的手术便可改善症状，鼓励患者树立信心，积极配合治疗，对尚未生育的患者应给予指导和帮助，促使其尽早受孕。

（2）做好卫生宣传教育工作，防止经血逆流，如有先天性生殖道畸形或后天性炎性阴道狭窄、宫颈粘连等应及时手术。凡进入宫腔内的经腹手术，应保护腹壁切口和子宫切口，防止子宫内膜种植到腹壁切口或子宫切口。经期应避免盆腔检查和性交。

（3）对于使用激素治疗患者，应介绍服药的注意事项及用后可能出现的反应（恶心、食欲缺乏、闭经、乏力或体重增加等），使其解除思想顾虑，提高治疗效果。

（4）用药期间注意有无卵巢子宫内膜异位囊肿破裂的征象，如出现急性腹痛应及时通知医师，并做好剖腹探查的各项准备。

（5）对需要手术者应按腹部手术做好术前准备和术后护理。

（6）出院健康教育：加强患者对病程及治疗的认识，指导伤口处理和康复教育，术后6周避免盆浴和性生活,6 周后来院复查。

五、护理评价

(1)患者无焦虑的表现并对治疗充满信心。

(2)患者能按时服药并了解药物的反应。

(3)自觉症状缓解和消失。

（任爱萍）

第十二节　子宫腺肌病

子宫腺肌病是指当子宫内膜腺体和间质侵入子宫肌层时,形成弥漫或局限性的病变,是妇科常见病。多发生于 30～50 岁经产妇;约 15% 患者同时合并子宫内膜异位症;约 50% 患者合并子宫肌瘤;临床病理切片检查发现 10%～47% 子宫肌层中有子宫内膜组织,但 35% 无临床症状。

多次妊娠及分娩、人工流产、慢性子宫内膜炎等造成子宫内膜基底层损伤,子宫内膜自基底层侵入子宫肌层内生长,可能是主要原因。此外,由于内膜基底层缺乏黏膜下层的保护,在解剖机构上子宫内膜易于侵入肌层。腺肌病常合并子宫肌瘤和子宫内膜增生,提示高水平雌孕激素刺激,也可能是促进内膜向肌层生长的原因之一。

应视患者症状、年龄、生育要求而定。药物治疗,适用于症状较轻,有生育要求和接近绝经期的患者;年轻或希望生育的子宫腺肌瘤患者,可试行病灶挖除术;症状严重、无生育要求或药物治疗无效者,应行全子宫切除术。

一、护理评估

(一)健康史

了解患者年龄、婚姻、月经史、婚育史、生育史、出现典型症状的情况以及对患者身心的影响,了解患者既往患病史。子宫腺肌病多发生于生育年龄的经产妇,常合并内异症和子宫肌瘤,有多次妊娠及分娩或过度刮宫史。生殖道阻塞,如单角子宫、宫颈阴道不通畅患者等常同时合并腺肌病。

(二)生理状况

1.症状

询问患者是否有经量过多、经期延长和逐渐加重的进行性痛经。

2.体征

妇科检查时子宫均匀性增大或局限性隆起、质硬且有压痛。

3.辅助检查

阴道 B 超提示子宫增大,肌层中不规则回声增强;盆腔 MRI 可协助诊断;宫腔镜下取子宫肌肉活检,可确诊。

(三)高危因素

1.年龄

40岁以上的经产妇。

2.子宫损伤

多次妊娠、人工流产、慢性子宫内膜炎等造成子宫内膜基底层损伤。

3.先天不足

生殖道阻塞,如单角子宫、宫颈阴道不通、有子宫无阴道的先天畸形等。

4.卵巢功能失调

高水平雌孕激素刺激者,如子宫肌瘤、子宫内膜增生患者。

(四)心理-社会因素

了解患者对疾病的认知,是否存在焦虑、恐惧等表现;了解患者家庭关系,是否因不孕或继发不孕影响夫妻、家庭关系;了解患者的经济水平等。

二、护理诊断

(一)焦虑

其与月经改变和痛经有关。

(二)知识缺乏

其与缺乏自我照顾及与手术相关的知识有关。

(三)舒适改变

其与痛经有关。

三、护理目标

(1)患者能正确认识疾病的性质及发生原因,解除紧张、恐惧的心理,坚定治疗信心。

(2)患者自觉疼痛症状缓解。

四、护理措施

(一)症状护理

1.月经改变

经量增多者,指导患者使用透气棉质卫生巾,保留卫生巾称重,以评估月经量;经期延长者,早晚用温开水清洗外阴各1次,以防逆行感染。若合并贫血,需指导患者遵医嘱服用药物,观察贫血的改善情况。

2.痛经

询问患者疼痛部位、性质、疼痛开始时间及持续时间。疼痛轻者,指导患者腹部热敷、卧床休息;疼痛重者,遵医嘱给予前列腺素合成酶抑制剂。

(二)用药护理

1.口服避孕药

其适用于轻度内异症患者,常用低剂量高效孕激素和炔雌醇复合制剂,用法为每天1片,连续用6~9个月,护士需观察药物疗效,观察患者有无恶心、呕吐等不良反应。

2.促性腺激素释放激素激动剂

常用药物:亮丙瑞林 3.75 mg,月经第 1 天皮下注射后,每隔28 天注射 1 次,共 3～6 次。需观察有无潮热、阴道干燥、性欲减退和骨质丢失等不良反应,停药后可消失。连续用药 3 个月以上者,需添加小剂量雌激素和孕激素,以防止骨质丢失。

3.左炔诺孕酮宫内节育器(LNG-IUS)

治疗初期部分患者会出现淋漓出血、下移甚至脱落等,需加强随访。

(三)手术护理

1.保守手术

如小病灶挖除术或子宫肌壁楔形切除术,可明显减轻症状并增加妊娠概率。指导其术后 6 个月受孕。

2.子宫切除术

年轻或未绝经的患者可保留卵巢;绝经后或合并严重子宫内膜异位症者,可行双卵巢切除术。

(四)心理护理

(1)痛经、月经改变以及贫血影响患者生活质量,患者焦虑烦躁,向患者说明月经时轻度疼痛不适是生理反应,给予舒缓的音乐、舒适的环境,保证足够的休息和睡眠,患者及家属、护士共同制订规律而适度的锻炼计划,家属督促患者适度锻炼,可缓解患者的心理压力。

(2)手术患者担心预后和性生活,应向患者说明子宫切除术后症状可基本消失,生活质量会得到改善。此外,也应说明子宫是月经来潮和孕育胎儿的器官,切除子宫不会男性化,增加对治疗的信心。

(五)健康指导

(1)指导患者随访:手术患者出院后 3 个月到门诊复查,了解术后康复情况。

(2)保守手术和子宫切除患者,术后休息 1～3 个月,3 个月之内避免性生活及阴道冲洗,避免提举重物,防止正在愈合的腹部肌肉用力,并应逐渐加强腹部肌肉的力量。未经医护人员许可避免从事可增加盆腔充血的活动,如跳舞、久站等。

(3)有生殖道阻塞疾病时,嘱患者积极治疗,实施整形手术。

(4)对实施保守手术治疗的患者,指导其术后 6 个月受孕。

(5)注意高危因素与妇科疾病的相关性,定期做好妇科病普查。

五、护理评价

(1)医务人员避免过度刮宫,减少内膜碎片进入肌层的机会。

(2)药物治疗过程中如出现严重的绝经期症状,可酌情反向添加治疗,提高雌激素水平,降低相关血管症状和骨质疏松的发生,也可提高患者的顺应性。

(任爱萍)

第十三节　子宫脱垂

子宫脱垂是指子宫从正常位置沿阴道下降,子宫颈外口达到坐骨棘水平以下,甚至子宫部分全部脱出阴道口外,常伴有阴道前后壁膨出。

一、护理评估

(一)健康史

1.病因与发病机制

(1)分娩损伤:分娩损伤是最主要的原因。在分娩过程中,产妇过早屏气,第二产程延长或经阴道手术助产,盆底肌肉、筋膜以及子宫韧带过度伸展,甚至撕裂,分娩后未及时修补或修补不佳。产褥期产妇过早体力劳动,过高的腹压会压迫子宫向下移位发生脱垂。

(2)长期腹压增加:如长期慢性咳嗽、习惯性便秘、久站、久蹲等使腹内压增高,迫使子宫向下移位,导致脱出,产褥期腹压增加更容易导致子宫脱垂。

(3)盆底组织发育不良或退行性变:子宫脱垂偶见于未产妇女,主要为先天性盆底组织发育不良所致。老年妇女盆底组织萎缩退化或支持组织削弱,也可发生子宫脱垂。

2.病史评估

了解患者分娩史,评估其有无第二产程延长、阴道助产等难产史,产后恢复情况;了解患者有无慢性病病史,如长期慢性咳嗽等;是否存在先天性盆底组织发育不良。

(二)身心状况

1.症状

子宫脱垂轻度时(Ⅰ度)可无自觉症状,加重后(Ⅱ、Ⅲ度)出现以下症状:

(1)下坠感及腰背酸痛:常在久站、走路与重体力劳动时加重,卧床休息后症状减轻。

(2)肿物自阴道脱出:走路、蹲或排便等腹压增加时,阴道口有一肿物脱出。轻者平卧休息后可自行恢复,重者不能自行恢复,需用手还纳,甚至用手也难以还纳,行走不便。

(3)阴道分泌物增多:脱出的子宫及阴道壁由于反复摩擦而发生感染,有脓血性分泌物渗出。

(4)大小便异常:由于膀胱、尿道膨出,患者常伴有尿频、尿急甚至尿潴留或压力性尿失禁。直肠膨出的患者可伴有便秘和排便困难等。

2.体征

患者取膀胱截石位,根据患者向下用力屏气时子宫下降的程度,将子宫脱垂分为三度。

Ⅰ度:轻型为子宫颈外口距处女膜处小于 4 cm,但未达处女膜缘;重型为宫颈外口已达处女膜缘,检查时在阴道口可见子宫颈。

Ⅱ度:轻型为宫颈已脱出阴道口,但宫体仍在阴道内;重型为宫颈或部分宫体脱出阴道口外。

Ⅲ度:子宫颈及宫体全部脱出至阴道口外。脱出的子宫及阴道壁由于长期暴露摩擦,导致宫颈及阴道壁可见溃疡,有少量阴道出血或脓性分泌物。

3.心理-社会状况

由于长期的子宫脱垂使患者行动不便,不能从事体力劳动,使工作和生活受到影响,患者感到烦恼、痛苦;严重会影响性生活,患者常出现烦躁、焦虑、情绪低落等。

二、辅助检查

注意检查血常规,注意张力性尿失禁及妇科检查情况。

三、护理诊断及合作性问题

(一)焦虑
与长期的子宫脱出影响日常生活和工作有关。

(二)舒适的改变
与子宫脱出影响行动有关。

(三)组织完整性受损
与外露子宫、阴道前后壁长期摩擦有关。

四、护理目标

(1)患者情绪稳定,能配合治疗、护理活动。

(2)患者病情缓解,舒适感增加。

(3)患者组织完整,无受损。

五、护理措施

(一)一般护理

(1)指导患者保持外阴干燥、清洁,每天用流水冲洗外阴,禁止使用刺激性强的药液。有溃疡者每天用0.02%高锰酸钾液坐浴1~2次,每次20~30分钟,勤换内衣裤。

(2)有肿块脱出者及早就医,及时回纳脱出物并教会患者正确的回纳手法,病情重不能回纳者,应卧床休息,减少下地活动次数和时间。

(3)教给患者做盆底肌肉锻炼,如做提肛运动;指导患者避免增加腹压的情形,如咳嗽、久站及久蹲等;保持大便通畅,每天进食蔬菜应保持500 g。

(4)每天为患者提供酸性果汁,可保持尿液呈酸性,不利于细菌生长;指导患者练习卧床排尿;若有肿块脱出影响排尿,指导患者排尿前先将脱出物还纳。尿潴留留置尿管者,应间歇放尿以训练膀胱功能。排尿功能恢复正常后,鼓励患者每天饮水2 000 mL以上。

(5)嘱患者加强营养,进食高蛋白、高维生素食物,增强体质。

(二)心理护理

帮助患者树立战胜疾病的信心,耐心讲解子宫脱垂的知识和预后,鼓励病友间交流沟通,促进积极因素。

(三)病情监护

观察患者有无外阴异物感,子宫脱垂的程度;注意阴道分泌物的颜色、气味、性状。

(四)治疗护理

1.治疗原则

治疗以安全、简单、有效为原则。

(1)非手术治疗:用于Ⅰ度轻型子宫脱垂,年老不能耐受手术或需要生育者。①支持疗法:注意休息,增加营养,保持大便通畅,避免重体力劳动,治疗增加腹压的疾病,加强盆底肌的锻炼。②子宫托:子宫托是一种支持子宫和阴道壁使其维持在阴道内不脱出的工具,适用于各度子宫脱垂及阴道前后壁膨出的患者。重度子宫脱垂伴盆底肌明显萎缩以及宫颈或阴道壁有炎症或有溃疡者均不宜使用,经期和妊娠期停用。

(2)手术治疗:适用于非手术治疗无效或Ⅱ度、Ⅲ度子宫脱垂者。手术方式主要包括:阴道前后壁修补术;阴道前后壁修补加主韧带缩短及宫颈部分切除术,也叫曼彻斯特(Manchester)手术;经阴道子宫全切除及阴道前后壁修补术;阴道纵隔成形术等。

2.治疗配合及特殊专科护理

(1)支持治疗的护理:教会患者做盆底肌肉锻炼增强盆底肌肉张力。做缩肛运动,用力收缩3~10秒,放松5~10秒,每次连续5~10分钟,每天3~4次,持续3个月。

(2)教会患者使用子宫托(图5-2)。①放托:患者排空直肠、膀胱,洗净双手,取半卧位或蹲位,双腿分开,一手持子宫托盘呈倾斜位进入阴道内,将托柄向内、向上旋转,直至托盘达子宫颈,向下屏气,使托盘吸附于宫颈,托柄弯曲度朝前,对正耻骨弓后面。②取托:手指捏住托柄轻轻摇晃,待负压消失后向后外方牵拉取出。③注意事项:放置子宫托之前阴道应有一定水平的雌激素作用,绝经后的妇女可用阴道雌激素霜剂,4~6周后再使用子宫托;经期和妊娠期停用;选择大小合适的子宫托,以放置后不脱出又无不适为宜;每晚取出洗净,次晨放入,切忌久置不取,以免过久压迫导致生殖道糜烂、溃疡甚至瘘;放托后,分别于第1、3、6个月时到医院检查1次,以后每3~6个月到医院复查。

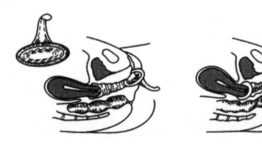

图5-2　喇叭形子宫托及放置

(3)做好术前、术后护理:术前护理同外阴、阴道手术护理。术后除按外阴、阴道手术患者的护理外,应卧床休息7~10天,留尿管10~14天。避免增加腹压,坚持肛提肌锻炼。

六、健康指导

休息3个月,3个月内禁止性生活、盆浴,半年内避免重体力劳动;术后2个月、3个月分别门诊复查;宣传产后护理保健知识,进行产后体操锻炼和盆底肌锻炼,增强体质;积极治疗便秘、慢性咳嗽等长期性疾病;实行计划生育。

七、护理评价

评价护理目标是否达到,护理措施的实施情况,健康指导是否落实到位,有无新的护理问题出现。

(虞淑平)

第十四节　子宫肌瘤

子宫肌瘤是女性生殖器官中最常见的一种良性肿瘤。主要由子宫平滑肌组织增生而成,其间还有少量的纤维结缔组织。多见于30~50岁女性。由于肌瘤生长速度慢,对机体影响不大。

所以,子宫肌瘤的临床报道发病率远比真实的要低。

一、护理评估

(一)健康史

了解患者一般情况,评估月经史、婚育史,是否有不孕、流产史;询问有无长期使用雌激素类药物。如果接受过治疗,还应了解治疗的方法及所用药物的名称、剂量、用法及用药后的反应等。

(二)身体状况

1.症状

了解有无月经异常、腹部肿块、白带增多或贫血、腹痛等临床表现,了解出现症状的时间及具体表现。

2.体征

了解妇科检查结果,子宫是否均匀或不规则增大、变硬,阴道有无子宫肌瘤脱出等情况。了解 B 超检查所示结果中肌瘤的大小、个数及部位等。

(三)心理-社会状况

患者及家属对子宫肌瘤缺乏认识,担心肿瘤为恶性,对治疗方案的选择犹豫不决,对需要手术治疗而焦虑不安,担心手术切除子宫可能会影响其女性特征,影响夫妻生活。

二、护理诊断

(一)营养失调

低于机体需要量:与月经改变、长期出血导致贫血有关。

(二)知识缺乏

缺乏子宫肌瘤疾病发生、发展、治疗及护理知识。

(三)焦虑

与月经异常、影响正常生活有关。

(四)自我形象紊乱

与手术切除子宫有关。

三、护理目标

(1)患者获得子宫肌瘤及其健康保健知识。

(2)患者贫血得到纠正,营养状况改善。

(3)患者出院时,不适症状缓解。

四、护理措施

(一)心理护理

评估患者对疾病的认知程度,尊重患者,耐心解答患者提出的问题,告知患者和家属子宫肌瘤是妇科最常见的良性肿瘤,手术或药物治疗都不会影响今后日常生活和工作,让患者消除顾虑,纠正错误认识,配合治疗。

(二)缓解症状

对出血多需住院的患者,护士应严密观察并记录其生命体征变化情况,协助医师完成血常规及凝血功能检查、备血、核对血型、交叉配血等。注意收集会阴垫,评估出血量。按医嘱给予止血药和子宫收缩剂,必要时输血、补液、抗感染或刮宫止血。巨大子宫肌瘤者常出现局部压迫症状,如排尿不畅者应予以导尿;便秘者可用缓泻剂缓解不适症状。带蒂的浆膜下肌瘤发生扭转或肌瘤红色变性时应评估腹痛的程度、部位、性质,有无恶心、呕吐、体温升高征象。需剖腹探查时,护士应迅速做好急诊手术前准备和术中术后护理。保持患者的外阴清洁干燥,如黏膜下肌瘤脱出宫颈口者,应保持其局部清洁,预防感染,为经阴道摘取肌瘤者做好术前准备。

(三)手术护理

经腹或腹腔镜下行肌瘤切除或子宫切除术的患者按腹部手术患者的一般护理,并要特别注意观察术后阴道流血情况。经阴道黏膜下肌瘤摘除术常在蒂部留置止血钳24～48小时,取出止血钳后需继续观察阴道流血情况,按阴道手术患者进行护理。

(四)健康教育

1.保守治疗的患者

需定期随访,护士要告知患者随访的目的、意义和随访时间。应3～6个月定期复查,期间监测肌瘤生长状况、了解患者症状的变化,如有异常及时和医师联系,修正治疗方案。对应用激素治疗的患者,护士要向患者讲解用药的相关知识,使患者了解药物的治疗作用、使用剂量、服用时间、方法、不良反应及应对措施,避免擅自停药和服药过量引起撤退性出血和男性化。

2.手术后的患者

出院后1个月门诊复查,了解患者术后康复情况,并给予术后性生活、自我保健、日常工作恢复等健康指导。任何时候出现不适或异常症状,需及时随诊。

五、结果评价

(1)患者能叙述子宫肌瘤保守治疗的注意事项或术后自我护理措施。

(2)患者面色红润,无疲倦感。

(3)患者出院时,能列举康复期随访时间及注意问题。

(虞淑平)

第十五节　葡　萄　胎

葡萄胎是因妊娠后胎盘滋养细胞增生,间质高度水肿,出现大小不一的水泡,水泡间借蒂相连成串,形如葡萄而得名,也称水泡状胎块。葡萄胎分为完全性葡萄胎和部分性葡萄胎两类,其中大多数为完全性葡萄胎。其主要病理变化:完全性葡萄胎表现为水泡状胎块占满整个子宫腔,无胎儿及其附属物,镜下见绒毛体积增大,滋养细胞增生,间质高度水肿和间质内胎源性血管消失;部分性葡萄胎表现为仅部分绒毛变为水泡,常合并胚胎组织,胎儿多已死亡,镜下见部分绒毛水肿,滋养细胞轻度增生,间质内可见有核红细胞的胎源性血管,还可见胚胎和胎膜的组织结构。

一、护理评估

(一)健康史

了解患者有无导致葡萄胎的高危因素,如妊娠年龄、社会经济地位、营养状况等。了解患者及其家族的既往疾病史,包括滋养细胞疾病史、月经史、生育史等。

(二)身体状况

1.症状

(1)停经后阴道流血:最常见症状,多在停经 8～12 周后出现不规则阴道流血,量多少不定,呈反复性,有时血中可发现水泡状物排出。葡萄胎反复出血如不及时治疗,可导致贫血及继发感染。

(2)妊娠呕吐:较正常妊娠发生早,症状严重而持续时间长。

(3)妊娠期高血压疾病征象:可在妊娠 20 周前出现高血压、水肿和蛋白尿且症状严重。

(4)腹痛:由葡萄胎生长迅速使子宫过度扩张所致,表现为阵发性下腹痛,一般不剧烈,能忍受。若发生黄素化囊肿扭转或破裂,可出现急腹症。

2.体征

(1)子宫异常增大、变软:大多数葡萄胎患者的子宫大于相应的停经月份的妊娠子宫,质地变软,并伴有血清 HCG 水平异常升高。

(2)卵巢黄素化囊肿:由于大量 HCG 刺激卵巢,卵泡内膜细胞发生黄素化而形成囊肿,称为卵巢黄素化囊肿。常为双侧,葡萄胎清除后 2～4 个月可自行消退。

(三)心理-社会状况

患者知情后会出现极大的情绪不安,担心疾病会恶变或对今后生育有影响,并表现出对清宫手术的恐惧和担心。

(四)辅助检查

1.人绒毛膜促性腺激素(HCG)测定

葡萄胎因滋养细胞高度增生,产生大量 HCG,患者血清、尿中的 HCG 均增高,且持续不降。如血清中的 β-HCG 在 100 kU/L 以上。

2.B 超检查

可见子宫大于相应孕周大小的子宫,无妊娠囊或胎心搏动,子宫腔内充满不均质密集状或短条状回声,呈"落雪状",若水泡较大而形成大小不等的回声区,则呈"蜂窝状"。

(五)处理要点

1.清宫术

葡萄胎一经确诊,应及时清除子宫腔内容物。术后选取水泡小、贴近子宫壁的组织送病理检查。子宫大一次刮净有困难时,可于 1 周后行第二次刮宫。

2.预防性化疗

下列情况可考虑采用预防性化疗:①清宫后 HCG 持续不降或下降缓慢者;②子宫明显大于相应孕周大小的子宫者;③黄素化囊肿直径大于 6 cm 者;④年龄大于 40 岁者;⑤无条件随访者。常选用甲氨蝶呤、氟尿嘧啶或放线菌素-D 单一药物化疗 1 个疗程。

3.子宫切除术

对于年龄大于 40 岁、无生育要求者,可行全子宫切除术,保留双侧卵巢。但子宫切除不能防止转移,不能替代化疗。手术后仍需定期随访。

二、护理问题

(一)焦虑/恐惧

与担心疾病预后有关。

(二)有感染的危险

与反复阴道流血及清宫术有关。

(三)知识缺乏

与缺乏疾病的信息和随访的有关知识有关。

三、护理措施

(一)一般护理

保持病房内空气清新、安静舒适,告知患者卧床休息。鼓励患者进高热量、高蛋白质、高维生素、易消化的食物,以增强机体的抵抗力。

(二)病情观察

1.严密观察

阴道流血情况排出物中有无水泡样组织,并嘱患者保留会阴垫,以便准确估计出血量。

2.监测生命体征

发现患者阴道大量流血及清宫术中大出血时,应立即报告医师,并严密观察患者面色、血压、脉搏、呼吸等征象。

(三)对症护理

(1)术前应建立静脉通路,补充血容量,吸氧,备好缩宫素、抢救药品及物品。

(2)保持外阴部清洁,每天擦洗。

(3)遵医嘱使用抗生素,复查血常规。

(四)心理护理

引导患者说出心理感受,评估患者对疾病的心理承受能力、接受清宫术的心理准备及目前存在的主要心理问题。多与患者沟通,解答患者疑问,解除不必要的思想顾虑。

(五)健康指导

葡萄胎患者作为高危人群,其随访有重要意义。通过定期随访患者,可早期发现妊娠滋养细胞肿瘤并及时治疗。随访内容应包括:①HCG 定量测定,葡萄胎清宫术后每周测定 1 次,直至降低到正常水平。随后 3 个月内仍每周 1 次,此后 3 个月每 2 周 1 次,然后每月检查 1 次持续半年,此后每半年 1 次,共随访 2 年。②在随访 HCG 的同时,应注意患者月经是否规则,有无异常阴道流血、咳嗽、咯血及其他转移灶症状,有无定时做妇科检查、盆腔 B 超检查及胸部 X 线检查。

在葡萄胎随访期间患者必须严格避孕 1 年。首选避孕套,一般不选用宫内节育器或药物避孕,以免穿孔或混淆子宫出血的原因。

(虞淑平)

第十六节　侵蚀性葡萄胎与绒毛膜癌

侵蚀性葡萄胎是指葡萄胎组织侵入子宫肌层引起组织破坏或转移至子宫以外,是继发于葡萄胎之后,具有恶性肿瘤行为,但恶性程度不高,多发生在葡萄胎清除后 6 个月内。绒毛膜癌(choriocarcinoma,CC)是一种高度恶性肿瘤,可继发于正常或异常妊娠之后,早期即可通过血行转移至全身,破坏组织及器官,引起出血坏死。

侵蚀性葡萄胎病理特点为大体可见子宫肌层内有大小不等、深浅不一的水泡状组织。病灶接近子宫浆膜层时,表面可见紫蓝色结节。镜下可见侵入子宫肌层的水泡状组织的形态和葡萄胎相似,绒毛结构及滋养细胞增生和分化不良。绒毛膜癌原发于子宫,肿瘤常位于子宫肌层内,也可突向子宫腔或穿破浆膜,病灶为单个或多个,与周围组织分界清,质地软而脆,暗红色,伴出血坏死。镜下表现为滋养细胞极度不规则增生,肿瘤中不含间质和自身血管,无绒毛或水泡状结构。

一、护理评估

(一)健康史

详细询问患者月经史、生育史及避孕情况,有无妊娠史;如果是葡萄胎清宫术后患者,应详细了解第一次刮宫情况,包括刮宫时间、水泡大小、刮宫量及病理检查结果;了解葡萄胎排空后的随访情况,流产、足月产、异位妊娠后的恢复情况。

(二)身体状况

1.症状

(1)不规则阴道流血:在葡萄胎清宫术、流产或分娩后,出现持续不规则的阴道流血,量多少不定,可继发贫血。

(2)假孕症状:由于肿瘤分泌的 HCG 及雌、孕激素的作用,表现为乳房增大,乳头及乳晕着色,甚至有初乳样分泌,外阴、阴道、子宫颈着色,生殖道质地变软。

(3)腹痛:一般无腹痛。若病灶穿破子宫浆膜层时,可引起急性腹痛。

(4)转移灶症状:侵蚀性葡萄胎及绒毛膜癌主要转移途径是血行播散,出现肺转移、阴道转移、肝转移、脑转移。

2.体征

子宫增大,质地软,形态不规则,有时可触及两侧或一侧卵巢黄素化囊肿。如肿瘤穿破子宫导致腹腔内出血,可有腹部压痛及反跳痛。

(三)心理-社会状况

患者对疾病的预后产生无助感,恐惧化疗和手术。常因子宫切除造成生育无望而绝望,迫切希望得到其亲人的理解和帮助。

(四)辅助检查

1.血 β-HCG 测定

在葡萄胎排空后 9 周或流产、足月产、异位妊娠后 4 周持续阳性。

2.B 超检查

子宫肌层内可见无包膜的强回声团块等。

3.胸部 X 线检查

最初 X 线征象为肺纹理增粗,典型表现为棉絮状或团块状阴影。

4.MRI 检查

可发现肺、脑、肝等部位的转移病灶。

5.组织病理学检查

观察侵犯范围、有无绒毛结构,可区别葡萄胎、侵蚀性葡萄胎及绒毛膜癌(表 5-1)。

表 5-1　葡萄胎、侵蚀性葡萄胎、绒毛膜癌的鉴别

项目	葡萄胎	侵蚀性葡萄胎	绒毛膜癌
病史	无	多发生在葡萄胎清宫术后 6 个月以内	常发生在各种妊娠后 12 个月以上
绒毛结构	有	有	无
浸润深度	蜕膜层	肌层	肌层
组织坏死	无	有	有
肺转移	无	有	有
肝、脑转移	无	少	较易
HCG 测定	＋	＋	＋

(五)处理要点

以化疗为主,手术和放疗为辅。年轻未生育者尽可能不切除子宫,以保留生育能力。

如不得已切除子宫者仍可保留正常的卵巢。需手术治疗者一般主张先化疗,待病情基本控制后再行手术,对肝、脑有转移的重症患者,除以上治疗外,可加用放疗治疗。

二、护理问题

(一)有感染的危险

与阴道流血、化疗导致机体抵抗力降低,晚期患者长期卧床有关。

(二)预感性悲哀

与担心疾病预后有关。

(三)潜在并发症

阴道转移、肺转移、脑转移。

三、护理措施

(一)一般护理

保持病室空气清新,温度适宜,定期进行病房消毒。嘱患者卧床休息,鼓励患者进高蛋白质、高维生素、易消化的饮食。

(二)病情观察

除观察患者阴道流血及腹痛情况外,还应注意有无咯血、呼吸困难等肺转移症状,及有无头痛、呕吐、视力障碍、偏瘫等脑转移征象。发现异常情况,立即报告医师并配合抢救工作。

（三）对症护理

1.预防感染

（1）监测体温、血常规的变化,对全血细胞计数减少或白细胞计数减少的患者遵医嘱少量多次输新鲜血或行成分输血,并进行保护性隔离。

（2）限制探陪人员,嘱患者少去公共场所,以防感染。

（3）遵医嘱应用抗生素。

2.有转移病灶患者的护理

（1）阴道转移患者的护理:①禁止做不必要的阴道检查,密切观察阴道出血情况;②备血并准备好各种抢救器械和物品,如破溃大出血,应立即通知医师并配合抢救。

（2）肺转移患者的护理:①卧床休息,有呼吸困难者给予半卧位,并吸氧;②对大咯血患者,应严密观察有无窒息及休克,如发现异常应立即通知医师,给予头低侧卧位,轻叩背部,排出积血,保持呼吸道通畅。

（3）脑转移患者的护理:①采取相应的护理措施,预防跌倒、吸入性肺炎、压疮等情况;②积极配合医师治疗,按医嘱补液,给予止血剂、脱水剂、吸氧、化疗等;③配合医师做好 HCG 测定、腰椎穿刺、CT 等检查。

（四）心理护理

主动与患者交谈,鼓励其宣泄内心的痛苦。耐心讲解疾病有关知识、治疗方法与治疗效果,列举治疗成功的病例,帮助患者树立战胜疾病的信心。

（五）健康指导

指导患者严密随访。第 1 年每月随访 1 次,1 年后每 3 个月随访 1 次共 3 年,以后每年 1 次共 5 年。随访内容及避孕指导同葡萄胎的相关内容。

（虞淑平）

第十七节　生殖器结核

由结核分枝杆菌引起的女性生殖器炎症称为生殖器结核,又称结核性盆腔炎。可出现不孕、月经失调、下腹坠痛。全身症状,若为活动期,可有结核病的一般症状,如发热、盗汗、乏力、食欲缺乏、体重减轻。

一、护理评估

（一）月经失调

子宫内膜结核早期因内膜充血及溃疡,可有月经过多;晚期因内膜遭到不同程度的破坏,可出现月经稀少或闭经。

（二）下腹坠痛

因炎症及粘连所致,经期常加重。

（三）全身症状

若在活动期,可有结核病的一般症状,如发热、盗汗、食欲缺乏等。

（四）不孕

由于输卵管的黏膜破坏与粘连、管腔阻塞或管腔僵硬、活动受限可致不孕。

二、护理诊断

（一）疼痛

其与炎症引起下腹疼痛有关。

（二）营养失调：低于机体需要量

其与结核所致慢性消耗有关。

三、护理措施

（1）注意休息，急性期患者至少休息3个月，慢性患者可以从事轻松的工作。

（2）加强营养、增强体质。

（3）督促患者按时、按量、按疗程接受药物治疗，以达到彻底治愈，防止复发。

（4）注意药物的毒性反应，如眩晕、口麻、耳鸣、四肢麻木、恶心、呕吐、肝功能损坏等，及时向医师反映情况。

四、健康指导

（1）注意个人卫生尤其经期卫生，节制性生活，以防反复感染。

（2）向患者讲授疾病发生、发展过程、治疗措施、重点讲解用药注意事项，增加患者参与意识，树立患者战胜疾病的信心。

五、注意事项

（1）疼痛控制、不影响休息睡眠。

（2）患者营养能满足机体需要。

（虞淑平）

第十八节　性传播疾病

一、尖锐湿疣

尖锐湿疣是由人类乳头瘤病毒（human papilloma virus，HPV）感染引起的鳞状上皮疣状增生性病变的性传播疾病。它已成为女性常见的性传播疾病，其发病率仅次于淋病，居第二位，常与多种性传播疾病同时存在。温暖、潮湿的外阴皮肤、黏膜交界处有利于其生长繁殖，因此见于外阴部、大小阴唇、阴阜、肛门周围，约30%同时见于阴道、宫颈。妊娠、糖尿病、影响细胞免疫功能的全身疾病等使尖锐湿疣生长迅速。

(一)护理评估

1.健康史

(1)病因评估:人类乳头瘤病毒是一种最小的DNA(脱氧核糖核酸)病毒,呈球形,分型较多,HPV还与生殖道恶性肿瘤有关。有不洁性生活史及多个性伴侣者最易感染;早年性交、多个性伴侣、免疫力低下、吸烟及高激素水平为高危因素。

(2)传播途径评估。①直接传播:性交是主要传播途径;②间接传播:偶有通过污染的衣物、器械间接传播;③其他传播:孕期有垂直传播的危险,分娩时可通过产道传播。

(3)病史评估:评估性伴侣及性生活史,症状出现的严重程度等。

2.身心状况

(1)症状:大多数患者无症状,部分患者有瘙痒、烧灼痛或性交后疼痛等症状。潜伏期为2周~8个月,多见于20~30岁妇女。病变以性交时容易受损伤的部位多见,如舟状窝附近,大、小阴唇,肛门周围,尿道口,也可累及阴道和宫颈。

(2)体征:初起时为微小散在的乳头状疣,质软,粉色或污灰色。疣逐渐增多增大,互相融合形成鸡冠状或菜花状,顶端可有角化和感染溃烂。对典型病例,肉眼可诊断,对体征不典型者,可通过细胞学检查、病理组织学检查等来确诊。

(3)心理-社会状况:了解病程,了解患者对症状的反应,患者常因不正常的性接触产生自责、愤怒或迁怒及恐惧心理,不及时诊治或找小诊所而错过早期及时诊断治疗的机会,转为慢性或反复发作,严重危害患者的身体健康。

3.辅助检查

(1)涂醋酸试验:有助于鉴别亚临床HPV感染。

(2)阴道镜检查:有助于鉴别亚临床HPV感染和精确取材进行病理组织检查。

(3)病理组织学检查:主要用于不典型病例和排除恶性病变。

(4)聚合酶链反应方法:可以检测极微量的人类乳头瘤病毒感染。

(二)护理诊断及合作性问题

1.皮肤或黏膜完整性受损

与人类乳头瘤病毒感染有关。

2.舒适改变

与外阴瘙痒、性交疼痛有关。

3.焦虑

与担心预后,怕他人知道自己患性病而不接纳有关。

(三)护理目标

(1)患者皮肤或黏膜完整无受损。

(2)患者主要症状明显改善,甚至完全消失,舒适感增加。

(3)患者焦虑缓解,能积极配合治疗与护理。

(四)护理措施

1.一般护理

指导患者加强营养,注意劳逸结合,增强机体抵抗力,注意外阴清洁卫生。

2.心理护理

以耐心、热情、诚恳的态度对待患者,了解其思想顾虑,为患者介绍疾病相关知识,解除其焦虑心理,鼓励患者及早到医院接受正规诊断和治疗。

3.病情观察

观察有无外阴瘙痒、烧灼痛等。疾病部位的乳头状疣的颜色、质地是否角化或溃烂等。

4.治疗护理

(1)治疗原则:以局部治疗为主,去除疣体,改善症状和体征。治疗方法主要是药物、物理及手术治疗,尽量减少对患者身体的损害,防止配偶、胎儿及新生儿感染。

(2)用药护理。①局部治疗:小病灶选用 30%～50%三氯醋酸、1%酚丁胺软膏、5%氟尿嘧啶等药物涂于患处。干扰素具有抗病毒、调节免疫的作用,可作为辅助用药。氟尿嘧啶、疣敌在妊娠期用时,可引起畸胎,应禁用。使用药物外涂时,保护好正常部位的皮肤不受损伤。②物理疗法:大病灶、有蒂或多次顽固性复发的病灶应及时取活检排除恶性病变,采用手术方法切除病灶,包括激光、微波、冷冻、电灼等。激光治疗后,很少会发生外阴肿胀及出血,也不会出现瘢痕;冷冻、电灼治疗也安全有效,可用于妊娠各期。

(3)孕妇患病的护理:妊娠期应做好外阴护理,由于分娩后病灶可能消退,故主张孕期暂不处理;孕足月病灶局限于外阴者,可冷冻或手术切除;足月或近足月孕妇病灶大,累及阴道或宫颈,影响阴道分娩者应选择剖宫产术。

(五)健康指导

(1)保持外阴清洁卫生,避免混乱的性关系,预防为主,强调配偶或性伴侣同时治疗。

(2)注意隔离,被污染的衣裤、生活用品要及时消毒、暴晒,禁止与婴儿同床,卫生用具分开使用。

(3)坚持复查,反复生长的尖锐湿疣应防止恶变。

(六)护理评价

(1)患者是否无局部瘙痒及疼痛,舒适感是否增加。

(2)患者焦虑情绪是否缓解,是否能正确复述与此疾病的相关知识,积极配合治疗。

二、淋病

淋病是我国近年发病率最高的性传播疾病,是当下性病防治的重点。它由革兰阴性的淋病奈瑟菌(简称淋菌)感染引起,以侵袭生殖、泌尿器官黏膜的柱状上皮及移行上皮为特点,可波及尿道、尿道旁腺、前庭大腺等处,以宫颈管感染最多见。任何年龄均可发生,多见于 20～30 岁。

(一)护理评估

1.健康史

(1)病因评估:淋病奈瑟菌为革兰阴性双球菌,呈肾形,成双排列,离开人体不易生存,喜潮湿,怕干燥,在微湿的衣裤、毛巾、被褥中可生存 10～17 小时,离体后在完全干燥情况下 1～2 小时死亡。一般消毒剂或肥皂液均能使其迅速灭活。

(2)传播途径评估。①直接传播:性交是主要传播途径。②间接传播:接触患者污染的衣物、床上用品、浴盆、坐便器垫及消毒不严格的检查器械等可间接传播。③其他传播:妊娠合并淋菌感染其发病率为0.5%～5%,分娩时经产道传给新生儿致新生儿结膜炎。

(3)病史评估:评估性伴侣及有无性生活紊乱史,症状出现的严重程度等。

2.身心状况

淋病潜伏期为 3～7 天。60%～70%的患者无症状,易被忽视。感染初期病变局限于下生殖道、泌尿道,如病情发展可累及上生殖道。

(1)急性淋病:最早症状为尿急、尿痛、尿频等急性尿道炎的症状。白带增多,呈脓性。外阴红肿、有烧灼样痛。继而出现前庭大腺炎、急性宫颈炎的表现。如病程发展至上生殖道时,可发生子宫内膜炎、急性输卵管炎、输卵管卵巢囊肿、盆腔脓肿、弥漫性腹膜炎,甚至中毒性休克。表现为发热、寒战、恶心、呕吐、下腹两侧疼痛等。

(2)慢性淋病:急性淋病未经治疗或治疗不彻底可转为慢性。临床表现为慢性尿道炎、尿道旁腺炎、前庭大腺炎、慢性宫颈炎、慢性输卵管炎、输卵管积水等。淋菌可长期潜伏在尿道旁腺、前庭大腺或宫颈黏膜腺体深处,可引起反复急性发作。

3.心理-社会状况

了解患者对疾病的反应,患者因性生活紊乱而得病常产生自责、愤怒或迁怒及恐惧心理,不及时诊治或找小诊所而错过早期诊治时机,转为慢性或反复发作,严重危害患者的身体健康。

(二)辅助检查

1.涂片检查

取尿道或宫颈脓性分泌物染色涂片,在核心细胞内见到多个革兰阴性双球菌即可初步诊断。

2.宫颈管分泌物淋菌培养

对涂片可疑或临床表现可疑但涂片阴性者,再做分泌物培养。

(三)护理诊断及合作性问题

1.知识缺乏

与不了解病因及预防措施有关。

2.舒适改变

与疼痛、分泌物增多有关。

3.焦虑

与担心预后及对妊娠、胎儿的影响有关。

(四)护理目标

(1)患者正确复述预防及治疗此疾病的相关知识,做到积极配合并坚持治疗。

(2)患者分泌物减少,性状转为正常,舒适感增加。

(3)患者情绪稳定,能配合治疗与护理。

(五)护理措施

1.一般护理

嘱患者卧床休息,保持外阴清洁,做好严密的床边隔离。将患者接触过的生活用品进行严格的消毒灭菌,污染的手需经消毒液浸泡消毒等,防止交叉感染。

2.心理护理

给予患者关心、安慰,解除患者的思想顾虑,帮助患者树立治愈的信心。

3.病情观察

观察患者有无尿急、尿痛、尿频等尿路刺激症状;有无脓性白带、外阴灼痛等急性盆腔炎的症状。

4.治疗护理

(1)治疗原则:治疗原则为尽早、彻底。急性淋病以药物治疗为主,遵循及时、足量、规则用药的原则,目前将第三代头孢菌素作为首选药物。慢性淋病者需综合治疗。

（2）用药护理。①急性淋病：首选头孢曲松钠加用红霉素、阿奇霉素或多西环素，主张一次大剂量，能彻底治愈，性伴侣同时治疗。淋病合并衣原体感染，需同时治疗。②慢性淋病者单纯药物治疗效果差，应采用综合疗法，包括支持疗法、对症处理、物理疗法、封闭疗法及手术治疗等。

（3）孕妇患病的护理：①在淋病高发地区，孕妇应于产前常规筛查淋菌，最好在妊娠早、中、晚期各做 1 次宫颈分泌物涂片镜检淋菌，进行淋菌培养，以便及早确诊并得到彻底治疗。②孕期禁用喹诺酮类和四环素类药。③淋病孕妇娩出的新生儿，应预防性地用青霉素静脉滴注，用红霉素眼药膏涂双眼。新生儿可发生播散性淋病，于生后不久出现淋菌关节炎、脑膜炎、败血症等，治疗不及时可致死亡。

（六）健康指导

（1）治疗期间严禁性交，配偶或性伴侣同时治疗，指导治愈后随访。

（2）治愈标准：一般治疗后 7 天复查分泌物，以后每月查一次，连续 3 次阴性，方可确定治愈。

（3）消毒隔离：患者的内裤、毛巾、浴盆应煮沸消毒 5～10 分钟，患者所接触的物品及器具宜用 1％石炭酸溶液浸泡。

（七）护理评价

（1）患者症状是否消失。

（2）患者焦虑情绪是否缓解，是否能正确叙述疾病的发生、发展及治疗。

（3）患者是否积极治疗，是否能纠正不洁性生活，患病期间是否能禁止性生活。

三、梅毒

梅毒是由苍白密螺旋体引起的慢性、全身性的性传播疾病。苍白密螺旋体可累及全身多个脏器，并可通过胎盘传给胎儿，导致流产、早产、死产和先天梅毒。

（一）护理评估

1.健康史

（1）病因评估：梅毒的病原体是一种苍白密螺旋体，它可存在于梅毒患者皮肤黏膜、皮疹、体液中。当与健康人性交时，螺旋体就随分泌物进入健康人体内有破损的皮肤黏膜（即使很细微的肉眼看不见的损伤），而使接触者感染。苍白密螺旋体在体内可长期生存繁殖，只要条件适宜，它便可繁殖。苍白密螺旋体在体外不易生存，煮沸、干燥、肥皂水和一般的消毒剂容易将其杀死。

（2）传播途径评估。①直接传播：性交是主要传播途径，未经治疗的患者在感染后 1 年内最具传染性，随病程延长，传染性越来越小。②间接传播：通过输血、哺乳、衣裤、接吻、握手可间接传播。③垂直传播：妊娠可通过胎盘传给胎儿引起晚期流产、早产、死产或分娩先天梅毒儿，也可通过产道感染新生儿。

（3）病史评估：评估性伴侣及有无性生活紊乱史，曾否发生一期、二期、三期梅毒性皮疹史，妇女患者有无流产、早产、死胎及分娩先天梅毒儿史，性伴侣有无梅毒病史及治疗史，疑为先天梅毒者，询问其生母有无梅毒病史。

2.身心状况

60％～70％患者无症状，易被忽视或致他人感染。感染初期病变局限于下生殖道、泌尿道，如病情发展可累及上生殖道。

临床表现：梅毒的潜伏期为 2～4 周，早期主要表现为皮肤黏膜受损，晚期可侵犯心血管、神

经系统等重要脏器,造成劳动力丧失甚至死亡。根据梅毒的症状、体征、发展经过,可将其分为三期:

(1)一期梅毒:又称为硬下疳。①症状:外阴、阴唇、阴蒂、子宫颈等部位出现无痛性红色炎性结节。②体征:大部分发生于生殖器部位,男性多在阴茎、包皮等部位,女性多在大小阴唇、阴蒂等部位。呈圆形,直径1 cm左右,表面呈浅表溃疡,边缘整齐、隆起。经3~8周后常可自行愈合。

(2)二期梅毒。①症状:一期梅毒自然愈合后1~3个月,出现皮肤黏膜的广泛病变,即梅毒疹,并可见骨骼、心血管、神经系统等病变。②体征:躯干、四肢、面部、前额部出现梅毒疹,表现为斑丘疹、疱疹或脓疱疹。

(3)三期梅毒:一类发生于皮肤、黏膜、骨骼,不危及生命,成为良性晚期梅毒;另一类则累及心血管、神经系统等,称为恶性晚期梅毒。

3.心理-社会状况

患者易遭受社会及家庭的歧视,缺乏对梅毒相关知识的认知,或对其了解不透,因此易产生恐惧,故评估患者及伴侣的认知程度及心理状态。

(二)辅助检查

1.梅毒螺旋体血凝试验(TPHA)

在一期梅毒的硬下疳部位取少许血清,放于玻片上,置暗视野显微镜下观察,依据苍白密螺旋体强折光性和运动方式进行检测,对早期梅毒的诊断有重要意义。

2.梅毒血清学检查

硬下疳初期,梅毒血清反应大多呈阴性,以后阳性率逐渐升高,硬下疳出现6~8周后,血清反应全部变为阳性。此检查包括非梅毒螺旋体抗原试验和梅毒螺旋体抗原试验,前者用于普查、婚检、产前检查等筛查及疗效观察,后者用于证实试验,不适用于疗效观察。

3.脑脊液检查(CSF)

晚期梅毒患者,当出现神经症状,经过驱梅治疗无效时,应做脑脊液检查。

(三)护理诊断及合作性问题

1.意识缺乏

与不了解防治方法及对胎儿的影响有关。

2.舒适改变

与感染部位皮肤黏膜受损有关。

3.焦虑

与担心预后及对妊娠、胎儿的影响有关。

4.有感染的危险

与疾病恶化治疗无效有关。

(四)护理目标

(1)患者正确复述预防及治疗此疾病的相关知识,做到积极配合并坚持治疗。

(2)患者皮肤黏膜无受损,舒适感增加。

(3)患者能表达焦虑,与医护人员讨论疾病,积极参与治疗及护理。

(4)患者无感染发生或感染被及时发现和控制。

(五)护理措施

1.一般护理

嘱患者卧床休息,做好饮食护理,必要时静脉补充营养。保持外阴清洁,做好严密的床边隔离,将患者接触过的生活用品进行严格的消毒灭菌,污染过的手需经消毒液浸泡消毒等,防止交叉感染。

2.心理护理

正确对待患者,尊重患者,帮助其建立治愈的信心、恢复生活的勇气。

3.病情监护

观察外阴、阴唇、阴蒂、子宫颈等部位出现的无痛性红色炎性结节,皮肤黏膜的梅毒疹等。观察皮肤、黏膜损害的程度,有无继发感染,局部或全身淋巴结是否肿大,有无神经和心血管的损害。

4.治疗护理

(1)治疗原则:早期明确诊断,及时治疗,用药足量,疗程规则。首选苄星青霉素,对青霉素过敏者行脱敏治疗,治疗无效时可选用头孢类抗生素。治疗期间应避免性生活,男女双方同时接受检查和治疗。

(2)用药护理。①早期梅毒(包括一、二期梅毒及早期潜伏梅毒):苄星青霉素 240 万 U 分两侧臀部肌内注射,每周 1 次,共 2～3 次。青霉素过敏者应用盐酸四环素 500 mg,每天 4 次口服,连用 15 天。②晚期梅毒(包括三期皮肤、黏膜、骨骼梅毒,晚期潜伏梅毒)及二期复发梅毒:苄星青霉素 240 万 U 分两侧臀部肌内注射,每周 1 次,共 3 次。青霉素过敏者应用盐酸四环素 500 mg,每天 4 次口服,连用 30 天。

(3)孕妇患病的护理:孕妇早期和晚期梅毒,首选青霉素疗法,若青霉素过敏,改用红霉素,禁用四环素类药物。

(六)健康指导

(1)养成健康的性行为,治疗期间严禁性交,配偶或性伴侣同时接受检查及治疗。

(2)坚持随访,第 1 年每 3 个月复查 1 次,以后每半年复查 1 次,连续 2～3 年,包括临床表现和血清。对于神经梅毒患者主要是随访脑脊液检查,每半年 1 次,直到脑脊液检查完全转为正常,如在治疗 6 个月内血清滴度不下降或滴度升高 4 倍,应视为治疗无效或再度感染,需加倍治疗。对所有梅毒患者都要进行 HIV 检测。

(七)护理评价

(1)患者焦虑情绪缓解,主观感受良好。

(2)患者能基本明确该疾病的治疗及随访要求。

四、获得性免疫缺陷综合征

获得性免疫缺陷综合征(acquired immune-deficiency syndrome,AIDS,艾滋病)是由人类免疫缺陷病毒(human immune-dificiency virus,HIV)引起的一种以人体免疫功能严重损害为临床特征的高度传染性疾病,它造成机体多系统、多器官条件性感染和以恶性肿瘤为特征的致死性传染病。患者机体完全丧失抵御各种微生物侵袭的能力,极易导致各种机会性感染及多种罕见肿瘤,死亡率高,确诊后 1 年病死率为 50%,且目前尚无治疗良方。

（一）护理评估

1.健康史

（1）病因评估：HIV 主要侵袭辅助 T 淋巴细胞,使机体细胞免疫功能部分或完全丧失,患者机体完全丧失抵御各种微生物侵袭的能力,极易导致各种机会性感染及多种罕见肿瘤。HIV 属寄生性病毒,对外界抵抗力较弱,离开人体后不易存活,对热敏感,可被许多化学物质迅速灭活。

（2）传播途径评估：HIV 主要存在于人的血液、体液、精液、眼泪、唾液、阴道分泌物、胎盘和乳汁中,主要传播途径如下。①血液传播:输入污染的血制品、吸毒共用针管等。②性传播:性接触是目前主要的传播途径。③垂直传播:孕妇可通过胎盘传给胎儿。④其他传播:分娩时经软产道及出生后母乳喂养。

（3）病史评估：评估有无性生活紊乱史;有无其他性病史;有无药物依赖史;是否有接受血制品史;性伴侣是否已证实感染 HIV;是否来自 HIV 高发区。

2.身心状况

（1）临床表现:潜伏期 6 个月至 5 年或更长,儿童最短,妇女最长,患病后死亡率高。艾滋病患者常无明显异常,部分患者有原因不明的淋巴结肿大,颈部、腋窝最明显,表现为全身性、进行性病变至衰竭死亡。①机会性感染:感染范围广,发生率高,病原体多为正常宿主中罕见的、对生命威胁大的病原体。主要病原体为卡式肺囊虫、弓形虫、隐球菌、念珠菌、巨细胞病毒、疱疹病毒等。其起病缓慢,全身表现为原因不明的发热、乏力、不适、消瘦;呼吸系统表现为发热、咳嗽、胸痛、呼吸困难等;中枢神经系统表现为头痛、人格改变、意识障碍、局限性感觉障碍及运动神经障碍;消化系统表现为慢性腹泻、体重下降,严重者电解质紊乱,酸中毒死亡。②恶性肿瘤:卡式肉瘤最常见,多见于青壮年,肉瘤呈多发性,除皮肤广泛损害外,常累及口腔、直肠和淋巴。③皮肤表现:口腔、咽喉、食管、腹股沟、肛周等部位感染。

（2）心理-社会状况:患者易遭到社会及家庭的歧视,易产生报复心理;缺乏对 HIV 相关知识的认知,或对其了解不透而恐惧,因此易产生自杀行为;由于目前尚无治疗良方,易产生焦虑、抑郁、情感异常反应等心理障碍。

3.辅助检查

（1）HIV 抗体检测:初筛试验包括酶联免疫吸附试验和颗粒凝集试验;确认试验包括免疫印迹试验。

（2）病毒培养:病毒分离培养是诊断 HIV 感染最可靠的方法,但敏感度低。

（3）病毒相关抗原检测:双抗体夹心法检测 HIV 相关抗原。

（4）核酸检测:PCR 技术检测血浆中 HIV 和 RNA。

（二）护理诊断及合作性问题

1.知识缺乏

与不了解相关防护知识有关。

2.绝望

与对疾病治疗的无望性及社会歧视有关。

3.有感染的危险

与疾病不断恶化、无治疗方法有关。

（三）护理目标

（1）患者正确复述预防此疾病的相关知识,做到积极配合并坚持治疗。

(2)患者绝望与焦虑情绪得到缓解,正确对待疾病,积极治疗。

(3)患者感染减轻或感染被及时发现和控制。

(四)护理措施

1.一般护理

正确对待艾滋病患者。在护理过程中,与患者及其家人、朋友一起学习艾滋病的相关知识,帮助人们正确认识和对待艾滋病,为艾滋病患者创造非歧视的社会环境。

2.心理护理

对 HIV 感染和艾滋病患者给予积极的心理护理和心理治疗。

3.病情观察

观察有无发热、乏力、消瘦、咳嗽、胸痛、头痛等症状。

4.治痛护理

(1)治疗原则:目前无特效药物,多为对症治疗。常用的药物为抗病毒药物、干扰素、免疫刺激剂等促免疫功能治疗、对感染的特异性治疗及中医治疗。

(2)药物治疗护理:抗 HIV 药物有较严重的不良反应,可出现恶心、呕吐、发热、头痛等症状,还可引起肝功能损害及骨髓抑制,同时抗病毒药需连续用药才能达到效果。

(3)对症护理:对患者出现的各种症状,如发热、乏力、腹泻、疼痛等进行对症处理,密切观察患者的病情变化。

(4)预防继发感染:口腔及皮肤常成为 HIV 入侵的门户,应加强口腔护理及皮肤护理,预防感染的发生。

(5)新生儿哺乳:母亲感染 HIV,应禁止其哺乳,采用人工喂养新生儿。

(五)健康指导

(1)健康行为宣传。健康行为的宣传教育被认为是当今 HIV 预防最有效的方法,利用各种形式积极、科学地宣传艾滋病的防治知识,呼吁人们洁身自爱,拒绝毒品。

(2)针对高危人群开展大量的宣传教育和行为干预工作,帮助人们建立健康的生活方式,杜绝艾滋病的传播。

(3)对 HIV 阳性者进行随访,防止继续传播,并检查配偶及性伴侣的健康状况。

(4)孕妇感染 HIV 者可引起流产、早产、低体重儿及死胎,在妊娠 20～40 周、分娩过程中、母乳喂养这 3 个阶段易感染,应引起足够的重视,加强宣教。

(六)护理评价

(1)患者焦虑情绪是否得到缓解,是否能平和接受隔离及治疗。

(2)患者对该疾病是否有比较正确的认识及对待。

(3)患者是否能延长生命,提高生活质量。

(虞淑平)

第十九节 外 阴 癌

外阴癌是女性常见外阴肿瘤,占女性生殖系统恶性肿瘤总数的 3%～5%,多见于绝经后妇女,以外阴鳞状细胞癌最常见。

外阴癌转移早、发展快、恶性程度高,以直接浸润、淋巴转移常见,血行转移很少。淋巴转移是最主要转移途径,直接浸润时癌灶沿皮肤、黏膜可侵及阴道、尿道,晚期累及膀胱直肠。

一、护理评估

(一)健康史

1.病因与发病机制

外阴癌的病因尚不明确,可能与病毒感染、性传播疾病有关,还可能与免疫功能低下及外阴营养不良等有关。外阴的慢性长期刺激如外阴瘙痒、慢性前庭大腺炎、慢性溃疡等也可能发展成外阴癌。外阴慢性皮肤病中,外阴白色病变有 5%～10% 伴不典型增生者可能发展为外阴癌。

2.病理评估

外阴癌镜检多为高分化鳞癌,大部分发生于大阴唇,其次是小阴唇、阴蒂、会阴、阴道等部位,前庭和阴蒂病灶倾向于低分化或未分化。

(二)身心状况

1.症状

外阴癌早期主要表现为不易治愈的外阴瘙痒,表皮不同形态的肿物,伴外阴皮肤变白。晚期癌灶破溃、继发感染,可出现恶臭分泌物,癌肿深部浸润,可出现明显的疼痛及出血。侵犯直肠或尿道时,产生相应症状。

2.体征

癌灶可生长在外阴任何部位,以大阴唇最多见。早期局部呈结节状、菜花状或溃疡状,晚期见不规则肿块,组织脆而易脱落、溃烂,感染后流出脓性或血性分泌物。若腹股沟淋巴受累,可扪及增大、质硬、固定的肿块。

3.心理-社会状况

外阴部的手术使身体结构发生变化,患者出现自尊低下、自我形象紊乱、预感性悲伤等心理方面的问题。

二、辅助检查

对外阴可疑病变,行活体组织病理检查以明确诊断。

三、护理诊断及合作性问题

(一)恐惧

与癌症的治疗及预后有关。

(二)组织完整性受损

与外阴瘙痒、破损、溃疡和放疗损伤有关。

(三)疼痛

与晚期癌肿侵犯神经、术后创伤有关。

四、护理目标

(1)患者焦虑情绪得到缓解,积极配合治疗与护理。

（2）患者组织无受损。

（3）患者疼痛缓解，舒适感增加。

五、护理措施

（一）一般护理

给患者提供安静、舒适的睡眠环境，保持室内空气流通，保持外阴清洁。指导患者于病变部位涂凡士林软膏，保护局部组织，避免搔抓。指导患者术后缓解疼痛的方法。

（二）心理护理

术前与患者沟通，耐心解释，向患者讲解术前术后注意事项、手术的方式和手术效果及手术将重建切除的外阴等，使患者能积极应对，并取得家属的配合。

（三）治疗护理

1.治疗要点

以手术为主，辅以放疗与化学药物治疗。手术治疗是外阴癌的主要方法，一般行外阴根治术及双侧腹股沟深浅淋巴清扫术。放疗或化疗多用于晚期不能手术者或复发癌患者。

2.治疗配合

（1）术前准备：按外阴手术一般准备外，注意如需植皮者，应将供皮区剃毛、消毒并用治疗巾包裹。术前3~5天给予1∶5 000高锰酸钾溶液坐浴，用于清除局部脓性分泌物。

（2）术后护理：①按外阴、阴道术后常规护理。②保持患者会阴清洁干燥，每天擦洗外阴2次，大小便后常规擦洗。③术后协助患者取平卧外展屈膝位，并在腘窝垫一软垫。④保持引流管通畅。⑤观察患者切口有无渗血、感染征象，移植皮瓣的愈合情况等；术后第2天即用支架支起盖被，以利通风；术后第2天，会阴部、腹股沟部可遵医嘱用红外线照射，每次20分钟，每天2次；外阴切口术后5日无异常可间断拆线，腹股沟切口术后7天拆线。⑥术后第5天可遵医嘱给液状石蜡口服，软化大便。

（3）化疗、放疗患者的护理同常规的化疗、放疗护理。

六、健康指导

指导患者出院后继续保持外阴清洁，避免长期应用刺激性强的药液。指导患者注意休息，合理膳食，避免重体力劳动。指导患者定期随访，外阴根治术后3个月复查。放疗患者于放疗后1、3、6个月各随访1次，以后每半年1次，2年以后每年1次，随访5年。

七、护理评价

（1）患者恐惧程度减轻，住院期间，患者疼痛程度逐渐减轻，可以忍受。

（2）患者在诊疗过程中积极主动配合。住院治疗期间，血常规体温正常，患者无感染发生。

（虞淑平）

第二十节　子宫颈癌

子宫颈癌又称宫颈浸润癌,是除乳腺癌以外最常见的妇科恶性肿瘤。虽然它的发病率很高,但是宫颈癌有较长的癌前病变阶段,加上近 40 年来国内外已经普遍开展宫颈细胞防癌普查,使宫颈癌和癌前病变得以早期诊断和早期治疗,宫颈癌的发病率和死亡率也随之不断下降。

一、护理评估

(一)健康史

详细了解年轻患者有无接触性出血、年老患者绝经后阴道不规则流血情况。评估患者有无患病的高危因素存在,如慢性宫颈炎的病史及是否有 HPV、巨细胞病毒等的感染;婚育史、性生活史、高危男子性接触史等。

(二)身体状况

1.症状

详细了解患者阴道流血的时间、量、质、色等,有无妇科检查或性生活后的接触性出血;阴道排液的性状、气味;有无邻近器官受累的症状;有无疼痛,疼痛的部位、性质、持续时间等。全身有无贫血、消瘦、乏力等恶病质的表现。

2.体征

评估妇科检查的结果,如宫颈有无异常、有无糜烂和赘生物,宫颈是否出血、肥大、质硬、宫颈管外形呈桶状等。

(三)心理-社会状况

子宫颈癌确诊早期,患者常因无症状或症状轻微,往往对诊断表示怀疑和震惊而四处求医,希望否定癌症诊断;当诊断明确,患者会感到恐惧和绝望,害怕疼痛和死亡,迫切要求治疗,以减轻痛苦、延长寿命。另外,恶性肿瘤对患者身体的折磨会给患者带来巨大的心理应激,而且手术范围大,留置尿管的时间长,疾病和手术对身体的损伤大,恢复时间长,患者很长时间不能正常地生活、工作。

(四)辅助检查

宫颈癌发展过程长尤其是癌前病变阶段,所以应该积极开展防癌普查,提倡"早发现、早诊断,早治疗"。早期宫颈癌因无明显症状和体征,需采用以下辅助检查。

1.宫颈刮片细胞学检查

普查宫颈癌的主要方法,也是早期发现宫颈癌的主要方法之一。注意在宫颈外口鳞-柱上皮交界处取材,防癌涂片用巴氏染色。结果分 5 级:Ⅰ级正常、Ⅱ级炎症、Ⅲ级可疑癌、Ⅳ级高度可疑癌、Ⅴ级癌。巴氏Ⅲ级及以上细胞,需行活组织检查。

2.碘试验

将碘溶液涂于宫颈和阴道壁,观察其着色情况。正常宫颈阴道部和阴道鳞状上皮含糖原丰富,被碘溶液染成棕色或深赤褐色。若不染色为阳性,说明鳞状上皮不含糖原。瘢痕、囊肿、宫颈炎或宫颈癌等鳞状上皮不含糖原或缺乏糖原,均不染色,所以本试验对癌无特异性。碘试验主要识别宫颈病变危险区,以便确定活检取材部位,提高诊断率。

3.阴道镜检查

宫颈刮片细胞学检查Ⅲ级或以上者,应行阴道镜检查,观察宫颈表面上皮及血管变化,发现病变部位,指导活检取材,提高诊断率。

4.宫颈和宫颈管活组织检查

宫颈和宫颈管活组织检查是确诊宫颈癌和癌前病变的金标准。可在宫颈外口鳞-柱上皮交界处 3、6、9、12 点 4 处取材或碘试验不着色区、阴道镜病变可疑区取材做病理检查。宫颈活检阴性时,可用小刮匙刮取宫颈管组织送病理检查。

二、护理诊断

(一)排尿异常

与宫颈癌根治术后对膀胱功能影响有关。

(二)营养失调

与长期的阴道流血造成的贫血及癌症的消耗有关。

(三)焦虑

与子宫颈癌确诊带来的心理应激有关。

(四)恐惧

与宫颈癌的不良预后有关。

(五)自我形象紊乱

与阴道流恶臭液体及较长时间留置尿管有关。

三、护理目标

(1)患者能接受诊断,配合各种检查、治疗。

(2)出院时,患者排尿功能恢复良好。

(3)患者能接受现实,适应术后生活方式。

四、护理措施

(一)心理护理

多陪伴患者,经常与患者沟通,了解其心理特点,与患者、家属一起寻找引起不良心理反应的原因,教会患者缓解心里应激的措施,学会用积极的应对方法,如寻求别人的支持和帮助、向别人倾诉内心的感受等,使患者能以最佳的心态接受并积极配合治疗。

(二)饮食与营养

根据患者的营养状况、饮食习惯协助制订营养食谱,鼓励患者进食高能量、高维生素及营养素全面的食物,以满足机体的需要。

(三)阴道、肠道准备

术前 3 天需每天行阴道冲洗 2 次,冲洗时动作应轻柔,以免损伤子宫颈脆性癌组织引起阴道大出血。肠道按清洁灌肠来准备。另外,术前教会患者进行肛门、阴道肌肉的缩紧与舒张练习,掌握锻炼盆底肌肉的方法。

(四)术后帮助膀胱功能恢复

由于手术范围大,可能损伤支配膀胱的神经,膀胱功能恢复缓慢,所以,一般留置尿管7~14天,甚至21天。

1.盆底肌肉的锻炼

术前教会患者进行盆底肌肉的缩紧与舒张练习,术后第2天开始锻炼,术后第4天开始锻炼腹部肌肉,如抬腿、仰卧起坐等。有资料还报道改变体位的肌肉锻炼有利排尿功能的恢复,锻炼的强度应逐渐增加。

2.膀胱肌肉的锻炼

在拔除尿管前3天开始定时开放尿管,每2~3小时放尿1次,锻炼膀胱功能,促进排尿功能的恢复。

3.导残余尿

在膀胱充盈的情况下拔除尿管,让患者立即排尿,排尿后,导残余尿,每天1次。如残余尿连续3次在100 mL以下,证明膀胱功能恢复尚可,不需再留置尿管;如残余尿超过100 mL,应及时给患者再留置尿管,保留3~5天后,再行拔管,导残余尿,直至低于100 mL以下。

(五)保持负压引流管的通畅

手术创面大,渗出多,同时淋巴回流受阻,术后常在盆腔放置引流管,应密切注意引流管是否通畅,引流液的量、色、质,一般引流管于48~72小时后拔除。

(六)出院指导

(1)定期随访:护士应向出院患者和家属说明随访的重要性及随访要求。第1年内,出院后1个月首次随访,以后每2~3个月随访1次;第2年每3~6个月随访1次;第3~5年,每半年随访1次;第6年开始每年随访1次。如有不适随时就诊。

(2)少数患者出院时尿管未拔,应教会患者留置尿管的护理,强调多饮水、外阴清洁的重要性,勿将尿袋高于膀胱口,避免尿液倒流,继续锻炼盆底肌肉、膀胱功能,及时到医院拔尿管、导残余尿。

(3)康复后应逐步增加活动强度,适当参加社交活动及正常的工作等,以便恢复原来的角色功能。

五、结果评价

(1)患者住院期间能以积极态度配合诊治全过程。

(2)出院时,患者无尿路感染症状,拔管后已经恢复正常排尿功能。

(3)患者能正常与人交往,正确树立自我形象。

(虞淑平)

第二十一节 子宫内膜癌

子宫内膜癌发生于子宫体的内膜层,又称子宫体癌。绝大多数为腺癌,故亦称子宫内膜腺癌。多见于老年妇女,是女性生殖器三大恶性肿瘤之一,仅次于子宫颈癌,居第2位,近年来我国该病的发病率有上升趋势。腺癌是一种生长缓慢,发生转移也较晚的恶性肿瘤。但是,一旦蔓延至子宫颈,侵犯子宫肌层或子宫外,其预后极差。

一、病因

确切病因尚不清楚,可能与下列因素相关。

(一)体质因素

易发生于肥胖、高血压、糖尿病、绝经延迟、未孕或不育的妇女。这些因素是子宫内膜癌的高危因素。

(二)长期持续的雌激素刺激

在长期持续雌激素刺激而又无孕激素拮抗的情况下,可发生子宫内膜增生症(单纯型或复杂型,伴有或不伴不典型增生),子宫内膜癌发病的危险性增高。临床常见于无排卵性疾病、卵巢女性化肿瘤等。

(三)遗传因素

约 20% 的子宫内膜癌患者有家族史。

二、病理

(一)巨检

病变多发生于子宫底部内膜,尤其是两侧宫角。根据病变形态及范围分为两种类型。

1.局限型

肿瘤局限于部分子宫内膜,常发生在宫底部或宫角部,呈息肉状或菜花状,表面有溃疡,容易出血,易侵犯肌层。

2.弥漫型

癌肿累及大部分或全部子宫内膜,呈菜花状,可充满宫腔或脱出子宫颈口外。癌组织表面灰白色或淡黄色。质脆,易出血、坏死或有溃疡形成,侵入肌层少。晚期癌灶可侵入深肌层或宫颈,若阻塞宫颈管引起宫腔积脓。

(二)镜检

1.内膜样腺癌

内膜样腺癌最常见,占子宫内膜癌的 80%～90%,腺体异常增生,癌细胞大而不规则,核大深染,分裂活跃。

2.腺癌伴鳞状上皮分化

腺癌中含成团的分化良好的良性鳞状上皮称为腺角化癌,恶性为鳞腺癌,介于两者之间为腺癌伴鳞状上皮不典型增生。

3.浆液性腺癌

浆液性腺癌占 10%。复杂乳头样结构、裂隙样腺体、明显的细胞复层、芽状结构形成和核异型。恶性程度很高,常见于年老的晚期患者。

4.透明细胞癌

肿瘤呈管状结构,镜下见多量大小不等、背靠背排列的小管,内衬透明的鞋钉状细胞。

三、转移途径

多数生长缓慢,局限于内膜或宫腔内时间较长,也有极少数发展较快,短期内出现转移。

(一)直接蔓延

癌灶沿子宫内膜向上蔓延生长,经子宫角达输卵管,向下蔓延累及宫颈、阴道;向肌层浸润,可穿透浆膜而延及输卵管、卵巢,并广泛种植于盆腔腹膜、子宫直肠陷凹及大网膜。

(二)淋巴转移

淋巴转移为内膜癌的主要转移途径。其转移途径与肿瘤生长的部位有关。宫底部的癌灶可沿阔韧带上部的淋巴管网转移到卵巢,再向上到腹主动脉旁淋巴结。子宫角及前壁的病灶可经圆韧带转移到腹股沟淋巴结。子宫后壁的病灶可沿骶韧带至直肠淋巴结。子宫下段及宫颈管的病灶与宫颈癌的淋巴转移途径相同。

(三)血行转移

血行转移少见,出现较晚,主要转移到肺、肝、骨等处。

四、临床分期

现广泛采用国际妇产科联盟(FIGO,2000)规定的手术病理分期(表 5-2)。

表 5-2　**子宫内膜癌临床分期**(FIGO,2000)

期别	肿瘤累及范围
0 期	原位癌(浸润前癌)
Ⅰ期	癌局限于宫体
Ⅰa	癌局限于子宫内膜
Ⅰb	癌侵犯肌层≤1/2
Ⅰc	癌侵犯肌层>1/2
Ⅱ期	癌累及宫颈,无子宫外病变
Ⅱa	仅宫颈黏膜腺体受累
Ⅱb	宫颈间质受累
Ⅲ期	癌扩散于子宫外的盆腔内,但未累及膀胱、直肠
Ⅲa	癌累及浆膜和(或)附件和(或)腹腔细胞学检查阳性
Ⅲb	阴道转移
Ⅲc	盆腔淋巴结和(或)腹主动脉淋巴结转移
Ⅳ期	癌累及膀胱及直肠(黏膜明显受累),或有盆腔外远处转移
Ⅳa	癌累及膀胱和(或)直肠黏膜
Ⅳb	远处转移,包括腹腔内转移和(或)腹股沟淋巴结转移

五、临床表现

(一)症状

极早期的患者无明显症状,随着病程进展后出现下列症状:

1.阴道流血

不规则阴道流血为最常见的症状,量一般不多。绝经后患者主要表现为间歇性或持续性出血,量不多;未绝经者则表现为月经紊乱:经量增多、经期延长或经间期出血。

2.阴道排液

少数患者述阴道排液增多,为癌肿渗出液或感染坏死所致。早期多为浆液性或浆液血性白带,晚期合并感染则为脓性或脓血性,有恶臭。

3.疼痛

通常不引起疼痛。晚期癌肿侵犯盆腔或压迫神经,可引起下腹部及腰骶部疼痛,并向下肢放射。若癌肿累及宫颈,堵塞宫颈管致使宫腔积脓时,可出现下腹胀痛或痉挛样疼痛。

4.全身症状

晚期可出现贫血、消瘦、乏力、发热、恶病质、全身衰竭等症状。

(二)体征

早期妇科检查无明显异常。随着病情发展,可有子宫增大、质地变软。有时可见癌组织自宫颈口脱出,质脆,易出血。若并发宫腔积脓,子宫明显增大、有压痛。若周围有浸润,子宫常固定,宫旁、盆腔内可触及不规则结节状物。

六、治疗原则

主要治疗方法为手术、放疗及药物治疗。早期以手术为主,晚期则采用放射、药物等综合治疗。

七、护理评估

(一)健康史

了解患者一般情况,评估高危因素,如老年、肥胖、高血压、糖尿病、不孕不育、绝经期推迟及用雌激素替代治疗等,了解有无家族肿瘤史,了解患者疾病诊疗过程及用药情况。

(二)身体状况

1.症状

评估阴道流血、排液、疼痛及有无肿瘤转移的临床表现。

2.体征

了解妇科检查的结果,如有子宫增大、变软,是否可以触及转移性结节或肿块,有无明显触痛等情况。

(三)心理-社会状况

子宫内膜癌多发生于绝经后妇女,因子女工作忙,疏于对患者的关心,使患者在精神上有较强的失落感;或因未婚、婚后不孕等易产生孤独感;加上恶性肿瘤的发生,更增加了患者的恐惧心理。

(四)辅助检查

根据病史、临床表现及辅助检查作出诊断。

1.分段诊刮

分段诊刮是确诊子宫内膜癌最可靠的方法。先刮宫颈管,再刮宫腔,刮出物分瓶标记送病理检查。刮宫时操作要轻柔,特别是刮出豆渣样组织时,应立即停止操作,以免子宫穿孔或癌肿扩散。

2.B超

可见子宫增大,宫腔内可见实质不均的回声区,形态不规则,宫腔线消失。若肌层中有不规则回声紊乱区,则提示肌层有浸润。

3.宫腔镜检查

可直接观察病变大小、形态,并取活组织病理检查。

4.细胞学检查

用宫腔吸管或宫腔刷取宫腔分泌物找癌细胞,阳性率可达 90％。

5.其他

CT、MRI、淋巴造影检查及血清 CA125 检查等。

八、护理诊断

(一)焦虑

与住院及手术有关。

(二)知识缺乏

缺乏了宫内膜癌相关的治疗、护理知识。

九、护理目标

(1)患者获得有关子宫内膜癌的治疗、护理知识。

(2)患者焦虑减轻,主动参与诊治过程。

十、护理措施

(一)心理护理

帮助患者熟悉医院环境,为患者提供安静、舒适的休息环境。告知患者子宫内膜癌的病程发展慢,是女性生殖系统恶性肿瘤预后较好的一种,以缓解或消除心理压力,增强治病的信心。

(二)生活护理

(1)卧床休息,注意保暖。鼓励患者进食高蛋白、高热量、高维生素、易消化饮食。进食不足或营养状况极差者,遵医嘱静脉补充营养。

(2)严密观察生命体征、腹痛、手术切口、血常规变化;保持会阴清洁,每天用 0.1％苯扎溴铵溶液冲洗会阴,正确使用消毒会阴垫,发现感染征象及时报告医师,并遵医嘱及时使用抗生素和其他药物。

(三)治疗配合

对于采用不同治疗方法的患者,实施相应的护理措施。手术患者注意术后病情观察,记录阴道残端出血的情况,指导患者适度地活动。孕激素治疗过程中注意药物的不良反应,指导患者坚持用药。化疗患者要注意骨髓抑制现象,做好支持护理。

(四)健康教育

1.普及防癌知识

大力宣传定期防癌普查的重要性,定期进行防癌检查;正确掌握使用雌激素的指征;绝经过渡期妇女月经紊乱或不规则流血者,应先除外子宫内膜癌;绝经后妇女出现阴道流血者警惕子宫内膜癌的可能;注意高危因素,重视高危患者。

2.定期随访

手术、放疗、化疗患者应定期随访。随访时间:术后 2 年内,每 3～6 个月 1 次;术后 3～5 年内,每 6～12 个月 1 次。随访中注意有无复发病灶,并根据患者康复情况调整随访时间。随访内容:盆腔检查、阴道脱落细胞学检查、胸部 X 线片(6 个月至 1 年)。

十一、结果评价

(1)患者能叙述子宫内膜癌治疗和护理的有关知识。

(2)患者睡眠良好,焦虑缓解。

(虞淑平)

第二十二节 子宫肉瘤

子宫肉瘤是来源于子宫肌层或肌层内结缔组织和子宫内膜间质的恶性程度较高的女性生殖器官肿瘤。

一、护理评估

(一)临床表现

早期症状不明显,随着病情发展,可出现下列表现。

(1)阴道不规则出血。

(2)阴道分泌物增多或排液。

(3)原有子宫肌瘤短期内增大,腹痛、腹部包块。

(4)可有膀胱或直肠压迫症状。

(5)体征:子宫增大外形不规则,可见脱出宫颈口及阴道内赘生物,晚期可呈冰冻骨盆、腹水、贫血及恶病质。

(二)治疗

治疗以手术为主,术后加用放疗或化疗。

(三)康复

(1)做好心理护理,鼓励患者表达自己感受。

(2)遵医嘱用药。

(3)定期随访,及时发现异常。

二、护理诊断

(一)绝望

其与疾病的诊断有关。

(二)疼痛

其与疾病及手术有关。

(三)睡眠形态紊乱

其与疾病的诊断及环境改变有关。

(四)知识缺乏

其与对疾病知识及术前术后注意事项不了解有关。

三、护理目标

(1)患者能提高对本病的认识,消除绝望心理,增强治疗信心。

(2)减轻缓解疼痛。

(3)改善睡眠质量,适应术前术后环境。

(4)了解疾病知识及术前术后注意事项。

四、护理措施

(一)术前护理

(1)向患者介绍有关子宫肌瘤的医学常识,介绍诊治过程中出现的各种情况及应对措施。

(2)遵医嘱做好术前护理,饮食以高蛋白易消化为主。

(二)协助术后康复

(1)连续心电监护,每小时观察并记录一次生命体征及血氧饱和度。

(2)注意输液速度,记录出入量。

(3)保持尿管、盆腔引流管通畅,认真观察引流物的性状及量。

(4)观察伤口有无渗出,腹带松紧适宜,减轻伤口张力。

(5)遵医嘱给予止痛剂。

(6)指导患者进行床上肢体活动,防止静脉血栓及压疮发生。

(三)健康指导

(1)保持外阴清洁干燥。

(2)术后禁止性生活3个月。

(3)遵医嘱每个月入院化疗。

(4)应定期进行肺部检查。

五、护理评价

(1)患者能列举常用的缓解心理应激的措施,心情平稳,积极配合治疗。

(2)患者术后疼痛逐渐缓解或消失。

(3)患者能叙述影响睡眠的因素及应对技巧。

(4)患者出院时,能列举康复期随访事宜。

(虞淑平)

第二十三节　卵 巢 肿 瘤

卵巢肿瘤是女性生殖系统常见肿瘤之一,可发生于任何年龄。由于卵巢位于盆腔深部,卵巢肿瘤早期无症状,又缺乏早期诊断的有效方法,患者就医时,恶性肿瘤多为晚期,预后差。其死亡率已居妇科恶性肿瘤的首位,严重地威胁着妇女生命和健康。

一、护理评估

(一)健康史

卵巢肿瘤病因不清楚,一般认为与遗传和家族史有关,20%～25%卵巢恶性肿瘤患者有家族史;此外,还与饮食习惯(如长期食用高胆固醇食物)及内分泌因素有关。所以需评估患者年龄、生育史、有无其他肿瘤疾病史及卵巢肿瘤的家族史。了解有无相关的内分泌、饮食等高危因素。

(二)身体状况

1.症状

卵巢肿瘤体积较小或发病初期常无症状。产生激素的卵巢肿瘤在发病初期可以引起月经紊乱。随着卵巢肿瘤体积增大,患者会有肿胀感,继续长大可出现尿频、便秘等压迫症状。晚期卵巢肿瘤患者出现消瘦、贫血、恶病质表现。

2.体征

评估患者妇科检查的结果,注意有无腹围增大、有无腹水、卵巢肿瘤的性质、肿瘤的部位及其大小等情况。

(三)心理-社会状况

卵巢肿瘤性质确定之前,患者及家属多表现为紧张不安和焦虑,既想得到确切的结果,又怕诊断为恶性肿瘤。而一旦确诊为恶性,因手术和反复化疗影响其正常生活、疾病可能导致死亡等原因,患者表现为悲观、抑郁甚至绝望的情绪。

(四)辅助检查

1.B超检查

B超检查可了解肿块的位置、大小、形态和性质,与子宫的关系,并可鉴别卵巢肿瘤、腹水或结核性包裹性积液。

2.细胞学检查

腹水或腹腔冲洗液找癌细胞,可协助诊断及临床分期。

3.腹腔镜检查

腹腔镜检查可直接观察肿块的部位、形态、大小、性质,并可行活检或抽取腹腔液进行细胞学检查。

4.肿瘤标志物检查

卵巢上皮性癌患者血清中癌抗原(CA125)水平升高,黏液性卵巢癌时癌胚抗原(CEA)升高,卵巢绒癌时绒毛膜促性腺激素(HCG)升高;甲胎蛋白(AFP)则对内胚窦瘤、未成熟畸胎瘤有诊断意义;颗粒细胞瘤、卵泡膜细胞瘤患者体内雌激素水平升高。睾丸母细胞瘤患者尿中17-酮类固醇、17-羟类固醇升高。

二、护理诊断

(一)疼痛

与卵巢肿瘤蒂扭转或肿瘤压迫有关。

(二)营养失调,低于机体需要量

与恶性肿瘤、治疗不良反应及产生腹水有关。

（三）预感性悲哀

与卵巢癌预后不佳有关

三、护理目标

（1）患者疼痛减轻或消失。

（2）患者营养摄入充足。

（3）患者能正确面对疾病,焦虑程度减轻。

四、护理措施

（一）心理护理

护理人员应有同情心,关心体贴患者,建立良好的护患关系,详细了解患者的疑虑和需求,认真听取患者的诉说,并对患者所提出的各种疑问给予明确答复;鼓励患者尽可能参与护理计划,鼓励家属参与照顾患者,让患者能感受到来自多方面的关爱,尤其是确定肿瘤是良性者,要及时将诊断结果告诉患者,消除其紧张焦虑心理,从而增强战胜疾病的信心。

（二）饮食护理

疾病及化疗通常会使患者营养失调。应鼓励患者进食高蛋白、高维生素、营养素全面且易消化的食物。进食不足和全身营养状况极差者,遵医嘱静脉补充高营养液及成分输血等,保证治疗效果。

（三）病情观察

术后注意观察切口及阴道残端有无渗血、渗液并及时更换敷料与会阴血垫。对切口疼痛者遵医嘱应用镇痛剂。对行肿瘤细胞减灭术者,术后一般放置腹膜外引流管与腹腔化疗管各1根。对留置的化疗管末端用无菌纱布包扎,固定于腹壁,防止脱落,以备术后腹腔化疗所用。引流管接负压引流袋,固定好,保持引流通畅,记录引流量与引流液性质。

（四）接受各种检查和治疗的护理

1.手术后一般护理

一般术后第2天血压稳定后取半卧位,利于腹腔及阴道分泌物的引流,减少炎症与腹胀发生。对行肠切除患者应暂禁食,根据医嘱行持续胃肠减压,保持通畅,记录引流量及性质。对未侵及肠管者,于第2天可给流质饮食,同时服用胃肠动力药,促进肠蠕动恢复,3天后根据肠蠕动恢复情况改半流质饮食或普通饮食,保持大便通畅。卧床期间,做好皮肤护理,避免压疮。鼓励床上活动,叩背,及时清除痰液,防止肺部并发症,待病情许可后,协助患者离床活动。

2.腹腔插管化疗的护理

卵巢癌患者术中往往发现盆腹腔各脏器浆膜表面广泛播散粟粒样或较大的植入病灶,经肿瘤减灭术后仍存散在病灶,术后腹腔插管化疗可使化疗药物与病灶直接接触,使局部药物浓度升高,而体循环的药物浓度较低。腹腔化疗能提高疗效并减少因化疗引起的全身反应。化疗方案根据组织学分类而定,多在腹部切口拆除缝线后行第1个疗程,或术中腹腔即放置化疗药,待1个月后再行第2个疗程。腹腔灌注化疗药物时应严格无菌操作,防止感染,注药前先注入少量生理盐水,观察注药管是否通畅,有无外渗。灌注药液量多时,应先将液体适当加温,避免药液过凉,导致患者寒战。灌注完毕,注药管末端包扎,嘱患者翻身活动,使药物在腹腔内均匀分布。

(五)健康教育

1.预防

30岁以上妇女,应每年进行1次妇科检查。高危人群不论年龄大小,最好每半年接受1次检查,以排除卵巢肿瘤。

2.出院指导

对手术后患者出院前应进行康复指导,对单纯一侧附件切除的患者也可因性激素水平波动而出现停经、潮热等症状。让患者了解这些症状,有一定心理准备,必要时可在医师指导下接受雌激素补充治疗,以缓解症状。对行卵巢癌根治术后患者应根据病理报告的组织学类型、临床分期和组织学分级,告知家属,并讲清后期化疗的必要性,化疗既可用于预防复发,也可用于手术未能全部切除者。化疗多需8～10个疗程,一般为每月1次,化疗应在医院进行,以便随时进行各系统化疗不良反应的监测,护士应督促、协助患者克服实际困难,正确指导患者减轻化疗反应,顺利完成治疗计划。

3.做好随访

未手术的患者3～6个月随访1次,观察肿瘤的大小变化情况。良性肿瘤术后按一般腹部手术后1个月常规进行复查。恶性肿瘤术后易于复发,应长期随访。术后1年每月1次;术后第2年每3个月1次;术后3～5年每3～6个月1次;以后可每年1次。

五、结果评价

(1)患者能说出应对疼痛的方法,自述疼痛减轻。

(2)患者合理膳食,能维持体重。

(3)患者能正常与人交往,树立正确自我形象。

(虞淑平)

第六章

产科护理

第一节 妊娠剧吐

妊娠剧吐是指妊娠期恶心,频繁呕吐,不能进食,导致脱水,酸、碱平衡失调及水、电解质紊乱,甚至肝肾功能损害,严重可危及孕妇生命。其发生率约 0.3%～1%。

一、病因

尚未明确,可能与下列因素有关。

(一)人绒毛膜促性腺激素(HCG)水平增高

因早孕反应的出现和消失的时间与孕妇血清 HCG 值上升、下降的时间一致;另外,多胎妊娠、葡萄胎患者 HCG 值,显著增高,发生妊娠剧吐的比率也增高;而终止妊娠后,呕吐消失。但症状的轻重与血 HCG 水平并不一定呈正相关。

(二)精神及社会因素

恐惧妊娠、精神紧张、情绪不稳、经济条件差的孕妇易患妊娠剧吐。

(三)幽门螺杆菌感染

近年研究发现,妊娠剧吐的患者与同孕周无症状孕妇相比,血清抗幽门螺杆菌的 IgG 浓度升高。

(四)其他因素

维生素缺乏,尤其是维生素 B_6 缺乏可导致妊娠剧吐、变态反应;研究发现,几种组织胺受体亚型与呕吐有关,临床上抗组胺治疗呕吐有效。

二、病理生理

(1)频繁呕吐导致失水、血容量不足、血液浓缩、细胞外液减少,钾、钠等离子丢失使电解质平衡失调。

(2)不能进食,热量摄入不足,发生负氮平衡,使血浆尿素氮及尿酸升高;由于机体动用脂肪组织供给热量,脂肪氧化不全,导致丙酮、乙酰乙酸及 β-羟丁酸聚集,产生代谢性酸中毒。

(3)由于脱水、缺氧导致血液中转氨酶值升高,严重时血胆红素升高。机体血液浓缩及血管通透性增加,另外,钠盐丢失,不仅尿量减少,尿中可出现蛋白及管型。肾脏继发性损害,肾小管有退行性变,部分细胞坏死,肾小管的正常排泄功能减退,终致血浆中非蛋白氮、肌酐、尿酸的浓度迅速增加。肾功能受损和酸中毒使细胞内钾离子较多地移到细胞外,出现高钾血症,严重时心脏停搏。

（4）病程长达数周者,可致严重营养缺乏,由于维生素 C 缺乏,血管脆性增加,可致视网膜出血。

三、临床表现

(一)恶心、呕吐

多见于年轻初孕妇,一般停经 6 周左右出现恶心、呕吐,逐渐加重直至频繁呕吐不能进食。

(二)水电解质紊乱

严重呕吐、不能进食导致失水、电解质紊乱,使氢、钠、钾离子大量丢失,出现低钾血症。营养摄入不足可致负氮平衡,使血浆尿素氮及尿素增高。

(三)酸、碱平衡失调

机体动用脂肪组织供给能量,使脂肪代谢中间产物酮体增多,引起代谢性酸中毒。病情发展,可出现意识模糊。

(四)维生素缺乏

频繁呕吐、不能进食可引起维生素 B_1 缺乏,导致 Wernicke-Korsakoff 综合征。维生素 K 缺乏可致凝血功能障碍,常伴血浆蛋白及纤维蛋白原减少,增加孕妇出血倾向。

四、辅助检查

(一)尿液检查

患者尿比重增加,尿酮体阳性,肾功能受损时,尿中可出现蛋白和管型。

(二)血液检查

血液浓缩,红细胞计数增多,血细胞比容上升,血红蛋白值增高;血酮体可为阳性,二氧化碳结合力降低;肝、肾功能受损害时胆红素、转氨酶、肌酐和尿素氮升高。

(三)眼底检查

严重者出现眼底出血。

五、诊断及鉴别诊断

根据病史、临床表现及妇科检查,诊断并不困难。可用 B 超检查排除滋养叶细胞疾病,此外尚需与可引起呕吐的疾病,如急性病毒性肝炎、胃肠炎、胰腺炎、胆管疾病、脑膜炎、脑血管意外及脑肿瘤等鉴别。

六、并发症

(一)Wernicke-Korsakoff 综合征

发病率为妊娠剧吐患者的 10%,是由于妊娠剧吐长期不能进食,导致维生素 B_1 缺乏引起的中枢系统疾病,Wernicke 脑病和 Korsakoff 综合征是一个病程中的先后阶段。

维生素 B_1 是糖代谢的重要辅酶,参与糖代谢的氧化脱羧代谢。维生素 B_1 缺乏时,体内丙酮酸及乳酸堆积,发生糖代谢的三羧酸循环障碍,使得主要靠糖代谢供给能量的神经组织、骨骼肌和心肌代谢出现严重障碍。病理变化主要发生在丘脑、下丘脑的脑室旁区域、中脑导水管的周围区灰质、乳头体、第四脑室底部,迷走神经运动背核可出现不同程度的神经细胞和神经纤维轴索或髓鞘的丧失,伴有星形细胞和小胶质细胞的增生。毛细血管扩张,血管的外膜和内皮细胞明显增生,有散在小出血灶。

Wernicke 脑病表现为眼球震颤、眼肌麻痹等眼部症状,躯干性共济失调及精神障碍,可同时出现,但大多数患者精神症状迟发。Korsakoff 综合征表现为严重的近事记忆障碍、表情呆滞、缺乏主动性、产生虚构与错构。部分伴有周围神经病变。严重时发展为永久性的精神、神经功能障碍,出现神经错乱、昏迷甚至死亡。

(二)Mallory-Weiss 综合征

胃-食管连接处的纵向黏膜撕裂出血,引起呕血和黑粪。严重时,可使食管穿孔,表现为胸痛、剧吐、呕血,须急症手术治疗。

七、治疗与护理

治疗原则:休息,适当禁食,计液体出入量,纠正脱水、酸中毒及电解质紊乱,补充营养,并需要良好的心理支持。

(一)补液治疗

每天应补充葡萄糖液、生理盐水、平衡液,总量 3 000 mL 左右,加维生素 B_6 100 mg。维生素 C 2～3 g,维持每天尿量大于等于 1 000 mL,肌内注射维生素 B_1,每天 100 mg。为了更好地利用输入的葡萄糖,可适当加用胰岛素。根据血钾、血钠情况决定补充剂量。根据二氧化碳结合力值或血气分析结果,予以静脉滴注碳酸氢钠溶液。

一般经上述治疗 2～3 天后,病情大多迅速好转,症状缓解。待呕吐停止后,可试进少量流食,以后逐渐增加进食量,调整静脉输液量。

(二)终止妊娠

经上述治疗后,若病情不见好转,反而出现下列情况,应迅速终止妊娠:①持续黄疸;②持续尿蛋白;③体温升高,持续在 38 ℃以上;④心率大于 120 次/分;⑤多发性神经炎及神经性体征;⑥出现 Wernicke-Korsakoff 综合征。

(三)妊娠剧吐并发 Wernicke-Korsakoff 综合征的治疗

如不紧急治疗,该综合征的死亡率高达 50%,即使积极处理,死亡率约 17%。在未补给足量维生素 B_1 前,静脉滴注葡萄糖会进一步加重三羧酸循环障碍,使病情加重,导致患者昏迷甚至死亡。对长期不能进食的患者应给维生素 B_1,400～600 mg 分次肌内注射,以后每天 100 mg 肌内注射至能正常进食为止,然后改口服,并给予多种维生素。同时,应对其内分泌及神经状态进行评价,对病情严重者及时终止妊娠。早期大量维生素 B_1 治疗,上述症状可在数天至数周内有不同程度的恢复,但仍有 60% 的患者不能得到完全恢复,特别是记忆恢复往往需要 1 年左右的时间。

八、预后

绝大多数妊娠剧吐患者预后良好,仅少数病例因病情严重而需终止妊娠。然而对胎儿方面,曾有报道妊娠剧吐发生酮症者,所生后代的智商较低。

(王 霞)

第二节 自 然 流 产

流产是指妊娠不足 28 周、胎儿体重不足 1 000 g 而终止者。流产发生于妊娠 12 周前者称早期流产,发生在妊娠 12 周至不足 28 周者称晚期流产。流产又分为自然流产和人工流产,本节内容仅限于自然流产。自然流产的发生率占全部妊娠的 15% 左右,多数为早期流产,是育龄妇女的常见病,严重影响了妇女生殖健康。

一、病因和发病机制

导致自然流产的原因很多,可分为胚胎因素和母体因素。早期流产常见的原因是胚胎染色体异常、孕妇内分泌异常、生殖器官畸形、生殖道感染、血栓前状态、免疫因素异常等;晚期流产多由宫颈功能不全等因素引起。

(一)胚胎因素

胚胎染色体异常是自然流产最常见的原因。据文献报道,46%~54% 的自然流产与胚胎染色体异常有关。流产发生越早,胚胎染色体异常的频率越高,早期流产中染色体异常的发生率为 53%,晚期流产为 36%。

胚胎染色体异常包括数量异常和结构异常。在数量异常中第一位的是染色三体,占 52%,除 1 号染色三体未见报道外,各种染色三体均有发现,其中以 13、16、18、21 及 22 号染色体最常见,18-三体约占1/3;第二位的是 45,X 单体,约占 19%;其他依次为三倍体占 16%,四倍体占 5.6%。染色体结构异常主要是染色体易位,占 3.8%,嵌合体占 1.5%,染色体倒置、缺失和重叠也见有报道。

多数三体胚胎是以流产或死胎告终,但也有少数能成活,如 21-三体、13-三体、18-三体等。单体是减数分裂不分离所致,以 X 单体最为多见,少数胚胎如能存活,足月分娩后即形成特纳综合征。三倍体常与胎盘的水泡样变性共存,不完全水泡状胎块的胎儿可发育成三倍体或第 16 号染色体的三体,流产较早,少数存活,继续发育后伴有多发畸形,未见活婴。四倍体活婴极少,绝大多数极早期流产。在染色体结构异常方面,不平衡易位可导致部分三体或单体易发生流产或死胎。总之,染色体异常的胚胎多数结局为流产,极少数可能继续发育成胎儿,但出生后也会发生某些功能异常或合并畸形。若已流产,妊娠产物有时仅为一空孕囊或已退化的胚胎。

(二)母体因素

1.夫妇染色体异常

习惯性流产与夫妇染色体异常有关,习惯性流产者夫妇染色体异常发生频率为 3.2%,其中多见的是染色体相互易位,占 2%,罗伯逊易位占 0.6%。着床前配子在女性生殖道时间过长,配子发生老化,流产的机会也会增加。在促排卵及体外受精等辅助生殖技术中,是否存在配子老化问题目前尚不清楚。

2.内分泌因素

(1)黄体功能不良(luteal phase defect,LPD):黄体中期孕酮峰值低于正常标准值,或子宫内膜活检与月经时间同步差 2 天以上即可诊断为 LPD。高浓度孕酮可阻止子宫收缩,使妊娠子宫保持相对静止状态;孕酮分泌不足可引起妊娠蜕膜反应不良,影响孕卵着床和发育,导致流产。孕期孕酮的来源有两条途径:一是由卵巢孕产生,二是胎盘滋养细胞分泌。孕 6～8 周后卵巢孕产生孕酮逐渐减少,之后由胎盘产生孕酮替代,如果两者衔接失调则易发生流产。在习惯性流产中有 23%～60% 的患者存在黄体功能不全。

(2)多囊卵巢综合征(polycystic ovarian syndrome,PCOS):有人发现在习惯性流产中多囊卵巢的发生率可高达 58%,而且其中有 56% 的患者 LH 呈高分泌状态。现认为 PCOS 患者高浓度的 LH 可能导致卵细胞第二次减数分裂过早完成,从而影响受精和着床过程。

(3)高催乳素血症:高水平的催乳素可直接抑制黄体颗粒细胞增生及其分泌功能。高催乳素血症的临床主要表现为闭经和泌乳,当催乳素水平高于正常值时,则可表现为黄体功能不全。

(4)糖尿病:血糖控制不良者流产发生率可高达 15%～30%,妊娠早期高血糖还可能造成胚胎畸形的危险因素。

(5)甲状腺功能:目前认为甲状腺功能减退或亢进与流产有着密切的关系,妊娠前期和早孕期进行合理的药物治疗,可明显降低流产的发生率。有学者报道,甲状腺自身抗体阳性者流产发生率显著升高。

3.生殖器官解剖因素

(1)子宫畸形:先天性米勒管发育异常导致子宫畸形,如单角子宫、双角子宫、双子宫、子宫纵隔等。子宫畸形可影响子宫血供和宫腔内环境造成流产。母体在孕早期使用或接触己烯雌酚可影响女胎子宫发育。

(2)Asherman 综合征:由宫腔创伤(如刮宫过深)、感染或胎盘残留等引起宫腔粘连和纤维化。宫腔镜下行子宫内膜切除或黏膜下肌瘤切除手术也可造成宫腔粘连。子宫内膜受损伤可影响胚胎种植,导致流产发生。

(3)宫颈功能不全:是导致中晚期流产的主要原因。宫颈功能不全在解剖上表现为宫颈管过短或宫颈内口松弛。由于存在解剖上的缺陷,随着妊娠的进程子宫增大,宫腔压力升高,多数患者在中、晚期妊娠出现无痛性的宫颈管消退、宫口扩张、羊膜囊突出、胎膜破裂,最终发生流产。宫颈功能不全主要由于宫颈局部创伤(分娩、手术助产、刮宫、宫颈锥形切除、Manchester 手术等)引起,先天性宫颈发育异常较少见;另外,胚胎时期接触己烯雌酚也可引起宫颈发育异常。

(4)其他:子宫肿瘤可影响子宫内环境,导致流产。

4.生殖道感染

有一些生殖道慢性感染被认为是早期流产的原因之一。能引起反复流产的病原体往往是持续存在于生殖道而母体很少产生症状,而且此病原体能直接或间接导致胚胎死亡。生殖道逆行感染一般发生在妊娠 12 周以前,过此时期,胎盘与蜕膜融合,构成机械屏障,而且随着妊娠进程,羊水抗感染力也逐步增强,感染的机会减少。

(1)细菌感染:布鲁菌属和弧菌属感染可导致动物(牛、猪、羊等)流产,但在人类还不肯定。

(2)沙眼衣原体:文献报道,妊娠期沙眼衣原体感染率为 3%～30%,但是否直接导致流产尚无定论。

(3)支原体:流产患者宫颈及流产物中支原体的阳性率均较高,血清学上也支持人支原体和解脲支原体与流产有关。

(4)弓形虫:弓形虫感染引起的流产是散发的,与习惯性流产的关系尚未完全证明。

(5)病毒感染:巨细胞病毒经胎盘可累及胎儿,引起心血管系统和神经系统畸形、致死或流产。妊娠前半期单纯疱疹感染流产发生率可高达 70%，即使不发生流产，也易累及胎儿、新生儿。妊娠初期风疹病毒感染者流产的发生率较高。人免疫缺陷病毒感染与流产密切相关，Temmerman 等报道，HIV-1 抗体阳性是流产的独立相关因素。

5.血栓前状态

系凝血因子浓度升高或凝血抑制物浓度降低而产生的血液易凝状态，尚未达到生成血栓的程度或者形成的少量血栓正处于溶解状态。

血栓前状态与习惯性流产的发生有一定的关系，临床上包括先天性和获得性血栓前状态，前者是由于凝血和纤溶有关的基因突变造成，如凝血因子 V 突变、凝血酶原基因突变、蛋白 C 缺陷症、蛋白 S 缺陷症等；后者主要是抗磷脂抗体综合征、获得性高半胱氨酸血症及机体存在各种引起血液高凝状态的疾病等。

各种先天性血栓形成倾向引起自然流产的具体机制尚未阐明，目前研究比较多的是抗磷脂抗体综合征，并已肯定它与早、中期胎儿丢失有关。普遍的观点认为高凝状态使子宫胎盘部位血流状态改变，易形成局部微血栓，甚至胎盘梗死，使胎盘血供下降，胚胎或胎儿缺血缺氧，引起胚胎或胎儿发育不良而流产。

6.免疫因素

免疫因素引起的习惯性流产，可分自身免疫型和同种免疫型。

(1)自身免疫型：主要与患者体内抗磷脂抗体有关，部分患者同时可伴有血小板减少症和血栓栓塞现象，这类患者可称为早期抗磷脂抗体综合征。在习惯性流产中，抗磷脂抗体阳性率约为21.8%。另外，自身免疫型习惯性流产还与其他自身抗体有关。

在正常情况下，各种带负电荷的磷脂位于细胞膜脂质双层的内层，不被免疫系统识别；一旦暴露于机体免疫系统，即可产生各种抗磷脂抗体。抗磷脂抗体不仅是一种强烈的凝血活性物质，激活血小板和促进凝血，导致血小板聚集，血栓形成；同时可直接造成血管内皮细胞损伤，加剧血栓形成，使胎盘循环发生局部血栓栓塞，胎盘梗死，胎死宫内，导致流产。近来的研究还发现，抗磷脂抗体可能直接与滋养细胞结合，从而抑制滋养细胞功能，影响胎盘着床过程。

(2)同种免疫型：现代生殖免疫学认为，妊娠是成功的半同种异体移植现象，孕妇由于自身免疫系统产生一系列的适应性变化，从而对宫内胚胎移植物表现出免疫耐受，不发生排斥反应，妊娠得以继续。

在正常妊娠的母体血清中，存在一种或几种能够抑制免疫识别和免疫反应的封闭因子(也称封闭抗体)以及免疫抑制因子，而习惯性流产患者体内则缺乏这些因子。因此，使得胚胎遭受母体的免疫打击而排斥。封闭因子既可直接作用于母体淋巴细胞，又可与滋养细胞表面特异性抗原结合，从而阻断母儿之间的免疫识别和免疫反应，封闭母体淋巴细胞对滋养细胞的细胞毒作用。还有认为封闭因子可能是一种抗独特型抗体，直接针对 T 淋巴细胞或 B 淋巴细胞表面特异性抗原受体(BCR/TCR)，从而防止母体淋巴细胞与胚胎靶细胞起反应。

几十年来，同种免疫型习惯性流产与 HLA 抗原相容性的关系一直存有争议。有学者提出习惯性流产可能与夫妇 HLA 抗原的相容性有关，在正常妊娠过程中夫妇或母胎间 HLA 抗原是不相容的，胚胎所带的父源性 HLA 抗原可以刺激母体免疫系统，产生封闭因子。同时，滋养细胞表达的 HLA-G 抗原能够引起抑制性免疫反应，这种反应对胎儿具有保护性作用，能够抑制母体免疫系统对胎儿胎盘的攻击。

7.其他因素

（1）慢性消耗性疾病：结核和恶性肿瘤常导致早期流产，并威胁孕妇的生命；高热可导致子宫收缩；贫血和心脏病可引起胎儿胎盘单位缺氧；慢性肾炎、高血压可使胎盘发生梗死。

（2）营养不良：严重营养不良直接可导致流产。现在更强调各种营养素的平衡，如维生素E缺乏也可造成流产。

（3）精神、心理因素：焦虑、紧张、恐吓等严重精神刺激均可导致流产。近来还发现，噪音和振动对人类生殖也有一定的影响。

（4）吸烟、饮酒等：近年来育龄妇女吸烟、饮酒，甚至吸毒的人数有所增加，这些因素都是流产的高危因素。孕期过多饮用咖啡也增加流产的危险性。

（5）环境毒性物质：影响生殖功能的外界不良环境因素很多，可以直接或间接对胚胎造成损害。过多接触某些有害的化学物质（如砷、铅、苯、甲醛、氯丁二烯、氧化乙烯等）和物理因素（如放射线、噪音及高温等），均可引起流产。

尚无确切的依据证明使用避孕药物与流产有关，然而，有报道宫内节育器避孕失败者，感染性流产发生率有所升高。

二、病理

早期流产时胚胎多数先死亡，随后发生底蜕膜出血，造成胚胎的绒毛与蜕膜层分离，已分离的胚胎组织如同异物，引起子宫收缩而被排出。有时也可能蜕膜海绵层先出血坏死或有血栓形成，使胎儿死亡，然后排出。8周以内妊娠时，胎盘绒毛发育尚不成熟，与子宫蜕膜联系还不牢固，此时流产妊娠产物多数可以完整地从子宫壁分离而排出，出血不多。妊娠8～12周时，胎盘绒毛发育茂盛，与蜕膜联系较牢固。此时若发生流产，妊娠产物往往不易完整分离排出，常有部分组织残留宫腔内影响子宫收缩，致使出血较多。妊娠12周后，胎盘已完全形成，流产时往往先有腹痛，然后排出胎儿、胎盘。有时由于底蜕膜反复出血，凝固的血块包绕胎块，形成血样胎块稽留于宫腔内。血红蛋白因时间长久被吸收形成肉样胎块，或纤维化与子宫壁粘连。偶有胎儿被挤压，形成纸样胎儿，或钙化后形成石胎。

三、临床表现

（一）停经
多数流产患者有明显的停经史，根据停经时间的长短可将流产分为早期流产和晚期流产。
（二）阴道流血
发生在妊娠12周以内流产者，开始时绒毛与蜕膜分离，血窦开放，即开始出血。当胚胎完全分离排出后，由于子宫收缩，出血停止。早期流产的全过程均伴有阴道流血，而且出血量往往较多。晚期流产者，胎盘已形成，流产过程与早产相似，胎盘继胎儿分娩后排出，一般出血量不多。
（三）腹痛
早期流产开始阴道流血后宫腔内存有血液，特别是血块，刺激子宫收缩，呈阵发性下腹痛，特点是阴道流血往往出现在腹痛之前。晚期流产则先有阵发性的子宫收缩，然后胎儿胎盘排出，特点是往往先有腹痛，然后出现阴道流血。

四、临床类型

根据临床发展过程和特点的不同，流产可以分为7种类型。

（一）先兆流产

先兆流产（threatened abortion）指妊娠 28 周前，先出现少量阴道流血，继之常出现阵发性下腹痛或腰背痛。

妇科检查：宫颈口未开，胎膜未破，妊娠产物未排出，子宫大小与停经周数相符。妊娠有希望继续者，经休息及治疗后，若流血停止及下腹痛消失，妊娠可以继续；若阴道流血量增多或下腹痛加剧，则可能发展为难免流产。

（二）难免流产

难免流产（inevitable abortion）是先兆流产的继续，妊娠难以持续，有流产的临床过程，阴道出血时间较长，出血量较多，而且有血块排出，阵发性下腹痛，或有羊水流出。

妇科检查：宫颈口已扩张，羊膜囊突出或已破裂，有时可见胚胎组织或胎囊堵塞于宫颈管中，甚至露见于宫颈外口，子宫大小与停经周数相符或略小。

（三）不全流产

不全流产（incomplete abortion）指妊娠产物已部分排出体外，尚有部分残留于宫腔内，由难免流产发展而来。妊娠 8 周前发生流产，胎儿胎盘成分多能同时排出；妊娠 8～12 周时，胎盘结构已形成并密切连接于子宫蜕膜，流产物不易从子宫壁完全剥离，往往发生不全流产。由于宫腔内有胚胎组织残留，影响子宫收缩，以致阴道出血较多，时间较长，易引起宫内感染，甚至因流血过多而发生失血性休克。

妇科检查：宫颈口已扩张，不断有血液自宫颈口内流出，有时尚可见胎盘组织堵塞于宫颈口或部分妊娠产物已排出于阴道内，而部分仍留在宫腔内。一般子宫小于停经周数。

（四）完全流产

完全流产（complete abortion）指妊娠产物已全部排出，阴道流血逐渐停止，腹痛逐渐消失。

妇科检查：宫颈口已关闭，子宫接近正常大小。常常发生于妊娠 8 周以前。

（五）稽留流产

稽留流产（missed abortion）又称过期流产，指胚胎或胎儿已死亡滞留在宫腔内尚未自然排出者。患者有停经史和（或）早孕反应，按妊娠时间计算已达到中期妊娠但未感到腹部增大，病程中可有少量断续的阴道流血，早孕反应消失。尿妊娠试验由阳性转为阴性，血清 β-HCG 值下降，甚至降至非孕水平。B 超检查子宫小于相应孕周，无胎动及心管搏动，子宫内回声紊乱，难以分辨胎盘和胎儿组织。

妇科检查：阴道内可少量血性分泌物，宫颈口未开，子宫较停经周数小，由于胚胎组织机化，子宫失去正常组织的柔韧性，质地不软，或已孕 4 个月尚未听见胎心，触不到胎动。

（六）习惯性流产

习惯性流产（habitual abortion）指自然流产连续发生 3 次或 3 次以上者。每次流产多发生于同一妊娠月份，其临床经过与一般流产相同。早期流产的原因常为黄体功能不足、多囊卵巢综合征、高催乳素血症、甲状腺功能低下、染色体异常、生殖道感染及免疫因素等。晚期流产最常见的原因为宫颈内口松弛、子宫畸形、子宫肌瘤等。宫颈内口松弛者于妊娠后，常于妊娠中期，胎儿长大，羊水增多，宫腔内压力增加，胎囊向宫颈内口突出，宫颈管逐渐短缩、扩张。患者多无自觉症状，一旦胎膜破裂，胎儿迅即排出。

（七）感染性流产

感染性流产（infected abortion）是指流产合并生殖系统感染。各种类型的流产均可并发感染,包括选择性或治疗性的人工流产,但以不全流产、过期流产和非法堕胎为常见。感染性流产的病原菌常常是阴道或肠道的寄生菌(条件致病菌),有时为混合性感染。厌氧菌感染占60%以上,需氧菌中以大肠埃希菌和假芽孢杆菌为多见,也见有β-溶血链球菌及肠球菌感染。患者除了有各种类型流产的临床表现和非法堕胎史外,还出现一系列感染相关的症状和体征。

妇科检查:宫口可见脓性分泌物流出,宫颈举痛明显,子宫体压痛,附件区增厚或有痛性包块。严重时感染可扩展到盆腔、腹腔乃至全身,并发盆腔炎、腹膜炎、败血症及感染性休克等。

五、病因筛查及诊断

诊断流产一般并不困难。根据病史及临床表现多能确诊,仅少数需进行辅助检查。确诊流产后,还应确定流产的临床类型,同时还要对流产的病因进行筛查,这对决定流产的处理方法很重要。

(一)病史

应询问患者有无停经史和反复流产史,有无早孕反应、阴道流血,应询问阴道流血量及其持续时间;有无腹痛,腹痛的部位、性质及程度;还应了解阴道有无水样排液,阴道排液的色、量及有无臭味;有无妊娠产物排出等。

(二)体格检查

观察患者全身状况,有无贫血,并测量体温、血压及脉搏等。在消毒条件下进行妇科检查,注意宫颈口是否扩张,羊膜囊是否膨出,有无妊娠产物堵塞于宫颈口内;宫颈阴道部是否较短,甚至消退,内外口松弛,可容一指通过,有时可触及羊膜囊或见有羊膜囊突出于宫颈外口。子宫大小与停经周数是否相符,有无压痛等。并应检查双侧附件有无肿块、增厚及压痛。检查时操作应轻柔,尤其对疑为先兆流产者。

(三)辅助检查

对诊断有困难者,可采用必要的辅助检查。

1.B超显像

目前应用较广,对鉴别诊断与确定流产类型有实际价值。对疑为先兆流产者,可根据妊娠囊的形态、有无胎心反射及胎动来确定胚胎或胎儿是否存活,以指导正确的治疗方法。一般妊娠5周后宫腔内即可见到孕囊光环,为圆形或椭圆形的无回声区,有时由于着床过程中的少量出血,孕囊周围可见环形暗区,此为早孕双环征。孕6周后可见胚芽声像,并出现心管搏动。孕8周可见胎体活动,孕囊约占宫腔一半。孕9周可见胎儿轮廓。孕10周孕囊几乎占满整个宫腔。孕12周胎儿出现完整形态。不同类型的流产及其超声图像特征有所差别,可帮助鉴别诊断。

(1)先兆流产声像图特征:子宫大小与妊娠月份相符,少量出血者孕囊一侧见无回声区包绕,出血多者宫腔有较大量的积血,有时可见胎膜与宫腔分离,胎膜后有回声区,孕6周后可见到正常的心管搏动。

(2)难免流产声像图特征:孕囊变形或塌陷,宫颈内口开大,并见有胚胎组织阻塞于宫颈管内,羊膜囊未破者可见到羊膜囊突入宫颈管内或突出宫颈外口,心管搏动多已消失。

(3)不全流产声像图特征:子宫较正常妊娠月份小,宫腔内无完整的孕囊结构,代之以不规则的光团或小暗区,心管搏动消失。

(4)完全流产声像图特征:子宫大小正常或接近正常,宫腔内空虚,见有规则的宫腔线,无不规则光团。

B超检查在确诊宫颈机能不全引起的晚期流产中也很有价值。通过B超可以观察宫颈长度、内口宽度、羊膜囊突出等情况，能够客观地评价妊娠期宫颈结构，且具有无创伤、可重复等优点，近年来临床应用较多。可作为宫颈功能评价的超声指标较多，如宫颈长度、宫颈内口宽度、宫颈漏斗宽度、羊膜囊楔度等。一般认为，宫颈结构随着妊娠进程有所变化，故动态观察妊娠期宫颈结构变化的意义更大。目前国内规定：孕12周时如三条径线中有一异常即提示宫颈功能不全，这包括宫颈长度<25 mm、宽度>32 mm和内径>5 mm。

另外，以超声多普勒血流频谱显示孕妇子宫动脉和胎儿脐动脉，可判断宫内胎儿健康状况及母体并发症。目前常用动脉血流频谱的收缩期速度峰值与舒张期速度最低值的比值，估计动脉血管的阻力。早孕期动脉阻力高者，胎儿血供和营养不足，可诱发胚胎发育停止。

2.妊娠试验

妊娠试验采用免疫学方法，近年临床多用试纸法，对诊断妊娠有意义。为进一步了解流产的预后，多选用血清 β-HCG 的定量测定。一般妊娠后 8~9 天在母血中即可测出 β-HCG，随着妊娠的进程，β-HCG 逐渐升高，早孕期 β-HCG 倍增时间为 48 小时左右，孕 8~10 周达高峰。血清 β-HCG 值低或呈下降趋势，提示可能发生流产。

3.其他激素测定

其他激素主要有血孕酮的测定，可以协助判断先兆流产的预后。甲状腺功能低下和亢进均易发生流产，测定游离 T_3 和 T_4 有助于孕期甲状腺功能的判断。人胎盘催乳素（HPL）的分泌与胎盘功能密切相关，妊娠 6~7 周时血清 HPL 正常值为 0.02 mg/L，8~9 周为 0.04 mg/L。HPL 低水平常常是流产的先兆。正常空腹血糖值为 5.9 mmol/L，异常时应进一步做糖耐量试验，排除糖尿病。

4.血栓前状态测定

血栓前状态的妇女可能没有明显的临床表现，但母体的高凝状态使子宫胎盘部位血流状态改变，形成局部微血栓，甚至胎盘梗死，使胎盘血供下降，胚胎或胎儿缺血缺氧，引起胚胎或胎儿发育不良而流产。如下诊断可供参考：D-二聚体、FDP 数值增加表示已经产生轻度凝血-纤溶反应的病理变化；而对虽有危险因子参与，但尚未发生凝血-纤溶反应的患者，却只能用血浆凝血机能亢进动态评价，如血液流变学和红细胞形态检测；另外，凝血和纤溶有关的基因突变造成凝血因子V突变、凝血酶原基因突变、蛋白C缺陷症、蛋白S缺陷症，抗磷脂抗体综合征、获得性高半胱氨酸血症及机体存在各种引起血液高凝状态的疾病等均需引起重视。

（四）病因筛查

引发流产发生的病因众多，特别是针对习惯性流产者，进行系统的病因筛查，明确诊断，及时干预治疗，为避免流产的再次发生是必要的。筛查内容包括胚胎染色体及夫妇外周血染色体核型分析、生殖道微生物检测、内分泌激素测定、生殖器官解剖结构检查、凝血功能测定、自身抗体检测等。

六、处理

流产为妇产科常见病，一旦发生流产症状，应根据流产的不同类型，及时进行恰当的处理。

（一）先兆流产处理原则

（1）休息镇静：患者应卧床休息，禁止性生活，阴道检查操作应轻柔，精神过分紧张者可使用对胎儿无害的镇静剂,如苯巴比妥(鲁米那)0.03～0.06 g,每天 3 次。加强营养,保持大便通畅。

(2)应用黄体酮或 HCG:黄体功能不足者,可用黄体酮 20 mg,每天或隔天肌内注射 1 次,也可使用 HCG 以促进孕酮合成,维持黄体功能,用法为 1 000 U,每天肌内注射 1 次,或 2 000 U,隔天肌内注射 1 次。

(3)其他药物:维生素 E 为抗氧化剂,有利孕卵发育,每天 100 mg 口服。基础代谢率低者可以服用甲状腺素片,每天 1 次,每次 40 mg。

(4)出血时间较长者,可选用无胎毒作用的抗生素,预防感染,如青霉素等。

(5)心理治疗:要使先兆流产患者的情绪安定,增强其信心。

(6)经治疗两周症状不见缓解或反而加重者,提示可能胚胎发育异常,进行 B 超检查及β-HCG测定,确定胚胎状况,给以相应处理,包括终止妊娠。

(二)难免流产处理原则

(1)孕 12 周内可行刮宫术或吸宫术,术前肌内注射催产素 10 U。

(2)孕 12 周以上可先将催产素 5～10 U 加于 5％葡萄糖液 500 mL 内静脉滴注,促使胚胎组织排出,出血多者可行刮宫术。

(3)出血多伴休克者,应在纠正休克的同时清宫。

(4)清宫术后应详细检查刮出物,注意胚胎组织是否完整,必要时做病理检查或胚胎染色体分析。

(5)术后应用抗生素预防感染。出血多者可使用肌内注射催产素以减少出血。

(三)不全流产处理原则

(1)一旦确诊,无合并感染者应立即清宫,以清除宫腔内残留组织。

(2)出血时间短,量少或已停止,并发感染者,应在控制感染后再做清宫术。

(3)出血多并伴休克者,应在抗休克的同时行清宫术。

(4)出血时间较长者,术后应给予抗生素预防感染。

(5)刮宫标本应送病理检查,必要时可送检胎儿的染色体核型。

(四)完全流产处理原则

如无感染征象,一般不需特殊处理。

(五)稽留流产处理原则

1.早期过期流产

宜及早清宫,因胚胎组织机化与宫壁粘连,刮宫时有可能遇到困难,而且此时子宫肌纤维可发生变性,失去弹性,刮宫时出血可能较多并有子宫穿孔的危险。故过期流产的刮宫术必须慎重,术时注射宫缩剂以减少出血,如一次不能刮净可于5～7 天后再次刮宫。

2.晚期过期流产

均为妊娠中期胚胎死亡,此时胎盘已形成,诱发宫缩后宫腔内容物可自然排出。若凝血功能正常,可先用大剂量的雌激素,如己烯雌酚 5 mg,每天 3 次,连用 3～5 天,以提高子宫肌层对催产素的敏感性,再静脉滴注缩宫素(5～10 U 加于 5％葡萄糖液内),也可用前列腺素或依沙吖啶等进行引产,促使胎儿、胎盘排出。若不成功,再做清宫术。

3.预防 DIC

胚胎坏死组织在宫腔稽留时间过长,尤其是孕 16 周以上的过期流产,容易并发 DIC。所以,处理前应检查血常规、出凝血时间、血小板计数、血纤维蛋白原、凝血酶原时间、凝血块收缩试验、

D-二聚体、纤维蛋白降解产物及血浆鱼精蛋白副凝试验(3P 试验)等,并做好输血准备。若存在凝血功能异常,应及早使用纤维蛋白原、输新鲜血或输血小板等,高凝状态可用低分子肝素,防止或避免 DIC 发生,待凝血功能好转后再行引产或刮宫。

4.预防感染

过期流产病程往往较长,且多合并有不规则阴道流血,易继发感染,故在处理过程中应使用抗生素。

(六)习惯性流产处理原则

有习惯性流产史的妇女,应在怀孕前进行必要的检查,包括夫妇双方染色体检查与血型鉴定及其丈夫的精液检查,女方尚需进行内分泌、生殖道感染、血栓前状态、生殖道局部或全身免疫等检查及生殖道解剖结构的详细检查,查出原因者,应于怀孕前及时纠治。

1.染色体异常

若每次流产均由于胚胎染色体异常所致,这提示流产的病因与配子的质量有关。如精子畸形率过高者建议到男科治疗,久治不愈者可行供者人工授精(AID)。如女方为高龄,胚胎染色体异常,多为三体且多次治疗失败可考虑做赠卵体外受精——胚胎移植术(IVF)。夫妇双方染色体异常可做 AID,或赠卵 IVF 及种植前诊断(PGD)。

2.生殖道解剖异常

完全或不完全子宫纵隔可行纵隔切除术。子宫黏膜下肌瘤可在宫腔镜下行肌瘤切除术,壁间肌瘤可经腹肌瘤挖出术。宫腔粘连可在宫腔镜下做粘连分离术,术后放置宫内节育器 3 个月。宫颈内口松弛者,于妊娠前做宫颈内口修补术。若已妊娠,最好于妊娠 14～16 周行宫颈内口环扎术,术后定期随诊,提前住院,待分娩发动前拆除缝线,若环扎术后有流产征象,治疗失败,应及时拆除缝线,以免造成宫颈撕裂。国际上有对于有先兆流产症状的患者进行紧急宫颈缝扎术获得较好疗效的报道。

3.内分泌异常

黄体功能不全者主要采用孕激素补充疗法。孕时可使用黄体酮 20 mg 隔天或每天肌内注射至孕10 周左右,或 HCG 1 000～3 000 U,隔天肌内注射 1 次。如患者存在多囊卵巢综合征、高催乳素血症、甲状腺功能异常或糖尿病等,均宜在孕前进行相应的内分泌治疗,并于孕早期加用孕激素。

4.感染因素

孕前应根据不同的感染原进行相应的抗感染治疗。

5.免疫因素

自身免疫型习惯性流产的治疗多采用抗凝剂和免疫抑制剂治疗。常用的抗凝剂有阿司匹林和肝素,免疫抑制剂以泼尼松为主,也有使用人体丙种球蛋白治疗成功的报道。同种免疫型习惯性流产采用主动免疫治疗,自 20 世纪 80 年代以来,国外有学者开始采用主动免疫治疗同种免疫型习惯性流产。即采用丈夫或无关个体的淋巴细胞对妻子进行主动免疫致敏,其目的是诱发女方体内产生封闭抗体,避免母体对胚胎的免疫排斥。

6.血栓前状态

目前多采用低分子肝素(LMWH)单独用药或联合阿司匹林的治疗方法。一般 LMWH 5 000 U 皮下注射,每天 1～2 次。用药时间从早孕期开始,治疗过程中必须严密监测胎儿生长发育情况和凝血-纤溶指标,检测项目恢复正常,即可停药。但停药后必须每月复查凝血-纤溶指示,有异常时重新用药。有时治疗可维持整个孕期,一般在终止妊娠前 24 小时停止使用。

7.原因不明习惯性流产

当有怀孕征兆时,可按黄体功能不足给以黄体酮治疗,每天 10~20 mg 肌内注射,或 HCG 2 000 U,隔天肌内注射一次。确诊妊娠后继续给药直至妊娠 10 周或超过以往发生流产的月份,并嘱其卧床休息,禁忌性生活,补充维生素 E 并给予心理治疗,以解除其精神紧张,并安定其情者。同时,在孕前和孕期尽量避免接触环境毒性物质。

(七)感染性流产处理原则

流产感染多为不全流产合并感染。治疗原则应积极控制感染,若阴道流血不多,应用广谱抗生素 2~3 天,待控制感染后再行刮宫,清除宫腔残留组织以止血。若阴道流血量多,静脉滴注广普抗生素和输血的同时,用卵圆钳将宫腔内残留组织夹出,使出血减少,切不可用刮匙全面搔刮宫腔,以免造成感染扩散。术后继续应用抗生素,待感染控制后再行彻底刮宫。若已合并感染性休克者,应积极纠正休克。若感染严重或腹、盆腔有脓肿形成时,应行手术引流,必要时切除子宫。

七、护理

(一)护理评估

1.病史

停经、阴道流血和腹痛是流产孕妇的主要症状。应详细询问患者停经史、早孕反应情绪;阴道流血的持续时间与阴道流血量;有无腹痛,腹痛的部位、性质及程度。此外,还应了解阴道有无水样排液,排液的色、量和有无臭味,以及有无妊娠产物排出等。对于既往病史,应全面了解孕妇在妊娠期间有无全身性疾病、生殖器官疾病、内分泌功能失调及有无接触有害物质等,以识别发生流产的诱因。

2.身心诊断

流产孕妇可因出血过多而出现休克,或因出血时间过长、宫腔内有残留组织而发生感染。因此,护士应全面评估孕妇的各项生命体征。判断流产类型,尤其须注意与贫血及感染相关的征象(表 6-1)。

表 6-1　各型流产的临床表现

类型	病史			妇科检查	
	出血量	下腹痛	组织排出	宫颈口	子宫大小
先兆流产	少	无或轻	无	闭	与妊娠周数相符
难免流产	中~多	加剧	无	扩张	相符或略小
不全流产	少~多	减轻	部分排出	扩张或有物堵塞或闭	小于妊娠周数
完全流产	少~无	无	全部排出	闭	正常或略大

流产孕妇的心理状况以焦虑和恐惧为特征。孕妇面对阴道流血往往会不知所措,甚至有过度严重化情绪,同时对胎儿健康的担忧也会直接影响孕妇的情绪反应,孕妇可能会表现伤心、郁闷、烦躁不安等。

3.诊断检查

(1)产科检查:在消毒条件下进行妇科检查,进一步了解宫颈口是否扩张、羊膜是否破裂、有无妊娠产物堵塞于宫颈口内;子宫大小与停经周数是否相符、有无压痛等,并应检查双侧附件有无肿块、增厚及压痛等。

(2)实验室检查:多采用放射免疫方法对人绒毛膜促性腺激素(HCG)、人胎盘催乳素(HPL)、雌激素和孕激素等进行定量测定,如测定的结果低于正常值,提示有流产可能。

(3)B超显像:超声显像可显示有无胎囊、胎动、胎心等,从而可诊断并鉴别流产及其类型,指导正确处理。

(二)可能的护理诊断

1.有感染的危险

与阴道出血时间过长、宫腔内有残留组织等因素有关。

2.焦虑

与担心胎儿健康等因素有关。

(三)预期目标

(1)出院时护理对象无感染征象。

(2)先兆流产孕妇能积极配合保胎措施,继续妊娠。

(四)护理措施

对于不同类型的流产孕妇,处理原则不同,其护理措施亦有差异。护理在全面评估孕妇身心状况的基础上,综合病史及诊断检查,明确基本处理原则,认真执行医嘱,积极配合医师为流产孕妇进行诊断,并为之提供相应的护理措施。

1.先兆流产孕妇的护理

先兆流产孕妇需卧床休息,禁止性生活,禁用肥皂水灌肠,以减少各种刺激。护士除了为其提供生活护理外,通常遵医嘱给孕妇适量镇静剂、孕激素等。随时评估孕妇的病情变化,如是否腹痛加重、阴道流血量增多等。此外,由于孕妇的情绪状态也会影响其保胎效果,因此护士还应注意观察孕妇的情绪反应,加强心理护理,从而稳定孕妇情绪,增强保胎信心。护士须向孕妇及家属讲明以上保胎措施的必要性,以取得孕妇及家属的理解和配合。

2.妊娠不能再继续者的护理

护士应积极采取措施,及时采取终止妊娠的措施,协助医师完成手术过程,使妊娠产物完全排出,同时开放静脉,做好输液、输血准备。并严密检测孕妇的体温、血压及脉搏。观察其面色、腹痛、阴道流血及与休克有关的征象。有凝血功能障碍者应予以纠正,然后再行引产或手术。

3.预防感染

护士应检测患者的体温、血常规及阴道流血,以及分泌物的性质、颜色、气味等,并严格执行无菌操作规程,加强会阴部的护理。指导孕妇使用消毒会阴垫,保持会阴部清洁,维持良好的卫生习惯。当护士发现感染征象后应及时报告医师,并按医嘱进行抗感染处理。此外,护士还应嘱患者流产后1个月返院复查,确定无禁忌证后,方可开始性生活。

4.协助患者顺利渡过悲伤期

患者由于失去婴儿,往往会出现伤心、悲哀等情绪反应。护士应给予同情和理解,帮助患者及家属接受现实,顺利度过悲伤期。此外,护士还应与孕妇及家属共同讨论此次流产的原因,并向他们讲解有关流产的相关知识,帮助他们为再次妊娠做好准备。有习惯性流产史的孕妇在下一次妊娠确诊后卧床休息,加强营养,禁止性生活。补充B族维生素、维生素E、维生素C等,治疗期必须超过以往发生流产的妊娠月份。病因明确者,应积极接受对因治疗。黄体功能不足者,安医嘱正确使用黄体酮治疗,以预防流产;子宫畸形者须在妊娠前先进行矫正手术。宫颈内口松弛者应在未妊娠前做宫颈内口松弛修补术。如已妊娠,则可在妊娠14～16周时行子宫内口缝扎术。

(五)护理评价

(1)护理对象体温正常,血红蛋白及白细胞数正常,无出血、感染征象。

(2)先兆流产孕妇配合保胎治疗,继续妊娠。

(王 霞)

第三节 早 产

早产是指妊娠满28周至不足37周(196～258天)间分娩者。此时娩出的新生儿称为早产儿,体重为1 000～2 499 g。各器官发育尚不够健全,出生孕周越小,体重越轻,预后越差。国内早产占分娩总数的5％～15％。约15％的早产儿于新生儿期死亡。近年由于早产儿治疗学及监护手段的进步,其生存率明显提高,伤残率下降,国外学者建议将早产定义时间上限提前到妊娠20周。

一、病因

诱发早产的常见原因:①胎膜早破、绒毛膜羊膜炎最常见,30％～40％的早产与此因素有关;②下生殖道及泌尿道感染,如B族溶血性链球菌、沙眼衣原体、支原体感染、急性肾盂肾炎等;③妊娠合并症与并发症,如妊娠期高血压疾病、妊娠期肝内胆汁淤积症,妊娠合并心脏病、慢性肾炎、病毒性肝炎、急性肾盂肾炎、急性阑尾炎、严重贫血、重度营养不良等;④子宫过度膨胀及胎盘因素,如羊水过多、多胎妊娠、前置胎盘、胎盘早剥、胎盘功能减退等;⑤子宫畸形,如纵隔子宫、双角子宫等;⑥宫颈内口松弛;⑦每天吸烟＞10支,酗酒。

二、临床表现

早产的主要临床表现是子宫收缩,最初为不规则宫缩,常伴有少许阴道流血或血性分泌物,以后可发展为规则宫缩,其过程与足月临产相似,胎膜早破较足月临产多见。宫颈管先逐渐消退,然后扩张。妊娠满28周至不足37周出现至少10分钟一次的规则宫缩,伴宫颈管缩短,可诊断先兆早产。妊娠满28周至不足37周出现规则宫缩(20分钟≥4次,或60分钟≥8次,持续＞30秒),伴宫颈缩短≥80％,宫颈扩张1 cm以上,诊断为早产临产。部分患者可伴有少量阴道流血或阴道流液。以往有晚期流产、早产史及产伤史的孕妇容易发生早产。诊断早产一般并不困难,但应与妊娠晚期出现的生理性子宫收缩相区别。生理性子宫收缩一般不规则、无痛感,且不伴有宫颈管消退和宫口扩张等改变。

三、处理原则

若胎膜未破,胎儿存活、无胎儿窘迫,无严重妊娠合并症及并发症时,应设法抑制宫缩,尽可能延长孕周;若胎膜已破,早产不可避免时,应设法提高早产儿存活率。

四、护理

(一)护理评估

1.病史

详细评估可致早产的高危因素,如孕妇以往有流产、早产史或本次妊娠期有阴道流血史,则发生早产的可能性大,应详细询问并记录患者既往出现的症状及接受治疗的情况。

2.身心诊断

妊娠晚期者子宫收缩规律(20分钟≥4次),伴以宫颈管消退≥75%,以及进行性宫颈扩张2 cm以上时,可诊断为早产者临产。

早产已不可避免时,孕妇常会不自觉地把一些相关的事情与早产联系起来而产生自责感;由于孕妇对结果的不可预知,恐惧、焦虑、猜测也是早产孕妇常见的情绪反应。

3.辅助检查

通过全身检查及产科检查,结合阴道分泌物的生化指标检测,核实孕周,评估胎儿成熟度、胎方位等;观察产程进展,确定早产的进程。

(二)可能的护理诊断

1.有新生儿受伤的危险

与早产儿发育不成熟有关。

2.焦虑

与担心早产儿预后有关。

(三)预期目标

(1)新生儿不存在因护理不当而产生的并发症。

(2)患者能平静地面对事实,接受治疗及护理。

(四)护理措施

1.预防早产

孕妇良好的身心状况可减少早产的发生,突发的精神创伤亦可诱发早产。因此,应做好孕期保健工作,指导孕妇加强营养,保持平静心情。避免诱发宫缩的活动,如抬举重物、性生活等。高危孕妇必须多卧床休息,以左侧卧位为宜,以增加子宫血循环,改善胎儿供氧,慎做肛查和引导检查等,积极治疗并发症。宫颈内口松弛者应于孕14~18周或更早些时间做预防性宫颈环扎术,防止早产的产生。

2.药物治疗的护理

先兆早产的主要治疗为抑制宫缩,与此同时,还要积极控制感染、治疗合并症和并发症。护理人员应能明确具体药物的作用和用法,并能识别药物的不良反应,以避免毒性作用的发生,同时,应对患者做相应的健康教育。常用抑制宫缩的药物有以下几类:

(1)β肾上腺素受体激动剂:其作用为激动子宫平滑肌β受体,从而抑制宫缩。此类药物的不良反应为心跳加快、血压下降、血糖增高、血钾降低、恶心、出汗、头痛等。常用药物有利托君(ritodrine)、沙丁胺醇(salbutamol)等。

(2)硫酸镁:镁离子直接作用于肌细胞,使平滑肌松弛,抑制子宫收缩。一般采用25%硫酸镁20 mL加于5%葡萄糖液100~250 mL中,在30~60分钟内缓慢静脉滴注,然后用25%硫酸镁20~10 mL加于5%葡萄糖液100~250 mL中,以每小时1~2 g的速度缓慢静脉滴注,直至宫缩停止。

（3）钙通道阻滞剂：阻滞钙离子进入细胞而抑制宫缩。常用硝苯地平 5～10 mg，舌下含服，每天 3 次。用药时必须密切注意孕妇及血压的变化，若合并使用硫酸镁时更应慎重。

（4）前列腺素合成酶抑制剂：前列腺素有刺激子宫收缩和软化宫颈的作用，其抑制剂则有减少前列腺素合成的作用，从而抑制宫缩。常用药物有吲哚美辛及阿司匹林等，但此类药物可抑制胎儿前列腺素的合成和释放，使胎儿体内前列腺素减少，而前列腺素有维持胎儿动脉导管开放的作用，缺乏时导管可能过早关闭而致胎儿血循环障碍。因此，临床已较少应用，必要时仅能短期（不超过 1 周）服用。

3.预防新生儿并发症的发生

在保胎过程中，应每天行胎心监护，教会患者自数胎动，有异常时及时采用应对措施。在分娩前按医嘱给孕妇糖皮质激素如地塞米松、倍他米松等，可促胎肺成熟，是避免发生新生儿呼吸窘迫综合征的有效步骤。

4.为分娩做准备

如早产已不可避免，应尽早决定合理分娩的方式，如臀位、横位，估计胎儿成熟度低而产程又需较长时间者，可选用剖宫产术结束分娩；经阴道分娩者，应考虑使用产钳和会阴切开术以缩短产程，从而减少分娩过程中对胎头的压迫。同时，充分做好早产儿保暖和复苏的准备，临产后慎用镇静剂，避免发生新生儿呼吸抑制的情况；产程中应给孕妇吸氧；新生儿出生后，立即结扎脐带，防止过多母血进入胎儿循环，造成循环系统负荷过载。

5.为孕妇提供心理支持

安排时间与孕妇进行开放式的讨论，让患者了解早产的发生并非她的过错，有时甚至是无缘由的。也要避免为减轻孕妇的负疚感而给予过于乐观的保证。由于早产是出乎意料的，孕妇多没有精神和物质准备，对产程的孤独无助感尤为敏感，因此，丈夫、家人和护士在身旁提供支持较足月分娩更显重要，并能帮助孕妇重建自尊，以良好的心态承担早产儿母亲的角色。

（五）护理评价

（1）患者能积极配合医护措施。

（2）母婴顺利经历全过程。

（任爱萍）

第四节　异 位 妊 娠

受精卵在于子宫体腔以外着床称为异位妊娠，习称宫外孕。异位妊娠依受精卵在子宫体腔外种植部位不同分为输卵管妊娠、卵巢妊娠、腹腔妊娠、阔韧带妊娠和宫颈妊娠（图 6-1）。

异位妊娠是妇产科常见的急腹症，发病率约 1％，是孕产妇的主要死亡原因之一。以输卵管妊娠最常见。输卵管妊娠占异位妊娠 95％左右，其中壶腹部妊娠最多见，约占 78％，峡部、伞部、间质部妊娠较少见。

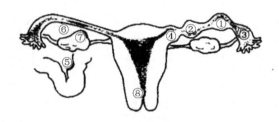

①输卵管壶腹部妊娠；②输卵管峡部妊娠；③输卵管伞部妊娠；④输卵管间
质部妊娠；⑤腹腔妊娠；⑥阔韧带妊娠；⑦卵巢妊娠；⑧宫颈妊娠

图 6-1　异位妊娠的发生部位

一、病因

(一)输卵管炎症

此是异位妊娠的主要病因。可分为输卵管黏膜炎和输卵管周围炎。输卵管黏膜炎轻者可发生黏膜皱褶粘连、管腔变窄，或使纤毛功能受损，从而导致受精卵在输卵管内运行受阻并于该处着床；输卵管周围炎病变主要在输卵管浆膜层或浆肌层，常造成输卵管周围粘连、输卵管扭曲、管腔狭窄、蠕动减弱而影响受精卵运行。

(二)输卵管手术史、输卵管绝育史及手术史者

输卵管妊娠的发生率为10％～20％。尤其是腹腔镜下电凝输卵管及硅胶环套术绝育，可因输卵管瘘或再通而导致输卵管妊娠。曾经接受输卵管粘连分离术、输卵管成形术（输卵管吻合术或输卵管造口术）者，在再次妊娠时，输卵管妊娠的可能性亦增加。

(三)输卵管发育不良或功能异常

输卵管过长、肌层发育差、黏膜纤毛缺乏、双输卵管、输卵管憩室或有输卵管副伞等均可造成输卵管妊娠。输卵管功能（包括蠕动、纤毛活动以及上皮细胞分泌）受雌、孕激素调节。若调节失败，可影响受精卵正常运行。

(四)辅助生殖技术

近年，由于辅助生育技术的应用，使输卵管妊娠发生率增加，既往少见的异位妊娠，如卵巢妊娠、宫颈妊娠、腹腔妊娠的发生率增加。1998年，美国报道因助孕技术应用所致输卵管妊娠的发生率为2.8％。

(五)避孕失败

宫内节育器避孕失败，发生异位妊娠的机会较大。

(六)其他

子宫肌瘤或卵巢肿瘤压迫输卵管，影响输卵管管腔通畅，使受精卵运行受阻。输卵管子宫内膜异位可增加受精卵着床于输卵管的可能性。

二、病理

(一)输卵管妊娠的特点

输卵管管腔狭小，管壁薄且缺乏黏膜下组织，其肌层远不如子宫肌壁厚与坚韧，妊娠时不能形成完好的蜕膜，不利于胚胎的生长发育，常发生以下结局：

1.输卵管妊娠流产(tubal abortion)

多见于妊娠8~12周输卵管壶腹部妊娠。受精卵种植在输卵管黏膜皱襞内,由于蜕膜形成不完整,发育中的胚泡常向管腔突出,最终突破包膜而出血,胚泡与管壁分离,若整个胚泡剥离落入管腔,刺激输卵管逆蠕动经伞端排出到腹腔,形成输卵管妊娠完全流产,出血一般不多。若胚泡剥离不完整,妊娠产物部分排出到腹腔,部分尚附着于输卵管壁,形成输卵管妊娠不全流产,滋养细胞继续侵蚀输卵管壁,导致反复出血,形成输卵管血肿或输卵管周围血肿,血液不断流出并积聚在直肠子宫陷窝形成盆腔血肿,量多时甚至流入腹腔。

2.输卵管妊娠破裂(rupture of tubal pregnancy)

多见于妊娠6周左右输卵管峡部妊娠。受精卵着床于输卵管黏膜皱襞间,胚泡生长发育时绒毛向管壁方向侵蚀肌层及浆膜,最终穿破浆膜,形成输卵管妊娠破裂。输卵管肌层血管丰富。短期内可发生大量腹腔内出血,使患者出现休克。其出血量远较输卵管妊娠流产多,腹痛剧烈;也可反复出血,在盆腔与腹腔内形成血肿。孕囊可自破裂口排出,种植于任何部位。若胚泡较小则可被吸收;若过大则可在直肠子宫陷凹内形成包块或钙化为石胎。

输卵管间质部妊娠虽少见,但后果严重,其结局几乎均为输卵管妊娠破裂。由于输卵管间质部管腔周围肌层较厚、血运丰富,因此破裂常发生于孕12~16周。其破裂犹如子宫破裂,症状较严重,往往在短时间内出现低血容量休克症状。

3.陈旧性宫外孕

输卵管妊娠流产或破裂,若长期反复内出血形成的盆腔血肿不消散,血肿机化变硬并与周围组织粘连,临床上称为陈旧性宫外孕。

4.继发性腹腔妊娠

无论输卵管妊娠流产或破裂,还是胚胎从输卵管排入腹腔内或阔韧带内,多数胚胎会死亡,偶尔也有存活者。若存活胚胎的绒毛组织附着于原位或排至腹腔后重新种植而获得营养,可继续生长发育,形成继发性腹腔妊娠。

(二)子宫的变化

输卵管妊娠和正常妊娠一样,合体滋养细胞产生HCG维持黄体生长,使类固醇激素分泌增加,致使月经停止来潮、子宫增大变软、子宫内膜出现蜕膜反应。若胚胎受损或死亡,滋养细胞活力消失,蜕膜白宫壁剥离而发生阴道流血。有时蜕膜可完整剥离,随阴道流血排出三角形蜕膜管型(decidual cast);有时呈碎片排出。排出的组织见不到绒毛,组织学检查无滋养细胞,此时血β-HCG下降。子宫内膜形态学改变呈多样性,若胚胎死亡已久,内膜可呈增生期改变,有时可见Arias-Stella(A-S)反应,镜检见内膜腺体上皮细胞增生、增大,细胞边界不清,腺细胞排列成团突入腺腔,细胞极性消失,细胞核肥大、深染,细胞质有空泡。这种子宫内膜过度增生和分泌反应,可能为类固醇激素过度刺激所引起;若胚胎死亡后部分深入肌层的绒毛仍存活,黄体退化迟缓,内膜仍可呈分泌反应。

三、临床表现

输卵管妊娠的临床表现与受精卵着床部位、有无流产或破裂,以及出血量多少与时间长短等有关。

(一)症状

典型症状为停经后腹痛与阴道流血。

1.停经

除输卵管间质部妊娠停经时间较长外，多有6～8周停经史。有20％～30％的患者无停经史，将异位妊娠时出现的不规则阴道流血误认为月经，或由于月经过期仅数天而不认为是停经。

2.腹痛

腹痛是输卵管妊娠患者的主要症状。在输卵管妊娠发生流产或破裂之前，由于胚胎在输卵管内逐渐增大，常表现为一侧下腹部隐痛或酸胀感。当发生输卵管妊娠流产或破裂时，突感一侧下腹部撕裂样疼痛，常伴有恶心、呕吐。若血液局限于病变区，主要表现为下腹部疼痛，当血液积聚于直肠子宫陷凹时，可出现肛门坠胀感。随着血液由下腹部流向全腹，疼痛可由下腹部向全腹部扩散，血液刺激膈肌，可引起肩胛部放射性疼痛及胸部疼痛。

3.阴道流血

胚胎死亡后常有不规则阴道流血，色暗红或深褐，量少呈点滴状，一般不超过月经量，少数患者阴道流血量较多，类似月经。阴道流血可伴有蜕膜管型或蜕膜碎片排出，由子宫蜕膜剥离所致。阴道流血一般常在病灶去除后方能停止。

4.晕厥与休克

由于腹腔内出血及剧烈腹痛，轻者出现晕厥，严重者出现失血性休克。出血量越多越快，症状出现越迅速越严重，但与阴道流血量不成正比。

5.腹部包块

输卵管妊娠流产或破裂时所形成的血肿时间较久者，由于血液凝固并与周围组织或器官（如子宫、输卵管、卵巢、肠管或大网膜等）发生粘连形成包块，包块较大或位置较高者，腹部可扪及。

（二）体征

根据患者内出血的情况，患者可呈贫血貌。腹部检查：下腹压痛、反跳痛明显，出血多时，叩诊有移动性浊音。

四、处理原则

处理原则以手术治疗为主，其次是药物治疗。

（一）药物治疗

1.化学药物治疗

主要适用于早期输卵管妊娠、要求保存生育能力的年轻患者。符合下列条件可采用此法：①无药物治疗的禁忌证；②输卵管妊娠未发生破裂或流产；③输卵管妊娠包块直径≤4 cm；④血β-HCG<2 000 U/L；⑤无明显内出血，常用甲氨蝶呤（MTX），治疗机制是抑制滋养细胞增生，破坏绒毛，使胚胎组织坏死、脱落、吸收。但在治疗中若病情无改善，甚至发生急性腹痛或输卵管破裂症状，则应立即进行手术治疗。

2.中医治疗

中医学认为本病属血瘀少腹，不通则痛的实证。以活血化瘀、消症为治则，但应严格掌握指征。

（二）手术治疗

手术治疗分为保守手术和根治手术。保守手术为保留患侧输卵管，根治手术为切除患侧输卵管。手术治疗适用于：①生命体征不稳定或有腹腔内出血征象者；②诊断不明确者；③异位妊娠有进展者（如血β-HCG处于高水平，附件区大包块等）；④随诊不可靠者；⑤药物治疗禁忌证者或无效者。

1.保守手术

此适用于有生育要求的年轻妇女,特别是对侧输卵管已切除或有明显病变者。

2.根治手术

此适用于无生育要求的输卵管妊娠内出血并发休克的急症患者。

3.腹腔镜手术

这是近年治疗异位妊娠的主要方法。

五、护理

(一)护理评估

1.病史

应仔细询问月经史,以准确推断停经时间。注意不要将不规则阴道流血误认为末次月经,或由于月经仅过期几天,不认为是停经。此外,对不孕、放置宫内节育器、绝育术、输卵管复通术、盆腔炎等与发病相关的高危因素应予高度重视。

2.身心状况

输卵管妊娠发生流产或破裂前,症状及体征不明显。当患者腹腔内出血较多时呈贫血貌,严重者可出现面色苍白,四肢湿冷,脉快、弱、细,血压下降等休克症状。体温一般正常,出现休克时体温略低,腹腔内血液吸收时体温略升高,但不超过38 ℃。下腹有明显压痛、反跳痛,尤以患侧为重,肌紧张不明显,叩诊有移动性浊音。血凝后下腹可触及包块。

由于输卵管妊娠流产或破裂后,腹腔内急性大量出血及剧烈腹痛,以及妊娠终止的现实都将使孕妇出现较为激烈的情绪反应,可表现为哭泣、自责、无助、抑郁和恐惧等行为。

3.诊断检查

(1)腹部检查:输卵管妊娠流产或破裂者,下腹部有明显压痛或反跳痛,尤以患侧为甚,轻度腹肌紧张;出血多时,叩诊有移动性浊音;如出血时间较长,形成血凝块,在下腹可触及软性肿块。

(2)盆腔检查:输卵管妊娠未发生流产或破裂者,除子宫略大较软外,仔细检查可能触及胀大的输卵管并有轻度压痛。输卵管妊娠流产或破裂者,阴道后穹隆饱满,有触痛。将宫颈轻轻上抬或左右摇动时引起剧烈疼痛,称为宫颈抬举痛或摇摆痛,是输卵管妊娠的主要体征之一。子宫稍大而软,腹腔内出血多时子宫检查呈漂浮感。

(3)阴道后穹隆穿刺:是一种简单、可靠的诊断方法,适用于疑有腹腔内出血的患者。由于腹腔内血液易积聚于子宫直肠陷凹,抽出暗红色不凝血为阳性,说明存在血腹症。无内出血、内出血量少、血肿位置较高或子宫直肠陷凹有粘连者,可能抽不出血液,因而穿刺阴性不能排除输卵管妊娠存在。如有移动性浊音,可做腹腔穿刺。

(4)妊娠试验:放射免疫法测血中HCG,尤其是β-HCG阳性有助诊断。虽然此方法灵敏度高,异位妊娠的阳性率一般可达80%～90%,但β-HCG阴性者仍不能完全排除异位妊娠。

(5)血清孕酮测定:对判断正常妊娠胚胎的发育情况有帮助,血清孕酮值<15.6 nmol/L(5 ng/mL)应考虑宫内妊娠流产或异位妊娠。

(6)超声检查:B超显像有助于诊断异位妊娠。阴道B超检查较腹部B超检查准确性高。诊断早期异位妊娠单凭B超显像有时可能会误诊。若能结合临床表现及β-HCG测定等,对诊断的帮助很大。

（7）腹腔镜检查：适用于输卵管妊娠尚未流产或破裂的早期患者和诊断有困难的患者，腹腔内有大量出血或伴有休克者，禁做腹腔镜检查。在早期异位妊娠患者，腹腔镜可见一侧输卵管肿大，表面紫蓝色，腹腔内无出血或有少量出血。

（8）子宫内膜病理检查：诊刮仅适用于阴道流血量较多的患者，目的在于排除宫内妊娠流产。将宫腔排出物或刮出物做病理检查，切片中见到绒毛，可诊断为宫内妊娠，仅见蜕膜未见绒毛者诊断为异位妊娠。现已经很少依靠诊断性刮宫协助诊断。

（二）护理诊断

1.潜在并发症

出血性休克。

2.恐惧

与担心手术失败有关。

（三）预期目标

（1）患者休克症状得以及时发现并缓解。

（2）患者能以正常心态接受此次妊娠失败的事实。

（四）护理措施

1.接受手术治疗患者的护理

（1）护士在严密监测患者生命体征的同时，配合医师积极纠正患者休克症状，做好术前准备。手术治疗是输卵管异位妊娠的主要处理原则。对于严重内出血并发休克的患者，护士应立即开放静脉，交叉配血，做好输血输液的准备。以便配合医师积极纠正休克，补充血容量，并按急症手术要求迅速做好手术准备。

（2）加强心理护理：护士于术前简洁明了地向患者及家属讲明手术的必要性，并以亲切的态度和切实的行动赢得患者及家属的信任，保持周围环境的安静、有序，减少和消除患者的紧张、恐惧心理，协助患者接受手术治疗方案。术后，护士应帮助患者以正常的心态接受此次妊娠失败的现实，向她们讲述异位妊娠的有关知识，一方面可以减少因害怕再次发生异位妊娠而抵触妊娠的不良情绪，另一方面也可以增加和提高患者的自我保健意识。

2.接受非手术治疗患者的护理

对于接受非手术治疗方案的患者，护士应从以下几方面加强护理：

（1）护士须密切观察患者的一般情况、生命体征，并重视患者的主诉，尤应注意阴道流血量与腹腔内出血量不成比例，当阴道流血量不多时，不要误认为腹腔内出血量亦很少。

（2）护士应告诉患者病情发展的一些指征，如出血增多、腹痛加剧、肛门坠胀感明显等，以便当患者病情发展时，医患均能及时发现，给予相应处理。

（3）患者应卧床休息，避免腹部压力增大，从而减少异位妊娠破裂的机会。在患者卧床期间，护士需提供相应的生活护理。

（4）护士应协助正确留取血标本，以检测治疗效果。

（5）护士应指导患者摄取足够的营养物质，尤其是富含铁蛋白的食物，如动物肝脏、肉类、豆类、绿叶蔬菜及黑木耳等，以促进血红蛋白的增加，增强患者的抵抗力。

3.出院指导

输卵管妊娠的预后在于防治输卵管的损伤和感染，因此护士应做好妇女的健康保健工作，防止发生盆腔感染。教育患者保持良好的卫生习惯，勤洗浴、勤换衣，性伴侣稳定。发生盆腔炎后须立即彻底治疗,以免延误病情。另外,由于输卵管妊娠者中约有 10% 的再发生率和 50%～60% 的不孕率。因此,护士须告诫患者,下次妊娠时要及时就医,并且不宜轻易终止妊娠。

(五)护理评价

(1)患者的休克症状得以及时发现并纠正。

(2)患者消除了恐惧心理.愿意接受手术治疗。

(任爱萍)

第五节　过 期 妊 娠

平时月经周期规则,妊娠达到或超过 42 周(＞294 天)尚未分娩者,称为过期妊娠。其发生率占妊娠总数的 3%～15%。过期妊娠使胎儿窘迫、胎粪吸入综合征、过熟综合征、新生儿窒息、围生儿死亡、巨大儿,以及难产等不良结局发生率增高,并随妊娠期延长而增加。

一、病因

过期妊娠可能与下列因素有关:

(一)雌、孕激素比例失调

内源性前列腺素和雌二醇分泌不足而使得孕酮水平增高,导致孕激素优势,抑制前列腺素和缩宫素作用,延迟分娩发动,导致过期妊娠。

(二)头盆不称

部分过期妊娠胎儿较大,导致头盆不称和胎位异常,使胎先露部不能紧贴子宫下段及宫颈内口,反射性子宫收缩减少,容易发生过期妊娠。

(三)胎儿畸形

如无脑儿,由于无下丘脑,垂体肾上腺轴发育不良或缺失,促肾上腺皮质激素产生不足,胎儿肾上腺皮质萎缩,使雌激素的前身物质 16α-羟基硫酸脱氢表雄酮不足,从而使得雌激素分泌减少,小而不规则的胎儿不能紧贴子宫下段及宫颈内口诱发宫缩,导致过期妊娠。

(四)遗传因素

某家族、某个体常反复发生过期妊娠,提示过期妊娠可能与遗传因素有关。胎盘硫酸酯酶缺乏症是一种罕见的伴性隐性遗传病,可导致过期妊娠。其发生机制是因胎盘缺乏硫酸酯酶,胎儿肾上腺与肝脏产生的 16α-羟基硫酸脱氢表雄酮不能脱去硫酸根转变为雌二醇及雌三醇,从而使血雌二醇及雌三醇明显减少,降低子宫对缩宫素的敏感性,使分娩难以启动。

二、临床表现

(一)胎盘

过期妊娠的胎盘病理有两种类型:一种是胎盘功能正常,除重量略有增加外,胎盘外观和镜检均与妊娠足月胎盘相似;另一种是胎盘功能减退,肉眼观察胎盘母体面呈片状或多灶性梗死及钙化,胎儿面及胎膜常被胎粪污染,呈黄绿色。

(二)羊水

正常妊娠 38 周后,羊水量随妊娠推延逐渐减少,妊娠 42 周后羊水减少迅速,约 30％减至 300 mL 以下;羊水粪染率明显增高,是足月妊娠的 2～3 倍,若同时伴有羊水过少,羊水粪染率达 71％。

(三)胎儿

过期妊娠胎儿生长模式与胎盘功能有关,可分以下 3 种:

1.正常生长及巨大儿

胎盘功能正常者,能维持胎儿继续生长,约 25％成为巨大儿,其中 1.4％胎儿出生体重＞4 500 g。

2.胎儿成熟障碍

10％～20％的过期妊娠并发胎儿成熟障碍。胎盘功能减退与胎盘血流灌注不足、胎儿缺氧及营养缺乏等有关。由于胎盘合成、代谢、运输及交换等功能障碍,胎儿不易再继续生长发育。临床分为 3 期:第 I 期为过度成熟期,表现为胎脂消失、皮下脂肪减少、皮肤干燥松弛多皱褶,头发浓密,指(趾)甲长,身体瘦长,容貌似"小老人"。第 II 期为胎儿缺氧期,肛门括约肌松弛,有胎粪排出,羊水及胎儿皮肤黄染,羊膜和脐带绿染,胎儿患病率及围生儿死亡率最高。第 III 期为胎儿全身因粪染历时较长广泛黄染,指(趾)甲和皮肤呈黄色,脐带和胎膜呈黄绿色,此期胎儿已经历和渡过第 II 期危险阶段,其预后反较第 II 期好。

3.胎儿生长受限

小样儿可与过期妊娠共存,后者更增加胎儿的危险性,约 1/3 的过期妊娠死产儿为生长受限小样儿。

三、处理原则

应根据胎盘功能、胎儿大小、宫颈成熟度综合分析,以确诊过期妊娠,并选择恰当的分娩方式终止妊娠,在产程中密切观察羊水情况、胎心监护,出现胎儿窘迫征象,行剖宫产尽快结束分娩。

四、护理

(一)护理评估

1.病史

准确核实孕周,确定胎盘功能是否正常是关键。诊断过期妊娠之前必须准确核实孕周。

2.身心诊断

平时月经周期规则,妊娠达到或超过 42 周(＞294 天)未分娩者,可诊断为过期妊娠。由于孕妇结果的不可预知,恐惧、焦虑、猜测是过期妊娠孕妇常见的情绪反应。

3.诊断检查

实验室检查:①根据 B 超检查确定孕周,妊娠 20 周内,B 超检查对确定孕周有重要意义。妊娠 5～12 周内以胎儿顶臀径推算孕周较准确,妊娠 12～20 周以内以胎儿双顶径、股骨长度推算预产期较好。②根据妊娠初期血、尿 HCG 增高的时间推算孕周。

(二)可能的护理诊断

1.有新生儿受伤的危险

与过期胎儿生长受限有关。

2.焦虑

与担心分娩方式、过期胎儿预后有关。

（三）预期目标

（1）新生儿不存在因护理不当而产生的并发症。

（2）患者能平静地面对事实,接受治疗和护理。

（四）护理措施

1.预防过期妊娠

（1）加强孕期宣教,使孕妇及家属认识过期妊娠的危害性。

（2）定期进行产前检查,适时结束妊娠。

2.加强监测,判断胎儿在宫内情况

（1）教会孕妇进行胎动计数：妊娠超过 40 周的孕妇,通过计数胎动进行自我监测尤为重要。胎动计数＞30 次/12 小时为正常,＜10 次/12 小时或逐日下降超过 50％应视为胎盘功能减退,提示胎儿宫内缺氧。

（2）胎儿电子监护仪检测：无应激试验（NST）每周 2 次,胎动减少时应增加检测次数；住院后需每天 1 次监测胎心变化。NST 无反应型需进一步做缩宫素激惹试验（OCT）,若多次反复连续出现胎心晚期减速,提示胎盘功能减退、胎儿明显缺氧。因 NST 存在较高假阳性率,需结合 B 超检查,估计胎儿安危。

3.终止妊娠应选择恰当的分娩方式

（1）已确诊过期妊娠,严格掌握终止妊娠的指征：①宫颈条件成熟；②胎儿体重＞4 000 g 或胎儿生长受限；③12 小时内胎动＜10 次或 NST 为无反应型,OCT 可疑；④尿 E/C 比值持续低值；⑤羊水过少（羊水暗区＜3 cm）和（或）羊水粪染；⑥并发重度子痫前期或子痫。终止妊娠的方法应酌情而定。

（2）引产：宫颈条件成熟、Bishop 评分＞7 分者,应予引产；胎头已衔接者,通常采用人工破膜,破膜时羊水多而清者,可静脉滴注缩宫素。在严密监视下经阴道分娩。对羊水Ⅱ度污染者,若阴道分娩,要求在胎肩娩出前用负压吸管或吸痰管吸净胎儿鼻咽部黏液。

（3）剖宫产：出现胎盘功能减退或胎儿窘迫征象,不论宫颈条件成熟与否,均应行剖宫产尽快结束分娩。过期妊娠时,胎儿虽有足够储备力,但临产后宫缩应激力的显著增加超过其储备力,出现隐性胎儿窘迫,对此应有足够认识。最好应用胎儿监护仪,及时发现问题,采取应急措施,适时选择剖宫产挽救胎儿。进入产程后,应鼓励产妇左侧卧位、吸氧。产程中最好连续监测胎心,注意羊水性状,必要时取胎儿头皮血测 pH,及早发现胎儿窘迫,并及时处理。过期妊娠时,常伴有胎儿窘迫、羊水粪染,分娩时应做相应准备。胎儿娩出后立即在直接喉镜指引下行气管插管吸出气管内容物,以减少胎粪吸入综合征的发生。过期儿患病率和死亡率均增高,应及时发现和处理新生儿窒息、脱水、低血容量及代谢性酸中毒等并发症。

（五）护理评价

（1）患者能积极配合医护措施。

（2）新生儿未发生窒息。

（任爱萍）

第六节 胎 儿 窘 迫

胎儿窘迫是指孕妇、胎儿、胎盘等各种原因引起的胎儿宫内缺氧,影响胎儿健康甚至危及生命。胎儿窘迫是一种综合征,主要发生在临产过程,也可发生在妊娠后期。发生在临产过程者,可以是妊娠后期的延续和加重。

一、病因

胎儿窘迫的病因涉及多方面,可归纳为三大类。

(一)母体因素

妊娠妇女患有高血压疾病、慢性肾炎、妊娠高血压综合征、重度贫血、心脏病、肺源性心脏病、高热、吸烟、产前出血性疾病和创伤、急产或子宫不协调性收缩、缩宫素使用不当、产程延长、子宫过度膨胀、胎膜早破等,或者产妇长期仰卧位,镇静药、麻醉药使用不当等。

(二)胎儿因素

胎儿心血管系统功能障碍、胎儿畸形,如严重的先天性心血管疾病、母婴血型不合引起的胎儿溶血、胎儿贫血、胎儿宫内感染等。

(三)脐带、胎盘因素

脐带因素有长度异常、缠绕、打结、扭转、狭窄、血肿、帆状附着;胎盘因素有植入异常、形状异常、发育障碍、循环障碍等。

二、病理生理

胎儿窘迫的基本病理、生理变化是缺血、缺氧引起的一系列变化。缺氧早期或者一过性缺氧时。机体主要通过减少胎盘和自身耗氧量代偿,胎儿则通过减少对肾与下肢血供等方式来保证心脑血流量,不产生严重的代偿障碍及器官损害。缺氧严重则可引起严重的并发症。缺氧初期通过自主神经反射兴奋交感神经,使肾上腺儿茶酚胺及皮质醇分泌增多,引起血压上升及心率加快。此时,胎儿的大脑、肾上腺、心脏及胎盘血流增加,而肾、肺、消化系统等血流减少,出现羊水减少、胎儿发育迟缓等。若缺氧继续加重,则转为兴奋迷走神经,血管扩张,有效循环血量减少,主要器官的功能由于血流不能保证而受损,于是胎心率减慢。缺氧继续发展下去可引起严重的器官功能损害,尤其可以引起缺血缺氧性脑病甚至胎死宫内。此过程基本是低氧血症至缺氧,然后至代谢性酸中毒,主要表现为胎动减少、羊水少、胎心监护基线变异差、出现晚期减速甚至呼吸抑制。由于缺氧时肠蠕动加快,肛门括约肌松弛引起胎粪排出。此过程可以形成恶性循环,更加重母体及胎儿的危险。不同原因引起的胎儿窘迫表现过程可以不完全一致,所以应加强监护、积极评价、及时发现高危征象并积极处理。

三、临床表现

胎儿窘迫的主要表现为胎心音改变、胎动异常及羊水胎粪污染或羊水过少,严重者胎动消失。根据其临床表现,胎儿窘迫可以分为急性胎儿窘迫和慢性胎儿窘迫。急性胎儿窘迫多发生在分娩期,主要表现为胎心率加快或减慢;CST 或者 OCT 等出现频繁的晚期减速或变异减速;羊水胎粪污染和胎儿头皮血 pH 下降,出现酸中毒。羊水胎粪污染可以分为三度:Ⅰ度羊水呈浅绿色;Ⅱ度羊水呈黄绿色,浑浊;Ⅲ度羊水呈棕黄色,稠厚。慢性胎儿窘迫发生在妊娠末期,常延续至临产并加重,主要表现为胎动减少或消失、NST 基线平直、胎儿发育受限、胎盘功能减退、羊水胎粪污染等。

四、处理原则

急性胎儿窘迫者,应积极寻找原因并给予及时纠正。若宫颈未完全扩张、胎儿窘迫情况不严重者,给予吸氧,嘱产妇左侧卧位,若胎心率变为正常,可继续观察;若宫口开全、胎先露部已达坐骨棘平面以下 3 cm 者,应尽快助产经阴道娩出胎儿;若因缩宫素使宫缩过强造成胎心率减慢者,应立即停止使用,继续观察,病情紧迫或经上述处理无效者立即剖宫产结束分娩。慢性胎儿窘迫者,应根据妊娠周、胎儿成熟度和窘迫程度决定处理方案。首先应指导妊娠妇女采取左侧卧位,间断吸氧,积极治疗各种合并症或并发症,密切监护病情变化。若无法改善,则应在促使胎儿成熟后迅速终止妊娠。

五、护理评估

(一)健康史

了解妊娠妇女的年龄、生育史、内科疾病史,如高血压疾病、慢性肾炎、心脏病等;本次妊娠经过,如妊娠高血压综合征、胎膜早破、子宫过度膨胀(如羊水过多和多胎妊娠);分娩经过,如产程延长(特别是第二产程延长)、缩宫素使用不当;了解有无胎儿畸形、胎盘功能的情况。

(二)身心状况

胎儿窘迫时,妊娠妇女自感胎动增加或停止。在窘迫的早期可表现为胎动过频(每 24 小时大于 20 次);若缺氧未纠正或加重,则胎动转弱且次数减少,进而消失。胎儿轻微或慢性缺氧时,胎心率加快(>160 次/分);若长时间或严重缺氧则会使胎心率减慢。若胎心率<100 次/分,则提示胎儿危险。胎儿窘迫时主要评估羊水量和性状。

孕产妇夫妇因为胎儿的生命遭遇危险而产生焦虑,对需要手术结束分娩产生犹豫、无助感。对于胎儿不幸死亡的孕产妇夫妇,其感情上受到强烈的创伤,通常会经历否认、愤怒、抑郁、接受的过程。

(三)辅助检查

1.胎盘功能检查

出现胎儿窘迫的妊娠妇女一般 24 小时尿 E_3 值急骤减少 30%～40%,或于妊娠末期连续多次测定在每 24 小时 10 mg 以下。

2.胎心监测

胎动时胎心率加速不明显,基线变异率<3 次/分,出现晚期减速、变异减速等。

3.胎儿头皮血血气分析

pH<7.2。

六、护理诊断/诊断问题

(一)气体交换受损(胎儿)

与胎盘子宫的血流改变、血流中断(脐带受压)或血流速度减慢(子宫-胎盘功能不良)有关。

(二)焦虑

与胎儿宫内窘迫有关。

(三)预期性悲哀

与胎儿可能死亡有关。

七、预期目标

(1)胎儿情况改善,胎心率在 120~160 次/分。

(2)妊娠妇女能运用有效的应对机制控制焦虑。

(3)产妇能够接受胎儿死亡的现实。

八、护理措施

(1)妊娠妇女左侧卧位,间断吸氧。严密监测胎心变化,一般每 15 分钟听 1 次胎心或进行胎心监护,注意胎心变化。

(2)为手术者做好术前准备,如宫口开全、胎先露部已达坐骨棘平面以下 3 cm 者,应尽快阴道助产娩出胎儿。

(3)做好新生儿抢救和复苏的准备。

(4)心理护理:①向孕产妇提供相关信息,包括医疗措施的目的、操作过程、预期结果及孕产妇须做的配合;将真实情况告知孕产妇,有助于其减轻焦虑,也可帮助产妇面对现实。必要时陪伴产妇,对产妇的疑虑给予适当的解释。②对于胎儿不幸死亡的父母亲,护理人员可安排一个远离其他婴儿和产妇的单人房间,陪伴他们或安排家人陪伴他们,勿让其独处;鼓励其诉说悲伤,接纳其哭泣及抑郁的情绪,陪伴在旁提供支持及关怀;若他们愿意,护理人员可让他们看看死婴并同意他们为死产婴儿做一些事情,包括沐浴、更衣、命名、拍照或举行丧礼,但事先应向他们描述死婴的情况,使之有心理准备。消除否认的态度而进入下一个阶段,提供足印卡、床头卡等作为纪念,帮助他们使用适合自己的压力应对技巧和方法。

九、结果评价

(1)胎儿情况改善,胎心率在 120~160 次/分。

(2)妊娠妇女能运用有效的应对机制来控制焦虑,叙述心理和生理上的感受。

(3)产妇能够接受胎儿死亡的现实。

(任爱萍)

第七节 前置胎盘

妊娠 28 周后,胎盘附着于子宫下段,甚至胎盘下缘达到或覆盖宫颈内口,其位置低于胎先露部,称为前置胎盘(placenta previa)。前置胎盘是妊娠晚期严重并发症,也是妊娠晚期阴道流血最常见的原因。其发病率国外报道占 0.5%,国内报道占 0.24%~1.57%。

一、病因

目前尚不清楚,高龄初产妇(年龄>35 岁)、经产妇及多产妇、吸烟或吸毒妇女为高危人群。其病因可能与下述因素有关。

(一)子宫内膜病变或损伤

多次刮宫、分娩、子宫手术史等是前置胎盘的高危因素。上述情况可损伤子宫内膜,引起子宫内膜炎或萎缩性病变,再次受孕时子宫蜕膜血管形成不良、胎盘血供不足,刺激胎盘面积增大延伸到子宫下段。前次剖宫产手术瘢痕可妨碍胎盘在妊娠晚期向上迁移。增加前置胎盘的可能性。据统计,发生前置胎盘的孕妇,85%~95%为经产妇。

(二)胎盘异常

双胎妊娠时胎盘面积过大,前置胎盘发生率较单胎妊娠高 1 倍;胎盘位置正常而副胎盘位于子宫下段接近宫颈内口;膜状胎盘大而薄,扩展到子宫下段,均可发生前置胎盘。

(三)受精卵滋养层发育迟缓

受精卵到达子宫腔后,滋养层尚未发育到可以着床的阶段,继续向下游走到达子宫下段,并在该处着床而发育成前置胎盘。

二、分类

根据胎盘下缘与宫颈内口的关系,将前置胎盘分为 3 类(图 6-2)。

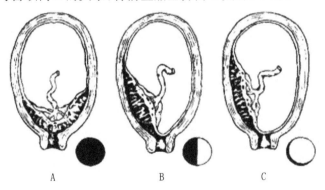

图 6-2　前置胎盘的类型
A.完全性前置胎盘;B.部分性前置胎盘;C.边缘性前置胎盘

(1)完全性前置胎盘(complete placenta previa)又称中央性前置胎盘(central placenta previa),胎盘组织完全覆盖宫颈内口。

(2)部分性前置胎盘(partial placental previa)宫颈内口部分为胎盘组织所覆盖。

(3)边缘性前置胎盘(marginal placental previa)胎盘附着于子宫下段,胎盘边缘到达宫颈内口,未覆盖宫颈内口。

胎盘位于子宫下段,与胎盘边缘极为接近,但未达到宫颈内口,称为低置胎盘。胎盘下缘与宫颈内口的关系可因宫颈管消失、宫口扩张而改变。前置胎盘类型可因诊断时期不同而改变,如临产前为完全性前置胎盘,临产后因宫口扩张而成为部分性前置胎盘。目前,临床上均依据处理前最后一次检查结果来决定其分类。

三、临床表现

(一)症状

前置胎盘的典型症状是妊娠晚期或临产时,发生无诱因、无痛性反复阴道流血。妊娠晚期子宫下段逐渐伸展,牵拉宫颈内口,宫颈管缩短,临产后规律宫缩使宫颈管消失成为软产道的一部分。宫颈外口扩张,附着于子宫下段及宫颈内口的胎盘前置部分不能相应伸展而与其附着处分离,血窦破裂出血。前置胎盘出血前无明显诱因,初次出血量一般不多,剥离处血液凝固后,出血自然停止;也有初次即发生致命性大出血而导致休克的。由于子宫下段不断伸展,前置胎盘出血常反复发生,出血量也越来越多。阴道流血发生的迟早、反复发生次数、出血量多少与前置胎盘类型有关。完全性前置胎盘初次出血时间早,多在妊娠28周左右,称为警戒性出血。边缘性前置胎盘出血多发生于妊娠晚期或临产后,出血量较少。部分性前置胎盘的初次出血时间、出血量及反复出血次数,介于两者之间。

(二)体征

患者一般情况与出血量有关,大量出血呈现面色苍白、脉搏增快微弱、血压下降等休克表现。腹部检查:子宫软,无压痛,大小与妊娠周数相符。由于子宫下段有胎盘占据,影响胎先露部入盆,故胎先露高浮,易并发胎位异常。反复出血或一次出血量过多,使胎儿宫内缺氧,严重者胎死宫内。当前置胎盘附着于子宫前壁时,可在耻骨联合上方听到胎盘杂音。临产时检查见宫缩为阵发性,间歇期子宫完全松弛。

四、处理原则

处理原则是抑制宫缩、止血、纠正贫血和预防感染。根据阴道流血量、有无休克、妊娠周数、胎位、胎儿是否存活、是否临产及前置胎盘类型等综合作出决定。

(一)期待疗法

应在保证孕妇安全的前提下尽可能延长孕周,以提高围生儿存活率。适用于妊娠<34周、胎儿体重<2 000 g、胎儿存活、阴道流血量不多、一般情况良好的孕妇。

尽管国外有资料证明,前置胎盘孕妇的妊娠结局住院与门诊治疗并无明显差异,但我国仍应强调住院治疗。住院期间密切观察病情变化,为孕妇提供全面优质护理是期待疗法的关键措施。

(二)终止妊娠

1.终止妊娠指征

孕妇反复发生多量出血甚至休克者,无论胎儿成熟与否,为了母亲安全应终止妊娠;期待疗法中发生大出血或出血量虽少,但胎龄达孕36周以上,胎儿成熟度检查提示胎儿肺成熟者;胎龄未达孕36周,出现胎儿窘迫征象,或胎儿电子监护发现胎心异常者;出血量多;危及胎儿;胎儿已死亡或出现难以存活的畸形,如无脑儿。

2.剖宫产

剖宫产可在短时间内娩出胎儿,迅速结束分娩,对母儿相对安全,是处理前置胎盘的主要手段。剖宫产指征应包括完全性前置胎盘,持续大量阴道流血;部分性和边缘性前置胎盘出血量较多,先露高浮,短时间内不能结束分娩;胎心异常。术前应积极纠正贫血、预防感染等,备血,做好处理产后出血和抢救新生的准备。

3.阴道分娩

边缘性前置胎盘、枕先露、阴道流血不多、无头盆不称和胎位异常,估计在短时间内能结束分娩者,可予试产。

五、护理

(一)护理评估

1.病史

除个人健康史外,在孕产史中尤其注意识别有无剖宫产术、人工流产术及子宫内膜炎等前置胎盘的易发因素。此外,妊娠中特别是孕 28 周后,是否出现无痛性、无诱因、反复阴道流血症状,并详细记录具体经过及医疗处理情况。

2.身心状况

患者的一般情况与出血量的多少密切相关。大量出血时可见面色苍白、脉搏细速、血压下降等休克症状。孕妇及其家属可因突然阴道流血而感到恐惧或焦虑,既担心孕妇的健康,更担心胎儿的安危,可能显得恐慌、紧张、手足无措。

3.诊断检查

(1)产科检查:子宫大小与停经月份一致,胎儿方位清楚,先露高浮,胎心可以正常,也可因孕妇失血过多致胎心异常或消失。前置胎盘位于子宫下段前壁时,可于耻骨联合上方听见胎盘血管杂音。临产后检查,宫缩为阵发性,间歇期子宫肌肉可以完全放松。

(2)超声波检查:B超断层相可清楚看到子宫壁、胎头、宫颈和胎盘的位置,胎盘定位准确率达 95% 以上,可反复检查,是目前最安全、有效的首选检查方法。

(3)阴道检查:目前一般不主张应用。只有在近临产期出血不多时,终止妊娠前为除外其他出血原因或明确诊断决定分娩方式前考虑采用。要求阴道检查操作必须在输血、输液和做好手术准备的情况下方可进行。怀疑前置胎盘的个案,切忌肛查。

(4)术后检查胎盘及胎膜:胎盘的前置部分可见陈旧血块附着呈黑紫色或暗红色,如这些改变位于胎盘的边缘,而且胎膜破口处距胎盘边缘<7 cm,则为部分性前置胎盘。如行剖宫产术,术中可直接了解胎盘附着的部分并确立诊断。

(二)护理诊断

1.潜在并发症

出血性休克。

2.有感染的危险

与前置胎盘剥离面靠近子宫颈口、细菌易经阴道上行感染有关。

(三)预期目标

(1)接受期待疗法的孕妇血红蛋白不再继续下降,胎龄可达或更接近足月。

(2)产妇产后未发生产后出血或产后感染。

(四)护理措施

根据病情须立即接受终止妊娠的孕妇,立即安排孕妇去枕侧卧位,开放静脉,配血,做好输血准备。在抢救休克的同时,按腹部手术患者的护理进行术前准备,并做好母儿生命体征监护及抢救准备工作。接受期待疗法的孕妇的护理措施如下:

1.保证休息

减少刺激孕妇,需住院观察,绝对卧床休息,尤以左侧卧位为佳,并定时间断吸氧,每天3次,每次1小时,以提高胎儿血氧供应。此外,还需避免各种刺激,以减少出血可能。医护人员进行腹部检查时动作要轻柔,禁做阴道检查和肛查。

2.纠正贫血

除采取口服硫酸亚铁、输血等措施外,还应加强饮食营养指导,建议孕妇多食高蛋白及含铁丰富的食物,如动物肝脏、绿叶蔬菜和豆类等。一方面有助于纠正贫血,另一方面还可以增强机体抵抗力,同时也促进胎儿发育。

3.监测生命体征

及时发现病情变化,严密观察并记录孕妇生命体征,阴道流血的量、色,流血事件及一般状况,检测胎儿宫内状态。按医嘱及时完成实验室检查项目,并交叉配血备用。发现异常及时报告医师并配合处理。

4.预防产后出血和感染

(1)产妇回病房休息时严密观察产妇的生命体征及阴道流血情况,发现异常及时报告医师处理,以防止或减少产后出血。

(2)及时更换会阴垫,以保持会阴部清洁、干燥。

(3)胎儿分娩后,及早使用宫缩剂,以预防产后大出血;对新生儿严格按照高危儿处理。

5.健康教育

护士应加强对孕妇的管理和宣教。指导围孕期妇女避免吸烟、酗酒等不良行为,避免多次刮宫、引产或宫内感染,防止多产,减少子宫内膜损伤或子宫内膜炎。对妊娠期出血,无论量多少均应就医,做到及时诊断、正确处理。

(五)护理评价

(1)接受期待疗法的孕妇胎龄接近(或达到)足月时终止妊娠。

(2)产妇产后未出现产后出血和感染。

(任爱萍)

第八节 胎盘早剥

妊娠20周以后或分娩期正常位置的胎盘在胎儿娩出前部分或全部从子宫壁剥离,称为胎盘早剥(placental abruption)。胎盘早剥是妊娠晚期严重并发症,具有起病急、发展快特点,若处理不及时可危及母儿生命。胎盘早剥的发病率:国外1‰～2‰,国内0.46‰～2.10‰。

一、病因

胎盘早剥确切的原因及发病机制尚不清楚,可能与下述因素有关:

(一)孕妇血管病变

孕妇患严重妊娠期高血压疾病、慢性高血压、慢性肾脏疾病或全身血管病变时,胎盘早剥的发生率增高。妊娠合并上述疾病时,底蜕膜螺旋小动脉痉挛或硬化,引起远端毛细血管变性坏死甚至破裂出血,血液流至底蜕膜层与胎盘之间形成胎盘后血肿,致使胎盘与子宫壁分离。

(二)机械性因素

外伤尤其是腹部直接受到撞击或挤压;脐带过短(<30 cm)或脐带围绕颈、绕体相对过短时,分娩过程中胎儿下降牵拉脐带造成胎盘剥离;羊膜穿刺时刺破前壁胎盘附着处,血管破裂出血引起胎盘剥离。

(三)宫腔内压力骤减

双胎妊娠分娩时,第一胎儿娩出过速,或羊水过多时,人工破膜后羊水流出过快,均可使宫腔内压力骤减,子宫骤然收缩,胎盘与子宫壁发生错位剥离。

(四)子宫静脉压突然升高

妊娠晚期或临产后,孕妇长时间仰卧位,巨大妊娠子宫压迫下腔静脉,回心血量减少,血压下降。此时子宫静脉淤血、静脉压增高、蜕膜静脉床淤血或破裂,形成胎盘后血肿,导致部分或全部胎盘剥离。

(五)其他高危因素

如高龄孕妇、吸烟、可卡因滥用、孕妇代谢异常、孕妇有血栓形成倾向、子宫肌瘤(尤其是胎盘附着部位肌瘤)等与胎盘早剥发生有关。有胎盘早剥史的孕妇再次发生胎盘早剥的危险性比无胎盘早剥史者高 10 倍。

二、分类及病理变化

胎盘早剥主要病理改变是底蜕膜出血并形成血肿,使胎盘从附着处分离。按病理类型,胎盘早剥可分为显性、隐性及混合性 3 种(图 6-3)。若底蜕膜出血量少,出血很快停止,多无明显的临床表现,仅在产后检查胎盘时发现胎盘母体面有凝血块及压迹。若底蜕膜继续出血,形成胎盘后血肿,胎盘剥离面随之扩大,血液冲开胎盘边缘并沿胎膜与子宫壁之间经过颈管向外流出,称为显性剥离(revealed abruption)或外出血。若胎盘边缘仍附着于子宫壁或由于胎先露部固定于骨盆入口,使血液积聚于胎盘与子宫壁之间,称为隐性剥离(concealed abruption)或内出血。由于子宫内有妊娠产物存在,子宫肌不能有效收缩,以压迫破裂的血窦而止血,血液不能外流,胎盘后血肿越积越大,子宫底随之升高。当出血达到一定程度时,血液终会冲开胎盘边缘及胎膜外流,称为混合型出血(mixed bleeding)。偶有出血穿破胎膜溢入羊水中成为血性羊水。

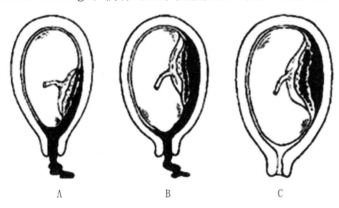

图 6-3　胎盘早剥类型

A.显性剥离;B.隐性剥离;C.混合性剥离

胎盘早剥发生内出血时,血液积聚于胎盘与子宫壁之间,随着胎盘后血肿压力的增加,血液浸入子宫肌层,引起肌纤维分离、断裂甚至变性,当血液渗透至子宫浆膜层时,子宫表面现紫蓝色瘀斑,称为子宫胎盘卒中(uteroplacental apoplexy),又称为库弗莱尔子宫(Couvelaire uterus)。有时血液还可渗入输卵管系膜、卵巢表面上皮下、阔韧带内。子宫肌层由于血液浸润、收缩力减弱,造成产后出血。

严重的胎盘早剥可以引发一系列病理、生理改变。从剥离处的胎盘绒毛和蜕膜中释放大量组织凝血活酶,进入母体血循环,激活凝血系统,导致弥散性血管内凝血(DIC),肺、肾等脏器的毛细血管内微血栓形成,造成脏器缺血和功能障碍。胎盘早剥持续时间越长,促凝物质不断进入母血,激活纤维蛋白溶解系统,产生大量的纤维蛋白原降解产物(FDP),引起继发性纤溶亢进。发生胎盘早剥后,消耗大量凝血因子,并产生高浓度 FDP,最终导致凝血功能障碍。

三、临床表现

根据病情严重程度,Sher 将胎盘早剥分为 3 度。

(一)Ⅰ度

多见于分娩期,胎盘剥离面积小,患者常无腹痛或腹痛轻微,贫血体征不明显。腹部检查见子宫软,大小与妊娠周数相符,胎位清楚,胎心率正常。产后检查见胎盘母体面有凝血块及压迹即可诊断。

(二)Ⅱ度

胎盘剥离面为胎盘面积 1/3 左右。主要症状为突然发生持续性腹痛、腰酸或腰背痛,疼痛程度与胎盘后积血量成正比。无阴道流血或流血量不多,贫血程度与阴道流血量不相符。腹部检查见子宫大于妊娠周数,子宫底随胎盘后血肿增大而升高。胎盘附着处压痛明显(胎盘位于后壁则不明显),宫缩有间歇,胎位可扪及,胎儿存活。

(三)Ⅲ度

胎盘剥离面超过胎盘面积 1/2。临床表现较Ⅱ度重。患者可出现恶心、呕吐、面色苍白、四肢湿冷、脉搏细数、血压下降等休克症状,且休克程度大多与阴道流血量不成正比。腹部检查见子宫硬如板状,宫缩间歇时不能松弛,胎位扪不清,胎心消失。

四、处理原则

纠正休克、及时终止妊娠是处理胎盘早剥的原则。患者入院时,情况危重、处于休克状态,应积极补充血容量,及时输入新鲜血液,尽快改善患者状况。胎盘早剥一旦确诊,必须及时终止妊娠。终止妊娠的方法根据胎次、早剥的严重程度、胎儿宫内状况及宫口开大等情况而定。此外,对并发症如凝血功能障碍、产后出血和急性肾衰竭等进行紧急处理。

五、护理

(一)护理评估

1.病史

孕妇在妊娠晚期或临产时突然发生腹部剧痛,有急性贫血或休克现象,应引起高度重视。护士需结合有无妊娠期高血压疾病或高血压病史、胎盘早剥史、慢性肾炎史、仰卧位低血压综合征史及外伤史,进行全面评估。

2.身心状况

胎盘早剥孕妇发生内出血时,严重者常表现为急性贫血和休克症状,而无阴道流血或有少量阴道流血。因此,对胎盘早剥孕妇除进行阴道流血的量、色评估外,应重点评估腹痛的程度、性质,孕妇的生命体征和一般情况,以及时、准确地了解孕妇的身体状况。胎盘早剥孕妇入院时情况危急,孕妇及其家属常常感到高度紧张和恐惧。

3.诊断检查

(1)产科检查:通过四步触诊判断胎方位、胎心情况、宫高变化、腹部压痛范围和程度等。

(2)B超检查:正常胎盘B超图像应紧贴子宫体部后壁、前壁或侧壁,若胎盘与子宫体之间有血肿时,在胎盘后方出现液性低回声区,暗区常不止一个,并见胎盘增厚。若胎盘后血肿较大时,能见到胎盘胎儿面凸向羊膜腔,甚至能使子宫内的胎儿偏向对侧。若血液渗入羊水中,见羊水回声增强、增多,由羊水混浊所致。当胎盘边缘已与子宫壁分离,未形成胎盘后血肿,则见不到上述图像,故B超检查诊断胎盘早剥有一定的局限性。重型胎盘早剥时常伴胎心、胎动消失。

(3)实验室检查:主要了解患者贫血程度及凝血功能。重型胎盘早剥患者应检查肾功能与二氧化碳结合力。若并发DIC时进行筛选试验血小板计数、凝血酶原时间、纤维蛋白原测定,结果可疑者可做纤溶确诊试验(凝血酶时间、优球蛋白溶解时间、血浆鱼精蛋白副凝时间)。

(二)可能的护理诊断

1.潜在并发症

弥散性血管内凝血。

2.恐惧

此与胎盘早剥引起的起病急、进展快、危及母儿生命有关。

3.预感性悲哀

此与死产、切除子宫有关。

(三)预期目标

(1)孕妇出血性休克症状得到控制。

(2)患者未出现凝血功能障碍、产后出血和急性肾衰竭等并发症。

(四)护理措施

胎盘早剥是一种妊娠晚期严重危及母儿生命的并发症,积极预防非常重要。护士应使孕妇接受产前检查,预防和及时治疗妊娠期高血压疾病、慢性高血压、慢性肾病等;妊娠晚期避免仰卧位及腹部外伤;施行外倒转术时动作要轻柔;处理羊水过多和双胎者时,避免子宫腔压力下降过快等。对于已诊断为胎盘早剥的患者,护理措施如下:

1.纠正休克

改善患者的一般情况:护士应迅速开放静脉,积极补充其血容量,及时输入新鲜输血。既能补充血容量,又可补充凝血因子。同时密切监测胎儿状态。

2.严密观察病情变化

及时发现并发症:凝血功能障碍表现为皮下、黏膜或注射部位出血,子宫出血不凝,有时有尿血、咯血及呕血等现象;急性肾衰竭可表现为尿少或无尿。护士应高度重视上述症状,一旦发现,及时报告医师并配合处理。

3.为终止妊娠做好准备

一旦确诊,应及时终止妊娠,以孕妇病情轻重、胎儿宫内状况、产程进展、胎产式等具体状态决定分娩方式,护士需为此做好相应准备。

4.预防产后出血

胎盘早剥的产妇胎儿娩出后易发生产后出血,因此分娩后应及时给予宫缩剂,并配合按摩子宫,必要时按医嘱做切除子宫的术前准备。未发生出血者,产后仍应加强生命体征观察,预防晚期产后出血的发生。

5.产褥期的处理

患者在产褥期应注意加强营养,纠正贫血。更换消毒会阴垫,保持会阴清洁,预防感染。根据孕妇身体情况给予母乳指导。死产者及时给予退乳措施,可在分娩后 24 小时内尽早服用大剂量雌激素,同时紧束双乳,少进汤类;水煎生麦芽当茶饮;针刺足临泣、悬钟等穴位。

(五)护理评价

(1)母亲分娩顺利,婴儿平安出生。

(2)患者未出现并发症。

(林　彬)

第九节　胎膜早破

胎膜早破(premature rupture of membranes,PROM)是指在临产前胎膜自然破裂。它是常见的分娩期并发症,妊娠满 37 周的发生率为 10%,妊娠不满 37 周的发生率为 2.0%～3.5%。胎膜早破可引起早产及围生儿死亡率增加,亦可导致孕产妇宫内感染率和产褥期感染率增加。

一、病因

一般认为胎膜早破与以下因素有关,常为多因素所致。

(一)上行感染

可由生殖道病原微生物上行感染,引起胎膜炎,使胎膜局部张力下降而破裂。

(二)羊膜腔压力增高

常见于多胎妊娠、羊水过多等。

(三)胎膜受力不均

胎先露高浮、头盆不称、胎位异常可使胎膜受压不均导致破裂。

(四)营养因素

缺乏维生素 C、锌及铜,可使胎膜张力下降而破裂。

(五)宫颈内口松弛

常因手术创伤或先天性宫颈组织薄弱,宫颈内口松弛,胎膜进入扩张的宫颈或阴道内,导致感染或受力不均,而使胎膜破裂。

(六)细胞因子

IL-1、IL-6、IL-8、TNF-α 升高,可激活溶酶体酶,破坏羊膜组织,导致胎膜早破。

(七)机械性刺激

创伤或妊娠后期性交也可导致胎膜早破。

二、临床表现

(一)症状

孕妇突感有较多液体自阴道流出,有时可混有胎脂及胎粪,无腹痛等其他产兆,当咳嗽、打喷嚏等腹压增加时,羊水可少量间断性排出。

(二)体征

肛诊或阴检时,触不到羊膜囊,上推胎儿先露部可见到羊水流出。如伴羊膜腔感染时,可有臭味,并伴有发热、母儿心率增快、子宫压痛,以及白细胞计数增多、C反应蛋白升高。

三、对母儿的影响

(一)对母亲的影响

胎膜早破后,生殖道病原微生物易上行感染,通常感染程度与破膜时间有关。羊膜腔感染易发生产后出血。

(二)对胎儿的影响

胎膜早破经常诱发早产,早产儿易发生呼吸窘迫综合征。羊膜腔感染时,可引起新生儿吸入性肺炎,严重者发生败血症、颅内感染等。脐带受压、脐带脱垂时可致胎儿窘迫。胎膜早破发生的孕周越小,胎肺发育不良发生率越高,围生儿死亡率越高。

四、处理原则

预防感染和脐带脱垂,如有感染、胎窘征象,及时行剖宫产终止妊娠。

五、护理

(一)护理评估

1.病史

询问病史,了解是否有发生胎膜早破的病因,确定具体的胎膜早破的时间、妊娠周数,是否有宫缩、见红等产兆,是否出现感染征象,是否出现胎窘现象。

2.身心状况

观察孕妇阴道流液的色、质、量,是否有气味。孕妇常可能因为不了解胎膜早破的原因,而对不可自控的阴道流液形成恐慌,可能担心自身与胎儿的安危。

3.辅助检查

(1)阴道流液的pH测定:正常阴道液pH为4.5～5.5,羊水pH为7.0～7.5。若pH>6.5,提示胎膜早破,准确率90%。

(2)肛查或阴道窥阴器检查:肛查时未触到羊膜囊,上推胎儿先露部,有羊水流出。阴道窥阴器检查时见液体自宫口流出或可见阴道后穹隆有较多混有胎脂和胎粪的液体。

(3)阴道液涂片检查:阴道液置于载玻片上,干燥后镜检可见羊齿植物叶状结晶为羊水,准确率95%。

(4)羊膜镜检查:可直视胎先露部,看不到前羊膜囊,即可诊断。

(5)胎儿纤维结合蛋白(fetal fibronectin,fFN)测定:fFN是胎膜分泌的细胞外基质蛋白。当宫颈及阴道分泌物内fFN含量>0.05 mg/L时,胎膜抗张能力下降,易发生胎膜早破。

(6)超声检查:羊水量减少可协助诊断,但不可确诊。

(二)护理诊断

1.有感染的危险

与胎膜破裂后,生殖道病原微生物上行感染有关。

2.知识缺乏

缺乏预防和处理胎膜早破的知识。

3.有胎儿受伤的危险

与脐带脱垂、早产儿肺部发育不成熟有关。

(三)护理目标

(1)孕妇无感染征象发生。

(2)孕妇了解胎膜早破的知识,如果突然发生胎膜早破,能够及时进行初步应对。

(3)胎儿无并发症发生。

(四)护理措施

1.预防脐带脱垂的护理

胎膜早破并胎先露未衔接的孕妇绝对卧床休息,多采用左侧卧位,注意抬高臀部防止脐带脱垂造成胎儿宫内窘迫。注意监测胎心变化,进行肛查或阴检时,确定有无隐性脐带脱垂,一旦发生,立即通知医师,并于数分钟内结束分娩。

2.预防感染

保持床单位清洁。使用无菌的会阴垫于外阴处,勤于更换,保持清洁干燥,防止上行感染。更换会阴垫时观察羊水的色、质、量、气味等。嘱孕妇保持外阴清洁,每天对其会阴擦洗2次。同时观察产妇的生命体征,血生化指标,了解是否存在感染征象。按医嘱一般破膜大于12小时给予抗生素防止感染。

3.监测胎儿宫内情况

密切观察胎心率的变化,嘱孕妇自测胎动。如有混有胎粪的羊水流出,即为胎儿宫内缺氧的表现,应及时予以吸氧,左侧卧位,并根据医嘱做好相应的护理。

若胎膜早破孕周小于35周者,根据医嘱予地塞米松促进胎肺成熟。若孕周小于37周并已临产,或孕周大于37周胎膜早破大于12小时后仍未临产者,可根据医嘱尽快结束分娩。

4.健康教育

孕期时为孕妇讲解胎膜早破的定义与原因,并强调孕期卫生保健的重要性。指导孕妇,如出现胎膜早破现象,无须恐慌,应立即平卧,及时就诊。孕晚期禁止性交,避免腹部碰撞或增加腹压。指导孕期补充足量的维生素和锌、铜等微量元素。如宫颈内口松弛者,应多卧床休息,并遵医嘱根据需要于孕14~16周时行宫颈环扎术。

(林　彬)

第十节　脐带异常

脐带异常是胎儿窘迫的首位因素,脐带是子宫-胎盘-胎儿联系的纽带,正常脐带长度30~70 cm(平均为55 cm),是血、氧供应及代谢交换的转运站。

一、病因

如果脐带的结构或位置异常,可因母儿血液循环障碍,造成胎儿宫内缺氧而窘迫,严重者可导致胎儿死亡。

二、临床表现

脐带异常可分为形态异常、生长异常、位置异常及脐带附着异常。形态异常如脐带扭转、打结、缠绕(绕颈、绕躯干、绕四肢),生长异常如脐带过长、过短、单脐动脉,位置异常如脐带先露、脐带脱垂。

(一)脐带缠绕

脐带围绕胎儿颈部、四肢或躯干者称为脐带缠绕,是最为常见的脐带异常,其中以脐带绕颈最为多见。脐带缠绕对胎儿的危害主要是缠绕过紧时引起血氧交换循环障碍,而致胎儿缺氧,甚至窘迫或死亡。尤其在分娩过程中,胎头下降后脐带出现相对长度不足,拉紧脐带就会阻断血液循环,或引起胎先露入盆下降受阻、产程延长、胎盘早剥及子宫内翻等并发症。

(二)脐带扭转

脐带过度扭转发生于近胎儿脐轮部时,可使胎儿血运受阻。

(三)脐带打结

有脐带假结和真结两种。假结是由于脐静脉迂曲形似打结或脐血管较脐带长、血管在脐带中扭曲而引起,对胎儿没有危害。另一种是脐带真结,与胎儿活动有关,一般发生在怀孕中期,先是出现脐带绕体,后因胎儿穿过脐带套环而形成真结。如果真结处未拉紧则无症状,拉紧后就会阻断胎儿血液循环而引起宫内窒息或胎死宫内。

(四)脐带长度异常

脐带正常长度为 30～70 cm,平均 55 cm。脐带超过 80 cm 称为脐带过长,不足 30 cm 称为脐带过短。脐带过长易导致脐带缠绕、打结、脱垂、脐血管受压等并发症。脐带过短在妊娠期常无临床征象,临产后因脐带过短,引起胎儿下降受阻,产程延长或者是过度牵拉使脐带及血管过紧、破裂,胎儿血液循环受阻,胎心律失常致胎儿窘迫、胎盘早剥。

(五)单脐动脉

脐带血管中仅一条脐动脉、一条脐静脉称为单脐动脉,临床罕见,大多合并胎儿畸形或胎儿分娩过程中因脐带受压而突然死亡。

(六)脐带先露与脱垂

胎膜未破,脐带位于胎先露之前或一侧称脐带先露。胎膜已破,脐带位于胎先露与子宫下段之间称隐性脐带脱垂;脐带脱出子宫口外,降至阴道内,甚至露于外阴称脐带脱垂。胎先露与骨盆入口不衔接存在间隙(如胎先露异常、胎先露下降受阻、胎儿小、羊水过多、低置胎盘等)时可发生脐带脱垂。

(七)脐带附着异常

正常情况下脐带附着于胎盘的中央或侧方,如果脐带附着于胎盘之外的胎膜上,则脐血管裸露于宫腔内,称为脐带帆状附着,这种情况在双胞胎中较多见,单胎的发生率只有百分之一。如果帆状血管的位置在宫体较高处,对胎儿的影响很小,只有在分娩时牵拉脐带或者娩出胎盘时脐带附着处容易发生断裂,使产时出血的机会增高。如果帆状血管位于子宫下段或脐血管绕过子宫口,血管则容易受到压迫而发生血液循环阻断、血管破裂,对胎儿危害极大。

三、护理评估

(一)健康史
详细了解产前检查结果,有无羊水过多、胎儿过小、胎位异常、低置胎盘等。

(二)生理状况
1.症状

若脐带未受压可无明显症状,若脐带受压,产妇自觉胎动异常甚至消失。

2.体征

出现频繁的变异减速,上推胎先露部及抬高臀部后恢复,若胎儿缺氧严重可伴有胎心消失。胎膜已破者,阴道检查可在胎先露旁或其前方触及脐带,甚至脐带脱出于外阴。

3.辅助检查

(1)产科检查:在胎先露旁或其前方触及脐带,甚至脐带脱出于外阴。

(2)胎儿电子监护:伴有频繁的变异减速,甚至胎心音消失。

(3)B超检查:有助于明确诊断。

(三)心理-社会因素
评估孕产妇及家属有无焦虑、恐慌等心理问题,对脐带脱垂的认识程度及家庭支持度。

四、护理诊断

(一)有胎儿窒息的危险
其与脐带缠绕、受压、牵拉等导致胎儿缺氧等有关。

(二)焦虑
其与预感胎儿可能受到危害有关。

(三)知识缺乏
缺乏对脐带异常的认识。

五、护理措施

(1)脐带异常的判定:应告知孕妇密切注意宫缩、胎动等情况,特别是有胎位不正、骨盆异常、低置胎盘、胎儿过小等情况的孕妇,如果发现 12 小时内胎动数小于 10 次,或逐日下降 50% 而不能复原,说明胎儿宫内窘迫,应立即就诊。B超检查结合电子监护观察胎心变化可以确诊大部分脐带异常的情况。如果经阴道检查在前羊膜囊内摸到搏动的、手指粗的索状物,其搏动频率与胎心率一致而与孕妇的脉率不一致,则可以诊断为脐带先露。此时胎心大多已有明显异常,出现胎动突然频繁增强、胎心率明显减速等。

(2)存在脐带异常的孕妇在分娩前一般不会出现特殊不适,但孕妇在得知有关胎儿的异常情况时,都会出现紧张、担心等心理负担。应该及时、准确地将脐带异常相关知识告知孕妇,并注意安慰孕妇,避免因孕妇紧张焦虑等心理因素进一步影响胎儿。发现早期的脐带异常,如单纯的脐带过长、过短、缠绕、扭转等,如未引起宫内窘迫,应向孕妇讲明可以通过改变体位进行纠正。

(3)嘱孕妇注意卧床休息,一般以左侧卧位为主,床头抬高 15°,以缓解膨大子宫对下腔静脉压迫,以增加胎盘血供,改善胎盘循环,有时改变体位还能减少脐带受压。同时可根据情况给予低流量吸氧,通过胎儿电子监护仪观察胎儿宫内变化,并结合胎动计数,必要时行胎儿生物物理评分,能较早发现隐性胎儿宫内窘迫。

(4)如妊娠晚期,因脐带异常而不能继续妊娠时,应协助医师做好待产准备。对于临产的产妇,密切观察产程进展,根据医师要求做好阴道助产或剖宫产准备,对于脐带脱垂或宫内窘迫严重的胎儿应做好新生儿窒息抢救准备。

(林　彬)

第十一节　产力异常

一、疾病概要

产力是以子宫收缩力为主,子宫收缩力贯穿于分娩全过程。在分娩过程中,子宫收缩的节律性、对称性及极性不正常或强度、频率发生改变时,称子宫收缩力异常,简称产力异常。子宫收缩力异常临床上分为子宫收缩乏力和子宫收缩过强两类,每类又分为协调性子宫收缩和不协调收缩性子宫收缩,具体分类见(图 6-4)。

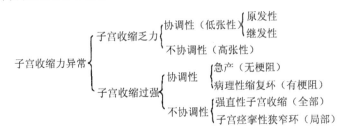

图 6-4　子宫收缩力异常的分类

二、子宫收缩乏力

(一)护理评估

1.病史

有头盆不称或胎位异常;胎儿先露部下降受阻;子宫壁过度伸展;多产妇子宫肌纤维变性;子宫发育不良或畸形;产妇精神紧张及过度疲劳;内分泌失调产妇体内雌激素、缩宫素、前列腺素、乙酰胆碱等分泌不足;过多应用镇静剂或麻醉剂等因素。

2.身心状况

(1)宫缩乏力:有原发性和继发性两种。原发性宫缩乏力是指产程开始就出现宫缩乏力,宫口不能如期扩张,胎先露部不能如期下降,导致产程延长;继发性宫缩乏力是指产程开始子宫收缩正常,只是在产程较晚阶段(多在活跃期后期或第二产程),子宫收缩转弱,产程进展缓慢甚至停滞。

协调性宫缩乏力(低张性宫缩乏力):子宫收缩具有正常的节律性、对称性和极性,但收缩力弱,宫腔内压力低,表现为持续时间短,间歇期长且不规律,宫缩小于每 10 分钟 2 次。此种宫缩乏力,多属继发性宫缩乏力。协调性宫缩乏力时由于宫腔内压力低,对胎儿影响不大。

不协调性宫缩乏力(高张性宫缩乏力):子宫收缩的极性倒置,宫缩的兴奋点不是起自两侧宫角部,而是来自子宫下段的一处或多处冲动,子宫收缩波由下向上扩散,收缩波小而不规律,频率高,节律不协调;宫腔内压力虽高,但宫缩时宫底部不强,而是子宫下段强,宫缩间歇期子宫壁也不完全松弛,表现为子宫收缩不协调,宫缩不能使宫口扩张,不能使胎先露部下降,属无效宫缩。

(2)产程延长:通过肛查或阴道检查,发现宫缩乏力导致异常(图6-5)。产程延长有以下7种:

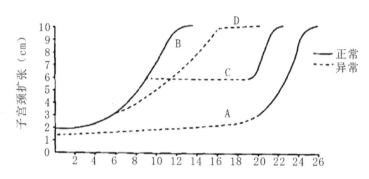

A.潜伏期延长;B.活跃期延长;C.活跃期停滞;D.第二产程延长

图6-5 产程异常

1)潜伏期延长:从临产规律宫缩开始至宫口扩张3 cm,称潜伏期。初产妇潜伏期正常约需8小时,最大时限16小时,超过16小时称潜伏期延长。

2)活跃期延长:从宫口扩张3 cm开始至宫口开全,称活跃期。初产妇活跃期正常约需4小时,最大时限8小时,超过8小时称活跃期延长。

3)活跃期停滞:进入活跃期后,宫口扩张无进展达2小时以上,称活跃期停滞。

4)第二产程延长:第二产程初产妇超过2小时,经产妇超过1小时尚未分娩,称第二产程延长。

5)第二产程停滞:第二产程达1小时,胎头下降无进展,称第二产程停滞。

6)胎头下降延缓:活跃期晚期至宫口扩张9~10 cm,胎头下降速度每小时少于1 cm,称胎头下降延缓。

7)胎头下降停滞:活跃期晚期胎头停留在原处不下降达1小时以上,称胎头下降停滞。

以上7种产程进展异常,可以单独存在,也可以合并存在。当总产程超过24小时称滞产。

(3)对产妇的影响:由于产程延长可出现疲乏无力、肠胀气、排尿困难等,影响子宫收缩,严重时可引起脱水、酸中毒、低钾血症;由于第二产程延长,可导致组织缺血、水肿、坏死,形成膀胱阴道瘘或尿道阴道瘘;胎膜早破及多次肛查或阴道检查增加感染机会;产后宫缩乏力影响胎盘剥离,娩出和子宫壁的血窦关闭,容易引起产后出血。

(4)对胎儿的影响:协调性宫缩乏力容易造成胎头在盆腔内旋转异常,使产程延长,增加手术产机会,对胎儿不利。不协调性宫缩乏力不能使子宫壁完全放松,对子宫胎盘循环影响大,胎儿在子宫内缺氧,容易发生胎儿窘迫。胎膜早破易造成脐带受压或脱垂,造成胎儿窘迫甚至胎死宫内。

(二)护理诊断

1.疼痛

腹痛与不协调性子宫收缩有关。

2.有感染的危险

与产程延长、胎膜破裂时间延长有关。

3.焦虑

与担心自身和胎儿健康有关。

4.潜在并发症

胎儿窘迫,产后出血。

(三)护理目标

(1)疼痛减轻,焦虑减轻,情绪稳定。

(2)未发生软产道损伤、产后出血和胎儿缺氧。

(3)新生儿健康。

(四)护理措施

首先配合医师寻找原因,估计不能经阴道分娩者遵医嘱做好剖宫产术准备。或阴道分娩过程中应做好助产的准备。估计能经阴道分娩者应实施下列护理措施:

1.加强产时监护,改善产妇全身状况

加强产程观察,持续胎儿电子监护。第一产程应鼓励产妇多进食,必要时静脉补充营养;避免过多使用镇静药物,注意及时排空直肠和膀胱。

2.协助医师加强宫缩

(1)协调性宫缩乏力应实施下列措施。①人工破膜:宫口扩张 3 cm 或 3 cm 以上,无头盆不称,胎头已衔接者,可行人工破膜。②缩宫素静脉滴注:适用于协调性宫缩乏力,宫口扩张3 cm,胎心良好,胎位正常,头盆相称者。使用方法和注意事项如下:取缩宫素 2.5 U 加入 5% 葡萄糖液 500 mL 内,使每滴糖液含缩宫素 0.33 mU,从 4~5 滴/分即 12~15 mU/分,根据宫缩强弱进行调整,通常不超过 30~40 滴,维持宫缩为间歇时间 2~3 分钟,持续时间 40~60 秒。对于宫缩仍弱者,应考虑到酌情增加缩宫素剂量。在使用缩宫素时,必须有专人守护,严密观察,应注意观察产程进展,监测宫缩、听胎心率及测量血压。

(2)不协调性宫缩乏力应调节子宫收缩,恢复其极性。要点:①给予强镇静剂哌替啶 100 mg,或地西泮 10 mg 静脉推注,不协调性宫缩多能恢复为协调性宫缩。②在宫缩恢复为协调性之前,严禁应用缩宫素。③若经处理,不协调性宫缩未能得到纠正,或伴有胎儿窘迫征象,或伴有头盆不称,均应行剖宫产术。④若不协调性宫缩已被控制,但宫缩仍弱时,可用协调性宫缩乏力时加强宫缩的各种方法处理。

3.预防产后出血及感染

破膜 12 小时以上应给予抗生素预防感染。当胎儿前肩娩出时,给予缩宫素 10~20 U 静脉滴注,使宫缩增强,促使胎盘剥离与娩出及子宫血窦关闭。

(五)护理教育

应对孕妇进行产前教育,使孕妇了解分娩是生理过程,增强其对分娩的信心。分娩前鼓励多进食,必要时静脉补充营养;避免过多使用镇静药物,注意检查有无头盆不称等,均是预防宫缩乏力的有效措施;注意及时排空直肠和膀胱,必要时可行温肥皂水灌肠及导尿。

三、子宫收缩过强

(一)护理评估

1.协调性子宫收缩过强(急产)

子宫收缩的节律性、对称性和极性均正常,仅子宫收缩力过强、过频。若产道无阻力,宫口迅速开全,分娩在短时间内结束,总产程不足3小时,称急产。经产妇多见。

对产妇及胎儿、新生儿的影响:宫缩过强过频,产程过快,可致初产妇宫颈、阴道及会阴撕裂伤;接产时来不及消毒可致产褥感染;胎儿娩出后子宫肌纤维缩复不良,易发生胎盘滞留或产后出血;宫缩过强、过频影响子宫胎盘血液循环,胎儿在宫内缺氧,易发生胎儿窘迫,新生儿窒息甚至死亡;胎儿娩出过快,胎头在产道内受到的压力突然解除,可致新生儿颅内出血;接产时来不及消毒,新生儿易发生感染;若坠地可致骨折、外伤。

2.不协调性子宫收缩过强

由于分娩发生梗阻或不适当地应用缩宫素,粗暴地进行阴道内操作或胎盘早剥血液浸润子宫肌层等因素造成。引起宫颈内口以上部分的子宫肌层出现强直性痉挛性收缩,宫缩间歇期短或无间歇。产妇烦躁不安,持续性腹痛,拒按。胎位触不清,胎心听不清。有时可出现病理缩复环、血尿等先兆子宫破裂征象。子宫壁局部肌肉呈痉挛性不协调性收缩形成的环状狭窄,持续不放松,称子宫痉挛性狭窄环。狭窄环可发生在宫颈、宫体的任何部分,多在子宫上下段交界处,也可在胎体某一狭窄部,以胎颈、胎腰处常见。

(二)护理措施

(1)有急产史的孕妇,在预产期前1～2周不应外出远走,以免发生意外,有条件应提前住院待产。临产后不应灌肠,提前做好接产及抢救新生儿窒息的准备。胎儿娩出时,勿使产妇向下屏气。若急产来不及消毒及新生儿坠地者,新生儿应肌内注射维生素K_1 10 mg预防颅内出血,并尽早肌内注射精制破伤风抗毒素1 500 U。产后仔细检查软产道,若有撕裂应及时缝合。若属未消毒的接产,应给予抗生素预防感染。

(2)确诊为强直性宫缩,应及时给予宫缩抑制剂,如25%硫酸镁20 mL加入5%葡萄糖液20 mL内缓慢静脉推注(不少于5分钟)。若属梗阻性原因,应立即行剖宫产术。若仍不能缓解强直性宫缩,应行剖宫产术。

(3)子宫痉挛性狭窄环,应认真寻找导致子宫痉挛性狭窄环的原因,及时纠正,停止一切刺激,如禁止阴道内操作,停用缩宫素等。若无胎儿窘迫征象,给予镇静剂,也可给予宫缩抑制剂,一般可消除异常宫缩。

(4)经上述处理,子宫痉挛性狭窄环不能缓解,宫口未开全,胎先露部高,或伴有胎儿窘迫征象,均应立即行剖宫产术。若胎死宫内,宫口已开全,可行乙醚麻醉,经阴道分娩。

(林　彬)

第十二节　产道异常

产道是胎儿经阴道娩出时必经的通道,包括骨产道及软产道。产道异常可使胎儿娩出受阻,临床上以骨产道异常多见。

一、骨产道异常

(一)疾病概要

骨盆是产道的主要构成部分,其大小和形状与分娩的难易有直接关系。骨盆结构形态异常,或径线较正常为短,称为骨盆狭窄。

1.骨盆入口平面狭窄

我国妇女状况常见有单纯性扁平骨盆和佝偻病性扁平骨盆两种类型。狭窄分级见表6-2。

表 6-2　骨盆入口狭窄分级

分级	狭窄程度	分娩方式选择
1级临界性狭窄(临床常见)	骶耻外径 18.0 cm 入口前后径 10.0 cm	绝大多数可经阴道分娩
2级相对狭窄(临床常见)	骶耻外径 16.5～17.5 cm 入口前后径 8.5～9.5 cm	需经试产后才能决定可否阴道分娩
3级绝对狭窄	骶耻外径≤16.0 cm 入口前后径≤8.0 cm	必须剖宫产结束分娩

2.中骨盆及出口平面狭窄

我国妇女状况常见有漏斗骨盆和横径狭窄骨盆两种类型。狭窄分级见表6-3。

表 6-3　骨盆中骨盆及出口狭窄分级

分级	狭窄程度	分娩方式选择
1级临界性狭窄	坐骨棘间径 10.0 cm 坐骨结节间径 7.5 cm	根据头盆适应情况考虑可否经阴道分娩。不宜试产,考虑助产或剖宫产结束分娩。
2级相对狭窄	坐骨棘间径 8.5～9.5 cm 坐骨结节间径 6.0～7.0 cm	
3级绝对狭窄	坐骨棘间径≤8.0 cm 坐骨结节间径≤5.5 cm	

3.骨盆三个平面狭窄

称为均小骨盆。骨盆形状正常,但骨盆入口、中骨盆及出口平面均狭窄,各径线均小于正常值2 cm或以上,多见于身材矮小、体型匀称妇女。

4.畸形骨盆

见于小儿麻痹后遗症、先天性畸形、长期缺钙、外伤以及脊柱与骨盆关节结核病等。骨盆变形,左右不对称,骨盆失去正常形态称畸形骨盆。

(二)护理评估

1.病史

询问孕妇幼年有无佝偻病、脊髓灰质炎、脊柱和髋关节结核及外伤史。对经产妇,应了解既往有无难产史及其发生原因,新生儿有无产伤等。

2.身心状态

(1)骨盆入口平面狭窄的临床表现。①胎头衔接受阻:若入口狭窄时,即使已经临产而胎头仍未入盆,经检查胎头跨耻征阳性。胎位异常如臀先露,颜面位或肩先露的发生率是正常骨盆的3倍。②临床表现为潜伏期及活跃期早期延长:若已临产,根据骨盆狭窄程度,产力强弱,胎儿大小及胎位情况不同,临床表现也不尽相同。

(2)中骨盆平面狭窄的临床表现。①胎头能正常衔接:潜伏期及活跃期早期进展顺利。当胎头下降达中骨盆时,由于内旋转受阻,胎头双顶径被阻于中骨盆狭窄部位之上,常出现持续性枕横位或枕后位。同时出现继发性宫缩乏力,活跃期后期及第二产程延长甚至第二产程停滞。②中骨盆狭窄的临床表现:当胎头受阻于中骨盆时,有一定可塑性的胎头开始变形,颅骨重叠,胎头受压,使软组织水肿,产瘤较大,严重时可发生脑组织损伤,颅内出血及胎儿宫内窘迫。若中骨盆狭窄程度严重,宫缩又较强,可发生先兆子宫破裂及子宫破裂,强行阴道助产,可导致严重软产道裂伤及新生儿产伤。

(3)骨盆出口平面狭窄的临床表现:骨盆出口平面狭窄与中骨盆平面狭窄常同时存在。若单纯骨盆出口平面狭窄者,第一产程进展顺利,胎头达盆底受阻,胎头双顶径不能通过出口横径。强行阴道助产,可导致软产道、骨盆底肌肉及会阴严重损伤。

3.检查

(1)一般检查:测量身高,孕妇身高 145 cm 应警惕均小骨盆。观察孕妇体型、步态有无跛足、有无脊柱及髋关节畸形、米氏菱形窝是否对称、有无尖腹及悬垂腹等。

(2)腹部检查。①腹部形态:观察腹型,尺测子宫长度及腹围,预测胎儿体重,判断能否通过骨产道。②胎位异常:骨盆入口狭窄往往因头盆不称,胎头不易入盆导致胎位异常,如臀先露、肩先露。③估计头盆关系:正常情况下,部分初孕妇在预产期前 2 周,经产妇于临产后,胎头应入盆。如已临产,胎头仍未入盆,则应充分估计头盆关系。检查头盆是否相称的具体方法为孕妇排空膀胱,仰卧,两腿伸直。检查者将手放在耻骨联合上方,将浮动的胎头向骨盆腔方向推压。若胎头低于耻骨联合前表面,表示胎头可以入盆,头盆相称,称胎头跨耻征阴性;若胎头与耻骨联合前表面在同一平面,表示可疑头盆不称,称胎头跨耻征可疑阳性;若胎头高于耻骨联合前表面,表示头盆明显不称,称胎头跨耻征阳性。图 6-6 为头盆关系检查。

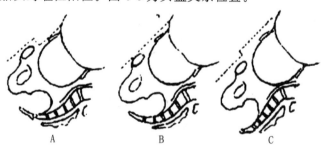

图 6-6 头盆关系检查

A.头盆相称;B.头盆可能不称;C.头盆不称

(3)骨盆测量。①骨盆外测量:骨盆外测量各径线＜正常值 2 cm 或以上为均小骨盆。骶耻外径＜18 cm 为扁平骨盆。坐骨结节间径＜8 cm,耻骨弓角度＜90°,为漏斗骨盆。骨盆两侧径(以一侧髂前上棘至对侧髂后上棘间的距离)及同侧(从髂前上棘至同侧髂后上棘间的距离)直径相差大于 1 cm 为偏斜骨盆。②骨盆内测量:骨盆外测量发现异常,应进行骨盆内测量。对角径<11.5 cm,骶岬突出为骨盆入口平面狭窄,属扁平骨盆。中骨盆平面狭窄及骨盆出口平面狭窄往往同时存在,应测量骶骨前面弯度,坐骨棘间径,坐骨切迹宽度。若坐骨棘间径<10 cm,坐骨切迹宽度<2 横指,为中骨盆平面狭窄。若坐骨结节间径<8 cm,应测量出口后矢状径及检查骶尾关节活动度,估计骨盆出口平面的狭窄程度。若坐骨结节间径与出口后矢状径之和<15 cm,为骨盆出口狭窄。图 6-7 为"对角径"测量法。

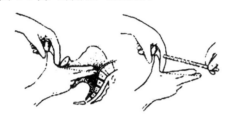

图 6-7　"对角径"测量法

(三)护理诊断

1.恐惧

与分娩结果未知及手术有关。

2.有新生儿受伤的危险

与手术产有关。

3.有感染的危险

与胎膜早破有关。

4.潜在并发症

失血性休克。

(四)护理目标

(1)产妇恐惧感减轻。

(2)孕产妇及新生儿未出现因护理不当引起并发症。

(五)护理措施

1.心理支持及一般护理

在分娩过程中,应安慰产妇,使其精神舒畅,信心倍增,保证营养及水分的摄入,必要时补液。还需注意产妇休息,要监测宫缩强弱,应勤听胎心,检查胎先露部下降及宫口扩张程度。

2.执行医嘱

(1)明确狭窄骨盆类别和程度,了解胎位、胎儿大小、胎心率、宫缩强弱、宫口扩张程度、破膜与否,结合年龄、产次、既往分娩史进行综合判断,决定分娩方式。

(2)骨盆入口平面狭窄在临产前或在分娩发动时有下列情况时实施剖宫产术。①明显头盆不称(绝对性骨盆狭窄):骶耻外径≤16.0 cm,骨盆入口前后径≤8.0 cm,胎头跨耻征阳性者。若胎儿死亡,如骨盆入口前后径<6.5 cm 时,虽碎胎也不能娩出,必须剖宫。②轻度狭窄,同时具有下列情况者:胎儿大、胎位异常、高龄初产妇、重度妊高征及胎儿珍贵患者。③屡有难产史且无一胎儿存活者。

(3)试产:骨盆入口平面狭窄属轻度头盆不称(相对性骨盆狭窄),(骶耻外径 16.5～17.5 cm,骨盆入口前后径 8.5～9.5 cm),胎头跨耻征可疑阳性。足月活胎体重<3 000 g,胎心率和产力正

常,可在严密监护下进行试产。试产时应密切观察宫缩、胎心音及胎头下降情况,并注意产妇的营养和休息。如宫口渐开大,儿头渐下降入盆,即为试产成功,多能自产,必要时可用负压吸引或产钳助产。若宫缩良好,经2～4小时(视头盆不称的程度而定)胎头仍不下降、宫口扩张迟缓或停止扩张者,表明试产失败,应及时行剖宫产术结束分娩。若试产时出现子宫破裂先兆或胎心音有改变,应从速剖宫,并发宫缩乏力、胎膜早破及持续性枕后位者,也以剖宫为宜。如胎儿已死,则以穿颅为宜。

(4)中骨盆及骨盆出口平面狭窄的处理:中骨盆狭窄者,若宫口已开全,胎头双顶径下降至坐骨棘水平以下时,可采用手法或胎头吸引器将胎头位置转正,再行胎头吸引术或产钳术助产;若胎头双顶径阻滞在坐骨棘水平以上时,应行剖宫产术。

出口狭窄多伴有中骨盆狭窄。出口是骨产道最低部位,应慎重选择分娩方式。出口横径<7 cm时,应测后矢状径,即自出口横径的中心点至尾骨尖的距离。如横径与后矢状径之和>15 cm,儿头可通过,大都须做较大的会阴切开,以免发生深度会阴撕裂。如二者之和<15 cm,则胎头不能通过,须剖宫或穿颅。

(5)骨盆三个平面狭窄的处理:若估计胎儿不大、胎位正常、头盆相称、宫缩好、可以试产,通常可通过胎头变形和极度俯屈,以胎头最小径线通过骨盆腔,可能经阴道分娩。若胎儿较大,有明显头盆不称,胎儿不能通过产道,应尽早行剖宫产术。

(6)畸形骨盆的处理:根据畸形骨盆种类、狭窄程度、胎儿大小、产力等情况具体分析。若畸形严重、明显头盆不称者,应及时行剖宫产术。

3.其他

预防并发症及加强新生儿护理。

二、软产道异常

软产道异常亦可引起难产,软产道包括子宫下段、宫颈、阴道及外阴。软产道异常所致的难产少见,容易被忽视。应于妊娠早期常规行双合诊检查,以了解外阴、阴道及宫颈情况,以及有无盆腔其他异常等,具有一定临床意义。

(一)外阴异常

有会阴坚韧、外阴水肿、外阴瘢痕等。

(二)阴道异常

有阴道横隔、阴道纵隔、阴道狭窄、阴道尖锐湿疣、阴道囊肿和肿瘤等。

(三)宫颈异常

有宫颈外口黏合、宫颈水肿、宫颈坚韧(常见于高龄初产妇)、宫颈瘢痕、宫颈癌、宫颈肌瘤、子宫畸形等。

(四)盆腔肿瘤

有子宫肌瘤或卵巢肿瘤等。

（林　彬）

第十三节　胎位异常

一、概要

胎位异常是造成难产的常见因素之一。最常见的异常胎位为臀位,占 3%~4%。本节仅介绍持续性枕后位、枕横位、臀先露、肩先露。

(一)持续性枕后位、枕横位

在分娩过程中,胎头以枕后位或枕横位衔接。在下降过程中,胎头枕部因强有力宫缩绝大多数能向前转,转成枕前位自然分娩。仅有 5%~10% 的胎头枕骨持续不能转向前方,直至分娩后期仍位于母体骨盆后方或侧方,致使分娩发生困难者,称持续性枕后位或持续性枕横位。国外报道发病率均为 5% 左右。

(二)臀先露

臀先露是最常见的异常胎位,占妊娠足月分娩总数的 3%~4%,多见于经产妇。臀先露以骶骨为指示点,有骶左前、骶左横、骶左后、骶右前、骶右横、骶右后 6 种胎位。根据胎儿两下肢所取姿势,分为 3 类:单臀先露或腿直臀先露,最多见;完全臀先露或混合臀先露,较多见;不完全臀先露或足位,较少见。

(三)肩先露

胎体纵轴与母体纵轴相垂直为横产式。胎体横卧于骨盆入口之上,先露部为肩,称肩先露,又称横位,占妊娠足月分娩总数的 0.25%,是一种对母儿最不利的胎位。胎儿极小或死胎浸软极度折叠后才能自然娩出外,正常大小的足月胎儿不可能从阴道自产。根据胎头在母体左或右侧和胎儿肩胛朝向母体前或后方,有肩左前、肩左后、肩右前、肩右后 4 种胎位。

二、护理评估

(一)病史

骨盆形态、大小异常是发生持续性枕后位、枕横位的重要原因。胎头俯屈不良、子宫收缩乏力、头盆不称、前置胎盘、膀胱充盈、子宫下段宫颈肌瘤等均可影响胎头内旋转,形成持续性枕横位或枕后位。

肩先露与臀先露发生原因相似:①胎儿在宫腔内活动范围过大,如羊水过多、经产妇腹壁松弛及早产儿羊水相对过多,胎儿容易在宫腔内自由活动形成臀先露。②胎儿在宫腔内活动范围受限,如子宫畸形、胎儿畸形等。③胎头衔接受阻,如狭窄骨盆,前置胎盘易发生。

(二)身心状况与检查

1.持续性枕后位、枕横位

(1)表现:临产后胎头衔接较晚及俯屈不良,常导致协调性宫缩乏力及宫口扩张缓慢,产妇自觉肛门坠胀及排便感,致使宫口尚未开全时过早使用腹压。持续性枕后位常致活跃期晚期及第二产程延长。

(2)腹部检查:在宫底部触及胎臀,胎背偏向母体后方或侧方,在对侧明显触及胎儿肢体。若胎头已衔接,有时可在胎儿肢体侧耻骨联合上方扪到胎儿颏部。胎心在脐下一侧偏外方听得最响亮,枕后位时因胎背伸直,前胸贴近母体腹壁,胎心在胎儿肢体侧的胎胸部位也能听到。

(3)肛门检查或阴道检查:当肛查宫口部分扩张或开全时,若为枕后位,感到盆腔后部空虚,查明胎头矢状缝位于骨盆斜径上。前囟在骨盆右前方,后囟(枕部)在骨盆左后方则为枕左后位,反之为枕右后位。查明胎头矢状缝位于骨盆横径上,后囟在骨盆左侧方,则为枕左横位,反之为枕右横位。当出现胎头水肿,颅骨重叠,囟门触不清时,需行阴道检查借助胎儿耳郭及耳屏位置及方向判定胎位,若耳郭朝向骨盆后方,诊断为枕后位;若耳郭朝向骨盆侧方,诊断为枕横位。

(4)B超检查:根据胎头颜面及枕部位置,能准确探清胎头位置以明确诊断。

(5)危害。①对产妇的影响:胎位异常导致继发性宫缩乏力,使产程延长,常需手术助产,容易发生软产道损伤,增加产后出血及感染机会。若胎头长时间压迫软产道,可发生缺血坏死脱落,形成生殖道瘘。②对胎儿的影响:第二产程延长和手术助产机会增多,常出现胎儿窘迫和新生儿窒息,使围生儿死亡率增高。

2.臀先露

(1)表现:孕妇常感肋下有圆而硬的胎头。常致宫缩乏力,宫口扩张缓慢,产程延长。

(2)腹部检查:子宫呈纵椭圆形,胎体纵轴与母体纵轴一致。在宫底部可触到圆而硬,按压时有浮球感的胎头。若未衔接,在耻骨联合上方触到不规则、软而宽的胎臀,胎心在脐左(或右)上方听得最清楚。衔接后,胎臀位于耻骨联合之下,胎心听诊以脐下最明显。

(3)肛门检查及阴道检查肛门检查时,触及软而不规则的胎臀或触到胎足、胎膝(图6-8、图6-9)。

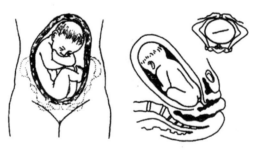

图6-8 臀先露检查

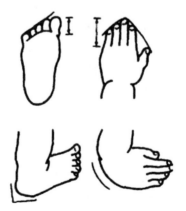

图6-9 胎手与胎足的鉴别

（4）B超检查:可明确诊断,能准确探清臀先露类型及胎儿大小,胎头姿势等。

（5）危害:①对产妇的影响:容易发生胎膜早破或继发性宫缩乏力,使产后出血与产褥感染的机会增多,容易造成宫颈撕裂甚至延及子宫下段。②对胎儿及新生儿的影响:胎臀高低不平,对前羊膜囊压力不均匀,常致胎膜早破,发生脐带脱垂是头先露的10倍,脐带受压可致胎儿窘迫甚至死亡;胎膜早破,使早产儿及低体重儿增多。后出胎头牵出困难,常发生新生儿窒息,臂丛神经损伤及颅内出血。

3.肩先露

（1）表现:分娩初期,因先露部高,不能紧贴子宫下段及宫颈内口,缺乏直接刺激,容易发生宫缩乏力;由于先露部不能紧贴骨盆入口,致前后羊水沟通,当宫缩时,宫颈口处胎膜所承受的压力很大,胎肩对宫颈压力不均,容易发生胎膜破裂及脐带脱垂。破膜后羊水迅速外流,胎儿上肢或脐带容易脱出,导致胎儿窘迫甚至死亡。羊水流出后,胎体紧贴宫壁,宫缩转强,胎肩被挤入盆腔,胎臂可脱出于阴道口外,而胎头和胎体则被阻于骨盆入口之上,称为忽略性横位。此时由于羊水流失殆尽,子宫不断收缩,上段越来越厚,下段异常伸展变薄,出现病理性缩复环,可导致子宫破裂。由于失血、感染及水电解质发生紊乱等,可严重威胁产妇生命,多数胎儿因缺氧而死亡。有时破膜后,分娩受阻,子宫呈麻痹状态,产程延长,常并发严重宫腔感染。

（2）腹部检查:外形呈横椭圆形,子宫底部较低,耻骨联合上方空虚,在腹部一侧可触到大而硬的胎头,对侧为臀,胎心在脐周两旁最清晰。子宫呈横椭圆形,子宫长度低于妊娠周数,子宫横径宽。宫底部及耻骨联合上方较空虚,在母体腹部一侧触到胎头,另侧触到胎臀。肩前位时,胎背朝向母体腹壁,触之宽大平坦;肩后位时,胎儿肢体朝向母体腹壁,触及不规则的小肢体。胎心在脐周两侧最清楚。根据腹部检查多能确定胎位。

（3）肛门检查或阴道检查:在临产初期,先露部较高,不易触及,当宫口已扩开。由于先露部不能紧贴骨盆入口,致前后羊水沟通,当宫缩时,宫颈口处胎膜所承受的压力很大,易发生胎膜破裂及脐带或胎臂脱垂。胎膜未破者,因胎先露部浮动于骨盆入口上方,肛查不易触及胎先露部。若胎膜已破,宫口已扩张者,阴道检查可触到肩胛骨或肩峰,肋骨及腋窝。肩胛骨朝向母体前或后方,可决定肩前位或肩后位。例如,胎头在母体右侧,肩胛骨朝向后方,则为肩右后位。胎手若已脱出于阴道口外,可用握手法鉴别是胎儿左手或右手。

（4）B超检查:能准确探清肩先露,并能确定具体胎位。

三、护理诊断

（一）恐惧
与分娩结果未知及手术有关。

（二）有新生儿受伤的危险
与胎儿缺氧及手术产有关。

（三）有感染的危险
与胎膜早破有关。

（四）潜在并发症
产后出血、子宫破裂、胎儿窘迫。

四、护理目标

（1）产妇恐惧感减轻,积极配合医护工作。

（2）孕产妇及新生儿未出现因护理不当引起并发症。

（3）产妇与家属对胎儿夭折能正确面对。

五、护理措施

（一）及早发现异常并纠正

妊娠期加强围生期保健，宣传产前检查，妊娠发现胎位异常者，配合医师进行纠正。28 周以前臀位多能自行转成头位，可不予处理。30 周以后仍为臀位者，应设法纠正。常用的矫正方法有以下几种：

1.胸膝卧位

让孕妇排空膀胱，松解裤带，做胸膝卧位姿势，每天 2 次，每次 15 分钟，使胎臀离开骨盆腔，有助于自然转正。为了方便进行早晚各做一次为宜，连做 1 周后复查。

2.激光照射或艾灸至阴穴

激光照射至阴穴，左右两侧各照射 10 分钟，每天 1 次，7 次为 1 个疗程，有良好效果。也可用艾灸条，每天 1 次，每次 15～20 分钟，5 次为 1 个疗程。1 周后复查 B 超。

3.外转胎位术

现已少用。腹壁较松、子宫壁不太敏感者，可试外倒转术，将臀位转为头位。倒转时切勿用力过猛，亦不宜勉强进行，以免造成胎盘早剥。倒转前后均应仔细听胎心音。

（二）执行医嘱，协助做好不同方式分娩的一切准备

1.持续性枕后位、枕横位

在骨盆无异常，胎儿不大时，可以试产。试产时应严密观察产程，注意胎头下降，宫口扩张程度，宫缩强弱及胎心有无改变。

第一产程：①潜伏期需保证产妇充分营养与休息。若有情绪紧张，睡眠不好可给予哌替啶或地西泮。②活跃期宫口开大 3～4 cm，产程停滞除外头盆不称可行人工破膜；若产力欠佳，静脉滴注缩宫素。在试产过程中，出现胎儿窘迫征象，应行剖宫产术结束分娩。

第二产程：若第二产程进展缓慢，初产妇已近 2 小时，经产妇已近 1 小时，应行阴道检查。当胎头双顶径已达坐骨棘平面或更低时，可先行徒手将胎头枕部转向前方；若转成枕前位有困难时，也可向后转成正枕后位，再以产钳助产。若以枕后位娩出时，须做较大的会阴后一斜切开。若胎头位置较高，疑有头盆不称，需行剖宫产术，中位产钳禁止使用。

第三产程：因产程延长，容易发生产后宫缩乏力，胎盘娩出后应立即静脉注射或肌内注射子宫收缩剂，以防发生产后出血。有软产道裂伤者，应及时修补。新生儿应重点监护。产后应给予抗生素预防感染。

2.臀先露

臀位分娩的关键在于胎头能否顺利娩出，儿头娩出的难易，与胎儿与骨盆的大小及与宫颈是否完全扩张有直接关系。对疑有头盆不称、高龄初产妇及经产妇屡有难产史者，均应仔细检查骨盆及胎儿的大小，常规做 B 超以进一步判断胎儿大小，排除胎儿畸形。未发现异常者，可从阴道分娩，如有骨盆狭窄或相对头盆不称（估计胎儿体重≥3 500 g），或足先露、胎膜早破、胎儿宫内窘迫、脐带脱垂者，以剖宫取胎为宜。因此，应根据产妇年龄、胎产次、骨盆类型、胎儿大小、胎儿是否存活、臀先露类型及有无并发症，于临产初期做出正确判断，决定分娩方式。

（1）择期剖宫产的指征：狭窄骨盆，软产道异常，胎儿体重≥3 500 g，胎儿窘迫，高龄初产，有

难产史,不完全臀先露等,均应行剖宫产术结束分娩。

(2)决定经阴道分娩的处理,分别包括第一、第二、第三产程的处理。

1)第一产程:待产时应耐心等待,做好产妇的思想工作,以解除顾虑,产妇应侧卧,不宜站立走动,少做肛查,不灌肠,尽量避免胎膜破裂。勤听胎心音,一旦破膜,应立即听胎心。若胎心变慢或变快,应行肛查,必要时行阴道检查,了解有无脐带脱垂。若有脐带脱垂,胎心尚好,宫口未开全,为抢救胎儿,须立即行剖宫产术。若无脐带脱垂,可严密观察胎心及产程进展。若出现协调性宫缩乏力,应设法加强宫缩。

臀位接产的关键在于儿头的顺利娩出,而儿头的顺利娩出有赖于产道,特别是宫颈是否充分扩张。胎膜破裂后,当宫口开大4~5 cm时,儿臀或儿足出现于阴道口时,消毒外阴之后,用一消毒巾盖住,每次阵缩用手掌紧紧按住使之不能立即娩出,使用堵外阴方法。此法有利于后出胎头的顺利娩出。在堵的过程中,应每隔10~15分钟听胎心一次,并注意宫口是否开全。宫口已开全再堵易引起胎儿窘迫或子宫破裂。宫口近开全时,要做好接产和抢救新生儿窒息的准备。堵时用力要适当,忌用暴力,直到胎臀显露于阴道口,检查宫口确已开全为止。堵的时间一般需0.5~1.0小时,初产妇有时需2~3小时。

2)第二产程:臀位阴道分娩,有自然娩出、臀位助产及臀位牵引等3种方式。自然分娩为胎儿自行娩出;臀位助产为胎臀及胎足自行娩出后,胎肩及胎头由助产者牵出;臀位牵引为胎儿全部由助产者牵引娩出,为手术的一种,应有一定适应证。后者对胎儿威胁较大。接产前,应导尿,排空膀胱。初产妇应做会阴切开术。3种分娩方式分述如下。①自然分娩:胎儿自然娩出,不作任何牵拉。极少见,仅见于经产妇,胎儿小,宫缩强,骨盆腔宽大者。②臀助产术:当胎臀自然娩出至脐部后,胎肩及后出胎头由接产者协助娩出。脐部娩出后,一般应在2~3分钟娩出胎头,最长不能超过8分钟。后出胎头娩出有主张用单叶产钳,效果佳。③臀牵引术:胎儿全部由接产者牵拉娩出,此种手术对胎儿损伤大,一般情况下应禁止使用。

3)第三产程:产程延长易并发子宫收缩乏力性出血。胎盘娩出后,应肌内注射缩宫素或麦角新碱,防止产后出血。行手术操作或有软产道损伤者,应及时检查并缝合,给予抗生素预防感染。

3.肩先露

妊娠期发现肩先露应及时矫正。可采用胸膝卧位,激光照射(或艾灸)至阴穴。上述矫正方法无效,应试行外转胎位术转成头先露,并包扎腹部以固定胎头。若行外转胎位术失败,应提前住院决定分娩方式。

分娩期应根据产妇年龄、胎产次、胎儿大小、骨盆有无狭窄、胎膜是否破裂、羊水留存量、宫缩强弱、宫颈口扩张程度、胎儿是否存活、有无并发感染及子宫先兆破裂等决定分娩方式。

(1)足月活胎,对于有骨盆狭窄、经产妇有难产史、初产妇横位估计经阴道分娩有困难者,应于临产前行择期剖宫产术结束分娩。

(2)初产妇,足月活胎,临产后应行剖宫产术。如为经产妇,宫缩不紧,胎膜未破,仍可试外倒转术,若外倒转失败,也可考虑剖宫产。

(3)破膜后,立即做阴道检查,了解宫颈口扩张情况、胎方位及有无脐带脱垂等。如胎心好,宫颈口扩张不大,特别是初产妇有脐带脱垂,估计短时期内不可能分娩者,应即剖宫取胎。如为经产妇,宫颈口已扩张至5 cm以上,胎膜破裂不久,可在全麻麻醉下试做内倒转术,使横位变为臀位,待宫口开全后再行臀位牵引术。如宫口已近开全或开全,倒转后即可做臀牵引。

(4)破膜时间过久,羊水流尽,子宫壁紧贴胎儿,胎儿存活,已形成忽略性横位时,应立即剖宫取胎。如胎儿已死,可在宫颈口开全后做断头术,出现先兆子宫破裂或子宫破裂征象,无论胎儿死活,均应立即行剖宫产术。如宫腔感染严重,应同时切除子宫。

(5)胎儿已死,无先兆子宫破裂征象,若宫口近开全,在全麻下行断头术或碎胎术。

(6)胎盘娩出后应常规检查阴道、宫颈及子宫下段有无裂伤,并及时做必要的处理。如有血尿,应放置导尿管,以防尿瘘形成。产后用抗生素预防感染。

(7)临时发现横位产及无条件就地处理者,可给哌替啶 100 mg 或氯丙嗪 50 mg,设法立即转院,途中尽量减少颠簸,以防子宫破裂。

(林　彬)

第十四节　羊　水　栓　塞

羊水栓塞(amniotic fluid embolism,AFE)是指在分娩过程中,羊水突然进入母体血循环而引起的急性肺栓塞、休克和弥散性血管内凝血(DIC)、肾衰竭和猝死的严重分娩并发症。其起病急、病情凶险,是造成孕产妇死亡的重要原因之一,发生于足月分娩者死亡率高达 70%～80%。也可发生在妊娠早、中期的流产,但病情较轻,死亡率较低。

一、病因

羊水栓塞是由污染羊水中的有形物质(胎儿毳毛、角化上皮、胎脂、胎粪)进入母体血循环引起。通常有以下几个原因:

(1)羊膜腔内压力增高(子宫收缩过强),胎膜与宫颈壁分离或宫颈口扩张引起宫颈黏膜损伤时,静脉血窦开放,羊水进入母体血循环。

(2)宫颈裂伤、子宫破裂、前置胎盘、胎盘早剥或剖宫产术中羊水通过病理性开放的子宫血窦进入母体血循环。

(3)羊膜腔穿刺或钳刮术时子宫壁损伤处静脉窦也可以成为羊水进入母体通道。

二、病理生理

近年来研究认为,羊水栓塞主要是变态反应。羊水进入母体循环后,通过阻塞肺小血管,引起变态反应而导致凝血机制异常,使机体发生一系列的病理生理变化。

(一)肺动脉高压

羊水内的有形物质如胎儿毳毛、胎脂、胎粪、角化上皮细胞等直接形成栓子。一方面,羊水的有形物质激活凝血系统,使小血管内形成广泛的血栓而阻塞肺小血管,反射性引起迷走神经兴奋,使肺小血管痉挛加重。另一方面,羊水内有形物质经肺动脉进入肺循环,阻塞小血管,引起肺内小支气管痉挛,支气管内分泌物增加,使肺通气、换气量减少,反射性地引起肺小血管痉挛,肺小管阻塞而引起肺动脉压增高,导致急性右心衰竭,继而发生呼吸和循环功能衰竭、休克,甚至死亡。

(二)过敏性休克

羊水中有形物质成为致敏原,作用于母体,引起变态反应所导致的过敏性休克,多在羊水栓塞后立即出现血压骤降甚至消失,甚至心、肺功能衰竭的表现。

(三)弥散性血管内凝血(DIC)

妊娠时母体血液呈高凝状态。羊水中含有大量促凝物质可激活母体凝血系统,进入母血循环后,在血管内产生大量的微血栓,消耗大量的凝血因子和纤维蛋白原,从而导致DIC。同时纤维蛋白原下降时,可激活纤溶系统,由于大量凝血物质的消耗和纤溶系统的激活,产妇血液系统由高凝状态转变为纤溶亢进,血液不凝固,极易发生严重的产后出血及失血性休克。

(四)急性肾衰竭

由于休克和DIC,导致肾脏急剧缺血,进一步发生肾衰竭。

三、临床表现

(一)症状

羊水栓塞起病急骤、来势凶险,多发生于分娩过程中,尤其发生在胎儿娩出前后的短时间内。临床经过可分为以下3个阶段:

1.急性休克期

在分娩过程中,尤其是刚破膜不久,产妇突感寒战、烦躁不安、气急、恶心、呕吐等先兆症状,继而出现呛咳、呼吸困难、发绀、抽搐、昏迷,迅速出现循环衰竭,进入休克或昏迷状态。病情严重者仅在数分钟内死亡。

2.出血期

患者渡过呼吸、循环衰竭和休克而进入凝血功能障碍阶段,表现为难以控制的大量出血,血液不凝,身体其他部位出血如切口渗血、全身皮肤黏膜出血、血尿、消化道大出血或肾脏出血,产妇可死于出血性休克。

3.急性肾衰竭

后期存活的患者出现少尿、无尿和尿毒症的症状。主要为循环功能衰竭引起的肾脏缺血,DIC早期形成的血栓堵塞肾内小血管,引起肾脏缺血、缺氧,导致肾脏器质性损害。

(二)体征

心率增快,血压骤降,肺部听诊可闻及湿啰音。全身皮肤黏膜有出血点及瘀斑,阴道流血不止,切口渗血不凝。

四、处理原则

及时处理,立即抢救,抗过敏,纠正呼吸、循环系统衰竭和改善低氧血症,抗休克,防止DIC和肾衰竭的发生。

五、护理

(一)护理评估

1.病史

评估发生羊水栓塞临床表现的各种诱因,有无胎膜早破或人工破膜、前置胎盘或胎盘早剥、宫缩过强或强直性宫缩、中期妊娠引产或钳刮术、羊膜腔穿刺术等病史。

2.身心状况

胎膜破裂后,胎儿娩出后或手术中产妇突然出现寒战、呛咳、气急、烦躁不安、尖叫、呼吸困难、发绀、抽搐、出血不凝、不明原因休克等症状和体征,血压下降或消失,应考虑为羊水栓塞,立即进行抢救。

3.辅助检查

(1)血涂片查找羊水有形物质:采集下腔静脉血,镜检见到羊水有形成分可确诊。

(2)床旁胸部 X 线摄片:可见肺部双侧弥漫性点状、片状浸润影,沿肺门分布,伴轻度肺不张和右心扩大。

(3)床旁心电图或心脏彩色多普勒超声检查:提示有心房、有心室扩大,ST 段下降。

(4)若患者死亡,行尸检时,可见肺水肿、肺泡出血。心内血液查到有羊水有形物质,肺小动脉或毛细血管有羊水有形成分栓塞,子宫或阔韧带血管内查到羊水有形物质。

(二)护理诊断

1.气体交换受损

与肺血管阻力增加、肺动脉高压、肺水肿有关。

2.组织灌注无效

与弥散性血管内凝血及失血有关。

3.有胎儿窘迫的危险

与羊水栓塞、母体血循环受阻有关。

(三)护理目标

(1)实施抢救后,患者胸闷、气急、呼吸困难等症状有所改善。

(2)患者心率、血压恢复正常,出血量减少,肾功能恢复正常。

(3)新生儿无生命危险。

(四)护理措施

1.羊水栓塞的预防

加强产前检查,及时注意有无诱发因素,及时发现前置胎盘、胎盘早剥等并发症并予以积极处理。严密观察产程进展情况,正确掌握缩宫素的使用方法,防止宫缩过强。严格掌握人工破膜的指征和时间,宜在宫缩间歇期行人工破膜术,破口要小,并注意控制羊水流出的速度。

2.配合医师,并积极抢救患者

(1)吸氧:最初阶段是纠正缺氧。给予患者半卧位,加压给氧,必要时给予气管插管或者气管切开,减轻肺水肿,改善脑缺氧。

(2)抗过敏:根据医嘱,尽快给予大剂量肾上腺糖皮质激素抗过敏、解除痉挛,保护细胞。可予地塞米松 20～40 mg 静脉推注,以后根据病情可静脉滴注维持。氢化可的松 100～200 mg 加入 5%～10% 葡萄糖注射液 50～100 mL 快速静脉滴注,后予 300～800 mg 加入 5% 葡萄糖注射液 250～500 mL 静脉滴注,日用上限可达 500～1 000 mg。

(3)缓解肺动脉高压:解痉药物能改善肺血流灌注,预防由心力衰竭所致的呼吸循环衰竭。首选盐酸罂粟碱,30～90 mg 加入 25% 葡萄糖注射液 20 mL 缓慢推注,能松弛平滑肌,扩张冠状动脉、肺和脑动脉,降低小血管阻力。与阿托品合用扩张小动脉效果更佳。其次使用阿托品能阻断迷走神经反射所导致的肺血管和支气管痉挛。1 mg 阿托品加入 10%～25% 葡萄糖注射液 10 mL,每 15～30 分钟静脉推注 1 次。直至症状缓解,微循环改善为止。第三,使用氨茶碱。氨茶碱具有松弛支气管平滑肌、解除肺血管痉挛的作用,250 mg 氨茶碱加入 25% 葡萄糖注射液 20 mL 缓慢推注。第四,酚妥拉明为 α 肾上腺素能抑制剂,能解除肺血管痉挛,降低肺动脉阻力,消除肺动脉高压。可用 5～10 mg 加入 10% 葡萄糖注射液 100 mL 静脉滴注。

(4)抗休克。①补充血容量、使用升压药物:扩容常使用低分子右旋糖苷静脉滴注,并且补充新鲜的血液和血浆。在抢救过程中,监测中心静脉压,了解心脏负荷情况,并据此调节输液量和输液速度。升压药物可用多巴胺 20 mg 加入 5% 葡萄糖溶液 250 mL 静脉滴注,随时根据血压调节滴速。②纠正酸中毒:根据血氧分析和血清电解质结果,判断是否存在酸中毒。一旦发现,5% 碳酸氢钠 250 mL 静脉滴注。及时应用可纠正休克和代谢失调,并根据血清电解质,及时纠正电解质紊乱。③纠正心力衰竭消除肺水肿:使用毛花苷 C 或毒毛花苷 K 静脉滴注。同时使用呋塞米静脉推注,有利于消除肺水肿,防止急性肾衰竭。

(5)防治 DIC:DIC 阶段应早期抗凝,补充凝血因子,及时输注新鲜血液和血浆、纤维蛋白原等;应用肝素,尤其在羊水栓塞时其血液呈高凝状态时短期内使用。用药过程中监测出凝血时间,如使用肝素过量(凝血时间＞30 分钟),则出现出血倾向,如伤口渗血、血肿、阴道流血不止等,可用鱼精蛋白对抗。

DIC 晚期纤溶时期,抗纤溶可使用氨基己酸、氨甲苯酸、氨甲环酸抑制纤溶激活酶,使纤溶酶原不被激活,从而抑制纤维蛋白溶解。抗纤溶的同时补充纤维蛋白原和凝血因子,防止大出血。

(6)预防肾衰竭:抢救的同时注意尿量,如补足血容量后仍然少尿或无尿,需要及时使用呋塞米等利尿剂,预防与治疗肾衰竭。

(7)预防感染:使用肾毒性较小的抗生素防止感染。

(8)产科处理:第一产程发病的产妇应立即考虑行剖宫产终止妊娠,去除病因。第二产程发病者,及时行阴道助产结束分娩,并且密切观察出血量、出凝血时间等,如果发生产后出血不止,应及时配合医师,做好子宫切除术的准备。

3.提供心理支持

如果在发病抢救过程中,产妇神志清醒,应给予产妇鼓励,安抚其紧张和恐惧的心理,使其配合医师抢救;对于家属要表示理解和抚慰,向家属解释产妇的病情,争取家属的支持和配合。在产妇病情稳定的情况下,可允许家属探视并且陪伴产妇,同时,病情稳定的康复期,可与产妇和家属一起制定康复计划,适时地给予相应的健康教育。

(林　彬)

第十五节　子宫破裂

子宫破裂是指在分娩期或妊娠晚期子宫体部或子宫下段发生破裂,是产科严重的并发症,若不及时诊治,可随时威胁母儿生命。

根据子宫破裂发生的时间可分为妊娠期破裂和分娩期破裂;根据子宫破裂发生的部位可分为子宫体部破裂和子宫下段破裂;根据子宫破裂发生的程度可分为完全性破裂和不完全性破裂。完全破裂是指子宫壁的全层破裂,导致宫腔内容物进入腹腔,破裂常发生于子宫下段。不完全破裂是指子宫内膜、肌层部分或全部破裂,而浆膜层完整,常发生于子宫下段,宫腔与腹腔不相通,而往往在破裂侧进入阔韧带之间,形成阔韧带血肿。

一、病因

(一)梗阻性难产

它是引起子宫破裂最常见的原因。骨盆狭窄、头盆不称、软产道阻塞(发育畸形、瘢痕或肿瘤等），胎位异常（肩先露、额先露），胎儿异常（巨大胎儿、胎儿畸形）等，均可以导致胎先露部下降受阻，子宫上段为克服产道阻力而强烈收缩，使子宫下段过分伸展变薄超过最大限度，而发生子宫破裂。

（二）瘢痕子宫

剖宫产、子宫修补术、子宫肌瘤剔除术等都会使术后子宫肌壁留有瘢痕，于妊娠晚期或者临产后因子宫收缩牵拉及宫腔内压力增高而致子宫瘢痕破裂。宫体部瘢痕多于妊娠晚期发生自发破裂，多为完全破裂；子宫下段瘢痕破裂多发生于临产后，为不完全破裂。前次手术后伴感染或愈合不良者，发生子宫破裂概率更大。

（三）宫缩剂使用不当

分娩前肌内注射缩宫素或过量静脉滴注缩宫素，使用前列腺素栓剂及其他子宫收缩药物使用不当，均可导致子宫收缩过强，造成子宫破裂。多产、高龄、子宫畸形或发育不良、多次刮宫史、宫腔感染等都会增加子宫破裂的概率。

（四）手术创伤

多发生于不适当或粗暴的阴道助产手术，如宫颈口未开全时行产钳或臀牵引术，强行剥离植入性胎盘或严重粘连胎盘，行毁胎术、穿颅术时器械、胎儿骨片伤及子宫等情况均可导致子宫破裂。

二、临床表现

子宫破裂多发生于分娩期，通常是个逐渐发展的过程，可分为先兆子宫破裂和子宫破裂两个阶段。其症状与破裂发生的时间、部位、范围、出血量、胎儿及子宫肌肉收缩情况有关。

（一）先兆子宫破裂

子宫病理性缩复环形成、下腹部压痛、胎心率异常、血尿是先兆子宫破裂的四大主要表现。

1.症状

常见于产程长、有梗阻性难产因素的产妇。产妇通常在临产过程中，当宫缩愈强。但胎儿下降受阻，产妇表现为烦躁不安、疼痛难忍、下腹部拒按、呼吸急促、脉搏加快，同时膀胱受压充血，出现排尿困难及血尿。

2.体征

因胎先露部下降受阻，子宫收缩过强，子宫体部肌肉增厚变短，子宫下段肌肉变薄拉长，在两者间形成环状凹陷，称为病理性缩复环。可见该环逐渐上升至脐平或脐上，压痛明显（图6-10）。因子宫收缩过强、过频，胎儿可能触不清，胎心率先加快后减慢或听不清，胎动频繁。

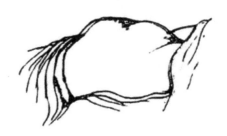

图 6-10　病理性缩复环

(二)子宫破裂

1.症状

产妇突感下腹部撕裂样剧痛,子宫收缩停止,腹部稍感舒适。后因血液、羊水进入腹腔,出现全腹持续性疼痛,伴有面色苍白、冷汗淋漓、脉搏细速、呼吸急促等现象。

2.体征

产妇全腹压痛、反跳痛,腹壁下可扪及胎体,子宫位于侧方,胎心胎动消失。阴道出血,可见鲜血流出,下降中的胎儿先露部消失,扩张的宫颈口回缩,部分产妇可扪及子宫下段裂口及宫颈。若为子宫不完全破裂者,上述体征不明显,仅在不全破裂处有压痛、腹痛,若破裂口累及两侧子宫血管,可致急性大出血或形成阔韧带内血肿,查体时可在子宫一侧扪及逐渐增大且有压痛的包块。

三、处理原则

(一)先兆子宫破裂

立即抑制宫缩,使用麻醉药物或者肌内注射哌替啶,即刻行剖宫产终止妊娠。

(二)子宫破裂

在输血、输液、吸氧等抢救休克的同时,无论胎儿是否存活,都尽快做好剖宫产的准备,进行手术治疗。根据产妇全身状况、破裂的部位和程度、破裂的时间、有无感染征象等决定手术方法。

四、护理

(一)护理评估

1.病史

收集产妇既往有无与子宫破裂相关的病史,如子宫手术瘢痕、剖宫产史;此次妊娠有无出现高危因素,如胎位不正、头盆不称等;临产期间有无滥用缩宫素。

2.身心状况

评估产妇目前的临床表现和生命体征、情绪变化。如宫缩的强度、间隔时间、腹部疼痛的性质,有无排尿困难、有无血尿、有无出现病理性缩复环,同时监测胎儿宫内情况,了解有无出现胎儿窘迫征象。产妇精神状态有无烦躁不安、恐惧、焦虑、衰竭等现象。

3.辅助检查

(1)腹部检查:可了解产妇腹部疼痛的部位和体征,从而判断子宫破裂的阶段。

(2)实验室检查:血常规检查可了解有无白细胞计数升高、血红蛋白下降等感染、出血征象;同时尿常规检查可了解有无肉眼血尿。

(3)超声检查:可协助发现子宫破裂的部位和胎儿的位置。

(二)护理诊断

1.疼痛

与产妇出现强直行宫缩、子宫破裂有关。

2.组织灌注无效

与子宫破裂后出血量多有关。

3.预感性悲哀

与担心自身预后和胎儿可能死亡有关。

(三)护理目标

(1)及时补充血容量,产妇低血容量予以纠正。

(2)能够抑制强直性子宫收缩,产妇疼痛略有缓解。

(3)产妇情绪能够得到安抚和平稳。

(四)护理措施

1.预防子宫破裂

向孕产妇宣教,做好计划生育工作,避免多次人工流产,减少多产。认真做好产前检查,如有瘢痕子宫、产道异常者提前入院待产。正确处理产程,严密观察产程进展,尽早发现先兆子宫破裂的征象并进行及时处理。严格掌握使用缩宫素的指征和禁忌证,避免滥用,滴注缩宫素时应有专人看护并记录,从小剂量起,逐渐增加,严防发生过强宫缩。

2.先兆子宫破裂的护理

密切观察产程进展,注意胎儿心率变化。待产时,如果宫缩过强、过频,下腹部压痛明显,或出现病理性缩复环时,及时报告医师,停止缩宫素等一切操作,严密监测产妇生命体征,根据医嘱使用抑制宫缩药物。

3.子宫破裂的护理

迅速开放静脉通路,短时间内补充液体、输血,补足血容量,同时吸氧、保暖,纠正酸中毒,进行抗休克处理,根据医嘱做好手术前各项准备,严密监测产妇生命体征、24 小时液体出入量,各种实验室检查结果,评估出血量,根据医嘱使用抗生素防止感染。

4.心理支持

协助医师根据产妇的情况,向产妇及家属解释病情治疗计划,取得家属的支持和产妇的配合。如果出现胎儿死亡的产妇,要努力开解其悲伤的心情,鼓励其说出内心感受,为其提供安静的环境,同时给予关心和生活上的护理,努力帮助其接受现实,调整情绪,为产妇提供相应的产褥期休养计划,做好关于其康复的各种宣教。

(林　彬)

第十六节　产后出血

产后出血是指胎儿娩出后 24 小时内失血量超过 500 mL。它是分娩期的严重并发症,居我国产妇死亡原因首位。其发病率占分娩总数的 2%～3%,其中 80% 以上在产后 2 小时内发生产后出血。

一、病因

临床上产后出血的主要原因有子宫收缩乏力、胎盘因素、软产道裂伤及凝血功能障碍等,这些病因可单一存在,也可互相影响,共同并存。

(一)子宫收缩乏力

子宫收缩乏力是产后出血的最主要、最常见的病因,占产后出血总数的 70%～80%。

1.全身因素

产妇对分娩有恐惧心理,精神高度紧张;产程过长,造成产妇体力衰竭;产妇合并慢性全身性疾病;临产后过多地使用镇静剂、麻醉剂或子宫收缩抑制剂。

2.局部因素

(1)子宫过度膨胀,肌纤维过度伸展:多胎妊娠、巨大儿、羊水过多等。

(2)子宫肌水肿或渗血:前置胎盘、胎盘早剥、妊娠期高血压、宫腔感染等。

(3)宫肌壁损伤:剖宫产史、子宫肌瘤剔除术后、急产等。

(4)子宫病变:子宫肌瘤、子宫畸形等。

(二)胎盘因素

1.胎盘滞留

胎盘大多在胎儿娩出后15分钟内娩出,如30分钟后胎盘仍不娩出,胎盘剥离面血窦不能关闭而导致产后出血。常见于膀胱充盈,使已剥离的胎盘滞留宫腔;宫缩剂使用不当,使剥离后的胎盘嵌顿于宫腔内;第三产程时过早牵拉脐带或挤压宫底,影响胎盘正常剥离。胎盘剥离不全部位血窦开放而出血。

2.胎盘粘连或胎盘植入

胎盘绒毛仅穿入子宫壁表层为胎盘粘连。胎盘绒毛穿入子宫壁肌层为胎盘植入。部分性胎盘粘连或植入表现为胎盘部分剥离、部分未剥离,导致子宫收缩不良,已剥离面的血窦开放而致出血。完全性胎盘粘连或植入因胎盘未剥离而无出血。

3.胎盘部分残留

当部分胎盘小叶、胎膜或副胎盘残留于宫腔时,影响子宫收缩而出血。

(三)软产道裂伤

常因为急产、子宫收缩过强、产程进展过快、软产道未经充分扩张、软产道组织弹性差、巨大儿分娩、会阴助产不当、未做会阴侧切或会阴侧切切口过小等,在胎儿娩出时可致软产道撕裂。

(四)凝血功能障碍

任何原因引起的凝血功能异常均可导致产后出血。

(1)妊娠合并凝血功能障碍性疾病,如血小板减少症、白血病、再生障碍性贫血、重症肝炎等。

(2)妊娠并发症导致凝血功能障碍,如重度妊娠期高血压疾病、胎盘早剥、死胎、羊水栓塞等均可影响凝血功能,从而发生弥散性血管内凝血(DIC),导致子宫大量出血。

二、临床表现

产后出血主要表现为阴道大量流血及失血性休克导致的相关症状和体征。

(一)症状

产后出血产妇会出现休克症状,面色苍白、冷汗淋漓、口渴、心慌、头晕、烦躁、畏寒、寒战,甚至表情淡漠、呼吸急促,很快会陷入昏迷状态。

胎儿娩出后立即出现鲜红色的阴道流血,应为软产道裂伤;胎儿娩出数分钟后出现暗红色阴道流血,可能是胎盘因素引起;胎盘娩出后见阴道流血较多,可能为子宫收缩乏力或胎盘、胎膜残留;胎儿娩出后阴道持续流血并且有出血不凝的现象,可能发生凝血功能障碍;如果产妇休克症状明显,但阴道流血量不多,可能发生软产道裂伤而造成阴道壁血肿,此类产妇会有尿频或明显的肛门坠胀感。

(二)体征

产妇会出现脉压缩小、血压下降、脉搏细速,子宫收缩乏力和胎盘因素所致产后出血的产妇,子宫轮廓不清、触不到宫底,按摩后子宫可收缩变硬,停止按摩子宫又变软,按摩子宫时会有大量出血。如有宫腔积血或胎盘滞留,宫底可升高,按摩子宫并挤压宫底部等刺激宫缩时,可使胎盘或者积血排出。若腹部检查宫缩较好、子宫轮廓清晰,但阴道流血不止,可考虑为软产道裂伤或凝血功能障碍所致。

三、处理原则

针对出血原因,迅速止血,补充血容量。纠正失血性休克,同时防止感染。

四、护理评估

(一)病史

评估产妇有无与产后出血相关的病史。例如,孕前有无出血性疾病,有无重症肝炎,有无子宫肌壁损伤史,有无多次人流史,有无产后出血史。孕期产妇有无妊娠合并妊娠期高血压疾病、前置胎盘、胎盘早剥、多胎妊娠,产妇有无合并内科疾病。分娩期产妇有无过多使用镇静剂,情绪是否稳定,是否产程过长或者急产,有无产妇衰竭、有无软产道裂伤等情况。

(二)身心状况

评估产妇产后出血所导致症状和体征的严重程度。产后出血发生初期,产妇有代偿功能,症状、体征可能不明显,待机体出现失代偿情况,可能很快进入休克期,并且容易发生感染。当产妇合并有内科疾病时,可能出血不多,也会很快进入休克状态。

(三)辅助检查

1.评估产后出血量

注意阴道流血是否凝固,同时估计出血量。通常有以下 3 种方法。①称重法:失血量(mL)=[胎儿娩出后所有使用纱布、敷料总重(g)-使用前纱布、敷料总重(g)]/1.05(血液比重g/mL)。②容积法:用产后接血容器收集血液后,放入量杯测量失血量。③面积法:可按接血纱布血湿面积粗略估计失血量。

2.测量生命体征和中心静脉压

观察血压下降的情况;呼吸短促,脉搏细速,体温开始低于正常后升高,通过观察体温情况来判断有无感染征象。中心静脉压测定结果若低于 1.96×10^{-2} kPa 提示右心房充盈压力不足,即血容量不足。

3.实验室检查

抽取产妇血进行生化指标化验,如血常规、出凝血时间、凝血酶原时间、纤维蛋白原测定等。

五、护理诊断

(一)潜在并发症

出血性休克。

(二)有感染的危险

与出血过多、机体抵抗力下降有关。

（三）恐惧

与出血过多、产妇担心自身预后有关。

六、护理目标

（1）及时补充血容量，产妇生命体征尽快恢复平稳。

（2）产妇无感染症状发生，体温、血常规指标等正常。

（3）产妇能理解病情，并且预后无异常。

七、护理措施

（一）预防产后出血

1.妊娠期

加强孕前及孕期保健，如有凝血功能障碍等相关疾病的产妇，应积极治疗后再孕，定期接受产检，及时治疗高危妊娠。对有产后出血危险的高危妊娠者，应提早入院，住院待产。

2.分娩期

第一产程严密观察产妇的产程进展，鼓励产妇进食和休息，防止疲劳和产妇衰竭，同时合理使用宫缩剂，防止产程延长或急产，适当使用镇静剂以保证产妇休息。第二产程严格执行无菌技术，指导产妇正确使用腹压；严格掌握会阴切开的时机，保护会阴，避免胎儿娩出过快，胎儿娩出后立即使用宫缩剂，以加强子宫收缩，减少出血。第三产程时，不可过早牵拉脐带，挤压子宫，待胎盘剥离征象出现后及时协助胎盘娩出，并仔细检查胎盘、胎膜，软产道有无裂伤或血肿。若阴道出血量多，应查明原因，及时处理。

3.产后观察

产后2小时仍于产房观察产妇，80%的产后出血发生在这一期间。注意观察产妇子宫收缩，恶露的色、质、量，会阴切口处有无血肿，定时测量产妇的生命体征，发现异常，及时处理。督促产妇及时排空膀胱，以免因膀胱充盈影响宫缩致产后出血。尽可能进行早接触、早吸吮，可刺激子宫收缩，减少阴道出血量。重视产妇主诉，同时对有高危因素的产妇，保持静脉通畅。做好随时急救的准备。

（二）针对出血原因，积极止血

1.子宫收缩乏力

子宫收缩乏力所致产后出血，可加强子宫收缩，通过使用宫缩剂、按摩子宫、宫腔填塞或结扎血管等方法止血。

（1）使用宫缩剂：胎儿、胎盘娩出后即刻使用宫缩剂促进子宫收缩。可用缩宫素肌内注射或静脉滴注，卡前列甲酯栓纳肛、地诺前列酮宫肌内注射等均可促进子宫收缩，用药前注意产妇有无禁忌证。

（2）按摩子宫：胎盘娩出后，一手置于产妇腹部，触摸子宫底部，拇指在前，其余四指在后，均匀而有节律地按摩子宫，促使子宫收缩，直至子宫收缩正常为止（图6-11）。如效果不佳，可采用腹部-阴道双手压迫子宫方法。一手在子宫体部按摩子宫体后壁，另一手戴无菌手套深入阴道握拳置于阴道前穹隆处，顶住子宫前壁，两手相对紧压子宫，均匀而有节律地按摩，不仅可以刺激子宫收缩且可压迫子宫内血窦，减少出血（图6-12）。

（3）宫腔填塞：一种是宫腔纱条填塞法，应用无菌纱布条填塞宫腔，有明显的局部止血作用，适用于子宫全部松弛无力，以及经子宫按摩、应用宫缩剂仍然无效者。术者用卵圆钳将无菌纱布条送入宫腔内，自宫底由内向外填紧宫腔。压迫止血，助手在腹部固定子宫。一般于24小时后取出纱条,填塞纱条后要严密观察子宫收缩情况,观察生命体征,警惕填塞不紧,若留有空隙,可造成隐匿性出血,以及宫腔内继续出血、积血而阴道不流血的假象。24小时后取出纱条,取出前应先使用宫缩剂。另一种是宫腔填塞气囊(图6-13),宫腔纱布条填塞可能会造成填塞不均匀、填塞不紧等情况而造成隐性出血,纱条填塞无效时或可直接使用宫腔气囊填塞。在气泵的作用下向气球囊充气,配合止血辅料对子宫腔进行迅速止血,它对宫腔加压均匀,并且止血效果较好,操作简单,便于抢救时能及时使用。

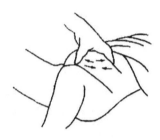

图6-11　按摩子宫

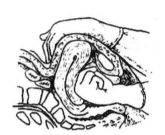

图6-12　腹部-阴道双手压迫子宫

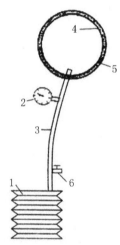

气囊球4外球面上设置有止血敷料5,硅胶管3一端固定连接气球囊4,另一端连接气泵1,硅胶管3上设置有压力显示表2和放气开关6

图6-13　宫腔填塞气囊

(4)结扎盆腔血管:如遇子宫收缩乏力、前置胎盘等严重产后出血的产妇,上述处理无效时,可经阴道结扎子宫动脉上行支或结扎髂内动脉。

(5)动脉栓塞:在超声提示下,行股动脉穿刺插入导管至髂内动脉或子宫动脉,注入吸收性明胶海绵栓塞动脉。栓塞剂可于2～3周自行吸收,血管恢复畅通,但需要在产妇生命体征平稳时进行。

(6)子宫切除:如经积极抢救无效者,危及产妇生命,根据医嘱做好全子宫切除术的术前准备。

2.胎盘因素

怀疑有胎盘滞留时应立即做阴道检查或宫腔探查,做好必要的刮宫准备。胎盘已剥离者,可协助产妇排空膀胱,牵拉脐带,按压宫底,协助胎盘娩出。若胎盘部分剥离、部分粘连时,可徒手进入宫腔,协助剥离胎盘后取出。若胎盘部分残留者,徒手不能取出胎盘,使用大刮匙刮取残留胎盘;胎盘植入者,不可强行剥离,做好子宫切除的准备。

3.软产道裂伤

应及时准确地进行修复缝合。如果出现血肿,则需要切开血肿、清除积血、缝合止血,同时补充血容量,必要时可置橡皮引流。

4.凝血功能障碍

排除以上各种因素后,根据血生化报告,针对不同病因治疗,及时补充新鲜全血,补充血小板、纤维蛋白原,或凝血酶原复合物、凝血因子等。如果发生弥散性血管内凝血应进行抗凝与抗纤溶治疗,积极抢救。

5.失血性休克

对于失血量多的产妇,其休克程度与出血量、出血速度和产妇自身状况有关。在抢救的同时,尽可能正确地判断出血量,判断出血程度,并补充相同的血量为原则,止血治疗的同时进行休克抢救。建立有效的静脉通路,测量中心静脉压,根据医嘱补充晶体和胶体,纠正低血压。给予产妇安静的环境,平卧,吸氧并保暖,纠正酸中毒,同时观察产妇的意识状态、皮肤颜色、生命体征和尿量。根据医嘱使用广谱抗生素防止感染。

(三)健康指导

(1)产后出血后,产妇抵抗力下降、活动无耐力,医护人员应主动给予产妇关心,使其增加安全感,并且帮助产妇进行生活护理,鼓励产妇说出内心感受,针对产妇的情况,逐步改善饮食,纠正贫血,逐步增加活动量,促进预后。

(2)指导产妇加强营养和适度活动等自我保健知识,同时宣教关于自我观察子宫复旧和恶露情况,自我护理会阴伤口、功能锻炼等方法,指导其定时产后检查,随时根据医师的检查结果调节产后自我恢复的方案。向产妇提供产后避孕指导,产褥期禁止盆浴,禁止性生活。晚期产后出血可能发生于分娩 24 小时之后,于产褥期发生大量出血,也可能发生于产后 1～2 周,应予以高度警惕。

(林　彬)

第十七节　妊娠合并贫血

一、概述

妊娠合并贫血(pregnancy complicated with anemia)是妊娠期常见并发症之一。当红细胞计数$<3.5\times10^{12}$/L,或血红蛋白<100 g/L,或血细胞比容在 0.30 以下时,可诊断为妊娠合并贫血。其中以缺铁性贫血最常见,其次是由于叶酸或维生素 B_{12} 缺乏引起的巨幼红细胞性贫血。

(一)贫血对妊娠的影响

轻度贫血一般影响不大,但中、重度贫血可降低孕妇的抵抗力,对出血的耐受力降低,分娩及剖宫产手术风险增高,严重可导致贫血性心脏病、产后出血、失血性休克、产褥感染等并发症,危及孕产妇生命,还可导致子宫缺血,影响胎儿的正常发育,胎儿可出现子宫内发育迟缓、窘迫、死胎、早产、新生儿窒息等。

(二)妊娠对贫血的影响

妊娠期会出现生理性贫血;因胎儿对铁剂的需求量增加,贫血会加重。

二、护理评估

(一)健康史

(1)孕前有无月经过多、寄生虫病或消化道疾病等慢性失血史。

(2)有无妊娠呕吐或慢性腹泻、双胎、铁剂吸收不良、偏食等导致营养不良和缺铁病史。

(二)身体状况

1.症状评估

了解孕妇有无面色苍白、头晕、眼花、耳鸣、心慌、气短、乏力、食欲缺乏、腹胀等贫血症状;了解有无手趾及脚趾麻木、健忘、表情淡漠、易出血、易感染等特殊症状。

2.护理检查

可见皮肤黏膜苍白、指甲脆薄、毛发干燥、口腔炎及舌炎等。

3.辅助检查

(1)血常规检查:缺铁性贫血为小细胞低色素性贫血;巨幼红细胞性贫血呈大细胞性贫血;再生障碍性贫血以全血细胞减少为特征。

(2)血清铁浓度测定:血清铁$<6.5~\mu mol/L$。

(3)叶酸、维生素 B_{12} 测定:血清叶酸$<6.8~nmol/L$ 或红细胞叶酸$<227~nmol/L$。

(4)骨髓检查:缺铁性贫血示红细胞增生,分类见中、晚幼红细胞增多,含铁血黄素及铁颗粒减少或消失;巨幼红细胞性贫血骨髓红细胞明显增生,可见典型的巨幼红细胞;再生障碍性贫血示多部位增生减低,有核细胞少。

(三)心理-社会状况

孕妇因担心胎儿及自身健康而焦虑。

(四)处理要点

积极纠正贫血,预防感染,防止胎儿生长受限、胎儿宫内窘迫及产后出血等并发症发生。

三、护理问题

(一)知识缺乏

与缺乏妊娠合并贫血的保健知识及服用铁剂相关的知识有关。

(二)活动无耐力

与贫血引起的疲倦有关。

(三)有胎儿受伤的危险

与母体贫血、供应胎儿氧及营养物质不足有关。

四、护理措施

(一)一般护理

(1)合理安排活动与休息,避免因头晕、乏力而发生摔倒等意外;加强孕期营养,补充高铁、高蛋白质、高维生素 C 的食物。

(2)住院期间加强口腔、外阴、尿道的卫生清洁;接生过程严格执行无菌操作,产后做好会阴护理,按医嘱给予抗生素预防感染。

(二)病情观察

观察治疗后症状改善情况,注意体温变化及胎动、胎心变化,有异常及时报告处理。

(三)对症护理

1.补充铁剂

硫酸亚铁 0.3 g,每天 3 次,同时服维生素 C 300 mg 或 10%稀盐酸 0.5~2 mL 促进铁吸收,宜饭后服用。

2.补充叶酸

巨幼红细胞性贫血者可每天口服叶酸 15 mg,同服维生素 B_{12} 至贫血改善。

3.输血

多数患者无需输血,若血红蛋白<60 g/L,需剖宫产及再生障碍性贫血患者可少量、多次输浓缩红细胞或新鲜全血,输液速度宜慢。

4.产科处理

如果胎儿情况良好,宜选择经阴道分娩,分娩时应尽量减少出血,防止产程延长、产妇疲乏,必要时可行阴道助产以缩短第二产程。产后应用宫缩剂防止产后出血,并给予广谱抗生素预防感染。此外,贫血极严重或有其他并发症者不宜哺乳。

(四)心理护理

告知孕妇,贫血是可以改善的,只要积极治疗可防止胎儿损伤,减少思想顾虑,缓解不安情绪。

(五)健康指导

(1)孕前应积极治疗失血性疾病,如月经过多、寄生虫病等。

(2)注意孕期营养,多吃木耳、紫菜、动物肝脏、豆制品等含铁丰富的食物,12 周起应适当补充铁剂,服铁剂时禁忌饮浓茶,抗酸药物影响铁剂效果,应避免服用。

(3)定期产检,发现贫血及时纠正。

妊娠合并症是妊娠期常见的疾病,妊娠与这些内、外科疾病相互影响,严重者甚至引起孕产妇和新生儿死亡,所以在妊娠期要加强相关疾病的筛查及诊断,及时治疗,必要时终止妊娠;而分娩期则要根据产妇的病情严重程度选择适宜的分娩方式,加强产程的监护,减少产时及产后出血,预防产褥感染。新生儿应及早检查,及时治疗。

(林 彬)

第十八节 妊娠合并糖尿病

妊娠合并糖尿病属高危妊娠,对母儿均有较大危害。可分为妊娠期糖尿病与妊娠合并糖尿病,妊娠期糖尿病是指在妊娠期首次发现或发生的糖代谢异常,该类占妊娠合并糖尿病的 80%以上,占妊娠总数的 1%~5%,在产后大部分可以恢复,但仍有约 33.3%的患者 5~10 年后转为糖尿病。妊娠合并糖尿病是指在原有糖尿病的基础上并合妊娠,或妊娠前为隐性糖尿病、妊娠后发展为糖尿病。妊娠对糖尿病和糖尿病对妊娠期母儿的影响都很大。

一、护理评估

(一)病史

评估糖尿病病史及糖尿病家族史,有无复杂性外阴阴道假丝酵母菌病、不明原因反复流产、死胎、巨大儿或分娩足月新生儿呼吸窘迫综合征儿史、胎儿畸形、新生儿死亡等不良孕产史等;本次妊娠经过、病情控制及目前用药情况;有无胎儿偏大或羊水过多等潜在高危因素。同时,注意评估有无肾、心血管系统及视网膜病变等合并症。

(二)身心状况

1.症状与体征

评估孕妇有无糖代谢紊乱综合征,即三多一少症状(多饮、多食、多尿、体重下降),重症者症状明显。孕妇有无皮肤瘙痒,尤其外阴瘙痒。因高血糖可导致眼房水,晶体渗透压改变而引起眼屈光改变,患病孕妇可出现视物模糊。评估糖尿病孕妇有无产科并发症,如低血糖、高血糖、妊娠期高血压疾病、酮症酸中毒、感染等。确定胎儿宫内发育情况,注意有无巨大儿或胎儿生长受限。分娩期重点评估孕妇有无低血糖及酮症酸中毒症状,如心悸、出汗、面色苍白、饥饿感或出现恶心、呕吐、视物模糊、呼吸快且有烂苹果味等。评估静脉输液的性质与速度。监测产程的进展、子宫收缩、胎心音、母体生命体征等有无异常。产褥期主要评估有无低血糖或高血糖症状,有无产后出血及感染征兆,评估新生儿状况。

2.妊娠合并糖尿病分期

目前采用 1994 年美国妇产科医师协会(ACOG)推荐的分类,其中 B-H 分类按照普遍使用的 White 分类法。根据糖尿病的发病年龄、病程、是否存在血管合并症、器官受累等情况进行分期,有助于估计病情的严重程度及预后。

A 级:妊娠期出现或发生的糖尿病。

B 级:显性糖尿病,20 岁以后发病,病程小于 10 年,无血管病变。

C 级:发病年龄在 10~19 岁,或病程达 10~19 年,无血管病变。

D 级:10 岁以前发病,或病程≥20 年,或者合并单纯性视网膜病。

F 级:糖尿病肾病。

R 级:有增生性视网膜病变。

H 级:糖尿病性心脏病。

此外,根据母体血糖控制情况进一步将 GDM 分为 A_1 与 A_2 两级,如下。

A_1 级:空腹血糖(FBG)<5.8 mmol/L,经饮食控制,餐后 2 小时血糖<6.7 mmol/L。A_1 级 GDM 母儿合并症较少,产后糖代谢异常多能恢复正常。

A_2 级:经饮食控制,FBG≥5.8 mmol/L,餐后 2 小时血糖≥6.7 mmol/L,妊娠期需加用胰岛素控制血糖。A_2 级 GDM 母儿合并症较多,胎儿畸形发生率增加。

3.心理社会评估

由于糖尿病疾病的特殊性,应评估孕妇及家人对疾病知识的了解程度,认知态度,有无焦虑、恐惧心理,社会及家庭支持系统是否完善等。

(三)诊断检查

1.血糖测定

两次或两次以上空腹血糖>5.8 mmol/L。

2.糖筛查试验

用于 GDM 筛查,建议孕妇于妊娠 24～28 周进行。方法:葡萄糖 50 g 溶于 200 mL 水中,5 分钟内口服完,服后 1 小时测血糖≥7.8 mmol/L(140 mg/dL)为糖筛查异常;如血糖≥11.2 mmol/L的孕妇,则 GDM 可能性大。对糖筛查异常的孕妇需进一步查空腹血糖,如异常即可确诊,如正常需进行葡萄糖耐量试验。

3.OGTT(75 g 糖耐量试验)

禁食 12 小时后,口服葡萄糖 75 g。血糖值诊断标准为:空腹 5.6 mmol/L,1 小时 10.3 mmol/L,2 小时 8.6 mmol/L,3 小时 6.7 mmol/L,若其中有 2 项或 2 项以上达到或超过正常值者,即可诊断为 GDM;如 1 项高于正常值,则诊断为糖耐量异常。

4.其他

肝肾功能检查、24 小时尿蛋白定量、尿酮体及眼底等相关检查。

二、护理诊断

(一)营养失调:高于机体需要量

其与摄入超过新陈代谢的需要量有关。

(二)焦虑

其与担心婴儿安危有关。

(三)有感染的危险

其与糖尿病白细胞多种功能缺陷、杀菌作用明显降低有关。

三、护理目标

(1)护理对象妊娠、分娩经过顺利,母婴健康。

(2)孕妇能列举有效的血糖控制方法,保持良好的自我照顾能力。

(3)出院时,产妇不存在感染的征象。

四、护理措施

(一)一般护理

糖尿病孕妇的饮食控制是治疗护理的关键,以下主要介绍糖尿病孕妇的饮食护理指导:

1.饮食指导原则

(1)控制总能量,建立合理的饮食结构。

(2)均衡营养,合理控制碳水化合物、蛋白质和脂肪的比例。

(3)少量多餐,强调睡前加餐,有利于控制血糖和预防夜间低血糖。

(4)高纤维饮食,有利于控制血糖,减少或改善便秘。

(5)饮食清淡,低脂、少油、少盐,禁止精制糖的摄入。

(6)合理控制孕妇、胎儿体重增长。

2.饮食指导

每天饮食的量应当是合适的,满足母亲和胎儿必需的能量需要,均衡的能量供应应当来自非精制的碳水化合物、粗粮、脂肪和蛋白质。

糖尿病孕妇每天需要能量为 7 534～9 209 kJ(1 800～2 200 kcal),应该少量多餐,碳水化合物、脂肪、蛋白质比例合理,摄入富含维生素、纤维素的食物。其中,碳水化合物为 50%～60%,蛋白质为 15%～20%,脂肪为 25%～30%。

为了摄取营养全面而又平衡的膳食,每天的饮食中应包括碳水化合物、蛋白质、脂肪、维生素与矿物质。

(1)碳水化合物:是妊娠期糖尿病孕妇饮食最重要的部分。碳水化合物主要来自谷类及其产品、水果和蔬菜。通过消化,机体将碳水化合物分解成单糖。每天通过食物摄入的碳水化合物会直接影响患者的血糖水平,如果一餐摄入大量的碳水化合物,血糖就会升高较多,反之亦然。患者需要在医师的指导下,在每天摄入适当的碳水化合物提供能源和血糖控制之间寻找平衡。推荐摄入的碳水化合物量宜占总能量的 50%～60%,每天碳水化合物不低于 175 g,以保证胎儿大脑获得足够的血糖供给,以及避免发生酮症。应尽量避免食用蔗糖等精制糖。等量碳水化合物食物选择时可优先选择低血糖生成指数食物。监测碳水化合物的摄入量是血糖控制达标的关键策略。

(2)蛋白质:妊娠时期孕妇蛋白质的摄入一定要满足需求量,因为蛋白质不仅是维持子宫和胎盘正常发育的重要营养物质,而且对胎儿的正常发育也非常重要。孕期应适当增加蛋白质的摄入,推荐饮食蛋白质占总能量的 15%～20%,其中动物性蛋白至少占 1/3。富含优质蛋白质的食物:①肉类,包括禽、畜和鱼肉;②蛋类;③奶类;④豆类,特别是大豆。

(3)脂肪:推荐膳食脂肪量占总能量百分比为 25%～30%。在摄入脂肪时应注意:①在营养充足时,饱和脂肪酸、反式脂肪酸和胆固醇的摄入应尽可能少。②烹调油选用不饱和脂肪酸含量较高的橄榄油、山茶油、大豆油或玉米油。③应适当限制饱和脂肪酸摄入,糖尿病伴高脂血症患者饱和脂肪酸的摄入量不应该超过总摄入能量的 7%。④反式脂肪酸可降低高密度脂蛋白胆固醇,增加低密度脂蛋白胆固醇,故糖尿病孕妇应尽量减少反式脂肪酸的摄入。

(4)维生素和矿物质。①维生素 D:在妊娠期,胎儿骨骼系统建立所需的钙来自母亲的钙储备,并受维生素 D 的调节。妊娠时需要量增加,有条件时可饮用加入维生素 D 的牛奶,或更为简单的方法是每天在阳光下散步。建议高危母亲(素食者、深色皮肤、日晒少)全妊娠期应保证足量的维生素 D 摄入,每天为 1 000～2 000 U,其中每天补充量应大于 400 U。②叶酸:妊娠时叶酸需要量比平时增加 2 倍,因此可食一些含叶酸较多而对血糖影响较小的食物,如绿叶青菜(如菠菜和甘蓝菜)、豆类、动物肝脏、橙和全麦面粉等。③B 族维生素和维生素 C:需要量仅轻微增加,且在许多食物中有相当大的含量,因而一般不会缺乏,不必特别供应,均衡多样化且富含绿色蔬菜、未经加工的全谷物饮食可保证足量 B 族维生素和维生素 C 的摄入。④铁:铁元素缺乏可导致女性贫血,继而增加胎儿在分娩过程中的死亡率。当母亲铁元素储备不足时,胎儿的铁元素需求不能被保障,增加子代出生低体重、早产及远期生长迟缓的风险。妊娠期女性对铁的需求增加较其他元素是最明显的。胎儿积累铁元素主要是在妊娠晚期,所以建议女性这一时期每天补充 9～12 mg 铁元素,同时需比非妊娠妇女多吃一些含铁高的食物,如动物的肝脏。⑤钙:孕中晚期每天应保证 1 000 mg 的钙补充,因为钙对胎儿骨骼的发育非常重要,牛奶是钙的主要来源,如果对牛奶过敏而不能喝牛奶时,可在医师指导下服用钙片。

(二)病情观察

在妊娠期定期进行产前检查,监护胎儿生长发育,通过 B 超检查及时发现畸形及巨大儿,教会孕妇自我监护,学会数胎动的方法,如发现胎动异常应及时到医院做 NST 监护,了解胎盘功能,预防胎死宫内。对孕妇定期查尿糖、血糖以了解病情,分娩期要严密观察产程进展,因糖尿病可致宫缩乏力,导致产程延长,消耗更多的能量。应注意生命体征变化,如出现头晕、全身出冷汗、脉搏加速,提示可能发生低血糖或酮症酸中毒,应通知医师进行处理。产程延长可导致胎儿窘迫,要严密观察胎心,必要时连续进行电子监护,如出现胎心晚期减速,提示胎儿窘迫,应通知医师采取结束分娩的措施。宫缩乏力是产后出血的重要原因,胎儿娩出后应观察产后出血的情况。在产褥期要观察体温变化和恶露的量、颜色、气味、腹痛,以早发现产后感染。如采取剖宫产、会阴切开,应观察刀口愈合情况,如有红肿,阴道极易受念珠菌感染,如出现充血、奇痒、分泌物增多,可能为真菌或其他细菌感染,应通知医师处理。

(三)对症护理

妊娠合并糖尿病的孕、产妇,重症者心情紧张,担心巨大儿发生难产,惧怕剖宫产,害怕产程进展不顺利及产后发生并发症等,针对这种心理状态,应耐心给产妇讲解糖尿病的有关知识和目前对本病的治疗水平,使孕妇对分娩充满信心,以愉快的心情接受分娩。糖尿病孕、产妇往往出现多吃、多尿症状,有时有饥饿感,要向产妇说明控制饮食的重要性,使其主动与医护人员配合,接受饮食疗法。如发生外阴炎、阴道炎,产妇外阴痛、痒,应保持外阴清洁,根据不同的菌种感染给予不同的药物治疗,外阴清洗后局部涂以药膏,可适当加止痒剂,垫以柔软的会阴垫,保护皮肤不受损伤。

(四)治疗护理

(1)糖尿病的治疗基础是饮食控制。

(2)药物治疗不选用磺胺类及双胍类降糖药,因其能通过胎盘引起胎儿畸形或导致胎儿低血糖死亡。常选用胰岛素治疗,因不通过胎盘,对胎儿无影响,应用胰岛素的过程中,应遵医嘱给予准确计量,如出现面色苍白、出汗、心悸、颤抖、有饥饿感以致昏迷等,应立即通知医师,并查尿糖、血糖、尿酮体,以确定是否发生低血糖或酮症酸中毒。可立即口服葡萄糖水或静脉注射葡萄糖40～60 mL,如为酮症酸中毒则应遵医嘱给予胰岛素治疗,目前主张小剂量疗法,首次剂量为0.2 U/(kg·g)静脉点滴,至酸中毒纠正后改皮下注射。分娩后由于抗胰岛素激素迅速下降,故产后24小时内胰岛素用量应减少至原用量的一半,第2天以后约为2/3原用量。

(3)在分娩过程中要严格执行无菌技术,并用广谱抗生素预防感染,胎儿前肩娩出后立即注射缩宫素,预防产后出血。

(4)妊娠35周即应住院严密监护,在结束分娩前应促进胎儿肺成熟,即每天静脉点滴地塞米松10～20 mg,连用2天,以减少新生儿呼吸困难综合征。新生儿出生后极易发生低血糖,故新生儿出生后30分钟开始服25%葡萄糖,一般6小时血糖恢复正常。若状态差,应按医嘱给25%葡萄糖液静脉滴注。

(5)有剖宫产指征者一般选择在36～38周终止妊娠,应做好术前准备。

五、护理评价

(1)妊娠期糖尿病孕、产妇,产后应定期到医院检查尿糖、血糖,在内分泌科医师的指导下继续观察或治疗,以预防5～10年发展为糖尿病。

(2)妊娠合并糖尿病者分娩后,可在医师的指导下继续药物治疗,严格控制饮食,运用运动疗法,产褥期坚持产后保健操,产褥期后应加大运动量,以控制体重。

(3)学会自我检查尿糖的方法,以控制病情发展。要做好避孕,重型者不宜再次妊娠。

(林　彬)

第七章

儿科护理

第一节　急性上呼吸道感染

一、疾病概述

急性上呼吸道感染简称上感,俗称"感冒",包括流行性上感和一般类型上感,是小儿最常见的疾病。鼻咽感染常可出现并发症,涉及邻近器官如喉、气管、肺、口腔、鼻窦、中耳、眼及颈淋巴结等。而其并发症可迁延或加重,故应早期诊断,早期治疗(图7-1)。

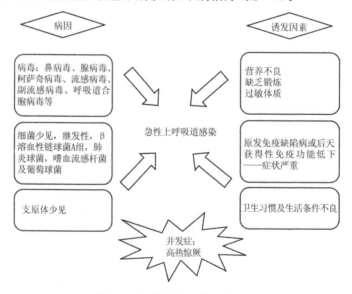

图7-1　急性上呼吸道感染病因

(一)流行病学

在症状出现前数小时到症状出现后1~2天左右才有传染力,其传播途径为飞沫传染,潜伏期为12~72小时(平均24小时),易发生在6个月大以后的小孩,婴幼儿对上呼吸道感染较敏感,可视年龄、营养状况、疲倦、身体受凉程度而有轻重之别。

（二）临床表现

根据病因不同，临床表现可有不同的类型。

1.普通感冒

俗称"伤风"，又称急性鼻炎，以鼻咽部卡他症状为主要表现（上呼吸道卡他症状包括咳嗽、流涕、打喷嚏、鼻塞等上呼吸道症状，这是临床上常见的症状）。成人多数为鼻病毒引起，次为副流感病毒、呼吸道合胞病毒、埃可病毒、柯萨奇病毒等。起病较急，初期有咽干、咽痒或烧灼感，发病同时或数小时后，可有喷嚏、鼻塞、流清水样鼻涕，2～3天后变稠。可伴咽痛，有时由于耳咽管炎使听力减退，也可出现流泪、味觉迟钝、呼吸不畅、声嘶、少量咳嗽等。一般无发热及全身症状，或仅有低热、不适、轻度畏寒和头痛。检查可见鼻腔黏膜充血、水肿、有分泌物，咽部轻度充血。如无并发症，一般经5～7天痊愈（表7-1）。

表 7-1　几种特殊类型上感

类型	致病病菌	流行病学特点	症状特点
疱疹性咽峡炎	柯萨奇病毒 A	多于夏季发作	咽痛、发热、咽充血、软腭、腭垂、咽及扁桃体表面有灰白色疱疹，有浅表溃疡
咽结膜热	腺病毒、柯萨奇病毒	常发生于夏季，游泳中传播	发热、咽痛、畏光、流泪，咽及结合膜明显充血
细菌性咽-扁桃体炎	溶血性链球菌，其次为流感嗜血杆菌、肺炎球菌、葡萄球菌等	多见于年长儿	咽痛、畏寒、咽部明显充血，扁桃体肿大、充血，表面有黄色点状渗出物，颌下淋巴结肿大、压痛

2.病毒性咽炎、喉炎和支气管炎

根据病毒对上、下呼吸道感染的解剖部位不同引起的炎症反应，临床可表现为咽炎、喉炎和支气管炎。

急性病毒性咽炎多由鼻病毒、腺病毒、流感病毒、副流感病毒、肠病毒、呼吸道合胞病毒等引起。临床特征为咽部发痒和灼热感，疼痛不持久，也不突出。当有咽下疼痛时，常提示有链球菌感染。咳嗽少见。流感病毒和腺病毒感染时可有发热和乏力。体检咽部明显充血和水肿。颌下淋巴结肿大且触痛。腺病毒咽炎可伴有眼结膜炎。

急性病毒性喉炎多由鼻病毒、流感病毒甲型、副流感病毒及腺病毒等引起。临床特征为声嘶、讲话困难、咳嗽时疼痛，常有发热、咽炎或咳嗽，体检可见喉部水肿、充血，局部淋巴结轻度肿大和触痛，可闻及喘息声（图 7-2）。

急性病毒性支气管炎多由呼吸道合胞病毒、流感病毒、冠状病毒、副流感病毒、鼻病毒、腺病毒等引起。临床表现为咳嗽、无痰或痰呈黏液性，伴有发热和乏力。其他症状常有声嘶、非胸膜性胸骨下疼痛。可闻及干性或湿性音。胸部 X 线片显示血管阴影增多、增强，但无肺浸润阴影。流感病毒或冠状病毒急性支气管炎常发生于慢性支气管炎的急性发作。

急性上呼吸道感染有典型症状如发热、鼻塞、咽痛、流涕、扁桃体肿大等，结合发病季节、流行病学特点，临床诊断并不困难。

病毒感染一般白细胞偏低或在正常范围内，早期白细胞总数和中性粒细胞百分数较高。细

菌感染则白细胞总数大多增高。对病因的确定诊断需依靠病毒学与细菌学检查,咽拭子培养可有病原菌生长。

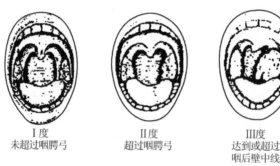

Ⅰ度	Ⅱ度	Ⅲ度
未超过咽腭弓	超过咽腭弓	达到或超过咽后壁中线

图 7-2　扁桃体肿大的分度

二、治疗原则

以支持疗法及对症治疗为主,注意预防并发症。

(一)药物疗法

分为去因疗法和对症处理。去因疗法对病毒感染多采用中药和抗病毒药物治疗。细菌感染则用青霉素或其他抗生素。高热时除用物理降温外可用药物,如适量阿司匹林或用对乙酰氨基酚,根据病情可4～6小时重复1次,忌用量过大,以免体温骤降、多汗发生虚脱。

(二)局部治疗

如有鼻炎,为保持呼吸道通畅可用滴鼻药4～6次/天,年长儿可用复方硼酸溶液和淡盐水漱口。

(三)中医治疗

常用解表法,以辛温解表治风寒型,以辛凉解表治风热型。

三、护理评估、诊断和措施

(一)家庭基本资料

导致小儿急性上呼吸道感染的病因及诱发有多种,通过询问患儿家庭和健康管理资料,有助于病因分析。

1.居住环境

气候季节变化、气温骤降、常住家庭环境卫生情况,通风是否良好。

2.个人病史

有无病毒感染史,例如鼻病毒、腺病毒等,有无自身免疫系统疾病,有无早产史。

3.用药史

有无使用免疫抑制药物,长期抗生素使用史。

(二)营养代谢

1.发热

发热为急性上呼吸道感染的常见症状。

(1)相关因素和临床表现:发热主要与上呼吸道感染有关。轻度急性上感的发热热度往往不高,呼吸系统症状较为明显。重症患儿体温39～40 ℃或更高,伴有寒战、头痛、全身无力、食欲下降、睡眠不安等。

（2）护理诊断：体温过高。

（3）护理措施。①物理降温：通常发热可用温水浴、局部冷敷等物理降温；T≥38.5 ℃，可遵医嘱使用对乙酰氨基酚、布洛芬等退热药，如果是肿瘤热，可遵医嘱使用吲哚美辛（消炎痛）；多饮水；指导家长帮助患儿散热，以及及时更换衣服，防止着凉。②活动和饮食：指导患儿减少活动，适当休息；进食清淡、易消化饮食，少量多餐。③保证患儿水分及营养的摄入：给予易消化、高维生素的清淡饮食，必要时可给予静脉补充水分及营养，以及及时更换汗湿的衣服，保持皮肤干燥、清洁。

（4）护理目标：①患儿体温维持在正常范围，缓解躯体不适。②补充体液，维持机体代谢需要。

2.咳嗽、咳痰、咽痛

上呼吸道卡他症状为急性上感的典型症状，并可根据临床表现将其进一步分类。

（1）相关因素和临床表现：轻度急性上感常见临床表现以鼻部症状为主，如流涕、鼻塞、喷嚏等，也有流泪、微咳或咽部不适，在3～4天内自然痊愈。如感染涉及咽部及鼻咽部时可伴有发热、咽痛、扁桃体炎及咽后壁淋巴组织充血和增生，有时淋巴结可稍肿大。重症患儿可因鼻咽分泌物引起频繁咳嗽。有时咽部微红，发生疱疹和溃疡，称疱疹性咽炎。有时红肿明显，波及扁桃体出现滤泡性脓性渗出物，咽痛和全身症状加重，如颌下淋巴结肿大，压痛明显。

（2）护理诊断：舒适度的改变。

（3）护理措施：①保持口腔清洁，及时清除鼻腔及咽喉分泌物，保证呼吸道通畅。②婴儿及年幼儿无法自主排痰者，可遵医嘱予以化痰药物或滴鼻液，同时进行拍背等物理治疗，痰液多且黏稠者予侧卧位或头偏向一侧防止窒息。

（4）护理目标：①患儿痰液等分泌物明显减少，能自主排出。②患儿家属掌握正确物理治疗的手法。③患儿自述舒适度增加。

（三）排泄

婴幼儿容易引起呕吐及腹泻。

1.相关因素

与病毒或细菌感染有关，与抗生素药物的使用有关。

2.护理诊断

腹泻。

3.护理措施

进食煮熟的干净、新鲜、易消化的高热量、高营养但低脂饮食，避免腌制、生冷、辛辣、粗纤维等饮食；多饮水；少量多餐，减轻胃肠道负担，严重腹泻时禁食；遵医嘱给予抗生素或止泻药，必要时遵医嘱补充水和电解质；便后及时清洗肛周，保持肛周黏膜清洁和完整；每班监测大便的次数、色、质、量，肠鸣音，出入量，脱水症状，腹痛、呕吐等消化道症状，以及肛周黏膜完整性；指导患儿和家长有关进食和营养知识，培养患儿和家长正确的洗手习惯。

4.护理目标

（1）患儿未发生腹泻，或腹泻次数明显减少，每天＜3次。

（2）患儿发生红臀或肛周皮肤破损。

（3）患儿家属掌握其饮食原则。

（王目香）

第二节 肺　炎

一、疾病概述

肺炎指不同病原体或其他因素所致的肺部炎症。以发热、咳嗽、气促、呼吸困难和肺部固定湿音为共同临床表现。该病是儿科常见疾病中能威胁生命的疾病之一。

(一)病因

详见图 7-3。

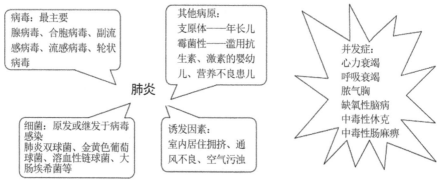

图 7-3　小儿肺炎的病因

(二)分类

目前,小儿肺炎的分类尚未统一,常用方法有四种,各肺炎可单独存在,也可两种同时存在(表 7-2、图 7-4～图 7-7)。

表 7-2　小儿肺炎的分类

病理分类	病因分类		病程分类	病情分类
支气管肺炎	感染性:病毒性、细菌性、支原体、衣原体、真菌性、原虫性	非感染性肺炎如吸入性肺炎、坠积性肺炎	急性	轻症
大叶性肺炎			迁延性	重症(其他器官系统受累)
间质性肺炎			慢性	

注:临床上若病因明确,则按病因分类,否则按病理分类。

(三)疾病特点

几种不同病原体所致肺炎的特点如下:

1.呼吸道合胞病毒肺炎

由呼吸道合胞病毒感染引起,多见于婴幼儿,以 2～6 个月婴儿多见。常于上呼吸道感染后 2～3 天出现,干咳、低中度发热、喘憋为突出表现。以后病情逐渐加重,出现呼吸困难和缺氧症状。体温与病情无平行关系,喘憋严重时可合并心力衰竭、呼吸衰竭。

2.腺病毒肺炎

由腺病毒感染所致,主要病理改变为支气管和肺泡间质炎。临床特点:多见于 6 个月至 2 岁小儿。起病急骤,呈稽留热,全身中毒症状明显,咳嗽较剧,可出现喘憋、呼吸困难、发绀等。肺部体征出现较晚,常在发热 4～5 天后出现湿啰音,以后病变融合而呈现肺实变体征。胸部 X 线改变的出现较肺部体征早,可见大小不等的片状阴影或融合成大病灶,肺气肿多见。

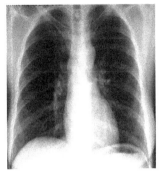

图 7-4　正常胸部 X 线片

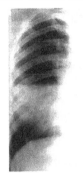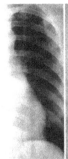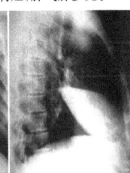

图 7-5　大叶性肺炎

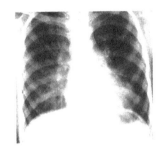

图 7-6　支气管肺炎

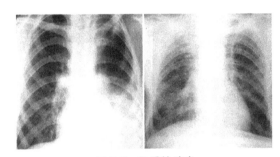

图 7-7　间质性肺炎

3.葡萄球菌肺炎

包括金黄色葡萄球菌及白色葡萄球菌所致的肺炎。在冬春季发病较多,多见于新生儿及婴幼儿。临床上起病急、病情重、发展快;多呈弛张热,中毒症状明显,面色苍白、咳嗽、呻吟、呼吸困难;皮肤可见一过性猩红热样或荨麻疹样皮疹,有时可找到化脓灶,如疖肿等。肺部体征出现早,双肺可闻及中、细湿音,易并发脓胸、脓气胸。

4.流感嗜血杆菌肺炎

由流感嗜血杆菌引起。近年来,由于广泛使用广谱抗生素、免疫抑制剂及院内感染等因素,流感嗜血杆菌感染有上升趋势。本病多见于 4 岁以下小儿,常并发于流感病毒或葡萄球菌感染的患儿。临床起病较缓,病情较重,全身中毒症状明显,有发热、痉挛性咳嗽、呼吸困难、鼻翼翕动、三凹征、发绀等,体检肺部有湿音或肺实变体征。本病易并发脓胸、脑膜炎、败血症、心包炎、中耳炎等。

5.肺炎支原体肺炎

由肺炎支原体引起,起病较缓慢,学龄期儿童多见,婴幼儿发病率也较高。以刺激性咳嗽为突出表现,有的酷似百日咳样咳嗽,咳出黏稠痰,甚至带血丝;常有发热,热程 1～3 周。年长儿可伴有咽痛、胸闷、胸痛等症状,肺部体征不明显,常有呼吸音粗糙,少数闻及干、湿啰音或实变体征。中毒症状一般不重,部分患儿出现全身多系统的临床表现,如心肌炎、心包炎、溶血性贫血、胸膜炎肝炎等。

6.衣原体肺炎

衣原体是一种介于病毒与细菌之间的微生物,寄生于细胞内。沙眼衣原体肺炎多见于 6 个月以下的婴儿,可于产时或产后感染,起病缓,先有鼻塞、流涕,后出现气促、频繁咳嗽,有的酷似百日咳样阵咳,但无回声,偶有呼吸暂停或呼气喘鸣,一般无发热。同时可患有结合膜炎或结合膜炎病史。

二、治疗概述

应采取综合措施,积极控制炎症,改善肺的通气功能,防止并发症。保持室内空气流通,室温以 18～20 ℃为宜,相对湿度 60%。保持呼吸道通畅,以及时清除上呼吸道分泌物,变换体位,以利痰液排出。加强营养,饮食应富含蛋白质和维生素,少量多餐,重症不能进食者,可给予静脉营养。不同病原体肺炎患儿宜分室居住,以免交叉感染。

(一)一般治疗

按不同病原体选择药物。经肺穿刺研究资料证明,绝大多数重症肺炎是由细菌感染引起,或在病毒感染的基础上合并细菌感染,故需采用抗生素治疗。

抗生素使用的原则:①根据病原菌选用敏感药物。②早期治疗。③联合用药。④选用渗入下呼吸道浓度高的药物。⑤足量、足疗程,重症宜经静脉途径给药。

抗生素一般用至体温正常后 5～7 天,临床症状基本消失后 3 天。葡萄球菌性肺炎在体温正常后继续用药 2 周,总疗程 6 周。支原体肺炎至少用药 2～3 周。

(二)病原治疗

1.肺部革兰阳性球菌感染

对于肺炎链球菌肺炎,青霉素仍为首选。一般用大剂量青霉素静脉滴注,对青霉素过敏者改滴红霉素。葡萄球菌肺炎,首选耐酶(β-内酰胺酶)药物,如新的青霉素Ⅱ,先锋霉素Ⅰ或头孢菌素三代静脉滴注。厌氧菌肺炎用氟哌嗪青霉素及甲硝唑有效。

2.肺部革兰阴性杆菌感染

一般可用氨苄西林或氨基糖苷类抗生素。铜绿假单胞菌肺炎可用头孢他啶、头孢曲松钠等。

3.支原体肺炎

多采用红霉素,疗程 2 周为宜。

4.病毒感染者

可选用抗病毒药物如利巴韦林、干扰素等。

(三)对症治疗

止咳、止喘、保持呼吸道通畅;纠正低氧血症、水电解质与酸碱平衡紊乱;对于中毒性肠麻痹者,应禁食、胃肠减压,皮下注射新斯的明。对有心力衰竭、感染性休克、脑水肿、呼吸衰竭者,采取相应的治疗措施。

(四)肾上腺皮质激素的应用

若中毒症状明显,或严重喘憋,或伴有脑水肿、中毒性脑病、感染性休克、呼吸衰竭等,可应用肾上腺皮质激素,常用地塞米松,每天 2～3 次,每次 2 mg,疗程 3～5 天。

(五)防止并发症

对并发脓胸、脓气胸者应及时抽脓、抽气。遇到下述情况宜考虑胸腔闭式引流:

(1)年龄小,中毒症状重。

(2)黏液黏稠,经反复穿刺抽脓不畅者。

(3)张力性气胸。肺大疱一般可随炎症的控制而消失。

(六)氧疗

凡具有低氧血症者,有呼吸困难、喘憋、口唇发绀、面色苍灰等时应立即给氧。一般采取鼻导管给氧,氧流量为 0.5～1 L/min;氧浓度不超过 40％;氧气应湿化,以免损伤气道纤毛上皮细胞和痰液变黏稠。若出现呼吸衰竭,则应使用人工呼吸器。

(七)其他

(1)肺部理疗有促进炎症消散的作用。

(2)胸腺素为细胞免疫调节剂,并能增强抗生素的作用。

(3)维生素 C、维生素 E 等氧自由基清除剂能清除氧自由基,有利于疾病康复。

三、护理评估、诊断和措施

(一)家庭基本资料

1.居住环境

不良的居住环境,如通风不良、吸入刺激性尘埃、潮湿等,家庭卫生习惯较差等。

2.个人病史

患儿有无过敏史,有无免疫系统疾病或抵抗力下降,原发性细菌或真菌感染者有无抗生素滥用史。

(二)营养与代谢

1.发热

(1)相关因素和临床表现:起病急骤或迟缓。在发病前可先有轻度上呼吸道感染数天,骤发者常有发热,早期体温在 38～39 ℃,亦可高达 40 ℃,多为弛张热或不规则热。体弱婴儿大都起病迟缓,发热不明显或体温低于正常。

(2)护理诊断:体温过高(hyperthermia)。

(3)护理措施:患儿体温逐渐恢复正常,未发生高热惊厥;患儿家属掌握小儿高热物理降温的方法。

物理降温方法需注意以下几点。①维持正常体温,促进舒适:呼吸系统疾病患儿常有发热,发热时帮患儿松解衣被,及时更换汗湿衣服,并用热毛巾把汗液擦干,以免散热困难而出现高热惊厥;同时也避免汗液吸收、皮肤热量蒸发会引起受凉加重病情。②密切观察患儿的体温变化,体温超过 38.5 ℃时给予物理降温,如乙醇擦浴、冷水袋敷前额等,对营养不良、体弱的病儿,不宜服退热药或乙醇擦浴,可用温水擦浴降温。必要时按医嘱给予退热药物,退热处置后 30～60 分钟复测体温,高热时须 1～2 小时测量体温 1 次,及时做好记录。并随时注意有无新的症状或体征出现,以防高热惊厥或体温骤降。③保证充足的水分及营养供给,保持口腔清洁,婴幼儿可在进食后喂适量开水,以清洁口腔;年长儿应在晨起、餐后、睡前漱口刷牙。

2.营养失调:低于机体需要量

(1)相关因素和临床表现:多见于新生儿或长期慢性肺炎或反复发作患儿。

(2)护理诊断:不均衡的营养,即低于机体需要量。

(3)护理措施:患儿维持适当的水分与营养。患儿营养失调得到改善,生长发育接近正常儿童;父母掌握肺炎患儿饮食护理的原则。①休息:保持并使环境清洁、舒适、宁静,空气新鲜,室温

18～22 ℃、湿度 55%～60% 为宜,使患儿能安静卧床休息,以减少能量消耗。②营养和水分的补充:供给患儿高热量、高蛋白、高维生素而又较清淡、易消化的半流食、流食,防止蛋白质和热量不足而影响疾病的恢复,要多饮水,摄入足够的水分可防止发热导致的脱水并保证呼吸道黏膜的湿润和黏膜病变的修复,增加纤毛运动的能力,避免分泌物干结影响痰液排出。另一方面,静脉输液时应严格控制液体滴注速度,保持匀速滴入,防止加重心脏负担,诱发心力衰竭,对重症患儿应记录出入水量。

(三)排泄:腹泻

1.相关因素与临床表现

可出现食欲下降、呕吐、腹泻、腹胀等。重症肺炎常发生中毒性肠麻痹,出现明显腹胀,以致膈肌升高进一步加重呼吸困难。胃肠道出血可吐出咖啡样物、便血或柏油样便。中毒性肠麻痹表现为高度腹胀、呕吐、便秘和肛管不排气。腹胀压迫心脏和肺脏,使呼吸困难更严重。此时,面色苍白或发灰,腹部叩诊呈鼓音,肠鸣音消失,呕吐物可呈咖啡色或粪便样物,X 线检查发现肠管扩张,壁变薄膈肌上升,肠腔内出现气液平面。

2.护理诊断

腹泻;潜在并发症:中毒性肠麻痹。

3.护理措施

患儿未发生腹泻或腹泻次数明显减少,每天<3 次,患儿未发生中毒性肠麻痹。

进食煮熟的干净、新鲜、易消化的高热量、高营养但低脂饮食,避免腌制、生冷、辛辣、粗纤维等饮食;多饮水;少量多餐,减轻胃肠道负担,严重腹泻时禁食;遵医嘱给予抗生素或止泻药,必要时遵医嘱补充水和电解质;便后及时清洗肛周,保持肛周黏膜清洁和完整;每班监测大便的次数、色、质、量,肠鸣音,出入量,脱水症状,腹痛、呕吐等消化道症状,以及肛周黏膜完整性;指导患儿和家长有关进食和营养知识,培养患儿和家长正确的洗手习惯。

观察腹胀、肠鸣音是否减弱或消失,是否有便血,以便及时发现中毒性肠麻痹,必要时给予禁食、胃肠减压,或使用新斯的明皮下注射。

(四)活动和运动

1.活动无耐力

轻者心率稍增快,重症者可出现不同程度的心功能不全或心肌炎。

(1)相关因素和临床表现:合并心力衰竭者可参考以下诊断标准:①心率突然超过 180 次/分。②呼吸突然加快,超过 60 次/分。③突然极度烦躁不安,明显发绀,面色苍灰,指(趾)甲微循环再充盈时间延长。④肝脏迅速增大。⑤心音低钝,或有奔马律,颈静脉怒张。⑥尿少或无尿,颜面、眼睑或下肢水肿。具有前 5 项即可诊断心力衰竭。

若并发心肌炎者,则表现为面色苍白,心动过速、心音低钝、心律不齐,心电图表现为 ST 段下移和 T 波低平、双向和倒置。重症患儿可发生播散性血管内凝血,表现为血压下降,四肢凉,皮肤、黏膜出血等。

(2)护理诊断:活动无耐力;潜在并发症为心力衰竭。

(3)护理措施:住院期间未发生急性心力衰竭;患儿活动耐力逐渐恢复,醒觉和游戏时间增加,能维持正常的睡眠形态和休息。

具体护理措施有以下几点。①饮食护理:给予营养丰富、易消化的流质、半流质饮食,宜少量多餐以减轻饱餐后由于膈肌上抬对心肺功能的影响,严重心力衰竭者予以低盐饮食,每天钠盐摄入不超过 0.5～1.0 g,水肿明显的患儿可给予无盐饮食。②减轻心脏负荷:保持病室环境整洁、清洁、安静,光线柔和,重症患者宜单人病室,有利于患儿休息,治疗护理相对集中进行,尽量使用静脉留置针,避免反复穿刺,保证因治疗的需要随时用药。患儿可置头高脚低头侧位或抱卧位,年长儿可予以半坐卧位,必要时两腿下垂减少回心血量。保持大便通畅,避免用力排便引起的腹压增大而影响心功能。③氧疗:面罩吸氧,氧流量 2～3 L/min,有急性肺水肿时,将氧气湿化瓶加入 30%～50%乙醇间歇吸入,病情严重者予以持续气道正压通气。④病情观察:出现心力衰竭的患儿应予以心电监护,密切观察其各项生命体征。

2.气体交换障碍

(1)相关因素与临床表现:咳嗽较频,早期呈刺激性干咳,极期咳嗽反略减轻,恢复期转为湿咳。剧烈咳嗽常引起呕吐。呼吸急促,呼吸频率每分钟可达 40～80 次。重症患儿可出现口周、鼻唇沟、指趾端发绀、鼻翼翕动及三凹征。肺部体征早期不明显,可有呼吸音粗糙或减弱,以后可听到中细湿音,以两肺底及脊柱旁较多,于深吸气末更明显。由于多为散在性小病灶,叩诊一般正常,当病灶融合扩大,累及部分或整个肺叶时,可出现相应的实变体征。如发现一侧肺有叩诊浊音和(或)呼吸音减弱,应考虑胸腔积液或脓胸。重症肺炎患儿可出现呼吸衰竭。

(2)护理诊断:①气体交换障碍。②清理呼吸道无效。③自主呼吸受损。潜在并发症:呼吸衰竭;脓胸,脓气胸。

(3)护理措施:患儿住院期间未发生呼吸衰竭、脓胸、脓气胸等并发症;患儿咳嗽咳痰症状得到缓解,肺部音逐渐减少;显示呼吸困难程度减低,生命体征正常,皮肤颜色正常。

具体措施有以下几点。①保持改善呼吸功能:保持病室环境舒适,空气流通,温湿度适宜,尽量使患儿安静,以减少氧的消耗。不同病原体感染患儿应分室居住,以防交叉感染。置患儿于有利于肺扩张的体位并经常更换,或抱起患儿,以减少肺部瘀血和防止肺不张。正确留取标本,以指导临床用药;遵医嘱使用抗生素治疗,以消除呼吸道炎症,促进气体交换,注意观察治疗效果。②保持呼吸道通畅:及时清除患儿口鼻分泌物,经常协助患儿转换体位,同时轻拍背部,边拍边鼓励患儿咳嗽,以促进肺泡及呼吸道的分泌物借助重力和震动易于排出;病情许可的情况下可进行体位引流。给予超声雾化吸入,以稀释痰液,利于咳出;必要时予以吸痰。给予易消化、营养丰富的流质、半流质饮食,少食多餐,避免过饱影响呼吸;哺喂时应耐心,防止呛咳引起窒息,重症不能进食者,给予静脉营养。保证液体的摄入量,以湿润呼吸道黏膜,防止分泌物干结,利于痰液排出;同时可以防止发热导致的脱水。③密切观察病情:小儿在病程中热度逐渐下降,精神好转、呼吸平稳、食欲增加、咳嗽减轻、面色好转都提示疾病在好转中。若在治疗中突然出现剧烈的咳嗽、气急、口周发紫、神情萎靡、高热、烦躁不安,提示病情恶化,需及时向医师反映。由于新生儿病情变化很快,症状不典型,应格外注意。如患肺炎的新生儿吸吮不好、哭声低微、呼吸加快时注意脉搏及心率的变化,如有心率增快,每分钟 140 次以上,同时伴有呼吸困难加重、烦躁不安、肝大提示有心力衰竭的可能,应积极配合。如患儿病情突然加重,出现剧烈咳嗽、烦躁不安、呼吸困难、胸痛、面色青紫、患侧呼吸运动受阻等,提示并发了脓胸或脓气胸,应及时配合进行胸穿或胸腔闭式引流。

(王目香)

第三节　支气管哮喘

一、疾病概述

支气管哮喘简称哮喘,是由多种细胞(如嗜酸性粒细胞、肥大细胞、T 淋巴细胞、中性粒细胞及气道细胞等)和细胞组分共同参与的气道慢性炎症性疾病。这种慢性炎症导致气道高反应性,当接触多种刺激因素时,气道发生阻塞和气流受限,出现反复发作的喘息、气促、胸闷、咳嗽等症状,常在夜间和(或)清晨发作或加剧,多数患儿可经治疗缓解或自行缓解(图 7-8、图 7-9、表 7-3、表 7-4)。

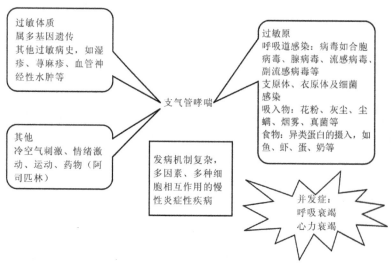

图 7-8　支气管哮喘的病因

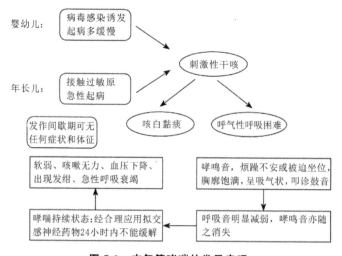

图 7-9　支气管哮喘的常见表现

表 7-3　支气管哮喘的诊断标准

分型	诊断标准	
婴幼儿哮喘：年龄＜3岁，喘息反复发作者；总分≥5分者为婴幼儿哮喘；哮喘发作只2次或总分≤4分者初步诊断婴幼儿哮喘	喘息发作≥3次	3分
	肺部出现哮鸣音	2分
	喘息症状突然发作	1分
	有其他特异性病史	1分
	一二级亲属中有哮喘病史	1分
	1‰肾上腺素每次 0.01 mL/kg 皮下注射，15～20分钟后喘息缓解或哮鸣音明显减少	2分
	沙丁胺醇气雾剂或其水溶液雾化吸入，喘息或哮鸣音减少明显	2分
3岁以上儿童哮喘	喘息呈反复发作	
	发作时肺部出现哮鸣音	
	平喘治疗有显著疗效	
咳嗽变异性哮喘（过敏性咳嗽）	咳嗽持续或反复发作＞1个月，常伴夜间或清晨发作性咳嗽，痰少，运动后加重	
	临床无感染症状或经较长期抗生素治疗无效	
	用支气管扩张剂可使咳嗽发作缓解，是诊断本症的基本条件	
	有个人或家族过敏史，气道反应性测定，变应原检测可做辅助诊断	

表 7-4　急性发作期分度的诊断标准

临床特点	轻度	中度	重度	急性呼吸暂停
呼吸急促	走路时	稍事活动时	休息时	
体位	可平卧	喜坐位	前弓位	
谈话	能成句	成短语	单字	不能讲话
激惹状态	可能出现激惹	经常出现激惹	经常出现激惹	嗜睡意识模糊
出汗	无	有	大汗淋漓	
呼吸频率	轻度增加	增加	明显增加	呼吸可暂停
辅助呼吸肌活动及三凹征	一般没有	通常有	通常有	胸腹矛盾运动
哮鸣音	散在呼吸末期	响亮、弥漫	响亮、弥漫	减弱乃至无
使用 β_2 激动剂后，PEF 占正常预计值或本人最佳值百分比	＞80%	60%～80%	＜60%或 β_2 激动剂作用持续时间＜2小时	
PaO_2（非吸氧状态）(kPa)	正常通常不需要检查	8.0～10.5	＜8 可能有发绀	
$PaCO_2$(kPa)	＜6	≤6	＞6 可能出现呼吸衰竭	
SaO_2（非吸氧状态）(%)	＞95	91～95	≤90	
pH		降低		

二、治疗概述

治疗应越早越好，要坚持长期、持续、规范、个体化治疗原则，治疗包括发作期快速缓解症状，抗炎,平喘;缓解期防止症状加重或反复,抗炎,降低气道高反应性、防止气道重塑、避免触发因素、做好自我管理。

(一)去除病因

避免接触变应原,去除各种诱发因素,积极治疗和清除感染病灶。

(二)控制发作

解痉和抗感染治疗,用药物缓解支气管痉挛,减轻气道黏膜水肿和炎症,减少黏痰分泌。

1.支气管扩张剂

(1)β肾上腺素能受体兴奋剂:可刺激β肾上腺素能受体,诱发 cAMP 的产生,使支气管平滑肌松弛和肥大细胞膜稳定。常用药物有沙丁胺醇、特布他林、克仑特罗。可采用吸入、口服等方法给药,其中吸入治疗具有用量少、起效快、不良反应少等优点,是首选的药物治疗方法。

(2)茶碱类药物:具有解除支气管痉挛、抗炎、抑制肥大细胞和嗜碱细胞脱颗粒及刺激儿茶酚胺释放等作用,常用氨茶碱、缓释茶碱等。

(3)抗胆碱药物:抑制迷走神经释放乙酰胆碱,使呼吸道平滑肌松弛。常用异丙托溴铵。

2.肾上腺皮激素

能增加 cAMP 的合成,阻止白三烯等介质的释放,预防和抑制气道炎症反应,降低气道反应性,是目前治疗哮喘最有效的药物。因长期使用可产生众多不良反应,故应尽可能用吸入疗法,对重症,或持续发作,或其他平喘药物难以控制的反复发作的患儿,可给予泼尼松口服,症状缓解后即停药。

3.抗生素

疑伴呼吸道细菌感染时,同时选用抗生素。

(三)处理哮喘持续状态

1.吸氧、补液、纠正酸中毒

可用 1/5 张含钠液纠正失水,防止痰液过黏成栓;用碳酸氢钠纠正酸中毒。

2.静脉滴注糖皮质激素

早期、较大剂量应用氢化可的松或地塞米松等静脉滴注。

3.应用支气管扩张剂

可通知沙丁胺醇雾化吸入,氨茶碱静脉滴注,无效时给予沙丁胺醇静脉注射。

4.静脉滴注异丙肾上腺素

经上述治疗无效时,试用异丙肾上腺素静脉滴注,直至 PaO_2 及通气功能改善,或心率达 $180\sim200$ 次/分时停用。

5.机械呼吸

指征:①严重的持续呼吸困难。②呼吸音减弱,随之呼吸音消失。③呼吸肌过度疲劳而使胸部活动受限。④意识障碍,甚至昏迷。⑤吸入 40% 氧气而发绀仍无改善,$PaCO_2 \geqslant 8.6$ kPa($\geqslant 65$ mmHg)。

三、护理评估、诊断和措施

(一)家庭基本资料

1.健康史

询问患儿发病情况,既往有无反复呼吸道感染史、过敏史、遗传史等。

2.身体状况

观察患儿有无刺激性干咳、气促、哮鸣音、吸气困难等症状和体征。观察有无循环、神经、系统受累的临床表现。了解 X 线、病原学及外周血检结果和肺功能检测报告,PEF 值。

3.社会状况

了解患儿及家长的心理状况、对本病病因、性质、护理、预后知识的了解程度。

(二)活动和运动

1.低效性呼吸形态

与气道梗阻、支气管痉挛有关。一般在哮喘发作前 1~2 天由呼吸道感染,年长儿起病急,常在夜间发作。发作时烦躁不安,出现呼吸困难,以呼气时困难为主,不能平卧,坐起耸肩喘息,面色苍白,鼻翼翕动,口唇指甲发绀,出冷汗,面容非常惶恐。咳嗽剧烈,干咳后排出黏痰液。听诊有干、湿音。白细胞总数增多等。发作初期无呼吸困难,自觉胸部不适,不易深呼吸、哮鸣音有或无。慢性病症状为身材矮小而瘦弱,显示肺气肿的病态。

(1)相关因素:在哮喘发作时,黏液性分泌物增多,并形成黏液栓子加上呼吸道黏膜苍白、水肿;小支气管和毛细支气管的平滑肌发生痉挛,使管腔变小,气道阻力增加出现哮喘。近年来观察到在哮喘发作时,肺动脉压力增高,伴有血管狭窄,可能与肺内微循环障碍有关。

(2)护理诊断:①清理呼吸道无效。②气体交换受损。

(3)护理措施:①消除呼吸困难和维持气道通畅。患儿多有氧气吸入,发作时应给予吸氧,以减少无氧代谢,预防酸中毒。因给氧时间较长,氧气浓度以不超过 40% 为宜,用面罩雾化吸入氧气更为合适。有条件时应监测动脉血气分析,作为治疗效果的评价依据。可采取半卧位或坐位,使肺部扩张。还可采取体位引流以协助患儿排痰。②药物治疗的护理。药物治疗对缓解呼吸困难和缺氧有重要意义,常使用支气管扩张剂,如拟肾上腺素类、茶碱类和抗胆碱类药物。可采用吸入疗法,吸入治疗用量少、起效快、不良反应小,应是首选的治疗方法。吸入治疗时可嘱患儿在按压喷药于咽喉部的同时深吸气,然后闭口屏气 10 秒可获较好效果。也可采用口服、皮下注射和静脉滴注等方式给药。使用肾上腺素能 β_2 受体激动剂时注意有无恶心、呕吐、心率加快等不良反应。使用氨茶碱应注意有无心悸、惊厥、血压剧降等严重反应。③哮喘持续状态的护理。哮喘持续状态危险性极大,应积极配合医师做好治疗工作。及时给予吸氧,保证液体入量,纠正酸碱平衡,还应迅速解除支气管平滑肌痉挛,可静脉给予肾上腺皮质激素、氨茶碱、β_2 受体激动剂吸入困难者静脉给药,如沙丁胺醇。若无药可给予异丙肾上腺素,稀释后以初速每分 0.1 μg/kg滴入,每 15~20 分钟加倍,直到每分 6 μg/kg,症状仍不缓解时,则可考虑气管切开,机械通气。

2.活动无耐力

活动后出现呼吸加快或呼吸困难;心率增加,节律改变或在活动停止 3 分钟后仍未恢复;血压有异常改变。自诉疲乏或软弱无力。

(1)相关因素:与缺氧有关。

(2)护理诊断:活动无耐力。

(3)护理措施:①保证休息。过度的呼吸运动和低氧血症使患儿感到极度的疲乏,应保证病室安静、舒适清洁,尽可能集中进行护理以利于休息。哮喘发作时患儿会出现焦虑不安,护士应关心、安慰患儿、给予心理支持,尽量避免情绪激动。及时执行治疗措施,以缓解症状,解除恐惧心理,确保患儿安全、放松。护士应协助患儿的日常生活,患儿活动时如有气促、心率加快应让其卧床休息并给予持续吸氧。根据患儿逐渐增加活动量。②密切观察病情。观察患儿的哮喘情况,如呼气性呼吸困难程度、呼吸加快和哮鸣音的情况,有无大量出汗、疲倦、发绀,患儿是否有烦躁不安、气喘加剧、心率加快、肝脏在短时间内急剧增大等情况,警惕心力衰竭和呼吸骤停等并发症的发生,还应警惕发生哮喘持续状态,若发生应立即吸氧并给予半卧位,协助医师共同抢救。③哮喘间歇期的护理。协助医师制定和实施个体化治疗方案,通过各种方式宣教哮喘的基本知识,提高患儿经常就诊的自觉性及坚持长期治疗的依从性,从而减少严重哮喘的发生。

(王目香)

第四节　房间隔缺损

房间隔缺损是最常见的成人先天性心脏病,女性多于男性,且有家族遗传倾向。房间隔缺损一般分为原发孔缺损和继发孔缺损,前者实际上属于部分心内膜垫缺损,常同时合并二尖瓣和三尖瓣发育不良。后者为单纯房间隔缺损。

一、临床表现

(一)症状

取决于缺损的大小、部位、年龄、分流量及是否合并其他畸形等。分流量小,极少患儿有不适表现,学龄前儿童体检时可闻及一柔和杂音。分流量大者,由于左向右分流使肺循环血流增加,出现活动后心慌气短,并表现乏力、气急,反复发作严重的肺部感染、心律失常及心力衰竭。随年龄增长肺循环阻力增加,右心负荷过重,出现右向左分流,临床上出现发绀,应禁忌手术。

(二)体征

主要体征为胸骨左缘第2～3肋间可闻及2～3级柔和的收缩期杂音,肺动脉瓣第二音亢进及固定性分裂。

二、辅助检查

(一)胸部X线检查

可显示肺充血、肺动脉段突出、右房右室增大等表现。透视下可见肺动脉段及肺门动脉搏动增强,称为肺门舞蹈症。

(二)心电图检查

多见电轴右偏,右心室肥大和不完全右束支传导阻滞。

(三)超声心动图

检查右心房内径增大,主肺动脉增宽,房间隔部分回声脱失,并能直接测量缺损直径大小,彩色多普勒成像提示心房水平左向右分流信号。多普勒超声心动图、超声心动声学造影二者相结合几乎能检测出所有缺损的分流并对肺动脉压力有较高的测量价值。

(四)心导管检查

对疑难病例或出现肺高压,行右心导管或左房造影检查,可明确诊断及合并畸形,又可测量肺动脉压力,估计病程和预后。

三、治疗原则

(一)介入治疗

可以对大部分患者,结合超声心动图检查结果,在超声心动图和 X 线血管造影机器的引导下进行封堵治疗。

(二)外科治疗

在开展非手术介入治疗以前,对所有单纯房间隔缺损已引起血流动力学改变,即已有肺血增多征象、房室增大及心电图相应表现者均应手术治疗。患者年龄太大已有严重肺动脉高压者手术治疗应慎重。

四、护理诊断

(一)活动无耐力

与心脏畸形导致的心排血量下降有关。

(二)营养失调(低于机体需要量)

与疾病导致的生长发育迟缓有关。

(三)潜在并发症

心力衰竭、肺部感染、感染性心内膜炎。

(四)焦虑

与自幼患病、症状长期反复存在有关。

(五)知识缺乏

缺乏疾病相关知识。

五、护理目标

(1)患者活动耐力有所增加。

(2)患者营养状况得到改善或维持。

(3)未发生相关并发症,或并发症发生后能得到及时治疗与处理。

(4)患者焦虑减轻或消除,情绪良好。

(5)患者或家属能说出有关疾病的自我保健方面的知识。

六、护理措施

(一)术前护理

1.心理护理

患者及家属均对心脏手术有恐惧感,担心预后,针对患者的心态,护士应详细了解疾病治疗的有关知识,说明治疗目的、方法及其效果,对封堵患者讲解微创手术创伤小,成功率高,消除其恐惧焦虑心理,增强信心,使其能配合治疗。

2.术前准备

入院后及时完成心外科各项常规检查,并在超声心动图下测量 ASD 的横径和长径、上残边、下残边等数值,以确定手术方式。

(二)术后护理

1.观察术后是否有空气栓塞的并发症存在

因修补房间隔缺损时,左心房排气不好,术中易出现空气栓塞,多见于冠状动脉和脑动脉空气栓塞。因而应保持患者术后平卧4小时,严密观察患者的反应,并记录血压、脉搏、呼吸、瞳孔及意识状态等。当冠状血管栓塞则出现心室纤颤,脑动脉栓塞则出现瞳孔不等大、头痛、烦躁等症状,此时应立即对症处理。

2.严密观察心率、心律的变化

少数上腔型ASD右房切口太靠近窦房结或上腔静脉阻断带太靠近根部而损伤窦房结,都将产生窦性或交界性心动过缓,这种心律失常需要安置心脏起搏器治疗。密切观察心律变化,维护好起搏器的功能。术后如出现心房颤动、房性或室性期前收缩,注意观察并保护好输入抗心律失常药物的静脉通路。

3.观察有无残余漏

常有闭合不严密或组织缝线撕脱而引起。听诊有无残余分流的心脏杂音,一经确诊房缺再通,如无手术禁忌证,应尽早再次手术。

4.预防并发症

对封堵患者术后早期在不限制正常肢体功能锻炼的前提下指导患者掌握正确有效的咳嗽方法,咳嗽频繁者适当应用镇咳药物,避免患者剧烈咳嗽,打喷嚏及用力过猛等危险动作,防止闭合伞脱落和移位,同时监测体温变化,应用抗生素,预防感染。

5.抗凝指导

ASD封堵术后为防止血栓形成,均予以抗凝治疗,术后24小时内静脉注射肝素0.2 mg/(kg·d)或皮下注射低分子肝素0.2 mg/(kg·d),24小时后改口服阿司匹林5 mg/(kg·d),连服3个月。

(三)出院指导

(1)术后3~4天复查超声心动图,无残余分流,血常规、凝血机制正常即可出院。

(2)出院后患者避免劳累,防止受凉,预防感染,注意自我保健。

(3)必要时服用吲哚美辛3~5天,术后1、3、6个月复查超声心动图,以确保长期疗效。

(4)封堵患者术后口服阿司匹林5 mg/(kg·d),连服3个月。

(王目香)

第五节　室间隔缺损

室间隔缺损是胚胎间隔发育不全而形成的单个或多个缺损,由此产生左右两心室的异常交通,在心室水平产生异常血流分流的先天性心脏病。室间隔缺损可以单独存在,或是构成多种复杂心脏畸形,如法洛四联症、矫正性大动脉转位、主动脉弓离断,室间隔缺损是完全性心内膜垫缺损、三尖瓣闭锁等畸形中的一个组成部分。室间隔缺损可以称得上是临床最常见的先天性心脏病之一。

一、临床表现

(一)症状

缺损小,一般并无症状。大室间隔缺损及大量分流者,婴儿期易反复发生呼吸道感染,喂养困难,发育不良,甚至左心衰竭。较大分流量的儿童或青少年患者,劳累后常有气促和心悸,发育不良。随着肺动脉高压的发展,左向右分流量逐渐减少,造成双向分流或右向左分流,患者将出现明显的发绀、杵状指、活动耐力下降、咯血等症状及腹胀、下肢水肿等右心衰竭表现。

(二)体征

心前区常有轻度隆起,胸骨左缘第3~4肋间能扪及收缩期震颤,并听到3~4级全收缩期杂音,高位漏斗部缺损杂音则位于第2肋间。肺动脉瓣第二音亢进。分流量大者,心尖部尚可听到柔和的功能性舒张中期杂音。肺动脉高压导致分流量减少的病例,收缩期杂音逐步减轻,甚至消失,而肺动脉瓣第二音则明显亢进、分裂,并可伴有肺动脉瓣关闭不全的舒张期杂音。

二、辅助检查

(一)心电图检查

缺损小,心电图正常或电轴左偏。缺损较大,随分流量和肺动脉压力增大而示左心室高电压、肥大或左右心室肥大。严重肺动脉高压者,则提示右心大或伴劳损。

(二)X线检查

中度以上缺损心影轻度到中度扩大,左心缘向左向下延长,肺动脉圆锥隆出,主动脉结变小,肺门充血。重度阻塞性肺动脉高压心影扩大反而不显著,右肺动脉粗大,远端突变小,分支呈鼠尾状,肺野外周纹理稀疏。

(三)超声心动图

检查左心房、左心室内径增大。二维切面可示缺损的部位和大小。彩色多普勒可显示左心室向右心室分流。

三、治疗原则

(一)介入治疗

部分肌部室间隔缺损和膜周部室间隔缺损可以行介入封堵治疗。

(二)外科手术治疗

在开展非手术介入治疗以前,成人小室间隔缺损 Qp/Qs<1.3 者一般不考虑手术,但应随访观察;中度室间隔缺损者应考虑手术,此类患者在成人中少见;Qp/Qs 为 1.3~1.5 者可根据患者总体情况决定是否手术,除非年龄过大有其他疾病不能耐受手术者仍应考虑手术治疗;大室间隔缺损伴重度肺动脉压增高,肺血管阻力>7 wood 单位者不宜手术治疗。

四、护理诊断

(一)活动无耐力

与心脏畸形导致的心排血量下降有关。

(二)营养失调(低于机体需要量)

与疾病导致的生长发育迟缓有关。

(三)潜在并发症

心力衰竭、肺部感染、感染性心内膜炎。

(四)焦虑

与自幼患病,症状长期反复存在有关。

(五)知识缺乏

缺乏疾病相关知识。

五、护理目标

(1)患者活动耐力有所增加。

(2)患者营养状况得到改善或维持。

(3)未发生相关并发症,或并发症发生后能得到及时治疗与处理。

(4)患者焦虑减轻或消除,情绪良好。

(5)患者或家属能说出有关疾病的自我保健方面的知识。

六、护理措施

(一)术前护理

(1)婴幼儿有大室间隔缺损,大量分流及肺功脉高压发展迅速者,按医嘱积极纠正心力衰竭、缺氧、积极补充营养,增强体质,尽早实施手术治疗。

(2)术前患儿多汗,常感冒及患肺炎,故予以多饮水、勤换洗衣服,减少人员流动。预防感冒,有心力衰竭者应定期服用地高辛,并注意观察不良反应。

(二)术后护理

1.保持呼吸道通畅,预防发生肺高压危象

中小型室间隔缺损手术后一般恢复较顺利。对大型缺损伴有肺动脉高压患者,由于术前大量血液涌向肺部,患儿有反复发作肺炎史,并且由于肺毛细血管床的病理性改变,使气体交换发生困难,在此基础上又加上体外循环对肺部的损害,使手术后呼吸道分泌物多,不易咳出,影响气体交换,重者可造成术后严重呼吸衰竭,慢性缺氧加重心功能损害。尤其是婴幼儿,术后多出现呼吸系统并发症,往往手术尚满意,却常因呼吸道并发症而死亡,因此术后呼吸道的管理更为重要。

(1)术后常规使用呼吸机辅助呼吸,对于肺动脉高压患者,术后必须较长时间辅助通气及充分供氧。

(2)肺动脉高压者,在辅助通气期间,提供适当的过度通气,使 pH 7.50～7.55、$PaCO_2$ 0.7～4.7 kPa(5～35 mmHg)、PaO_2>13.3 kPa(100 mmHg),有利于降低肺动脉压。辅助通气要设置PEEP,小儿常规应用 0.39 kPa(4 cmH_2O),增加功能残气量,防止肺泡萎陷。

(3)随时注意呼吸机同步情况、潮气量、呼吸频率等是否适宜,定期做血气分析,根据结果及时调整呼吸机参数。

(4)肺动脉高压患者吸痰的时间间隔应相对延长,尽可能减少刺激,以防躁动加重缺氧,使肺动脉压力进一步升高,加重心脏负担及引起肺高压危象。

(5)气管插管拔除后应加强体疗,协助排痰,保证充分给氧。密切观察患者呼吸情况并连续监测血氧饱和度。

2.维持良好的循环功能

及时补充血容量密切观察血压、脉搏、静脉充盈度、末梢温度及尿量。心源性低血压应给升压药,如多巴胺、间羟胺等维持收缩压在 12.0 kPa(90 mmHg)以上。术后早期应控制静脉输入晶体液,以 1 mL/(kg·h)为宜,并注意观察及保持左房压不高于中心静脉压。

3.保持引流通畅

保持胸腔引流管通畅,观察有无术后大出血,密切观察引流量,若每小时每千克体重超过 4 mL表示有活动性出血的征象,连续观察 3～4 小时,用止血药无效,应立即开胸止血。

(三)出院指导

(1)逐步增加活动量,在术后 3 个月内不可过度劳累,以免发生心力衰竭。

(2)儿童术后应加强营养供给,多进高蛋白、高热量、高维生素饮食,以利生长发育。

(3)注意气候变化,尽量避免到公共场所,避免呼吸道感染。

(4)定期门诊随访。

(王目香)

第六节　法洛四联症

法洛四联症是一种最为常见的发绀型复杂先天性心脏病,占整个先天性心脏病的 12%～14%。法洛四联症包括室间隔缺损、肺动脉狭窄、主动脉骑跨、右心室肥厚四种畸形或病变。

一、临床表现

主要是自幼出现的进行性发绀和呼吸困难,易疲乏,劳累后常取蹲踞位休息。严重缺氧时可引起晕厥,常伴有杵状指(趾),心脏听诊肺动脉瓣第二音减弱以致消失,胸骨左缘常可闻及收缩期喷射性杂音。脑血管意外(如脑梗死)、感染性心内膜炎、肺部感染为本病常见并发症。

二、辅助检查

(一)血常规检查

可显示红细胞、血红蛋白及红细胞比容均显著增高。

(二)心电图检查

可见电轴右偏、右室肥厚。

(三)X 线检查

主要为右室肥厚表现,肺动脉段凹陷,形成木靴状外形,肺血管纹理减少。

(四)超声心动图

可显示右室肥厚、室间隔缺损及主动脉骑跨。右室流出道狭窄及肺动脉瓣的情况也可以显示。

(五)磁共振检查

对于各种解剖结构异常可进一步清晰显示。

（六）心导管检查

对拟行手术治疗的患者应行心导管和心血管造影检查,根据血流动力学改变,血氧饱和度变化及分流情况进一步确定畸形的性质和程度,以及有无其他合并畸形,为制定手术方案提供依据。

三、治疗原则

未经姑息手术而存活至成年的本症患者,唯一可选择的治疗方法为手术纠正畸形,手术危险性较儿童期手术为大,但仍应争取手术治疗。

四、护理诊断

（一）活动无耐力

与心脏畸形导致的心排血量下降有关。

（二）营养失调（低于机体需要量）

与疾病导致的生长发育迟缓有关。

（三）潜在并发症

心力衰竭、肺部感染、感染性心内膜炎。

（四）焦虑

与自幼患病、症状长期反复存在有关。

（五）知识缺乏

缺乏疾病相关知识。

五、护理目标

(1)患者活动耐力有所增加。

(2)患者营养状况得到改善或维持。

(3)未发生相关并发症,或并发症发生后能得到及时治疗与处理。

(4)患者焦虑减轻或消除,情绪良好。

(5)患者或家属能说出有关疾病的自我保健方面的知识。

六、护理措施

（一）术前护理

(1)贫血的处理:大多数法洛四联症患者的血红蛋白、红细胞计数和红细胞比积都升高,升高程度与发绀程度成正比。发绀明显的患儿,如血红蛋白、红细胞计数和红细胞比积都正常,应视为贫血,术前应给予铁剂治疗。

(2)进一步明确诊断:术前对患者做全面复查,确认诊断无误,且搞清楚疾病的特点,如肺动脉、肺动脉瓣、右室流出道狭窄的部位及程度;主动脉右移骑跨的程度;左室发育情况,是否合并动脉导管未闭、左上腔静脉、房间隔缺损等。

(3)入院后每天吸氧两次,每次30分钟;发绀严重者鼓励患者多饮水,预防缺氧发作;缺氧性昏厥发作时,给予充分供氧的同时,屈膝屈肘,可增加外周阻力,减少左向右的分流,增加回心血量,增加氧合;肌肉或皮下注射吗啡(0.2 mg/kg);幼儿静脉注射β受体阻滞剂有缓解效应;静脉滴注碳酸氢钠或输液扩容;使用增加体循环阻力的药物如去氧肾上腺素等。

(4)预防感染性心内膜炎:术前应注意扁桃体炎、牙龈炎、气管炎等感染病灶的治疗。

(5)完成术前一般准备。

(二)术后护理

(1)术后应输血或血浆使胶体渗透压达正常值 2.3～2.7 kPa(17～20 mmHg),血红蛋白达 120 g/L以上。一般四联症术后中心静脉压仍偏高,稍高的静脉压有利于右心排血到肺动脉。

(2)术后当天应用洋地黄类药物,力争达到洋地黄化,儿童心率维持在 100 次/分,成人 80 次/分左右。

(3)术后当天开始加强利尿,呋塞米效果较好,尿量维持＞1 mL/(kg·h),利尿不充分时肝脏肿大,每天触诊肝脏两次,记录出入水量,出量应略多于入量。

(4)术后收缩压维持 12.0 kPa(90 mmHg)左右,舒张压维持 8.0～9.3 kPa(60～70 mmHg),必要时用微泵输入多巴胺或多巴酚丁胺,以增强心肌收缩力,增加心脏的兴奋性。

(5)术后左房压与右房压大致相等,维持在 1.18～1.47 kPa(12～15 cmH$_2$O)。若左房压比右房高0.49～0.98 kPa(5～10 cmH$_2$O),左室发育不良、左室收缩及舒张功能的严重损害,或有左向右残余分流,预后不良;若右房压比左房压高 0.49～0.98 kPa(5～10 cmH$_2$O),表明血容量过多或右室流出道或肺动脉仍有狭窄,负荷过重,远端肺血管发育不良,或右室功能严重受损。

(6)呼吸机辅助通气,当患者出现灌注肺时,延长机械通气时间,采用小潮气量通气,避免肺损伤。用呼气末正压促进肺间质及肺泡水肿的消退,从而改善肺的顺应性和肺泡通气,提高血氧分压。

(7)术后加强呼吸功能监测,检查有无气胸和肺不张。肺不张左侧较易出现,往往因气管插管过深至右支气管所致,拍摄胸部 X 线片可协助诊断。如不能及时摄片,必要时可根据气管插管的深度拔出 1～2 cm。再听呼吸音以判断效果。术中损伤肺组织或放锁骨下静脉穿刺管时刺破肺组织,可致术后张力性气胸。

(8)拔出气管插管后雾化吸氧,注意呼吸道护理,以防肺不张及肺炎的发生。

(9)每天摄床头片一张,注意有无灌注肺、肺不张或胸腔积液征象。

(三)出院指导

(1)遵医嘱服用强心利尿剂,并注意观察尿量。

(2)逐步增加活动量,在术后 3 个月内不可过度劳累,以免发生心力衰竭。

(3)儿童术后应加强营养供给,多进高蛋白、高热量、高维生素饮食,以利生长发育。

(4)注意气候变化,尽量避免到公共场所,避免呼吸道感染。

(5)三个月门诊复查。

(王目香)

第七节　病毒性心肌炎

一、概述

病毒性心肌炎是由病毒感染引起的心肌间质炎症细胞浸润和邻近的心肌细胞坏死、变形,有时病变也可累及心包或心内腹。该病可导致心肌损伤、心功能障碍、心律失常和周身症状。该病可发生于任何年龄,是儿科常见的心脏疾病之一,近年来发生率有增大的趋势。

（一）病因

近年来病毒学及免疫病理学迅速发展,通过大量动物试验及临床观察,证明多种病毒可引起心肌炎。其中柯萨奇病毒 B_6（1～6 型）常见,其他病毒（如柯萨奇病毒 A、埃可病毒、脊髓灰质炎病毒、流感病毒、副流感病毒、腮腺炎病毒、水痘病毒、单纯疱疹病毒、带状疱疹病毒及肝炎病毒）也可能致病。柯萨奇病毒具有高度亲心肌性和流行性,据报道很多原因不明的心肌炎和心包炎由柯萨奇病毒 B 所致。

病毒性心肌炎在一定条件下才发病。例如,当机体继发细菌感染（特别是链球菌感染）、发热、缺氧、营养不良、接受类固醇或放射治疗而抵抗力低下时,可发病。

医师对病毒性心肌炎的发病原理至今未完全了解,目前提出病毒学说、免疫学说等几种学说。

（二）病理

病毒性心肌炎病理改变轻重不等。轻者常以局灶性病变为主,而重者则多呈弥漫性病变。局灶性病变者的心肌外观正常,而弥漫性病变者的心肌苍白、松软,心脏呈不同程度的扩大、增重。镜检可见病变部位的心肌纤维变性或断裂,心肌细胞溶解、水肿、坏死。心肌间质有不同程度的水肿,淋巴细胞、单核细胞和少数多核细胞浸润。左室及室间隔的病变显著,病变可波及心包、心内膜及心脏传导系统。

慢性病例的心脏扩大,心肌间质炎症浸润,心肌纤维化,有瘢痕组织形成,心内膜呈弥漫性或局限性增厚,血管内皮肿胀。

二、临床表现

病情轻重悬殊。轻者可无明显自觉症状,仅有心电图改变。重者可出现严重的心律失常、充血性心力衰竭、心源性休克,甚至死亡。1/3 以上的病例在发病前 1～3 周或发病的同时有呼吸道或消化道病毒感染,伴有发热、咳嗽、咽痛、周身不适、腹泻、皮疹等症状,继而出现心脏症状,如年长儿常诉心悸、气短、胸部及心前区不适或疼痛、有疲乏感。发病初期患儿常有腹痛、食欲缺乏、恶心、呕吐、头晕、头痛等表现。3 个月以内婴儿有拒乳、苍白、发绀、四肢凉、两眼凝视等症状。心力衰竭者呼吸急促,突然腹痛,发绀,水肿。心源性休克者烦躁不安,面色苍白、皮肤发花、四肢厥冷或末梢发绀。发生窦性停搏或心室纤颤时患儿可突然死亡。如病情拖延至慢性期,常表现为进行性充血心力衰竭、全心扩大,可伴有各种心律失常。

体格检查:多数心尖区第一音低钝。一般无器质性杂音,仅在胸前或心尖区闻及 1～2 级吹风样收缩期杂音。有时可闻及奔马律或心包摩擦音。该病严重者心脏扩大,脉细数,颈静脉怒张,肝大并有压痛,有肺部啰音,面色苍白,四肢厥冷,皮肤发花,指（趾）发绀,血压下降。

三、辅助检查

（一）实验室检查

（1）白细胞总数为（10.0～20.0）×10^9/L,中性粒细胞数偏高。红细胞沉降率、抗链"O"大多正常。

（2）血清肌酸磷酸激酶、乳酸脱氢酶及其同工酶、谷草转氨酶的含量在病程早期可升高。超氧化歧化酶在急性期降低。

(3)若从心包、心肌或心内膜中分离到病毒,或用免疫荧光抗体检查找到心肌中特异的病毒抗原,电镜检查心肌发现有病毒颗粒,可以确定诊断。

(4)测定补体结合抗体及用分子杂交法或聚合酶链式反应检测心肌细胞内的病毒核酸也有助于病原诊断。部分病毒性心肌炎患儿有抗心肌抗体,一般于短期内恢复,如抗体量持续提高,表示心肌炎病变处于活动期。

(二)心电图检查

心电图在急性期有多变与易变的特点,对可疑病例应反复检查,以助于诊断。其主要变化为ST-T改变,有各种心律失常和传导阻滞。恢复期多见各种类型的期前收缩。少数慢性期患儿可有房室肥厚的改变。

(三)X线检查

心影正常或不同程度地增大,多数为轻度增大。若该病迁延不愈或合并心力衰竭,则心脏扩大明显。该病合并心力衰竭可见心搏动减弱,伴肺淤血、肺水肿或胸腔少量积液。有心包炎时,有积液征。

(四)心内膜心肌活检

心内膜心肌活检在成人患者中早已开展,该检查用于小儿患者是近年才有报道的,这为心肌炎的诊断提供了病理学依据。据报道,心内膜心肌活检证明约40%原因不明的心律失常、充血性心力衰竭患者患有心肌炎。该检查的临床表现和组织学相关性较差,原因是取材很小且局限,取材时不一定是最佳机会;心内膜心肌活检本身可导致心肌细胞收缩,而出现一些病理性伪迹。因此,心内膜心肌活检无心肌炎表现者不一定无心肌炎,临床医师不能忽视临床诊断。此项检查在一般医院尚难开展,不作为常规检查项目。

四、诊断与鉴别诊断

(一)诊断要点

1.病原学诊断依据

(1)确诊指标:检查患儿的心内膜、心肌、心包或心包穿刺液,发现以下之一者可确诊心肌炎由病毒引起。①分离到病毒;②用病毒核酸探针查到病毒核酸;③特异性病毒抗体呈阳性。

(2)参考依据:有以下之一者结合临床表现可考虑心肌炎由病毒引起。①从患儿的粪便、咽拭子或血液中分离到病毒,并且恢复期血清同型抗体滴度是患儿入院检测的第一份血清的5倍或比患儿入院检测的第一份血清同型抗体滴度降低25%以上;②病程早期患儿血中特异性IgM抗体呈阳性;③用病毒核酸探针从患儿的血中查到病毒核酸。

2.临床诊断依据

(1)患儿有心功能不全、心源性休克或心脑综合征。

(2)心脏扩大。

(3)心电图改变:以R波为主的2个或2个以上主要导联(Ⅰ、Ⅱ、aVF、V$_5$)的ST-T改变持续4天以上伴动态变化,窦房传导阻滞,房室传导阻滞,完全性右束支或左束支阻滞,成联律、多型、多源、成对或并行性期前收缩,非房室结及房室折返引起异位性心动过速,有低电压(新生儿除外)及异常Q波。

(4)CK-MB(肌酸肌酶同工酶)含量升高或心肌肌钙蛋白(cTnI或cTnT)呈阳性。

3.确诊依据

(1)具备 2 项临床诊断依据,可临床诊断为心肌炎。发病的同时或发病前 1~3 周有病毒感染的证据支持诊断。

(2)同时具备病原学诊断依据之一,可确诊为病毒性心肌炎,具备病原学参考依据之一,可临床诊断为病毒性心肌炎。

(3)不具备确诊依据,应给予必要的治疗或随诊,根据病情变化,确诊或排除心肌炎。

(4)应排除风湿性心肌炎、中毒性心肌炎、先天性心脏病、结缔组织病、代谢性疾病的心肌损害、甲状腺功能亢进症、原发性心肌病、原发性心内膜弹力纤维增生症、先天性房室传导阻滞、心脏自主神经功能异常、β 受体功能亢进及药物引起的心电图改变。

4.临床分期

(1)急性期:新发病,症状及检查的阳性发现明显且多变,一般病程为半年以内。

(2)迁延期:临床症状反复出现,客观检查指标迁延不愈,病程多为半年以上。

(3)慢性期:进行性心脏增大,反复心力衰竭或心律失常,病情时轻时重,病程为 1 年以上。

(二)鉴别诊断

在考虑九省市心肌炎协作组制定的心肌炎诊断标准时,应首先排除其他疾病,包括风湿性心肌炎、中毒性心肌炎、结核性心包炎、先天性心脏病、结缔组织病、代谢性疾病、代谢性疾病的心肌损害、原发性心肌病、先天性房室传导阻滞、高原性心脏病、克山病、川崎病、良性期前收缩、神经功能紊乱、电解质紊乱及药物等引起的心电图改变。

五、治疗、预防、预后

该病尚无特殊治疗方法。应结合患儿的病情采取有效的综合措施。

(一)一般治疗

1.休息

急性期患儿应至少卧床休息至热退 3~4 周;心功能不全或心脏扩大的患儿,更应绝对卧床休息,以减轻心脏负荷及减少心肌耗氧量。

2.抗生素

抗生素虽对引起心肌炎的病毒无直接作用,但因细菌感染是病毒性心肌炎的重要条件,故在开始治疗时,应适当使用抗生素。一般肌内注射青霉素 1~2 周,以清除链球菌和其他敏感细菌。

3.保护心肌

大剂量维生素 C 具有增加冠状血管血流量、心肌糖原、心肌收缩力,改善心功能,清除自由基,修复心肌损伤的作用。维生素 C 剂量为 $100\sim200$ mg/(kg·d),溶于 $10\sim30$ mL 10%~25% 的葡萄糖注射液,静脉注射,每天 1 次,15~30 天为 1 个疗程;抢救心源性休克患儿时,第 1 天可用 3~4 次。

极化液、能量合剂及 ATP 因难进入心肌细胞内,故疗效差。近年来多推荐以下几种药物:①辅酶 Q_{10},1 mg/(kg·d),口服,可连用 1~3 个月。②1,6-二磷酸果糖,0.7~1.6 mL/kg,静脉注射,最大量不超过 2.5 mL/kg,静脉注射速度为 10 mL/min,每天 1 次,10~15 天为 1 个疗程。

(二)激素治疗

肾上腺皮质激素可用于抢救危重病例及其他治疗无效的病例。口服泼尼松 1~1.5 mg/(kg·d),用 3~4 周,症状缓解后逐渐减量停药。对反复发作或病情迁延者,可考虑较长期的激素治疗,疗程不少于半年。对于急重抢救病例可采用大剂量,如地塞米松 0.3~0.6 mg/(kg·d),或氢化可的松 15~20 mg/(kg·d),静脉滴注。

(三)免疫治疗

动物试验及临床研究均发现丙种球蛋白对心肌有保护作用。从 1990 年开始,在美国波士顿及洛杉矶的儿童医院已将丙种球蛋白作为病毒性心肌炎治疗的常规用药。

(四)抗病毒治疗

动物试验中联合应用利巴韦林和干扰素可提高生存率,目前欧洲正在进行干扰素治疗心肌炎的临床试验,其疗效尚待确定。环孢素 A、环磷酰胺目前尚无肯定疗效。

(五)控制心力衰竭

心肌炎患儿对洋地黄类药物耐受性差,易出现中毒而发生心律失常,故应选用快速作用的洋地黄类药物,如毛花苷 C(西地兰)或地高辛。病重者静脉滴注地高辛,一般病例口服地高辛,饱和量为常规量的 1/2~2/3,心力衰竭不重、发展不快者可每天口服维持量。应早用和少用利尿剂,同时注意补钾,否则易导致心律失常。注意供氧,保持安静。若患儿烦躁不安,可给镇静剂。患儿发生急性左心功能不全时,除短期内并用毛花苷 C(西地兰)、利尿剂、镇静剂、吸入氧气外,应给予血管扩张剂(如酚妥拉明 0.5~1 mg/kg 加入 50~100 mL10% 的葡萄糖注射液内),快速静脉滴注。紧急情况下,可先用半量,以 10% 的葡萄糖注射液稀释,静脉缓慢注射,然后静脉滴注其余半量。

(六)抢救心源性休克

抢救心源性休克需要吸氧、扩容,使用大剂量维生素 C、激素、升压药,改善心功能及心肌代谢等。

近年来,应用血管扩张剂——硝普钠取得良好疗效,常用剂量为 5~10 mg,溶于 100 mL 5% 的葡萄糖注射液中,开始时以 0.2 μg/(kg·min)滴注,以后每隔 5 分钟增加 0.1 μg/kg,直到获得疗效或血压降低,最大剂量不超过 4~5 μg/(kg·min)。

(七)纠正严重心律失常

对轻度心律失常(如期前收缩、一度房室传导阻滞),多不用药物纠正,而主要是针对心肌炎本身进行综合治疗。若发生严重心律失常(如快速心律失常、严重传导阻滞),应迅速、及时地纠正,否则威胁生命。

六、护理

(一)护理诊断

(1)活动无耐力与心肌功能受损、组织器官供血不足有关。

(2)胸闷与心肌炎症有关。

(3)潜在并发症包括心力衰竭、心律失常、心源性休克。

(二)护理目标

(1)患儿的活动量得到适当控制,休息得到保证。

(2)患儿的胸闷缓解或消失。

(3)患儿无并发症或有并发症,但能被及时发现和适当处理。

(三)护理措施

1.休息

(1)急性期患儿要卧床休息至热退后3～4周,以后根据心功能恢复情况逐渐增加活动量。

(2)心功能不全的患儿或心脏扩大的患儿应绝对卧床休息。

(3)总的休息时间为3～6个月。

(4)护理人员应创造良好的休息环境,合理安排患儿的休息时间,保证患儿的睡眠时间。

(5)护理人员应主动提供服务,满足患儿的生活需要。

2.胸闷的观察与护理

(1)护理人员应观察患儿的胸闷情况,注意诱发和缓解因素,必要时给予吸氧。

(2)护理人员应遵医嘱给予心肌营养药,促进患儿的心肌恢复正常。

(3)患儿要保证休息,减少活动。

(4)护理人员应控制输液的速度和输液总量,减轻患儿的心肌负担。

3.并发症的观察与护理

(1)护理人员应密切注意患儿的心率、心律、呼吸、血压和面色改变,有心力衰竭时给予吸氧、镇静、强心等处理,应用洋地黄类药物时要密切观察患儿有无洋地黄中毒表现,如出现新的心律失常、心动过缓。

(2)护理人员应注意有无心律失常,一旦心律失常发生,需及时通知医师并给予相应处理。例如,对高度房室传导阻滞者给予异丙肾上腺素和阿托品来提升心率。

(3)护理人员应警惕心源性休克,注意血压、脉搏、尿量、面色等的变化,一旦出现心源性休克,立即给患儿取平卧位,配合医师给予大剂量维生素C或肾上腺皮质激素来治疗。

(四)康复与健康指导

(1)护理人员应给患儿家长讲解病毒性心肌炎的病因、病理、发病机制、临床特点及诊断、治疗措施。

(2)护理人员应强调休息的重要性,指导患儿控制活动量,建立合理的休息制度。

(3)护理人员应讲解该病的预防知识,如预防上呼吸道感染和肠道感染。

(4)护理人员应对有高度房室传导阻滞者讲解安装心脏起搏器的必要性。

七、展望

近年来,心肌炎已成为常见心脏病之一,对人类健康构成了威胁,因而对该病的诊治研究也日益受到重视。心脏扩大、心律失常或心力衰竭为心脏明显受损的表现,心电图ST-T改变与异位心律或传导阻滞反映心肌病变的存在。但对于怀疑为病毒性心肌炎的患者,提倡进行心脏活检,行病理学检查。

但分离病毒检查或特异性荧光抗体检查存在以下几个问题:

(1)患儿不易接受。

(2)炎性组织在心肌中呈灶状分布,活检标本小而致病灶标本不一定取得到。

(3)提取RNA的质量和检测方法的敏感性不同。

(4)心脏中有病毒,而从血液中不一定检出抗原或抗体;心脏中无病毒,而从心脏中检出抗原或抗体;即使抗原或抗体呈阳性反应,也不足以证实有病毒性心肌炎;只有当感染某种病毒并引起相应的心脏损害时,心脏和血液检查呈阳性反应才有意义。在检查血液中抗原或抗体时,因检测试剂、检查方法、操作技术不同而结果迥异。

因此,病毒性心肌炎的确诊相当困难。由于抗病毒药物的疗效不显著,目前建议采用中西医结合疗法。有人用以黄芪、牛磺酸及一般抗心律失常药物为主的中西医结合方法治疗病毒性心肌炎,取得了比较满意的效果。中药黄芪除具有抗病毒、免疫调节、保护心肌的作用,还可以抑制内向钠-钙交换电流,改善部分心电活动,清除氧自由基,而广泛应用于临床。牛磺酸是心肌游离氨基酸的重要成分,也可通过抑制病毒复制,抑制病毒感染心肌细胞引起的钙电流增大,使受感染而降低的最大钙电流膜电压及外向钾电流趋于正常,使心肌细胞钙内流减少,在病毒性心肌炎动物模型及临床病毒性心肌炎患者中,具有保护心肌、改善临床症状等作用。

（王目香）

第八节　心律失常

正常心律起源于窦房结,心激动按一定的频率、速度及顺序传导到结间束、房室束、左右束支及浦肯野纤维网而达心室肌。心激动的频率、起搏点或传导不正常都可造成心律失常。

一、期前收缩

期前收缩是由心脏异位兴奋灶发放的冲动所引起的,为小儿时期最常见的心律失常。异位起搏点可位于心房、房室交界或心室组织,分别引起房性、交界性及室性期前收缩,其中室性期前收缩多见。

(一)病因

期前收缩常见于无器质性心脏病的小儿,可由疲劳、精神紧张、自主神经功能不稳定引起,但也可发生于病毒性心肌炎、先天性心脏病或风湿性心脏病。另外,洋地黄、奎尼丁、锑剂中毒,缺氧,酸碱平衡失调,电解质紊乱,心导管检查,心脏手术等均可引起期前收缩。1%～2%的健康学龄儿童有期前收缩。

(二)症状

年长儿可诉述心悸、胸闷、不适。听诊可发现心律不齐、心搏提前,其后常有一定时间的代偿间歇,心音强弱也不一致。期前收缩常使脉律不齐,若期前收缩发生得过早,可使脉搏短绌。期前收缩的次数因人而异,且同一患儿在不同时期亦可有较大出入。某些患儿于运动后心率加快时期前收缩减少,但也有些患儿运动后期前收缩反而增多,前者常提示无器质性心脏病,后者可能有器质性心脏病。为了明确诊断,了解期前收缩的性质,必须做心电图检查。根据心电图上有无P波、P波形态、PR间期的长短及QRS波的形态,来判断期前收缩属于何种类型。

1.房性期前收缩的心电图特征

(1)P波提前,可与前一心动周期的T波重叠,形态与窦性P波稍有差异,但方向一致。

(2)PR间期大于0.10秒。

(3)期前收缩后的代偿间歇往往不完全。

(4)一般P波、QRS-T波正常,若不继以QRS-T波,称为阻滞性期前收缩;若继以畸形的QRS-T波,此为心室差异传导所致。

2.交界性期前收缩的心电图特征

(1)QRS-T 波提前,形态、时限与正常窦性 QRS 波基本相同。

(2)期前收缩所产生的 QRS 波前或波后有逆行 P 波,PR 间期小于 0.10 秒,如果 P 波在 QRS 波之后,则 RP 间期小于 0.20 秒,有时 P 波可与 QRS 波重叠,辨认不清。

(3)代偿间歇往往不完全。

3.室性期前收缩的心电图特征

(1)QRS 波提前,形态异常、宽大,QRS 波时间>0.10 秒,T 波的方向与主波的方向相反。

(2)QRS 波前多无 P 波。

(3)代偿间歇完全。

(4)有时在同一导联上出现形态不一、配对时间不等的室性期前收缩,称为多源性期前收缩。

(三)治疗

必须针对该病因治疗原发病。一般认为期前收缩次数不多、无自觉症状者可不必用药。若患儿期前收缩次数多于每分钟 10 次,有自觉症状,或在心电图上呈多源性,则应治疗。可选用普罗帕酮(心律平),口服,每次 5~7 mg/kg,每 6~8 小时 1 次。亦可服用 β 受体阻滞剂——普萘洛尔(心得安),每天 1 mg/kg,分 2~3 次服;房性期前收缩患儿若用之无效可改用洋地黄类药物。室性期前收缩患儿必要时可每天应用苯妥英钠 5~10 mg/kg,分 3 次口服;胺腆酮 5~10 mg/kg,分 3 次口服;普鲁卡因胺 50 mg/kg,分 4 次口服;奎尼丁 30 mg/kg,分 4~5 次口服。后者可引起心室内传导阻滞,需心电图随访,在住院观察下应用为妥。对洋地黄过量或引起低血钾者,除停用洋地黄外,应给予氯化钾,口服或静脉滴注。

(四)预后

其预后取决于原发病。有些无器质性心脏病的患儿期前收缩可持续多年,不少患儿的期前收缩最后终于消失;个别患儿可发展为更严重的心律失常,如室性心动过速。

二、阵发性心动过速

阵发性心动过速是异位心动过速的一种,按其发源部位分室上性(房性或房室结性)和室性两种,绝大多数病例属于室上性心动过速。

(一)室上性阵发性心动过速

室上性阵发性心动过速是由心房或房室交界处异位兴奋灶快速释放冲动所产生的一种心律失常。该病虽非常见,但属于对药物反应良好、可以完全治愈的儿科急症之一,若不及时治疗易致心力衰竭。该病可发生于任何年龄,容易反复发作,但初次发病多发生于婴儿时期,个别可发生于胎儿末期(由胎儿心电图证实)。

1.病因

其可在先天性心脏病、预激综合征、心肌炎、心内膜弹力纤维增生症等疾病基础上发生,但多数患儿无器质性心脏病。感染为常见的诱因,该病也可由疲劳、精神紧张、过度换气、心脏手术、心导管检查等诱发。

2.临床表现

临床表现小儿常突然烦躁不安,面色青灰或灰白,皮肤湿冷,呼吸加快,脉搏细弱,常伴有干咳,有时呕吐,年长儿还可自诉心悸、心前区不适、头晕等。发作时心率突然加快,为每分钟160~300 次,多数患儿的心率大于每分钟 200 次,一次发作可持续数秒钟至数天。发作停止时心率突然减慢,恢复正常。此外,听诊时第一心音强度完全一致,发作时心率较固定而规则等为该病的特征。发作持续超过 24 小时者容易发生心力衰竭。若同时有感染,则可有发热、外周血白细胞数升高等表现。

3.X 线检查

X 线检查取决于原来有无心脏器质性病变和心力衰竭,透视下见心脏搏动减弱。

4.心电图检查

心电图检查中 P 波形态异常,往往较正常时小,常与前一心动周期的 T 波重叠,以致无法辨认。如能见到 P 波,则 P-R 间期常为 0.08~0.13 秒。虽然根据 P 波和 P-R 间期长短可以区分房性或交界性期前收缩,但临床上常有困难。QRS 波的形态与窦性 QRS 波的形态相同,发作时间持久者,可有暂时 ST 段及 T 波改变。部分患儿在发作间歇期可有预激综合征。

5.诊断

发作的突然起止提示这是心律失常,以往的发作史对诊断很有帮助。通过体格检查发现,心律绝对规律,心音强度一致,心率往往超出一般窦性心律范围,再结合上述心电图特征,诊断不太困难,但需与窦性心动过速及室性心动过速区别。

6.治疗

可先采用物理方法以提高迷走神经张力,如无效或当时有效但很快复发,需用药物治疗。

(1)物理方法:①用浸透冰水的毛巾敷面对新生儿和小婴儿效果较好。用毛巾在 4~5 ℃水中浸湿后,敷在患儿面部,可强烈兴奋迷走神经,每次 10~15 秒。如 1 次无效,可隔 3~5 分钟再用,一般不超过 3 次。②可使用压迫颈动脉窦法,在甲状软骨水平扪得右侧颈动脉搏动后,用大拇指向颈椎方向压迫,以按摩为主,每次时间不超过 5~10 秒,一旦转律,便停止压迫。如无效,可用同法再试压左侧,但禁止两侧同时压迫。③以压舌板或手指刺激患儿咽部使之产生恶心、呕吐。

(2)药物治疗:①对病情较重,发作持续 24 小时以上,有心力衰竭表现者,宜首选洋地黄类药物。此类药物能增强迷走神经张力,减慢房室交界处传导,使室上性阵发性心动过速转为窦性心律,并能增强心肌收缩力,控制心力衰竭。发生室性心动过速或洋地黄引起室上性心动过速,则禁用此药。低钾、有心肌炎、室上性阵发性心动过速伴房室传导阻滞或肾功能减退者慎用此类药物。常用制剂有地高辛(口服、静脉注射)或毛花苷 C(静脉注射),一般采用快速饱和法。②β 受体阻滞剂:可试用普萘洛尔,小儿静脉注射剂量为每次 0.05~0.15 mg/kg,以 5%的葡萄糖溶液稀释后缓慢推注,推注 5~10 分钟,必要时每 6~8 小时重复 1 次。重度房室传导阻滞,伴有哮喘症及心力衰竭者禁用此类药物。③维拉帕米(异搏定):此药为选择性钙通道阻滞剂,抑制 Ca²⁺进入细胞内,疗效显著。不良反应为血压下降,并能加重房室传导阻滞。剂量:每次 0.1 mg/kg,静脉滴注或缓注,每分钟不超过 1 mg。④普罗帕酮:有明显延长传导作用,能抑制旁路传导。剂量为每次 1~3 mg/kg,溶于 10 mL 葡萄糖注射液中,静脉缓注 10~15 分钟;无效者可于 20 分钟后重复 1~2 次;有效时可改为口服维持,剂量与治疗期前收缩的剂量相同。⑤奎尼丁或普鲁卡因胺:这两种药能延长心房肌的不应期和降低异位起搏点的自律性,恢复窦性节律。奎尼丁口服剂量开始为每天 30 mg/kg,分 4~5 次服,每 2~3 小时口服 1 次,转律后改用维持量;普鲁卡因胺口服剂量为每天 50 mg/kg,分 4~6 次服;肌内注射用量为每次 6 mg/kg,每 6 小时 1 次,至心动过速为止或出现中毒反应为止。

(3)其他:对个别药物疗效不佳者可考虑用直流电同步电击转复心律,或经静脉将起搏导管插入右心房行超速抑制治疗。近年来对发作频繁、药物难以满意控制的室上性阵发性心动过速采用射频消融治疗取得成功。

7.预防

发作终止后可以维持量口服地高辛1个月，如有复发，则于发作控制后再服1个月。奎尼丁对预激综合征患儿预防复发的效果较好，可持续用半年至1年，也可口服普萘洛尔。

（二）室性心动过速

发生连续3次或3次以上的室性期前收缩，临床上称为室性心动过速。它在小儿时期较少见。

1.病因

室性心动过速可由心脏手术、心导管检查、严重心肌炎、先天性心脏病、感染、缺氧、电解质紊乱等原因引起，但不少病例的病因不易确定。

2.临床表现

临床表现与室上性阵发性心动过速相似，唯症状较严重。小儿烦躁不安、苍白、呼吸急促，年长儿可诉心悸、心前区痛，严重病例可有晕厥、休克、充血性心力衰竭等。发作短暂者血流动力学的改变较轻，发作持续24小时以上者则可发生显著的血流动力学改变，且很少有自动恢复的可能。体检发现心率加快，常高于每分钟150次，节律整齐，心音可有强弱不等现象。

3.心电图检查

心电图中心室率常为每分钟150～250次。R-R间期可略有变异，QRS波畸形，时限增宽（0.10秒），P波与QRS波之间无固定关系，心房率较心室率缓慢，有时可见到室性融合波或心室夺获现象。

4.诊断

心电图是诊断室性心动过速的重要手段。有时区别室性心动过速与室上性心动过速伴心室差异传导比较困难，必须结合病史、体检、心电图特点、对治疗的反应等仔细加以区别。

5.治疗

药物治疗可应用利多卡因0.5～1.0 mg/kg，静脉滴注或缓慢推注，必要时可每10～30分钟重复，总量不超过5 mg/kg。此药能控制心动过速，但作用时间很短，剂量过大能引起惊厥、传导阻滞等毒性反应，少数患儿对此药有过敏现象。静脉滴注普鲁卡因胺也有效，剂量为1.4 mg/kg，以5％的葡萄糖注射液将其稀释成1％的溶液，在心电图监测下以每分钟0.5～1.0 mg/kg的速度滴入，如出现心率明显改变或QRS波增宽，应停药。此药的不良反应较利多卡因大，可引起低血压，抑制心肌收缩力。口服美西律，每次100～150 mg，每8小时1次，对某些利多卡因无效者可能有效。若无心力衰竭，禁用洋地黄类药物。对病情危重、药物治疗无效者，可应用直流电同步电击转复心律。个别患儿采用射频消融治疗后痊愈。

6.预后

该病的预后比室上性阵发性心动过速严重。同时有心脏病存在者病死率可达50％以上，原无心脏病者也可发展为心室颤动，甚至死亡，所以必须及时诊断，适当处理。

三、房室传导阻滞

心脏的传导系统包括窦房结、结间束、房室结、房室束、左右束支及浦肯野纤维。心脏的传导阻滞可发生在传导系统的任何部位，当阻滞发生于窦房结与房室结之间，便称为房室传导阻滞。

阻滞可以是部分性的(第一度或第二度),也可能为完全性的(第三度)。

(一)第一度房室传导阻滞

其在小儿中比较常见,大都由急性风湿性心肌炎引起,但也可发生于个别正常小儿。由希氏束心电图证实阻滞可发生于心房、房室交界或希氏束,房室交界阻滞最常见。第一度房室传导阻滞本身对血流动力学并无不良影响。临床听诊除第一心音较低钝外,无其他特殊体征。诊断主要通过心电图检查,心电图表现为 P-R 间期延长,但小儿 P-R 间期的正常值随年龄、心率不同而不同。部分正常小儿静卧后,P-R 间期延长,直立或运动后,P-R 间期缩短至正常,此种情况说明 P-R 间期延长与迷走神经的张力过高有关。对第一度房室传导阻滞应着重病因治疗。其本身无须治疗,预后较好。部分第一度房室传导阻滞可发展为更严重的房室传导阻滞。

(二)第二度房室传导阻滞

发生第二度房室传导阻滞时窦房结的冲动不能全部传到心室,因而造成不同程度的漏搏。

1.病因

产生原因有风湿性心脏病,各种原因引起的心肌炎、严重缺氧、心脏手术及先天性心脏病(尤其是大动脉错位)等。

2.临床表现及分型

临床表现取决于基本心脏病变及由传导阻滞引起的血流动力学改变。心室率过缓可引起胸闷、心悸,甚至产生眩晕和昏厥。听诊时除原有心脏疾病所产生的改变外,尚可发现心律不齐、脱漏搏动。心电图改变可分为两种类型:①第Ⅰ型(文氏型),R-R 间期逐步延长,终于 P 波后不出现 QRS 波;在 P-R 间期延长的同时,R-R 间期往往逐步缩短,而且脱落的前、后两个 P 波的时间小于最短的 P-R 间期的两倍。②第Ⅱ型(莫氏Ⅱ型),此型 P-R 间期固定不变,但心室搏动呈规律地脱漏,而且常伴有 QRS 波增宽。近年来,对希氏束心电图的研究发现第Ⅰ型比第Ⅱ型常见,但第Ⅱ型的预后比较严重,容易发展为完全性房室传导阻滞,导致阿-斯综合征。

3.治疗

第二度房室传导阻滞的治疗应针对原发病。当心室率过缓,心脏搏出量减少时可用阿托品、异丙肾上腺素治疗。病情轻者可以口服阿托品,舌下含用异丙肾上腺素,情况严重时则以静脉输药为宜,有时甚至需要安装起搏器。

4.预后

预后与心脏的病变有关。由心肌炎引起者最后多完全恢复;当阻滞位于房室束远端,有 QRS 波增宽者预后较严重,可能发展为完全性房室传导阻滞。

(三)第三度房室传导阻滞

其又称完全性房室传导阻滞,在小儿中较少见。发生完全性房室传导阻滞时心房与心室各自独立活动,彼此无关,此时心室率比心房率慢。

1.病因

病因可分为获得性和先天性两种。心脏手术引起的获得性第三度房室传导阻滞最为常见。心肌炎引起的获得性第三度房室传导阻滞也常见。新生儿低血钙与酸中毒也可引起暂时性第三度房室传导阻滞。约有 50% 的先天性房室传导阻滞患儿的心脏无形态学改变,部分患儿合并先天性心脏病或心内膜弹力纤维增生症等。

2.临床表现

临床表现不一,部分小儿并无主诉,获得性第三度房室传导阻滞者和伴有先天性心脏病者病情较重。患儿因心搏出量减少而自觉乏力、眩晕、活动时气短。最严重的表现为阿-斯综合征。小儿检查时脉率缓慢而规则,婴儿脉率小于每分钟 80 次,儿童脉率小于每分钟 60 次,运动后仅有轻度或中度增加;脉搏多有力,颈静脉可有显著搏动,此搏动与心室收缩无关;第一心音强弱不一,有时可闻及第三心音或第四心音;绝大多数患儿心底部可听到 1~2 级喷射性杂音,为心脏每次搏出量增加引起的半月瓣相对狭窄所致。因为经过房室瓣的血量也增加,所以可闻及舒张中期杂音。可有心力衰竭及其他先天性、获得性心脏病的体征。在不伴有其他心脏疾病的第三度房室传导阻滞患儿中,X 线检查可发现 60% 的患儿有心脏增大。

3.诊断

心电图是重要的诊断方法。因为心房与心室都以其本身的节律活动,所以 P 波与 QRS 波无关。心房率较心室率快,R-R 间期基本规则。心室波形有两种形式:①QRS 波的形态、时限正常,表示阻滞在房室束之上。②QRS 波有切迹,时限延长,说明起搏点在心室内或者伴有束支传导阻滞,常为外科手术所引起。

4.治疗

凡有低心排血量症状或阿-斯综合征表现者需进行治疗。少数患儿无症状,心室率又不太缓慢,可以不必治疗,但需随访观察。纠正缺氧与酸中毒可改善传导功能。由心肌炎或手术暂时性损伤引起者,肾上腺皮质激素可消除局部水肿,恢复传导功能。起搏点位于希氏束近端者,应用阿托品可使心率加快。人工心脏起搏器是一种有效的治疗方法,可分为临时性与永久性两种。对急性获得性第三度房室传导阻滞者临时性起搏效果很好;对第三度房室传导阻滞持续存在,并有阿-斯综合征者需应用埋藏式永久性心脏起搏器。有心力衰竭者,尤其是应用人工心脏起搏器后尚有心力衰竭者,需继续应用洋地黄制剂。

5.预后

非手术引起的获得性第三度房室传导阻滞可能完全恢复,手术引起的获得性第三度房室传导阻滞预后较差。先天性第三度房室传导阻滞,尤其是不伴有其他先天性心脏病者,则预后较好。

四、心律失常的护理

(一)护理评估

1.健康史

(1)了解既往史,对患儿情绪、心慌、气急、头晕等表现进行评估。

(2)应注意评估可能存在的诱发心律失常的因素,如情绪激动、紧张、疲劳、消化不良、饱餐、用力过猛、普鲁卡因胺等的毒性作用、低血钾、心脏手术或心导管检查。

2.身体状况

(1)主要表现:①窦性心律失常。窦性心动过速患儿可无症状或有心悸感。窦性心动过缓、心率过慢可引起头晕、乏力、胸痛等。②期前收缩。患儿可无症状,亦可有心悸或心跳暂停感,频发室性期前收缩可致心悸、胸闷、乏力、头晕,甚至晕厥。室性期前收缩持续时间过长,可诱发或加重心绞痛、心力衰竭。③异位性心动过速。室上性阵发性心动过速发作时,患儿大多有心悸、胸闷、乏力。室性阵发性心动过速发作时,患儿多有晕厥、呼吸困难、低血压,甚至抽搐、心绞痛等。④心房颤动。患儿多有心悸、胸闷、乏力,严重者发生心力衰竭、休克、晕厥及心绞痛发作。⑤心室颤动。心室颤动一旦发生,患儿立即出现阿-斯综合征,表现为意识丧失、抽搐、心跳和呼吸停止。

(2)症状、体征。护理人员应重点检查脉搏频率及节律是否正常,结合心脏听诊可发现:①期前收缩时心律不规则,期前收缩后有较长的代偿间歇,第一心音增强,第二心音减弱,桡动脉触诊有脉搏缺如。②室上性阵发性心动过速心律规则,第一心音强度一致;室性阵发性心动过速心律略不规则,第一心音强度不一致。③心房颤动时心音强弱不等,心律绝对不规则,脉搏短绌,脉率小于心率。④心室颤动患儿神志丧失,摸不到大动脉搏动,继而呼吸停止、瞳孔散大、发绀。⑤第一度房室传导阻滞,听诊时第一心音减弱;第二度Ⅰ型者听诊有心搏脱漏,第二度Ⅱ型者听诊时,心律可慢而整齐或不齐;第三度房室传导阻滞,听诊心律慢而不规则,第一心音强弱不等,收缩压升高,脉压增大。

3.社会、心理评估

患儿可因心律失常引起的胸闷、乏力、心悸等而紧张、不安。期前收缩患儿易过于注意自己的脉搏,思虑过度。心房颤动患儿可能因栓塞致残而忧伤、焦虑。心动过速发作时病情重,患儿有恐惧感。严重房室传导阻滞患儿不能自理生活。需使用人工起搏器的患儿对手术及自我护理缺乏认识,因而情绪低落、信心不足。

(二)护理诊断

1.心排血量减少

患儿心排血量减少与严重心律失常有关。

2.焦虑

患儿因发生心绞痛、晕厥、抽搐而焦虑。

3.活动无耐力

活动无耐力与心律失常导致心排血量减少有关。

4.并发症

并发症有晕厥、心绞痛,与严重心律失常导致心排血量降低、脑和心肌血供减少有关。

5.潜在并发症

其包括心搏骤停,与心室颤动、缓慢心律失常、心室停搏、持续性室性心动过速使心脏射血功能突然中止有关。

(三)预期目标

(1)血压稳定,呼吸平稳,心慌、乏力减轻或消失。

(2)忧虑、恐惧情绪减轻或消除。

(3)保健意识增强,病情稳定。

(四)护理措施

1.减轻心脏负荷,缓解不适

(1)对功能性心律失常患儿,护理人员应鼓励其正常生活,注意劳逸结合。频发期前收缩、室性阵发性心动过速或第二度Ⅱ型及第三度房室传导阻滞患儿,应绝对卧床休息。护理人员应为患儿创造良好的安静休息环境,协助做好生活护理,关心患儿,减少和避免任何不良刺激。

(2)护理人员应遵医嘱给予患儿抗心律失常药物。

(3)患儿心悸、呼吸困难、血压下降、晕厥时,护理人员应及时做好对症护理。

(4)终止室上性阵发性心动过速发作,可试用兴奋迷走神经的方法:①护理人员用压舌板刺激患儿的腭垂,诱发恶心、呕吐。②患儿深吸气后屏气,再用力做呼气动作。③颈动脉窦按摩:患儿取仰卧位,护理人员先给患儿按摩右侧颈动脉窦 5～10 秒,如无效再按摩左侧颈动脉窦,不可同时按摩两侧。按摩的同时听诊心率,当心率减慢时,立即停止按摩。④患儿平卧,闭眼并使眼球向下,护理人员用拇指按摩在患儿一侧眼眶下压迫眼球,每次 10 秒。对有青光眼或高度近视者禁用此法。

(5)护理人员应嘱患儿当心律失常发作导致胸闷、心悸、头晕等不适时采取高枕卧位、半卧位或其他舒适体位,尽量避免左侧卧位,因左侧卧位时患儿常能感受到心脏的搏动而使不适感加重。

(6)患儿伴有气促、发绀等缺氧指征时,护理人员应给予氧气持续吸入。

(7)护理人员应评估患儿活动受限的原因和体力活动类型,与患儿及其家长共同制定活动计划,告诉他们限制最大活动量的指征。对无器质性心脏病的心律失常患儿,鼓励其正常学习和生活,建立健康的生活方式,避免过度劳累。

(8)保持环境安静,保证患儿充分的休息。患儿应进食高蛋白、高维生素、低钠的食物,多吃新鲜蔬菜和水果,少食多餐,避免刺激性食物。

(9)护理人员应监测生命体征、皮肤颜色及温度、尿量;监测心律、心率、心电图,判断心律失常的类型;评估患儿有无头晕、晕厥、气急、疲劳、胸痛、烦躁不安等表现;严密心电监护,发现频发、多源性、第二度Ⅱ型房室传导阻滞,尤其是室性阵发性心动过速、第三度房室传导阻滞等,应立即报告医师,协助采取积极的处理措施;监测血气分析结果、电解质及酸碱平衡情况;密切观察患儿的意识状态、脉率、心率、血压等。一旦患儿发生意识突然丧失、抽搐、大动脉搏动消失、呼吸停止等猝死表现,立即进行抢救,如心脏按压、人工呼吸、非同步直流电复律或配合临时起搏等。

2.调整情绪

患儿焦虑、烦躁和恐惧,不仅加重心脏负荷,还易诱发心律失常。护理人员应向患儿及其家长说明心律失常的可治性,稳定的情绪和平静的心态对心律失常的治疗是必不可少的,以消除患儿的思想顾虑和悲观情绪,使其乐于接受和配合各种治疗。

3.协助完成各项检查及治疗

(1)心电监护:对严重心律失常患儿必须进行心电监护。护理人员应熟悉监护仪的性能、使用方法,特别要密切注意有无引起猝死的危险征兆。

(2)特殊检查护理:心律失常的心脏电学检查除常规心电图、动态心电图记录外,还有经食管心脏调搏术等。护理人员应了解这些检查具有无创性、安全、可靠、易操作、有实用性。护理人员应向患儿解释其作用、目的和注意事项,鼓励患儿配合检查。

(3)特殊治疗的护理配合:电复律为利用适当强度的高压直流电刺激,使全部心肌纤维瞬间同时除极,消除异位心律,转变为窦性心律,与抗心律失常药物联合应用,效果更佳。人工心脏起搏器已广泛应用于临床,它能按一定的频率发放脉冲电流,引起心脏兴奋和收缩;安置起搏器后可能发生感染、出血、皮肤压迫坏死等不良反应,护理人员应熟悉起搏器的性能并做好相应护理。介入性导管消融术是使用高频电磁波的射频电流直接作用于病灶区,治疗快速心律失常,不需开胸及全身麻醉。护理人员可告知患儿及其家长大致过程、需要配合的事项及疗效。术前准备除一般基本要求外,需注意检查患儿足背动脉搏动情况,以便与术中、术后的搏动情况相对照;术中、术后加强心电监护,仔细观察患儿有无心慌、气急、恶心、胸痛等症状,以便及时发现心脏穿孔和心包填塞等严重并发症的早期征象;术后注意预防股动脉穿刺处出血,局部压迫止血 20 分钟,再以压力绷带包扎,观察 15 分钟,然后用沙袋压迫 12 小时,将患儿术侧肢体伸直制动,并观察足背动脉和足温情况,利于早期发现栓塞症状并及时做溶栓处理,常规应用抗生素和清洁伤口,预防感染。患儿卧床24小时后如无并发症可下地活动。

五、健康教育

(1)患儿应积极防治原发病,避免各种诱发因素,如发热、疼痛、寒冷、饮食不当、睡眠不足。患儿应用某些药物后产生不良反应及时就医。

(2)患儿应适当休息与活动。无器质性心脏病患儿应积极参加体育锻炼,调整自主神经功能;器质性心脏病患儿可根据心功能情况适当活动,注意劳逸结合。

(3)护理人员应教会患儿或患儿家长检查脉搏和听心律的方法(每天至少检查1次);向患儿或患儿家长讲解心律失常的常见病因、诱因及防治知识。

(4)护理人员应指导患儿或患儿家长正确选择食谱。饱食、刺激性饮料均可诱发心律失常,应选择低脂、易消化、清淡、富含营养的饮食。合并心力衰竭及使用利尿剂时应限制钠盐摄入及多进含钾的食物。应多食纤维素丰富的食物,保持大便通畅,心动过缓患儿避免排便时屏气,以免兴奋迷走神经而加重心动过缓,以减轻心脏负荷和防止低钾血症诱发心律失常。

(5)护理人员应让患儿或患儿家长认识服药的重要性,患儿要按医嘱继续服用抗心律失常药物,不可自行减量或撤换药物,如有不良反应及时就医。

(6)护理人员应教给患儿或患儿家长自测脉搏的方法,以利于监测病情;教会家长心肺复苏术以备急用;定期随访,经常复查心电图,以便及早发现病情变化。

(王目香)

第九节　心源性休克

心源性休克是心排血量减少所致的全身微循环障碍,是某些原因使心排血量过少、血压下降,导致各重要器官和外周组织灌注不足而产生的休克综合征。小儿心源性休克多见于急性重症病毒性心肌炎,严重的心律失常如室上性心动过速或室性心动过速和急性克山病。

一、临床特点

(一)原发病症状

症状因原发病不同而异。病毒性心肌炎往往在感染的急性期发病,重症者可突然发生心源性休克,表现为烦躁不安、面色灰白、四肢湿冷和末梢发绀。如该病因室上性阵发性心动过速而产生,可有阵发性发作病史并诉心前区不适,表现胸闷、心悸、头晕、乏力,听诊时心律绝对规则,心音低钝,有奔马律,并有典型的心电图改变。

(二)休克症状

症状因病期早晚而不同。

1.休克早期(代偿期)

患儿的血压及重要器官的血液灌注尚能维持,患儿的神志清楚,但烦躁不安,面色苍白,四肢湿冷,脉搏细弱,心动过速,血压正常或出现直立性低血压,脉压缩小,尿量正常或稍减少。

2.休克期(失代偿期)

出现间断平卧位低血压,收缩压降至 10.7 kPa(80 mmHg)以下,脉压在 2.7 kPa(20 mmHg)以下,患儿的神志尚清楚,但反应迟钝,意识模糊,皮肤湿冷,出现花纹,心率更快,脉搏细速,呼吸稍快,尿量减少或无尿,婴儿的尿量少于 2 mL/(kg·h),儿童的尿量少于 1 mL/(kg·h)。

3.休克晚期

重要器官严重受累,血液灌注不足,血压降低且固定不变或测不到。患儿昏迷,肢冷发绀,脉搏弱或触不到,呼吸急促或缓慢,尿量明显减少[<1 mL/(kg·h)],甚至无尿,出现弥散性血管内凝血和多脏器功能损伤。

二、护理评估

(一)健康史

了解患儿发病前有无病毒或细菌感染史,有无心律失常、先天性心脏病等基础疾病。

(二)症状、体征

测量心率、心律、呼吸、血压,评估患儿的神志、外周循环情况及尿量。评估疾病的严重程度。

(三)社会、心理状况

了解患儿及其家长对疾病的严重性、预后的认识程度和家庭、社会支持系统的状况。

(四)辅助检查

了解患儿的心功能、肺功能各参数的动态变化。

三、常见护理问题

(一)组织灌注改变

组织灌注改变与肾、脑、心肺、胃肠及外周血管灌注减少有关。

(二)恐惧

恐惧与休克所致的濒死感及对疾病预后的担心有关。

四、护理措施

(一)卧床休息

患儿采取平卧位或中凹位,头偏向一侧,保持安静,注意保暖,避免受凉而加重病情。一切治疗、护理集中进行,避免过多地搬动患儿。对烦躁不安的患儿,护理人员要遵医嘱给镇静剂。

(二)吸氧

护理人员应根据病情选择适当的吸氧方式,保持患儿的呼吸道通畅,使氧分压维持在 9.3 kPa(70 mmHg)以上。

(三)建立静脉通路

护理人员应建立两条以上静脉通路,保证扩容有效地进行;遵医嘱补充生理盐水、平衡盐溶液等晶体溶液和血浆、右旋糖酐等胶体溶液。

(四)详细记录出入液量

护理人员应注意保持患儿的出入量平衡,如果发现患儿少尿或无尿,应立即报告医师。

(五)皮肤护理

护理人员应根据病情适时为患儿翻身,对骨骼突出部位可采用气圈。患儿翻身活动后护理人员应观察患儿的血压、心率及中心静脉压的变化。

(六)病情观察

(1)护理人员应监测生命体征变化,注意患儿的神志状态、皮肤色泽及外周循环状况。

(2)护理人员应观察输液反应,因输液过快、过量可加重心脏负担,一般输液速度要小于5 mL/(kg·h)。

(3)护理人员应观察药物的疗效及不良反应,应用血管活性药物时避免药液外渗,引起组织坏死。

(4)护理人员应观察周围血管灌注,由于血管收缩,首先表现在皮肤和皮下组织,良好的周围灌注表示周围血管阻力正常。皮肤红润且温暖表示小动脉阻力降低,皮肤湿冷、苍白表示血管收缩,小动脉阻力升高。

(七)维持正常的体温

护理人员应注意为患儿保暖,但不宜体外加温,因为加温可使末梢血管扩张而影响休克最初的代偿机制——末梢血管收缩,影响重要器官的血流灌注,还会加速新陈代谢,增加氧耗,加重心脏负担。

(八)保护患儿的安全

休克时患儿往往烦躁不安、意识模糊,护理人员应给予适当的约束,以防患儿坠床或牵拉、拔脱仪器和各治疗管道。

(九)心理护理

(1)医务人员在抢救过程中做到有条不紊,让患儿信任,从而减少恐惧。

(2)护理人员应经常巡视病房,给予患儿关心、鼓励,让患儿最亲近的人陪伴患儿,增加患儿的安全感。

(3)护理人员应及时跟患儿及其家长进行沟通,使他们对疾病有正确的认识,增强患儿战胜疾病的信心。

(4)护理人员应适时给患儿听音乐、讲故事,以分散患儿的注意力。

(十)健康教育

(1)护理人员应向家长说明疾病的严重性,并要求配合抢救,不要在床旁大声哭泣和喧哗。

(2)护理人员应要求家长协助做好保暖和安全护理,在患儿神志模糊时适当做好肢体约束和各种管道的固定。

(3)护理人员应嘱家长不要随意给患儿喂水、喂食,以免窒息。

(4)护理人员应教会家长给患儿的肢体做些被动按摩,以保证肢体功能。

五、出院指导

(1)患儿应注意休息。例如,重症病毒性心肌炎患儿的总休息时间为3～6个月。

(2)护理人员应嘱家长为患儿加强营养,提高患儿的免疫力。

(3)护理人员应告知预防呼吸道疾病的方法,冬、春季节及时增、减衣服,少去人多的公共场所。

(4)对带药回家的患儿护理人员应让其家长了解药物的名称、剂量、用药方法和不良反应。

(5)定期门诊随访。

(王目香)

第十节 心 包 炎

心包炎可分感染性和非感染性两类,且多为其他疾病(婴儿常见于败血症、肺炎、脓胸,学龄儿童多见于结核病、风湿病)的一种表现。

一、临床特点

(一)症状

较大儿童常有心前区刺痛,平卧时加重,取坐位或前倾位时可减轻,疼痛可向肩背及腹部放射。婴儿表现为烦躁不安。患儿同时有原发病的症状表现,常有呼吸困难、咳嗽、发热等。

(二)体征

早期可听到心包摩擦音,多在胸骨左缘第3~4肋间最清晰,但多为一过性。有心包积液时心音遥远、低钝,出现奇脉。当心包积液达一定量时,心包舒张受限,出现颈静脉怒张、肝大、肝颈反流征阳性、下肢水肿、心动过速、脉压变小。

(三)辅助检查

1.X线检查

心影呈烧瓶样增大,肺血大多正常。

2.心电图

心电图显示窦性心动过速,低电压,广泛 ST 段、T 波改变。

3.超声心动图

超声心动图能提示心包积液的部位、量。

4.实验室检查

红细胞沉降率加快。C 反应蛋白(CRP)含量升高。血常规结果显示白细胞、中性粒细胞含量升高。

二、护理评估

(一)病史

了解患儿近期有无感染性疾病及有无结核、风湿热病史。

(二)症状、体征

评估患儿有无发热、胸痛,胸痛与体位的关系。评估有无心包填塞症状,如呼吸困难、心率加快、颈静脉怒张、肝大、水肿、心音遥远及奇脉。听诊心脏,注意有无心包摩擦音。

(三)社会、心理状况

评估家长对疾病的了解程度和态度。

(四)辅助检查

了解并分析胸部 X 线片、心电图、超声心动图等检查结果。

三、常见护理问题

(一)疼痛

疼痛与心包炎性渗出有关。

(二)体温异常

体温异常与炎症有关。

(三)气体交换受损

气体交换受损与心包积液、心脏受压有关。

(四)合作性问题

合作性问题是急性心脏压塞。

四、护理措施

(一)休息与卧位

患儿应卧床休息,宜取半卧位。

(二)饮食

护理人员应给予患儿高热量、高蛋白、高维生素、易消化的半流质或软食,限制患儿的钠盐摄入,嘱其少食易产气的食物(如薯类),多食芹菜、海带等富含纤维素的食物,以防止肠内产气过多而引起腹胀及便秘,导致膈肌上抬。

(三)高热护理

护理人员应及时做好降温处理,测定体温并及时记录体温。

(四)吸氧

护理人员应对胸闷、气急严重者给予氧气吸入。

(五)对症护理

对有心包积液的患儿,护理人员应做好解释工作,协助医师进行心包穿刺。在操作过程中护理人员应仔细观察生命体征的变化,记录抽出液体的性质和量,穿刺完毕,局部加压数分钟后无菌包扎。把患儿送回病床后,护理人员应继续观察有无渗液、渗血,必要时给局部用沙袋加压。

(六)病情观察

(1)呼吸困难为急性心包炎和慢性缩窄性心包炎主要的症状,护理人员应密切观察患儿的呼吸频率和节律。

(2)当患儿静脉压升高,面色苍白、发绀,烦躁不安,肝脏在短期内增大时,护理人员应及时报告医师并做好心包穿刺准备。

(七)心理护理

护理人员应肯定患儿对疼痛的描述,并设法分散其注意力,减轻其不适感觉。

(八)健康教育

(1)护理人员应向家长讲解舒适的体位、休息和充足的营养供给是治疗该病的良好措施。

(2)若需要进行心包穿刺时,护理人员应向家长说明必须配合和注意的事宜。

五、出院指导

(1)护理人员应遵医嘱及时、准确地使用药物并定期随访。

（2）由于心包炎患儿的抵抗力减弱，出院后患儿应坚持休息半年左右，并加强营养，以利于心功能的恢复。

（王目香）

第十一节　充血性心力衰竭

充血性心力衰竭（congestive heart failure，CHF）是指在回心血量充足的前提下，心搏出量不能满足周身循环和组织代谢的需要而出现的一种病理生理状态。小儿时期 1 岁内发病率最高，尤以先天性心脏病引起者最多见。病毒性或中毒性心肌炎、心内膜弹力纤维增生症、心肌糖原累积症为重要原因。只要能积极治疗病因，大部分该病患儿能得到根治，但如果多次发作，则预后极差。

一、临床特点

（一）症状与体征

（1）安静时心率加快，婴儿的心率大于每分钟 180 次，幼儿的心率大于每分钟 160 次，这不能用发热或缺氧来解释。

（2）患儿呼吸困难，面色青紫突然加重，安静时呼吸频率大于每分钟 60 次。

（3）肝大超过肋下 2 cm 以上，或在短时间内较之前增大 1.5 cm 以上，而不能以横膈下移等原因解释。

（4）心音明显低钝或出现奔马律。

（5）患儿突然烦躁不安、面色苍白或发灰，而不能用原有疾病解释。

（6）患儿尿少，下肢水肿，已排除营养不良、肾炎、B 族维生素缺乏等病因。

（二）心功能分级与心力衰竭分度

Ⅰ级：患儿的体力活动不受限制。

Ⅱ级：进行较重劳动时患儿出现症状。

Ⅲ级：进行轻微劳动时患儿即有明显症状，活动明显受限。

Ⅳ级：在休息状态患儿往往呼吸困难或肝大，完全丧失活动能力。

Ⅰ级无心力衰竭，Ⅱ级、Ⅲ级、Ⅳ级分别有Ⅰ、Ⅱ、Ⅲ度心力衰竭。

（三）辅助检查

1.X 线检查

心影多呈普遍性扩大，搏动减弱，肺纹理增多，肺部淤血。

2.心电图

左心室和右心室肥厚、劳损。

3.超声心动图

可见心房和心室腔扩大，M 型超声显示心室收缩时间延长，射血分数降低。

二、护理评估

(一)健康史
询问患儿的基础疾病及发病的过程(诱因,症状出现的时间、程度等)。

(二)症状、体征
测量生命体征,观察患儿的面色,听诊心率、心律,评估患儿左心和右心衰竭的程度、心功能级别。

(三)社会、心理状况
评估家长及年长儿对疾病的了解程度及心理活动类型。

(四)辅助检查
了解 X 线、心电图、超声心动图、血气分析等检查的结果。

三、常见护理问题

(一)心排血量减少
心排血量减少与心肌收缩力降低有关。

(二)气体交换受损
气体交换受损与肺循环淤血有关。

(三)体液过多
体液过多与心功能降低、微循环淤血、肾灌注不足、排尿减少有关。

(四)恐惧
恐惧与疾病的危险程度及环境改变有关。

四、护理措施

(一)休息
护理人员应保持病房安静舒适;宜给患儿取半坐卧位或怀抱患儿,使横膈下降,有利于呼吸运动。休息以心力衰竭程度而定:Ⅰ度心力衰竭的患儿可起床活动,增加休息时间;Ⅱ度心力衰竭的患儿其应限制活动,延长卧床休息时间;Ⅲ度心力衰竭的患儿须绝对卧床休息。避免婴儿剧烈哭闹,以免加重其心脏负担。

(二)饮食
患儿应进食高维生素、高热量、少油、富含钾和镁、含有适量纤维素的食物,少食多餐,避免进食刺激性食物。轻者可进少盐饮食(指每天饮食中钠盐不超过 0.5 g)。重者进无盐饮食(即在烹调食物时不加食盐或其他含盐食物)。保持大便通畅。

(三)吸氧
护理人员应给呼吸困难、发绀、有低氧血症者供氧;患儿有急性肺水肿时,可用 20%～30% 乙醇替代湿化瓶中的水,让患儿间歇吸入,每次 10～20 分钟,间隔 15～30 分钟,重复 1～2 次。

(四)病情观察
(1)护理人员应及时发现早期心力衰竭的临床表现,如发现患儿心率加快、乏力、尿量减少、心尖部闻及奔马律,应及时与医师联系;患儿一旦出现急性肺水肿征兆,应及时抢救。

(2)护理人员应监测患儿的心率、心律、呼吸、血压。

(3)护理人员应控制输液速度和浓度。静脉输液的速度以小于 5 mL/(kg·h)为宜。

（4）护理人员应记录患儿的 24 小时出入量，按时测量体重。

（五）合理用药，观察药物作用

（1）给患儿服用洋地黄类药物前两人核对姓名、药物、剂量、用法、时间，并测心率，如新生儿的心率小于每分钟 120 次，婴儿的心率小于每分钟 100 次，幼儿的心率小于每分钟 80 次，学龄儿童的心率小于每分钟 60 次，应停用该类药物并报告医师。

（2）护理人员应观察洋地黄类药物的毒性反应。患儿服药期间如果有恶心、呕吐、食欲减退、心率减慢、心律失常、嗜睡等，护理人员应报告医师，以及及时停用洋地黄类药物。

（3）如果用洋地黄制剂的同时需要应用钙剂，二者的使用应间隔 4～6 小时。

（六）心理护理

护理人员应根据患儿的心理特点采用相应的对策，主动与患儿沟通，给予安慰、鼓励，取得合作，避免患儿抗拒哭闹，加重心脏负担。

（七）健康教育

（1）护理人员应宣传有关疾病的防治与急救知识。

（2）护理人员应鼓励患儿积极治疗原发病，避免诱因（如感染、劳累、情绪激动）。

（3）护理人员应教患儿家长使用洋地黄制剂期间不能用钙剂；若患儿出现胃肠道反应、头晕应立即告诉护理人员；应用利尿剂期间应给患儿补充含钾丰富的食物（如香蕉）。

五、出院指导

（1）给患儿适当安排休息，避免其情绪激动和过度活动。

（2）给患儿提供高维生素、高热量、低盐、易消化的食物。让患儿少食多餐。耐心喂养，给小婴儿选择大小适宜的奶嘴。

（3）根据气候变化及时给患儿增、减衣服，防止其受凉、感冒。

（4）如果患儿需使用洋地黄制剂、血管扩张剂、利尿剂，护理人员应向家长详细介绍所用药物的名称、剂量、给药时间和方法，并使其掌握疗效和不良反应。患儿出现不良反应时应及时就医。

（5）带患儿定期复查。

（王目香）

第十二节　胃食管反流病

胃食管反流病（gastroesophageal reflux disease，GERD）是指胃内容物反流入食管。分生理性和病理性两种，后者主要是由于食管下端括约肌本身功能障碍和（或）与其功能有关的组织结构异常而导致压力低下出现的反流。本病可引起一系列症状和严重并发症。

一、临床特点

（一）消化道症状

1.呕吐

呕吐是小婴儿 GERD 的主要临床表现。可为溢乳或呈喷射状，多发生在进食后及夜间。并发食管炎时呕吐物可为血性或咖啡样物。

2.反胃

反胃是年长儿 GERD 的主要症状。空腹时反胃为酸性胃液反流,称为"反酸"。发生在睡眠时反胃,常不被患儿察觉,醒来可见枕上遗有胃液或胆汁痕迹。

3.胃灼热

胃灼热是年长儿最常见的症状。多为上腹部或胸骨后的一种温热感或烧灼感,多出现于饭后 1~2 小时。

4.胸痛

见于年长儿。疼痛位于胸骨后、剑突下或上腹部。

5.吞咽困难

早期间歇性发作,情绪波动可致症状加重。婴儿可表现为烦躁、拒食。

(二)消化道外症状

1.呼吸系统的症状

GERD 可引起反复呼吸道感染、慢性咳嗽、吸入性肺炎、哮喘、窒息、早产儿呼吸暂停、喉喘鸣等呼吸系统疾病。

2.咽喉部症状

反流物损伤咽喉部,产生咽部异物感、咽痛、咳嗽、发声困难、声音嘶哑等。

3.口腔症状

反复口腔溃疡、龋齿、多涎。

4.全身症状

多为贫血、营养不良。

(三)辅助检查

1.食管钡餐造影

能观察到钡剂自胃反流入食管。

2.食管动态 pH 监测

综合评分>11.99,定义为异常胃酸反流。

3.食管动力功能检查

食管下端括约肌压力低下,食管蠕动波压力过高。

4.食管内镜检查及黏膜活检

引起食管炎者可有相应的病理改变及其病变程度。

二、护理评估

(一)健康史

询问患儿的喂养史、饮食习惯及生长发育情况。发病以来呕吐的次数、量、呕吐物的性质及伴随症状。

(二)症状、体征

评估患儿有无消化道及消化道以外的症状,黏膜、皮肤弹性,精神状态,测量体重、身长及皮下脂肪的厚度。

（三）社会、心理状况

了解家长及较大患儿对疾病的认识和焦虑程度。

（四）辅助检查

了解血气分析结果,评估有无水、电解质、酸碱失衡情况。了解食管钡餐造影,食管动态 pH 监测等检查结果。

三、常见护理问题

（一）体液不足

与呕吐、摄入不足有关。

（二）营养失调:低于机体需要量

与呕吐、喂养困难有关。

（三）有窒息的危险

与呕吐物吸入有关。

（四）合作性问题

上消化道出血。

四、护理措施

(1)饮食管理:婴儿稠食喂养,儿童给予低脂、高碳水化合物饮食。少量多餐。小婴儿喂奶后予侧卧位或头偏向一侧,必要时给予半卧位以免反流物吸入。年长儿睡前 2 小时不宜进食。

(2)喂养困难或呕吐频繁者按医嘱正确给予静脉营养。

(3)注意观察呕吐的次数、性状、量、颜色并做记录,评估有无脱水症状。严密监测血压、心率、尿量、外周循环情况,以及时发现消化道出血。

(4)保持口腔清洁,呕吐后及时清洁口腔、更换衣物。

(5)24 小时食管 pH 检查时妥善固定导管,受检时照常进食,忌酸性食物和饮料。指导家长正确记录,多安抚患儿,分散其注意力,减少因插管引起的不适感。

(6)健康教育:①向家长介绍本病的基本知识,如疾病的病因、相关检查、一般护理知识等,减轻家长及年长儿的紧张情绪,增加对医护人员的信任,积极配合治疗。②各项辅助检查前,认真介绍检查前的准备以得到家长的配合。③解释各种用药的目的和注意事项。④对小婴儿家长要告知本病可能引起窒息、呼吸暂停,故喂奶后患儿应侧卧或头偏向一侧或半卧位,以免反流物吸入。

五、出院指导

(1)饮食指导:以稠厚饮食为主,少量多餐。婴儿可增加喂奶次数,缩短喂奶时间,人工喂养儿可在牛奶中加入米粉。避免食用增加胃酸分泌的食物如酸性饮料、咖啡、巧克力、辛辣食品和高脂饮食。睡前2小时不予进食,保持胃处于非充盈状态,以防反流。

(2)体位:小婴儿喂奶后排出胃内空气,给予前倾俯卧位即上身抬高 30°。年长儿在清醒状态下可采取直立位或坐位,睡眠时可予右侧卧位,将床头抬高 15°~20°,以促进胃排空,减少反流频率及反流物吸入。

(3)按时服用药物,注意药物服用方法,如奥美拉唑宜清晨空腹服用、雷尼替丁宜在餐后及睡前服用。

（4）鼓励患儿进行适当的户外活动，避免情绪过度紧张。

（5）如患儿呕吐物有血性或咖啡色样物及时就诊。

（王目香）

第十三节　急 性 胃 炎

急性胃炎是由不同病因引起的胃黏膜急性炎症。常见病因有进食刺激性、粗糙食物，服用刺激性药物，误服腐蚀剂，细菌、病毒感染及蛋白质过敏等。

一、临床特点

（一）腹痛
大多为急性起病，腹痛突然发生，位于上腹部，疼痛明显。

（二）消化道不适症状
上腹饱胀、嗳气、恶心、呕吐。

（三）消化道出血
严重者可有消化道出血，呕吐物呈咖啡样，出血多时可呕血及黑便。有的首发表现就是呕血及黑便，如应激性胃炎、阿司匹林引起的胃炎。

（四）其他
有的患儿可伴发热等感染中毒症状。呕吐严重可引起脱水、酸中毒。

（五）胃镜检查
可见胃黏膜水肿、充血、糜烂。

二、护理评估

（一）健康史
了解消化道不适感开始的时间，与进食的关系。有无呕血、黑便。病前饮食、口服用药情况，有否进食刺激性食物、药物或其他可疑异物。

（二）症状、体征
评估腹痛部位、程度、性质，大便的颜色和性状等。

（三）社会、心理状况
评估家庭功能状态，患儿及父母对疾病的认识、态度及应对能力。

（四）辅助检查
了解胃镜检查情况。

三、常见护理问题

（一）舒适改变
与胃黏膜受损有关。

(二)焦虑

与呕血有关。

(三)合作性问题

消化道出血、电解质紊乱。

四、护理措施

(1)保证患儿休息。

(2)饮食:暂停原饮食,给予清淡、易消化流质或半流质饮食,少量多餐,必要时可停食1～2餐。停服刺激性药物。

(3)对症护理:呕吐后做好口腔清洁护理。腹痛时给予心理支持,手握患儿,轻轻按摩腹部或听音乐,以分散注意力,减轻疼痛。有脱水者纠正水、电解质失衡。出血严重时按上消化道出血护理。

(4)根据不同病因给予相应的护理:如应激性胃炎所致的休克按休克护理。

(5)病情观察:注意观察腹痛程度、部位,有无呕血、便血,有消化道出血者应严密监测血压、脉搏、呼吸、外周循环,注意观察出血量,警惕失血性休克的发生。

(6)心理护理:剧烈腹痛和呕血都使患儿和家长紧张,耐心解释症状与疾病的关系,减轻患儿和家长的恐慌,同时给予心理支持。

(7)健康教育:①简要介绍本病发病原因和发病机制。②讲解疾病与饮食的关系,饮食治疗的意义。③饮食指导:介绍流质、半流质饮食的分辨和制作方法,告之保证饮食清洁卫生的意义。

五、出院指导

(一)饮食指导

出院初期给予清淡易消化半流质饮食、软食,少量多餐,逐渐过渡到正常饮食。避免食用浓茶、咖啡、过冷过热等刺激性食物。饮食的配置既要减少对胃黏膜的刺激,又要不失营养。牛奶是一种既有营养,又具有保护胃黏膜的流质,可以每天供给。同时由于孩子正处于生长发育阶段,食物种类要多元化。

(二)注意饮食卫生

保证食物新鲜,存留物必须经过煮沸才能食用,凉拌食物要注意制作过程的卫生,饭前便后注意洗手。

(三)避免滥用口服药物

药物可刺激胃黏膜,破坏黏膜的保护屏障,不可滥用。某些药物还可引起胃黏膜充血、水肿、糜烂甚至出血,如阿司匹林、吲哚美辛、肾上腺皮质激素、氯化钾、铁剂、抗肿瘤药等。若疾病治疗需要则应饭后服,以减少对胃黏膜的损害。

(四)避免误服

强酸、强碱等腐蚀性物品应放置在孩子取不到的地方。

(王目香)

第十四节　慢　性　胃　炎

慢性胃炎是由多种致病因素长期作用而引起的胃黏膜炎症性病变。主要与幽门螺杆菌(helicobacter pylori,HP)感染、十二指肠-胃反流、不良饮食习惯、某些药物应用等因素有关。小儿慢性胃炎比急性胃炎多见。

一、临床特点

(1)腹痛：上腹部或脐周反复疼痛,往往伴有恶心、呕吐、餐后饱胀、食欲缺乏,严重时影响活动及睡眠。

(2)胃不适：多在饭后感到不适,进食不多但觉过饱,常因进食冷、硬、辛辣或其他刺激性食物引起症状或使症状加重。

(3)合并胃黏膜糜烂者可反复少量出血,表现为呕血、黑便。

(4)小婴儿还可以表现为慢性腹泻和营养不良。

(5)给予抗酸剂及解痉剂症状不易缓解。

(6)辅助检查：胃镜检查可见炎性改变,以胃窦部炎症多见。病原学检查幽门螺杆菌阳性率高。胃黏膜糜烂者大便潜血阳性。

二、护理评估

(一)健康史

了解有无不良的饮食习惯,是否患过急性胃炎,有无胃痛史,有无鼻腔、口腔、咽部慢性炎症,近期胃纳有无改变,腹痛与饮食的关系,有无恶心、呕吐、腹泻等其他胃肠道不适表现。

(二)症状、体征

评估腹痛部位、程度,是否有恶心、呕吐、餐后饱胀等情况,大便颜色是否改变,有无营养不良、贫血貌。

(三)社会、心理状况

评估家庭饮食和生活习惯,父母及患儿对疾病的认识和态度、对患病和住院的应对能力。

(四)辅助检查

了解胃镜检查情况,实验室检查有无幽门螺杆菌感染。

三、常见护理问题

(一)舒适的改变

与胃黏膜受损、腹痛有关。

(二)营养失调

低于机体需要量,与食欲缺乏、胃出血有关。

(三)知识缺乏

缺乏饮食健康知识。

四、护理措施

(一)饮食

给予易消化、富营养、温热软食,少量多餐,定时定量,避免过饥过饱,忌食生、冷和刺激性食物。

(二)腹痛的护理

通过音乐、游戏、讲故事等转移患儿的注意力,以减轻疼痛。腹痛明显者遵医嘱给予抗胆碱能药。

(三)注意观察

观察腹痛的部位、性质、程度,大便的颜色、性状。

(四)健康教育

(1)简要介绍该病的病因、发病机制、相关检查的意义,疾病对生长发育的影响。

(2)讲述疾病与饮食的关系:饮食没有规律,挑食,偏食,常食生冷、辛辣的食物对胃肠道黏膜是一种刺激。

(3)讲解饮食治疗的意义:温热柔软、少量多餐、定时定量的饮食可避免对胃黏膜的刺激,有利于胃黏膜的修复。而生冷、辛辣、油炸、粗糙的食物可使疾病反复。

五、出院指导

(一)食物的选择与配置

根据不同年龄给予不同的饮食指导,原则是食物温、软,营养丰富。

(二)培养良好的饮食习惯

进食要少量多餐,忌挑食、偏食、饱一顿饿一顿。忌食生冷、辛辣、油炸、粗糙等对胃黏膜有害的食物。不要喝浓茶、咖啡,少喝饮料,饮料中往往含有咖啡因,浓茶和咖啡对胃黏膜都具有刺激性。

(三)用药指导

(1)有幽门螺杆菌感染者,要遵医嘱联合用药,坚持完成疗程。

(2)慎用刺激性药物,如阿司匹林、激素、红霉素、水杨酸类药物。

(王目香)

第十五节　消化性溃疡

消化性溃疡主要指胃、十二指肠黏膜及其深层组织被胃消化液所消化(自身消化)而造成的局限性组织丧失。小儿各年龄组均可发病,以学龄儿童为主。根据病变部位可分为胃溃疡、十二指肠溃疡、复合性溃疡(胃溃疡和十二指肠溃疡并存)。因儿童时期黏膜再生能力强,故病变一般能较快痊愈。

一、临床特点

(一)症状

(1)腹痛:幼儿为反复脐周疼痛,时间不固定,不愿进食。年长儿疼痛局限于上腹部,有时达后背和肩胛部。胃溃疡大多在进食后疼痛,十二指肠溃疡大多在饭前和夜间疼痛,进食后常可缓解。

(2)腹胀不适或食欲缺乏,体重增加不理想。

(3)婴幼儿呈反复进食后呕吐。

(4)部分患儿可突然发生吐血、血便甚至昏厥、休克。也有表现为慢性贫血伴大便潜血阳性。

(二)体征

(1)腹部压痛,大多在上腹部。

(2)突然剧烈腹痛、腹胀、腹肌紧张、压痛及反跳痛,须考虑胃肠穿孔。

(三)辅助检查

1.纤维胃镜检查

溃疡多呈圆形、椭圆形,少数呈线形、不规则形。十二指肠溃疡有时表现为一片充血黏膜上散在的小白苔,形如霜斑,称"霜斑样溃疡"。必要时行活检。

2.X 线钡餐检查

若有壁龛或龛影征象可确诊溃疡。

3.幽门螺杆菌的检测

幽门螺杆菌是慢性胃炎的主要致病因子,与消化性溃疡密切相关。

4.粪便潜血试验

胃十二指肠溃疡常有少量渗血,使大便潜血试验呈阳性。

二、护理评估

(一)健康史

询问患儿的饮食习惯,既往史及其他家庭成员健康史,有无患同类疾病史,评估患儿的生长发育情况。

(二)症状、体征

评估腹部症状和体征,呕吐物及大便性质。了解腹痛的节律和特点。

(三)社会、心理状况

评估患儿及家长对本病的认知和焦虑程度。

(四)辅助检查

了解胃镜、钡餐检查、大便潜血试验、病理切片结果。

三、常见护理问题

(一)疼痛

与胃十二指肠溃疡有关。

(二)营养失调

低于机体需要量,与胃十二指肠溃疡影响食物的消化吸收、胃肠道急慢性失血有关。

(三)合作性问题

消化道出血、穿孔、幽门梗阻。

四、护理措施

(1)观察腹痛出现的时间,疼痛的部位、范围、性质、程度。

(2)卧床休息,腹痛时予屈膝侧卧位或半卧位,多与患儿交谈、讲故事等,分散患儿注意力。

(3)饮食调整:溃疡出血期间饮食以流质,易消化软食为主;恢复期在抗酸治疗同时不必过分限制饮食,以清淡为主,避免暴饮暴食。

(4)做好胃镜等检查的术前准备,告知术前术后禁食时间,检查中如何配合及注意事项。

(5)按医嘱正确使用制酸剂,解痉剂及胃黏膜保护剂。

(6)并发症护理。①消化道出血:是本病最常见的并发症。如为少量出血症状,一般不需禁食,以免引起饥饿及不安,胃肠蠕动增加而加重出血;对于大量出血要绝对安静、平卧、禁食,监测生命体征变化,观察呕吐物、大便的性质和颜色,呕血后应做好口腔护理,清除血迹,避免恶心诱发再出血,迅速开放静脉通道,尽快补充血容量,必要时输血。②穿孔:急性穿孔是消化性溃疡最严重的并发症,临床表现为突然发生上腹剧痛,继而出现腹膜炎的症状、体征,甚至出现休克状态。应立即禁食、胃肠减压、补液、备血,迅速做好急症术前准备。同时做好患儿的心理护理,消除患儿的紧张情绪。③幽门梗阻:是十二指肠球部溃疡常见的并发症,儿科比较少见。表现为上腹部疼痛于餐后加剧,呕吐大量宿食,呕吐后症状缓解。轻者可进流质食物,重者应禁食,补充液体,纠正水与电解质紊乱,维持酸碱平衡,保证输入足够的液体量。

(7)健康教育:①通俗易懂地介绍本病的基础知识,如疾病的病因,一般护理知识等。②向患儿讲解胃镜、钡餐、呼气试验等检查的基本过程及注意事项,取得患儿及家长配合,胃镜后暂禁食2小时,以免由于麻醉药影响导致误吸窒息。

五、出院指导

(一)饮食

养成定时进食的良好习惯,细嚼慢咽,避免急食;少量多餐,餐间不加零食,避免过饱过饥。禁食酸辣、生冷、油炸、浓茶、咖啡、酒、汽水等刺激性食物。

(二)休息

养成有规律的生活起居,鼓励适度活动。避免过分紧张,疲劳过度。合理安排学习。父母、老师不要轻易责骂孩子,减轻小儿心理压力,保证患儿充分的睡眠和休息。

(三)个人卫生

尤其是幽门螺杆菌阳性者,患儿大小便要解在固定容器内,饭前便后要洗手,用过的餐具,要定期消毒,家庭成员之间实行分餐制。家庭成员有幽门螺杆菌感染者应一起治疗,避免交叉感染。

(四)合理用药

让家长及患儿了解药物的用法、作用及不良反应,如奥美拉唑胶囊宜清晨顿服;制酸剂应在饭后 $1\sim2$ 小时服用;H_2 受体拮抗剂每 12 小时一次或睡前服;谷氨酰胺呱仑酸钠颗粒宜饭前直接嚼服等。抗幽门螺杆菌治疗需用二联、三联疗法。

(五)定期复查

定期复查,以免复发。当出现黑便、头晕等不适时,及时去医院就诊。

(王目香)

第八章

气管镜室护理

第一节 无痛气管镜麻醉护理常规

一、麻醉前护理常规

(一)物品准备

检查麻醉机、监护仪等仪器设备、氧气和吸引装置是否处于备用状态。气管插管箱用品齐全,并准备口/鼻咽通气道和喉罩等以备用。

(二)药品准备

准备常用的麻醉药物如丙泊酚等及其他急救药品,如阿托品、麻黄碱等。

(三)患者准备

(1)核对患者:姓名、性别、年龄等基本信息,麻醉知情同意书有无签署。

(2)检查患者禁食、水情况,一般患者术前禁食至少 6 小时,禁水至少 2 小时。评估患者ASA 分级、简要了解既往手术麻醉史、现病史等。

(3)心理护理:向患者说明手术麻醉的方法、作用和必须配合的有关事项,消除其恐慌紧张心理。

(4)每例患者应常规拍摄胸部 X 线检查及胸部 CT 检查,以确定病变部位、范围、性质和严重程度,帮助麻醉医师评估气道和肺部情况。

(5)建立有效静脉通道,常规监测心率、血压、呼吸及氧饱和度。

(6)哮喘患者预防性使用支气管舒张剂。

二、麻醉中护理常规

(1)给予患者面罩吸氧,配合麻醉医师进行麻醉。

(2)密切监测生命体征变化,尤其是患者意识、血压、呼吸、心率、SpO_2 的变化,如有异常及时汇报麻醉医师,并协助处理。

(3)保证输液管道的通畅,防止扭曲、打折或脱出,注意液体输注速度、余量、局部不良反应等。

(4)常见并发症及处理。①呼吸抑制：当出现氧饱和度明显下降时应暂停操作，提高吸入氧浓度并采用面罩辅助呼吸或控制呼吸，必要时行气管插管或置入喉罩。②喉、气管/支气管痉挛：口腔内分泌物、气管镜反复进出声门均可刺激咽喉部，诱发喉部肌群反射性收缩，发生喉痉挛；麻醉不充分、操作不规范和强行刺激声带、气管壁，可造成气管/支气管痉挛。一旦发生，立即停止检查，拔出气管镜，清除气道分泌物，使用支气管扩张药、激素等，必要时行气管内插管及人工通气。③反流误吸：严格禁食禁饮，一旦发生呕吐，立即采取右侧卧位，以及时清理口咽部呕吐物，观察生命体征，尤其是氧合情况，必要时在纤支镜引导下行气管内冲洗及吸引。④气道灼伤：多在高浓度氧气下应用手术电刀或激光引燃气管内导管所致。⑤心律失常：加强监测，以及时发现和处理。

三、麻醉后护理常规

(1)手术结束后，患者入苏醒室继续观察，内容包括患者神志、血压、心率、呼吸、脉搏血氧饱和度和有无恶心呕吐等并准确记录。

(2)苏醒室内严密监护，专人负责，防止发生坠床等意外事件。

(3)离室标准：住院患者 Aldrete 评分≥9 分，安全转运至病房，并做好交接；门诊患者改良麻醉后离院评分系统≥9 分，可由家属陪同离院。

(4)健康宣教：①进行无痛气管镜检查当日不可从事驾驶和高空作业等；②术后 2 小时禁食：支气管炎患者进行支气管镜检查后 2 个小时内应避免进食(包括喝水)以免造成误呛，2 小时后局部麻醉药效退去可先饮水，不会呛到才可进食；③术后观察身体变化：接受切片检查的患者术后应密切观察身体变化，短暂少量的血痰或咯血属正常现象，如出现咯血量较大、持续不停，有剧烈胸痛，呼吸困难，应立即找医师进行处理。

（王　虹）

第二节　气管镜介入治疗过程中的护理配合

气管镜介入治疗是一项合作性很强的手术，需要经过专门培训过的内镜小组，才能够顺利开展内镜下的治疗工作，这就对手术配合护士提出了很高的要求。

一、护理配合的重要性

在支气管介入治疗过程中，除了要求医师操作熟练外，护士在支气管镜的检查治疗中的管理和配合也非常重要。而熟练掌握术前、术中、术后的配合及护理，是保证支气管镜介入治疗顺利完成的有效措施。护士应认真仔细地做好配合工作，熟练掌握整个操作过程。在支气管镜介入治疗手术中，高质量的护理配合可以预防并发症的发生，提高手术成功率，减轻患者的痛苦，提高患者治疗的依从性，缩短手术时间。

二、支气管镜介入治疗前的常规准备

(一)术前心理护理

大多数患者均缺乏对支气管镜介入治疗术的了解,易产生恐惧心理和出现紧张情绪,因此,护理人员应具备高度的同情心和责任感,对于首次做支气管镜检查治疗的患者,在手术前要向患者仔细讲解支气管镜检查治疗的目的、方法、过程、注意事项及可能出现的情况,让患者有充分的心理准备,避免紧张、焦虑等不良情绪的影响,打消顾虑,以积极的心态配合手术。同时,应根据患者不同年龄层次,不同疾病,不同心理需求,有针对性地进行全程心理护理。另外护士熟练的术前准备,得体的语言,自信的态度,也会影响患者心态,可以增强患者的自信心及对手术治疗的依从性,这也是术前心理治疗的一个重要环节。

总之,支气管镜介入治疗前心理护理非常重要。术前良好的心理沟通是手术顺利进行的基础,是整个治疗中一项必不可少的重要工作。

(二)术前准备

1.患者准备

(1)签知情同意书。术前让患者及其家属认真阅读知情同意书并向其解释其中含义,确认患方已理解并接受知情同意书上详细内容,然后签名。

(2)术前禁食水 6 小时。

(3)手术安全性评估,内容包括血压、血糖、血常规、肝功能、肾功能、心功能、出血时间、凝血时间等。

(4)为减少支气管分泌物,术前半小时肌内注射阿托品 0.5 mg。精神紧张者可肌内注射地西泮 10 mg 以达到镇静的效果。

(5)局部麻醉。利多卡因喷雾喷鼻腔、咽喉部。向咽喉部喷药时,嘱患者张口吸气;向鼻腔喷药时,嘱患者用鼻深吸气。术前每 3～5 分钟喷药 1 次,共喷 3 次,每次每部位 3～5 喷。剂量 3～5 mL。鼻甲肥大时可用 0.5% 麻黄素滴鼻腔 1～2 次,以收缩鼻腔毛细血管,减少黏膜充血、水肿。麻醉成功的患者咽喉部有麻木感、异物感,吞咽困难,咽部对刺激反射减弱或消失。或采用雾化吸入法,将 2% 利多卡因 10 mL(或 1% 丁卡因),加入雾化器让患者雾化吸入。

(6)告知患者术中可能出现的不适及配合要点、注意事项。

(7)询问过敏史及病史,备好近期 X 线胸部检查结果、肺部 CT、出凝血时间和血小板检测报告,严格掌握手术适应证和禁忌证。

(8)其他准备:取下患者的活动义齿及佩戴的饰品手表等交其家属保管。

若为静脉复合麻醉,则按全麻护理常规进行。

2.术中急救药品及物品准备

备齐常用的急救药品及物品,如舌钳、开口器、简易呼吸囊、气管插管等,合理放置,便于取用,确保处于备用状态,一次性物品及药品不过期。

3.术中用药的常规准备

(1)术中局部用麻药:2% 利多卡因 20 mL。

(2)术中局部用止血药:1% 肾上腺素 1 mL 加生理盐水稀释至 10 mL,血凝酶 1 kU 稀释至 6 mL(或凝血酶 500 U 稀释至 10 mL)。

4.器械及物品准备

活检钳,细胞刷,吸氧装置,无菌纱布,无菌生理盐水及容器,无菌液体石蜡,载玻片及其他标本容器等。

除上述常用物品外,还应根据不同的治疗方法及手段备齐相应的物品,如球囊扩张压力泵,球囊扩张压力导管,注射针,吸引活检针,不同型号的支架,粒子植入器,不同型号的导丝,圈套器,异物钳等。一般说来,支气管镜介入治疗前应备齐可能涉及的各种物品,以满足不同的治疗方法和多种治疗方法同时开展的需求。同时,应查看这些物品功能是否良好,一次性物品是否过期。

5.设备

治疗型的电子气管镜及主机、负压吸引器、心电监护仪、二氧化碳冷冻仪、氩等离子体凝固仪等。另外根据不同的治疗方法备相应的仪器设备,如硬质气管镜及其配套器械、激光仪、光动力仪、微波治疗仪等(特别提示:各种仪器设备摆放要合理有序,并调试各仪器,保证其处于备用状态)。

三、支气管镜介入治疗中的常规护理配合

(1)现场应有两名训练有素的专业护士协助术者完成整个手术过程,一名器械护士,一名巡回护士。

(2)工作系统中输入患者资料,连接并调试好各仪器设备。常规进行血氧、心电、血压等监测。为静脉复合麻醉患者建立静脉输液通路。

(3)协助患者摆好体位:协助患者平卧于检查床上,头稍向后仰,下颌抬高,两手放在躯干两侧,全身放松,力求感觉舒适以利于电支镜的顺利插入,根据病情需要可调整体位。遮盖住患者眼睛,以免进出镜子时冷光源刺激眼睛,同时避免操作时液体进入眼睛。

(4)如果经口进镜,进镜前要为患者放置牙垫并固定。进镜过程中可抬起患者下颌,以使术者更顺利地进镜到声门。

(5)进镜过程中安慰鼓励患者,应用沟通技巧,使患者得到抚慰,减轻疼痛。镜子进声门时告知患者可能的刺激,嘱患者行深呼吸及张口平静呼吸,不憋气,手术过程中不摇头,不用手抓镜子,如有需求可用手势示意,正确配合可避免不良反应。

(6)及时喷注麻药。当镜子过声门前应向两侧的梨状隐窝喷注麻药。进镜至声门后、主气道及左右主支气管时,从镜身活检孔中分别注入2%利多卡因2～3 mL。注药方法:用20 mL注射器抽吸2%利多卡因2 mL,并加入5～10 mL空气加压从活检孔里注入。此注药法能使药液充分分布在气道黏膜上,以达到良好的麻醉效果。

(7)手术过程中必要时间断从操作孔道注入少量生理盐水冲洗以保持视野干净,如口腔中有分泌物,应及时吸出。

(8)器械护士术中应时刻密切观察显示屏,完全了解术野情况,并用眼睛余光掌握术者操作,与术者密切配合,认真听术者指令,准确敏捷地传递器械,以保证手术的连贯性,缩短手术时间。并随时根据手术进展及治疗手段迅速采取各种措施或传递不同工具。

(9)整个手术过程中应做到处处以术者为中心,为术者努力创造有利于手术操作的各种条件,例如传递各种器械进操作孔道时,应尽量高举器械后端以方便术者专心快速操作,使术者赢得最佳操作时间。

(10)术中所用药物护士必须再复述一遍药名、剂量、用法,确保正确无误方可应用,并保留安瓿瓶再次核对。

(11)整个手术过程中密切观察患者病情变化,做好抢救准备。严密观察患者血氧变化,观察有无呼吸困难、窒息、喉痉挛、发绀等现象发生;观察有无心率增快、血压升高等现象,如有异常应立即提醒医师,根据情况及时处理,必要时暂停手术及时抢救。

(12)在整个操作过程中,护士应反应敏捷,判断准确,操作熟练,动作轻柔,与医师配合密切,在处理意外情况时应沉着冷静,果断及时采取措施。

四、支气管镜介入治疗中的特殊护理配合

(一)二氧化碳冷冻术中的护理配合

1.护理配合

(1)术前准备:除术前常规准备外,重点保证二氧化碳冷冻仪气罐里气源充足,备齐不同型号消毒处理后的冷冻探针,接电源,探针连接冷冻仪,打开气源,检查其是否处于备用状态,脚踏放置位置便于操作。

(2)术中配合:首先按常规护理配合协助术者进镜检查,必要时协助术者对病灶进行其他治疗。手术中根据术野情况和不同的治疗目的及手段,迅速判断应使用冷冻探针的型号,并与术者口头核实。认真听术者指令,快速敏捷的传递冷冻探针,并协助术者将探针置入患者气道内。探针进气管后密切观察探针所到位置,根据术者指令准确快速地踩下冷冻控制脚踏,然后密切观察探针前端的冷冻位置和冰球形成情况,确保位置正确,冷冻有效。

冻取(冻切):听术者指令踩下脚踏开始冷冻,在术者取下冻取物的瞬间迅速松开脚踏,协助术者将退出的气管镜前端和探针一起放入无菌生理盐水或蒸馏水中,待冻取物慢慢融化脱落,再退出探针,冷冻解除。

冻融:听术者指令踩下脚踏开始冷冻,同时开始默默计时,时间精确到秒,每个部位冷冻时间为1~3分钟,到时间后松开脚踏,待探针前端冰球融化后冷冻解除,再进行下一个部位的冻融,如此循环。

2.注意事项

(1)冻取时,在术者取下冻取物的瞬间或撤出镜子的过程中如果探针触到正常黏膜并冻上,一定要等完全解冻后探针从黏膜上松脱才能退出探针,不能强拉,以免损伤正常黏膜。

(2)冻取时如若不能一次成功取下冻取物,应立即松开脚踏,暂停,融后再重新开始冻取。

(3)冻融时探针前端的金属探头要完全送出活检孔道,使探头与治疗区域黏膜充分接触,以免在活检孔道内形成冰球,影响治疗效果和镜子寿命。

(4)气管狭窄患者在冻融治疗时,避免冰球过大,以免气管完全被冰球闭塞导致患者严重缺氧,必要时及早停止重新再冻。

(5)每次冻后必须等探针前端的冰球完全融化后才能从活检孔道退出冷冻探针,不可强拉。

(6)保护探针不打折,气罐应在常温存放,温度太低影响冷冻速度。保证气罐内气体充足。

(二)氩等离子体凝固术应用中的护理配合

1.护理配合

(1)术前准备:除备齐各种常用物品、药品及仪器设备外,保证氩气刀仪功能正常,气源充足。消毒处理后的软电极连接机器,连接电源调试功率至备用状态,为患者贴好负极板并与机器连

接,确保负极板连接有效。脚踏板放至便于术者操作的地方。

(2)术中配合:首先按常规护理配合协助术者进镜检查,必要时协助术者对病灶进行其他治疗。仔细观察病变情况,认真听术者指令,快速敏捷地传递软电极,并协助术者将软电极置入患者气道内,定位准确后术者踩脚踏开始烧灼。如果烧灼后喷管末端有炭化物和气道内脱落物附着,则配合术者迅速退回软电极,用无菌纱布擦拭掉前端的附着物,保持软电极清洁、通畅,治疗有效。在烧灼过程中密切观察术野情况;如果局部有活动性出血情况,遵术者指令通过活检孔道向出血部位推注止血药;如果治疗部位黏膜过于干燥,则通过活检孔道向干燥部位注水 $2\sim$ $3\ mL$。

2.注意事项

(1)避免气管镜前端着火、烧坏气管镜和烧伤患者气道黏膜。气管镜前端着火是氩气刀烧灼治疗过程中最常见的意外。导致着火的因素:①在烧灼过程中软电极前端距气管镜前端太靠近;②术者一次踩脚踏连续烧灼时间过长,局部温度过高;③烧灼局部炭化物积聚,干燥;④高浓度给氧。

现实工作中引起着火的原因往往是以上多种因素综合作用的结果,因此要尽量避免以上情况。所以在烧灼过程中应注意软电极头部距气管镜前端必须有一定距离,一般为 $1\ cm$ 以上;同时护士要尽到提醒义务,必要时提醒术者及时松脚踏,短时间暂停后再烧灼;如果烧灼局部炭化物积聚、干燥,则及时通过活检孔道向干燥部位注水 $2\sim3\ mL$。

一旦发生着火现象,应立即向患者气道内注水 $5\sim10\ mL$,并迅速撤出气管镜。

(2)在氩气刀治疗过程中,软电极应稍做盘曲再放置,避免喷管滑落台面而污染。如发生污染或疑为污染则应重新更换再使用。

(3)软电极在使用或保管的过程中不能打折,以免外管破损漏气,漏气处易发生喷火。软电极陶瓷头一旦严重损毁,应立即更换软电极。

(4)护士应对等离子氩气刀仪工作原理及操作流程熟练掌握,对常见故障能迅速排除。

(三)电圈套器应用中的护理配合

1.护理配合

(1)术前准备:除术前常规准备外,另备气源充足、功能良好的氩气刀仪一台,接通电源并连接各导线,功率调试至备用状态。为患者贴好负极板并与机器连接,确保负极板连接有效。脚踏板放至便于术者操作的地方,无菌电圈套器连氩气刀仪。

(2)术中配合:首先按常规配合术者行气管镜检查,认真观察肿物(肿瘤、息肉、肉芽)的位置、大小及形态。认真听术者指令,快速敏捷地协助术者将圈套器通过气管镜操作孔道置入气道,在肿物处缓缓送出电圈套器前端的金属圈,待金属圈完全套住肿物并滑向肿物根蒂部时,与术者踩电切脚踏同步进行缓缓回收金属圈,肿物切下。然后迅速配合术者钳取或冻取出气道内已切下的肿物。

如为多发肿物,可重复以上操作。在套取肿物的过程中,可根据肿物的大小及形态随时调整金属圈的大小。每次套取后,应及时用无菌纱布清理掉金属圈上残留组织及血迹以备用。

2.注意事项

(1)准确调节电切电凝功率,功率应从低起逐步向上调($30\sim50\ W$)。

(2)每次回收金属圈的电切时间应根据肿物基底部的大小及韧度而临时掌握,一般为 $1\sim$ 5 秒/次,肿物即可切下。

（3）每次切下肿物后应迅速配合术者快速将肿物取出,以免其滑向更远端的气道。

（4）及时留取切下的肿物送病理检验。

（5）治疗过程中,圈套器应稍做盘曲再放置,避免圈套器滑落台面而污染。如发生污染或疑为污染则应重新更换再使用。

(四)腔内放射性粒子植入过程中的护理配合

1.护理配合

（1）准备:除术前常规准备外,另备一次性粒子植入针1～2根,放疗粒子若干,备简易防护放射线操作平台。参与手术者穿戴放射防护设备:防辐射眼镜,铅衣,颈围等。

（2）术中配合:按常规配合术者行气管镜检查,必要时先协助术者对病灶进行其他治疗,或对病灶上坏死物进行清理。

在简易防护放射线操作平台上或防护箱内,用无菌技术把灭菌后的粒子装入粒子植入针前端1～2粒,平稳传递给术者并协助术者将植入针通过气管镜操作孔道置入气道,待术者将植入针远端的穿刺针刺入病灶后,推进针芯植入粒子,同时术者缓缓从病灶中退针,认真观察植入情况,然后协助术者把植入针从操作孔道退出。如此循环往复。

2.注意事项

（1）每次植入针从操作孔道退出后要及时检查植入针内有无残留粒子,若有残留,应重新植入。

（2）退出植入针后应认真观察气道内粒子植入情况,若植入不充分(部分露在气道内)或掉落在气道内,则应用活检钳及时取出消毒后重放。

（3）操作完毕及时用检测仪检测有可能遗落粒子的地方:操作台上,手术床头及周边,特别是吸引瓶里,因粒子体积小(直径0.8 mm,长度4.5 mm的圆柱体),掉落气道里的粒子极易被吸走。若有,及时回收,以防放射线扩散。

（4）整个粒子植入过程严格无菌操作。

（5）整个操作过程中医务人员应穿戴放射防护设备,重视个人防护。

(五)球囊导管扩张术中的护理配合

1.护理配合

（1）术前准备:除术前常规准备外,另备球囊扩张压力泵,不同型号的外周球囊扩张导管,必要时备与球囊内径相匹配的导丝。

（2）术中配合:首先按常规护理配合协助术者进镜检查,必要时先协助术者对病灶进行其他治疗,或对病灶上坏死物进行清理。

认真观察气管或支气管内的病变位置和狭窄程度,根据病变位置选择不同型号的球囊扩张导管,压力泵里抽无菌生理盐水20～30 mL,连接球囊扩张导管。遵术者指令传递扩张导管从气管镜操作孔道进病变部位,待球囊完全送出操作孔道并置于狭窄部位时,旋转压力泵活塞向球囊内注水,压力由低向高依次递增,同时密切观察扩张局部情况,确保扩张位置正确,球囊无滑脱,达到所需压力后持续球囊扩张状态1～2分钟,整个扩张过程中密切监测患者血氧,必要时暂停扩张。1～2分钟后将球囊完全排空,抽尽球囊内生理盐水使球囊收缩,协助术者撤出球囊扩张导管,若撤出时阻力较大应停止操作,并将球囊和镜子作为一个整体取出再撤回。然后根据狭窄的扩张程度再进行充分扩张,必要时用导丝引导插入。每次扩张后观察局部黏膜有无出血情况,必要时遵术者指令局部喷注止血药。

2.注意事项

(1)选择什么规格的球囊。一般来说,长度在 2.5～4 cm,直径在 1.0～1.5 cm 的球囊较合适。球囊规格的选择主要为球囊直径的选择,若狭窄部位为气管则选择直径较大的球囊,若狭窄部位为支气管则选择直径较小的球囊。

(2)球囊置入狭窄部位后应使球囊均匀超出狭窄的两端,以使球囊扩张后整个狭窄段都被扩张。如果球囊膨胀后自狭窄处向上或向下滑脱,则应抽出囊内水重新固定位置扩张。

(3)扩张过程中密切监测患者血氧,观察患者有无缺氧情况,如果血氧下降则暂停扩张,及时加大给氧量,以免患者严重缺氧。

(4)每次扩张前要确保球囊完全进入气道,否则扩张时可能损伤气管镜。

(5)扩张时间的选定。气管内扩张一般为 30 秒至 1 分钟,支气管扩张时间根据患者对一侧支气管完全堵塞的耐受程度而定,一般为 30 秒至 1 分钟。一般情况下,第一次扩张时间短,但随着扩张持续时间逐渐延长。

(6)向球囊内注水时其压力通常由低向高依次递增,但不能超过球囊的额定最高压力,以防球囊破裂。

(六)支架置入术中的护理配合

1.护理配合

(1)术前准备:除术前常规准备外,备齐不同型号的支架、导丝、定位尺、液状石蜡、消毒后的尼龙线等。

(2)术中配合:麻醉前让患者咬住牙垫并固定。按常规配合术者经口进镜检查,必要时先协助术者对病灶进行其他治疗,或对病灶上坏死物进行清理。重点检查病变部位及长度。检查过程中协助术者用气管镜测量病变下缘及病变下缘各距门齿的距离,计算出病变长度,选择相应规格型号的气管支架备用。协助术者经气管镜操作孔道放置导丝,导丝通过狭窄段后撤回气管镜,固定导丝,将输送器鞘在导丝的引导下送入气道,远端通过狭窄段,固定鞘管,快速退回输送器内芯连同导丝,将装有支架及顶推管的内管放入鞘管内,用定位尺前端卡在鞘管上顶住牙垫,后端固定顶推管,后退输送器鞘管,然后退出顶推管、内管及鞘管,支架即释放在病变部位。

气管镜下观察支架释放情况,若支架自膨不充分,可协助术者用球囊扩张导管插入支架内进行扩张,以帮助支架膨开。

最后,确认支架位置正确,自膨良好后,剪断并缓缓抽出支架上缘外延的尼龙线。

2.注意事项

(1)若为气管、支气管瘘患者,必须备用被膜金属支架。

(2)支架置入前必须确保上缘有回收线,以方便支架取出。

(3)若为良性狭窄患者,支架放置时间短,则在支架置入前应在支架下缘连一圈尼龙线,这样支架上下缘均有线,以备随时小范围调整支架位置。

(4)反复器械操作易引起声门水肿,必要时遵医嘱给予糖皮质激素应用以减轻水肿。

(七)黏膜下药物注射中的护理配合

1.护理配合

(1)术前准备:除常规准备外,另备一次性注射针一支,术中用于黏膜下注射药,并把药物抽吸好摆放在安全易取的位置。

(2)术中配合:首先按常规配合术者行气管镜检查,先协助术者对病灶进行其他治疗,对病灶上坏死物进行清理后配合术者对病灶进行多点注射。

认真观察病灶情况。注射针进操作孔之前应先连接抽好药的注射器排尽注射针内空气,协助术者将注射针通过气管镜操作孔道置入气道,待明确看到注射针前端露出气管镜并置于病灶上,遵术者指令方推出针头,直视下针头刺入 3～4 mm(必要时帮术者固定镜子以方便针头刺入),然后缓缓注药,退回针头。再选择另一注射部位进行以上循环操作。注射完毕,退回针头,从操作孔道撤回注射针。

2.注意事项

(1)注射针进出气管镜操作孔道的过程中必须保证针头退回在针套内,以免刺坏或划伤气管镜。

(2)注射前应排尽针内空气,以免把少量空气注入病灶。最后应抽少量无菌生理盐水把注射针内残留药液缓缓注入病灶,以达到最佳治疗效果同时又避免药液浪费。

(3)在推注药液的过程中若感到阻力过小,应确认针头是否刺入,必要时重新刺入再注射。

(4)如注射的是化疗药,那么整个操作过程应注意医务人员的个人防护。

(八)激光治疗中的护理配合

1.护理配合

(1)术前准备:除常规准备外,另备激光治疗仪一台,消毒处理后的石英光导纤维、导丝各一根。接通电源调试功率,脚踏板放至便于术者操作的地方。医护人员戴防护眼镜。

(2)术中配合:首先按常规护理配合协助术者进镜检查,必要时协助术者对病灶进行其他治疗。光导纤维接治疗仪,预热治疗仪,调试激光功率 100 W,波长 1 064 nm。

协助术者将光导纤维通过气管镜操作孔道导入气道,伸出支气管镜远端至少 1 cm,应用可见红光定位,对准目标约 0.5 cm,功率一般调试至 20～40 W,术者踩下脚踏开始照射,每次照射(脉冲时间)0.5～1 秒,间隔 0.1～0.5 秒。如此循环照射。

照射过程中,应及时用无菌纱布擦拭掉光导纤维末端黏附的分泌物、坏死组织及焦痂,以免影响照射效果。同时,配合术者及时清除照射过程中气道内产生的焦痂及坏死组织,以免影响视野或阻塞气道。

2.注意事项

(1)激光烧灼时尽量暂停氧气,以免出现氧气点燃的情况,若需吸氧,吸氧浓度应低于 40%。

(2)光导纤维必须伸出支气管镜操作孔道至少 1 cm,以免激光损伤支气管镜。

(3)照射时应注意激光距病变组织的距离(4～10 mm)和功率的选择(一般 20～40 W)。

(4)激光应和气管、支气管相平行,避免垂直照射气管、支气管壁,以免引起管壁穿孔。

(九)微波治疗中的护理配合

1.护理配合

(1)术前准备:除常规准备外,另备微波治疗仪一台,消毒处理后的微波辐射器。脚踏板放至便于术者操作的地方。

(2)术中配合:首先按常规护理配合协助术者进镜检查,认真观察气道内病变情况,必要时协助术者对病灶进行其他治疗。微波辐射器接治疗仪,开机。

协助术者将微波辐射器通过气管镜操作孔道导入气道,伸出支气管镜远端后将插入或深入到腔内病灶的内部或表面,输出功率 40～70 W,术者踩下脚踏开始辐射,每次辐射时间为 3～6 秒。如此循环辐射。辐射过程中,应及时用无菌纱布擦拭掉微波辐射器末端黏附的分泌物、坏死组织及焦痂,以免影响辐射效果。同时,配合术者及时清除辐射过程中气道内产生的坏死组织,以免影响视野或阻塞气道。

2.注意事项

(1)可根据不同需要调节输出功率,一般 40～70 W,不得超过 80 W。辐射时间不宜超过 7 秒。

(2)可根据病灶的形状与治疗目的选择不同的微波辐射器:接触式和插入式,接触式末端为柱状,多用于扁平病变;插入式末端为针状,多用于隆起病变及止血治疗。

(3)微波辐射器末端必须伸出支气管镜操作孔道 2.5～3 cm,以免支气管镜操作孔道受热损伤镜子。

(4)微波治疗仪开机前微波输出口必须连接电缆及辐射器,不能空载开机。

(5)调试输出功率时应用纱布包住辐射器。

(6)植入心脏起搏器的患者不能进行微波辐射。

(十)支气管肺泡灌洗技术中的护理配合

1.护理配合

(1)术前准备:除常规准备外,备 37 ℃无菌生理盐水 200 mL,一次性无菌回收瓶数个。

(2)术中配合:首先按常规护理配合协助术者进镜检查,认真观察气道内管腔、黏膜病变情况,吸尽气道内分泌物,确认灌洗部位。连接一次性无菌回收瓶,遵术者指令从气管镜操作孔道加压注入 37 ℃无菌生理盐水 20～30 mL,5 秒后开始负压吸引,灌洗液回收至一次性无菌回收瓶内。必要时重复灌洗、回收,回收液迅速送细胞学、细菌学检查。

2.注意事项

(1)灌洗过程中负压吸引器的负压一般不超过 0.04 MPa,以免负压过大损伤支气管黏膜引起出血,必要时注入止血药。

(2)及时吸出患者气道内及口腔内分泌物。

(3)灌洗过程中如患者反应明显,剧烈咳嗽,或有缺氧情况,应暂停操作,加大给氧量,嘱患者放松身心行深呼吸。

(4)及时送检回收液。

(十一)大容量全肺灌洗技术中的护理配合

1.护理配合

(1)术前准备:除常规准备外,备 37 ℃无菌生理盐水 2 000 mL(500 mL 瓶装,用后空瓶用来盛装回收液),小型号的电子气管镜或纤维支气管镜(一般用插入管直径 2.8 mm 的镜子)。

(2)术中配合。连接灌洗装置:灌洗瓶悬挂于距手术床约 100 cm 的高处,连接好负压吸引装置。待麻醉医师在全麻下插入双腔气管插管,左右肺隔开通气后,在灌洗侧气管插管口连接一个三通接口,一端接灌洗瓶,一端接负压吸引瓶,开始行单侧肺灌洗。打开灌洗三通,灌入液量约 1 000 mL;然后行负压吸引,观察并记录回收液,然后把回收液单独盛装。如此循环灌洗,直到回收液由浑浊变为无色澄清为止。

一侧肺灌洗完毕后,间隔约 50 分钟后,同样方法灌洗另侧肺。

2.注意事项

(1)在灌洗的过程中给予灌洗侧胸壁叩击或振动,使沉着的蛋白或粉尘易随灌洗液排出。

(2)准确记录灌洗次数和灌洗量,每次灌洗后的回收液应单独盛装,标记次数和量,方便术后送检及观察。

(3)术中密切观察患者的血氧及生命体征变化,间断予以加压纯氧通气。

(4)大量的灌洗液一定要加温至 37 ℃,使其与体温相同,以免刺激机体。

(5)灌洗完毕后,必要时协助术者常规进镜行气道检查,吸尽患者气道内及口鼻内分泌物。

(十二)支气管镜引导下气管插管术中的护理配合

1.护理配合

(1)术前准备:除常规准备外,备气管插管一根,无菌液状石蜡。

(2)术中配合:若经口进境,则应先为患者放置牙垫。进镜前,首先用无菌纱布蘸取无菌液状石蜡涂抹支气管镜的外壁,将气管插管套于支气管镜外,按常规护理配合协助术者进镜(经鼻或经口),待吸尽气道内分泌物后,协助术者快速将气管插管顺着支气管镜置入气道内,然后在气管镜的直视下调整气管插管的位置,确认位置合适后固定插管,协助术者缓缓撤出气管镜。注射空气入气囊,观察患者两侧胸廓的呼吸运动是否对称,确认气管插管位置合适后遵术者指令用胶布牢牢固定气管插管(若是经口插管固定前先撤下牙垫)。

2.注意事项

(1)气管插管型号的选择:若是经口插管应选择口径较大的气管插管,通常其直径在 7.5 mm以上。经鼻插管可选择口径较小的气管插管,通常其直径在 5~6 mm。

(2)若是选择口径较小的气管插管,那么支气管镜也应选择直径较小的型号,一般检查型支气管镜(直径 4.9 mm)可满足需求。

(3)操作者动作应熟练、准确、轻巧,以缩短插管操作时间。

(十三)综合治疗中的配合

1.术中配合

由于不同患者气道病变的疑难程度不一,加之气道病变的复杂性,为了达到最佳治疗效果,临床上在支气管镜介入治疗技术中,实际上往往是两种或两种以上不同的治疗技术同时应用,以期达到最佳疗效,从而达到理想的治疗目的。那么这就对术中的护理配合提出了更高的要求,从术前准备到术中配合,都要求护士做更多的工作,考虑得更细致、周到,操作得更熟练、敏捷。

术前的物品准备,除常规准备外,还要准备有可能涉及的治疗手段所需要的仪器设备及相应的治疗器械。保证各仪器设备功能正常、备用,摆放合理;各治疗器械齐全、充足。

术中配合护士要做到注意力高度集中,传递器械敏捷、到位,防止因护理配合不熟练而导致医疗差错或事故。护士在手术中要根据不同的治疗技术而采取相应的措施,与术者密切配合,当好术者的好助手。

2.注意事项

(1)多种治疗技术综合应用时,术前往往并不十分确定要采取的治疗项目,因此,术前准备就比较烦琐,要备好有可能涉及的各种仪器和物品,充分准备,有备无患,从而保证手术的顺利进行。

(2)综合治疗时往往手术时间长,手术难度大,一般采用静脉复合麻醉法,那么术中就应更密切观察患者的病情变化,必要时立即处理。

(3)采用的治疗技术项目越多,术中所用物品和器械越多,如冷冻探针、氩气刀软电极、圈套器、活检钳等,而这些器械又很难规范放置,所以术中一定要对这些器械灵巧管理,每次用后盘曲好合理放置,避免因放置不当、滑落而污染。

（4）护士应对常用仪器、设备工作原理及操作流程熟练掌握，对常见故障能迅速排除。

（十四）其他操作中的配合

1.硬质气管镜的应用配合

（1）配合：除备齐常规用物外另配硬质气管镜系统及其配件、目镜等，连接硬质镜系统确保仪器处于备用状态。硬镜镜体先用液状石蜡润滑，将连接电视的观察目镜插入硬镜内，传递给术者。协助患者平卧，肩背部下垫一垫子，使其头后仰，便于硬镜插入。进镜前在患者下牙上垫一纱布，以保护患者牙齿。硬镜过声门后，迅速接住术者撤出的目镜，同时把接好负压吸引管的电子支气管镜传递给术者进行下一步治疗。

（2）注意事项：①进硬质镜过程中密切观察患者口腔情况，避免患者舌头卡在牙齿和硬镜之间，避免硬镜损伤口腔，必要时采取干预行为避免损伤。②对于个别声门狭窄的患者应及时为术者更换较小型号的硬质镜。③在插入和拔出硬质镜的过程中应注意患者有无牙齿松动或脱落现象，如有脱落，及时从口腔取出，避免造成其他意外伤害。

2.活检钳取活检护理配合

（1）配合：首先按常规护理配合协助术者进镜检查，认真观察气道内病变情况。将活检钳在闭合状态下插入气管镜操作孔道，待活检钳送出孔道约 3 mm 后，张开活检钳，靠近活检部位，钳口紧贴钳取部位后，听术者指令进行钳夹，当确认已夹住病变组织后，将钳子拉出，将取出的组织吸附在小滤纸上，然后将吸附组织的小滤纸放入福尔马林溶液中固定送病理检查。必要时重复上面操作，以保证取得足够的病理组织。

（2）注意事项：①活检后出血是最常见的并发症，因此钳取时一定要注意尽量避免钳取过深、过量，钳取后一旦有活动性出血，局部可给予止血药应用。②为提高钳取的成功率，钳取时叮嘱患者尽量避免咳嗽。

3.淋巴结针吸活检护理配合

（1）配合：按常规护理配合协助术者进镜检查，到达预定穿刺点后，协助术者将尾端连有 30 mL 空注射器的穿刺针由操作孔道送入气道，当看到穿刺针的金属环露出气管镜时，分别将内外针推出并固定，待术者将穿刺针刺入预定的气道黏膜内后，抽吸尾端的空注射器 10～20 mL，持续 10 秒，维持负压，这期间术者在保证穿刺针不退出气道黏膜的情况下不断地以不同方向进出病灶，从而使细胞从结节或肿物上脱落而吸入穿刺针。然后在依然维持负压的情况下拔针，将穿刺针活检部退回保护套内，从操作孔道撤出穿刺针。

取出穿刺针，在穿刺针末端连接含 50 mL 注射器 1 副，用力推针栓将穿刺物推至玻片上的固定液内（事先在玻片上滴固定液少量，穿刺针头插入固定液用力推），立即送病理检验。或立即涂片后立即将玻片放入盛有固定液的瓶内送病理检查，避免穿刺液干燥而影响病理结果，良好的标本在玻片上可见较多颗粒样物质。

（2）注意事项：①穿刺针进操作孔道前应先检查穿刺针活检部进出状态，确保正常。②在操作过程中，穿刺针的活检部必须完全退回外套中才能进出气管镜操作孔，只有看到穿刺针的前端才可以将穿刺针的活检部推出，这样才能有效保护气管镜不被穿刺针损伤。③推出活检部是一定要注意保持气管镜前端与气道黏膜有距离，不能推出穿刺针而损伤非穿刺部位黏膜。④由于组织学穿刺活检针是依靠穿刺针口的锋利将组织切割挤入针内，要依靠负压抽吸才有可能不脱落，因此拔针时一定要维持负压。

4.细胞刷刷检术中的护理配合

（1）配合：按常规护理配合协助术者进镜检查,到达刷检部位后,协助术者将毛刷从气管镜操作孔道插入气道,在病变部位进行刷检,采集标本后将毛刷退出立即进行图片固定送检。若是进行细胞学检查,则在预刷检前听术者指令推出刷头,刷后退回刷头再撤出毛刷,把毛刷头用无菌剪刀剪到无菌小瓶内送细菌室检验。

（2）注意事项：若是进行细胞学检查,那么毛刷在进出操作孔道过程中一定要把刷头退回到刷套内,以免杂菌污染而影响实际检验结果,刷检后应用无菌剪刀剪下刷头。

五、介入治疗后的处理

（1）继续观察患者情况,若病情稳定则撤下患者身上各监护导线、牙垫、负极板等,吸出患者口腔内分泌物,为患者整理衣物,送患者安返病房。

（2）整理术中用物,废弃术中使用或打开的一次性物品,如活检钳、球囊扩张导管、活检针、注射针等。

（3）各设备仪器复原、备用。无污染时清洁擦拭即可,有血液或体液喷溅污染时用 $500\sim1\,000$ mg/L 含氯消毒液擦拭其表面,吸引瓶用 $500\sim1\,000$ mg/L 含氯消毒液浸泡 30 分钟。

（4）对接触患者破损黏膜的各非一次性治疗用品（属高度危险性物品）如圈套器、软电极、冷冻探针、微波输出头等,先清洁处理后送环氧乙烷灭菌处理,备用。

（5）气管镜的清洗、消毒与保养：由于气管镜是一种侵入性操作,有可能导致组织损伤,因此消毒灭菌不彻底,可能引起医源性感染,甚至有可能形成生物膜,这将对患者造成更大的危害。这些年,有关内镜引起感染的例子甚至医疗纠纷也时有发生。因此,镜子使用后的规范清洗和消毒已越来越引起相关人员的重视。而规范的清洗、消毒和保养又可以延长镜子的使用寿命,在节约经济支出的同时又更好地为患者提供了服务,这也是每个人所希望的。

1）依照《内镜清洗消毒操作规范》和《诊断性可弯曲支气管镜应用指南》,对支气管镜进行清洗、消毒和保养。主要流程及注意事项,概述如下。①初洗：装防水帽,在流动水下彻底冲洗、擦洗镜子外表面各部位,卸下所有可以取下的阀门、按钮并洗净；毛刷刷洗活检孔道和吸引孔道,两头见刷毛；接灌流器冲洗镜子内腔。②酶洗：将洗净擦干的镜子连同各按钮、阀门一并放入配制好的酶洗液中浸泡,接灌流器用酶洗液冲洗镜子内腔及管道。酶洗液的配制和浸泡时间依照产品说明书。③清洗：酶洗液浸泡后,用水枪或灌流器彻底冲洗各腔道,以去除管道内的多酶洗液及松脱的污物,同时冲洗内镜的外表面。④消毒：将洗净擦干的镜子连同各按钮、阀门一并放入配制好的消毒液中并全部浸没,镜子各腔道注入消毒液。消毒液的配制和浸泡时间依照产品说明书。⑤终洗：更换手套,取出消毒好的镜子和按钮,接灌流器清水冲洗镜子各管腔孔道,流动水下反复冲洗镜子外表面各部位及按钮,擦干镜身,气枪吹干内腔,装上按钮,取下防水帽。备用。

注意事项：①清洗纱布应当采用一次性使用的方式。②多酶洗液应当每清洗 1 条镜子后更换。③清洗毛刷在清洗流程中应随同镜子一起走,做到一用一消毒。④各种非一次性附件（异物钳、活检钳、细胞刷、圈套器、导丝等）需在超声清洗器内清洗 $5\sim10$ 秒,而且必须达到一用一灭菌。⑤特殊感染患者使用过的镜子延长消毒浸泡时间。当天不再用的镜子延长消毒浸泡时间。具体延长时间依照消毒液的品种而定。⑥当天不再用的镜子,消毒后用 75% 的乙醇对各管腔冲洗、干燥,悬挂储存于专用柜内。⑦每天诊疗工作结束后对各清洗槽刷洗,用 $500\sim1\,000$ mg/L 含氯消毒液进行擦拭。⑧每天诊疗工作开始前,必须对当日准备用的镜子再消毒。⑨及时更换消毒液,每天做化学检测。每季度对气管镜进行生物学检测并记录。⑩在清洗过程中注意爱护镜子,轻拿轻放,避免镜子打折,每次用后及时测漏,一旦发现有漏气现象立即停止使用,送专业人士检修,以避免镜子的进一步损坏。⑪清洗过程中要注意个人防护,穿隔离服,戴防护眼镜。

2)消毒液的选择:消毒剂种类较多,目前临床常用的消毒液一般有戊二醛和二氧化氯。戊二醛对人体有一定的毒性,对器械也有一定的腐蚀性。目前,所使用的二氧化氯已是稳定型的第四代消毒剂,以其广谱、高效、速效杀菌、低毒、环保而备受瞩目。同时,稳定型的二氧化氯还具有不凝固蛋白和容易清洗无残留毒性的优点。①广谱:对细菌、病毒、真菌、寄生虫、芽孢均有杀灭作用。②高效、速效:0.01%二氧化氯在5分钟内可杀灭细菌繁殖体的99.99%;0.035%二氧化氯在3分钟内可杀灭所有病毒;0.035%二氧化氯在3分钟内可杀灭所有真菌的99.99%;0.04%二氧化氯在3分钟内可杀灭细菌芽孢的99.9%。

配制方法:将活化后的二氧化氯按照360～400 mg/L的浓度进行稀释。即每100 mL"医院内镜专用消毒灭菌剂"用4.4～4.9 kg的自来水进行稀释。

注意:必须先进行活化再稀释。其活化前为淡黄色、略有气味的稳定型液体,其有效成分二氧化氯的含量不低于20 000 mg/L,活化5分钟后即可使用,其有效成分二氧化氯的含量不低于18 000 mg/L。

缺点:二氧化氯对金属有腐蚀性,消毒效果受有机物影响很大,其活化液和稀释液不稳定,因此要现用现配。

(王　虹)

第九章

消化内镜室护理

第一节 消化内镜诊疗区域的设置与院感管理

合理的布局和设置可为患者及工作人员提供良好的环境与工作动线,更是安全工作的基础。根据 FMS.8 要求,消化内镜中心的设计原则是:明确功能定位、形式适合功能、处处以患者为本。总体面积是根据诊疗工作的具体情况而定,包括开展的诊疗项目、每年诊治患者的数量、内镜技术水平等。设施布局应遵循 FMS.7 标准和国家的相关规定,并且符合《中华人民共和国消防法》。

一、内镜诊疗区域的布局和设置

内镜中心包含六大功能区域:操作区、候诊区、清洗消毒区、麻醉恢复区、教学区以及辅助区。以操作区为中心,其他各区为配合操作区而设置的。

(一)内镜操作区的设置

内镜操作区包含四间上消化道诊疗室,两间下消化道诊疗室,经内镜逆行胰胆管造影(Endoscopic Retrograde Cholangio-Pancreatography,ERCP),操作室一间,VIP 诊室两间。操作室数目的设计主要决定于诊疗人数。每个操作室的面积不小于 20 m²(房间内安放基本设备后,要保证检查床有 360°自由旋转的空间),保证内镜操作者及助手有充分的操作空间,开展治疗内镜或有教学任务的操作室可适当扩大面积。

每间诊疗室需要配备集成内镜主机、显示器、高频电发生器、医疗气体管道、电器信号线及网线、各种引流瓶及气体接口等。操作室内的物品与设施要求整齐划一,标识清晰可辨。

(二)麻醉恢复区(室)的设置

设立独立的麻醉恢复室,此区域内固定放置抢救车一部、麻醉车两部(进诊室施行麻醉时必备)。每个诊疗床配备一台监护设备、给氧系统、吸引系统及急救呼叫系统,由专业麻醉恢复护士进行监护。

(三)清洗消毒区(室)和镜库的设置

消化内镜中心设立独立的清洗消毒室,上下消化道清洗消毒设备分区,均配置全自动和(或)人工内镜洗消机器、附件清洗用的超声清洗机器、测漏装置、干燥装置等。设立独立的内镜存储室两间,备有恒温空调设施,保持温度 20~25 ℃,相对湿度 30%~70%;自动空气消毒机,每天

309

2 次循环空气消毒；且要满足避光、干燥、清洁的要求。

(四)ERCP 室的基本设置

ERCP 由于需要借助于 X 线机显影，所以诊室要求更大，约 50 m²，可以容纳内镜设备、监护设备及 X 线设备，还有足够的空间便于内镜医师、护士及助手操作各种设备。此外，还要有足够的区域提供给麻醉支持及监护复苏设施。各种附件应摆放在容易拿取的地方。设置独立的 ERCP 配件柜，柜内采取抽屉式挂钩，各种配件分类清楚，根据型号有序挂放，易于获取。诊疗结束后柜门关闭，整齐划一，同时严密监控温湿度。每天紫外线空气消毒机进行消毒，每季度行空气培养监测。设有内镜转运车，洁污明显区分。

ERCP 手术需要医生及护士在患者身边贴身进行操作，手术空间紧邻 X 线机，所以实行 ERCP 操作的内镜医师和护士均应接受规范的 X 线相关知识培训，并持证上岗，佩戴 X 线剂量监测卡，每季度检测 X 线照射剂量。每一个在 X 线机周围工作的人员都应该注意职业防护，穿铅衣（铅的厚度为0.2～0.5 mm）防护 X 线。还应该戴铅围脖以保护甲状腺。科室配备足够的防护设施，定期进行清洗消毒，并监测防护设备的完整性。

二、内镜中心医院感染管理

内镜中心作为医院的重点院感监控部门，更要注重医院感染管理工作的医疗质量控制，制定和完善内镜中心各项规章制度，落实岗位培训制度，将内镜清洗消毒专业知识和相关的医院感染预防与控制知识纳入内镜中心工作人员的继续教育计划。

(一)人员要求

从事内镜清洗消毒的工作人员应遵循 PCI.11 标准：医院为员工、医生、患者、家属或其他明确涉及医疗服务的照护人提供感染预防和控制的培训，相对固定，人员配备应与内镜诊疗量相匹配，指定一位内镜护士负责内镜清洗消毒质量的监测工作，每月进行生物学检测。

(二)监测内容

PCI.10 标准：感染预防和控制流程与医院的总体质量改进和患者安全计划相结合，采用在流行病方面对医院具有重要意义的监测指标。监测的内容包括：各种型号的内镜、活检钳、空气、使用中的消毒液、医务人员手表面、操作台、储镜柜等。对监测结果不达标的，应查找原因并有改进措施，直至监测合格。内镜数量少于等于 5 条的，每次全部监测；多于 5 条的，采用轮换抽检的方式，每次监测数量不低于内镜总数量的 25％。每条内镜每年至少监测一次。当内镜室负责清洗、消毒的工作人员变动时应增加内镜监测的比例和次数。当怀疑医院感染与内镜诊疗操作相关时，应进行致病性微生物监测。

(三)手卫生

手卫生是内镜的院感敏感性监测指标之一，医院及科室每月检查洗手设施齐全，每间诊室配备手卫生装置，采用非手触式水龙头，擦手纸，快速手消毒液。各电梯口、候诊区均有足量配置快速手消毒液，随手可得，应注意效期管理，在醒目位置注明开启时间和失效时间。

三、内镜清洗消毒流程

内镜使用应遵循 PCI.7 标准，医院通过确保充分的清洁、消毒、灭菌和恰当的储存来降低与医疗/手术的设备、器械和物品有关的感染风险，将所有用于患者诊疗操作后的内镜均视为具有感染性，使用后立即进行清洗消毒处理。不同系统（如呼吸、消化系统）软式内镜的诊疗工作应分室进行;上下消化道的内镜清洗消毒槽分区进行清洗消毒。

(一)内镜清洗消毒流程

内镜工作人员进行内镜诊疗或者清洗消毒时,应遵循标准预防原则和《医院隔离技术规范 WS/T311-2009》的要求做好个人防护,穿戴必要的防护用品,如工作服、防渗透围裙、口罩、帽子、手套等。

内镜清洗消毒流程应做到由污到洁,操作规程以文字加图片方式在清洗消毒室明显的位置张贴,使工作人员易于辨识,提高依从性和正确性。

(二)内镜清洗消毒质量控制

内镜清洗消毒质量控制的过程及记录应可追溯。每条内镜使用及清洗消毒情况包括:诊疗日期、患者标识与内镜编号均应具备唯一性,同时记录清洗消毒起始时间及操作人员姓名。使用中的消毒液应按说明书进行有效浓度监测,实时记录,保存期大于 6 个月。

(三)内镜的生物学监测

内镜的生物学监测结果、手卫生和物表的监测结果保存期应超过 3 年。每天诊疗工作结束后,应对诊疗环境进行清洁和消毒处理。各仪器设备整理备用,按设备物资部评估要求进行定期的预防性维护。

(王 虹)

第二节 消化内镜检查患者的安全管理

消化内镜检查是最常见的侵入性检查,诊治项目复杂、工作量大、患者交接频繁、存在较多的安全隐患。操作安全核查、预防跌倒的管理和患者交接是消化内镜诊疗操作中患者安全管理的关键环节。为确保患者安全,减少交接失误,医院依据 IPGS.4.1 标准使用操作安全核查表。

一、操作安全核查

医院就有创操作实施术前核查,并按相应的流程执行。核查实施应涵盖预约处核查、诊疗准备核查、诊疗操作前核查几项内容。依据安全核查表各项内容对患者进行核查评估,预约护士核对患者身份无误并初步排除内镜诊疗操作禁忌,确认检查时间。

(一)准备室检查前准备

患者进入准备室,再次按消化内镜诊疗操作核查表内容对患者逐项评估,除核对身份外,重点了解患者有无消化内镜诊疗操作禁忌,是否根据医嘱进行诊疗前准备,各项知情同意书是否签署完整等。

(二)诊疗操作间检查前

准备诊疗操作前核查是在患者进入诊疗操作间准备检查前,诊疗操作小组(至少医生、护士各 1 名)再次进行安全核查,医生重点了解患者病史资料,排除诊疗操作禁忌,明确诊疗目的及操作过程需要特别注意的事项,了解术前准备是否充分;护士重点了解患者体位是否正确,义齿等是否取出,是否按医嘱进行相关准备等,核查无误后方可进行诊疗操作。

实施内镜诊疗操作安全核查要从不同环节多次了解患者病史,及时给予相应的处理,避免严重并发症的发生,从而确保患者的医疗安全。

二、预防跌倒管理

IPGS.6 标准:医院制定并实施相应流程,以降低住院患者因跌倒导致伤害的风险。进行内镜检查的患者具有其特殊性,患者均为空腹,尤其是肠镜检查的患者更要求提前服用泻药,以保证检查中良好的视野,避免误诊。内镜中心为患者进行跌倒风险评估,内镜中心所有患者均为高风险的患者,对于特殊的患者,如高龄、行动不便、服用药物或者出血穿孔等急危重症患者优先进行诊疗,并设立特殊等待区域。该区域位于导诊台前方,靠近护士台,便于及时观察病情变化。预防跌倒措施包括:通过科内宣传栏、告示、预约单上温馨提示、预约时口头交代等形式进行预防跌倒、坠床的护理安全教育,告知患者家属陪同的重要性,指导患者来医院检查时着装简单合适,最好穿防滑鞋,合适的检查衣裤,以穿脱方便。

(一)加强预防跌倒与坠床的健康教育

在候诊时播放相关视频,指导患者正确上下检查床,正确使用轮椅、平车。教会患者如厕时,如有紧急情况,按厕所内呼叫器通知护士。

(二)环境整洁,标识清楚

保持候诊厅环境整洁,标识清楚,划分住院患者、危重患者、麻醉患者及跌倒高危人群候诊区域,有利于观察与护理;注意保持诊室、走廊、厕所地板的干燥。

(三)协助患者诊查

患者进入检查区域时协助患者家属正确使用轮椅或平车,对年老体弱患者协助搀扶入诊室,上下检查床时适当降低检查床高度,检查结束时保证有人搀扶并及时加床栏保护,操作过程中如果要变换体位应进行指导和协助,检查结束后叮嘱患者不要立即起床,应先平躺再慢慢坐起再下床。

(四)加强对麻醉胃肠镜检查患者的巡视

麻醉胃肠镜检查患者完全复苏后,护士监测患者的生命体征平稳并无头晕等不适才允许患者离开检查床,下床过程中仍然注意搀扶并让其在椅子上休息 30 分钟后才离开医院。并指导患者家属照顾患者预防跌倒。

三、患者交接

IPGS.2.2 标准:医院制定并实施交接的沟通流程。住院患者必须无缝式交接,由病房护士携带住院病历护送患者到内镜中心,当面与内镜护士进行交接,同时双方签名;患者检查后由内镜护士带回病房,再与病房护士当面交班,并签名;麻醉患者则交接给复苏室护士,再由复苏室护士交接给病房护士。

交接内容包括腕带、身份识别、意识、生命体征、知情同意书、检查资料、肠道准备情况、活动性义齿、皮肤完整性、术前术后用药情况、血管通道、切口敷料情况、留置管道、输液/输血情况、转运方式等。

(王 虹)

第三节　纤维胃镜检查技术及护理

一、发展史

消化内镜包括食管镜、胃镜、十二指肠镜、小肠镜、结肠镜、直肠镜、胆道镜、腹腔镜、母子镜、超声内镜、放大内镜、胶囊内镜等。硬式腔镜时代以前,临床上主要用于诊断消化管、消化腔的疾病。1939 年 Grafood 报道了首例经食管镜注射硬化剂治疗食管静脉曲张大出血止血成功。1946 年开展了腹腔镜下腹腔粘连带松解术。但由于硬式腔镜痛苦较大,意外较多,未能推广。自 1957 年纤维内镜问世后,开启了内镜发展、应用的新纪元,纤维内镜可以观察到人体内几乎所有腔隙管道,胃肠镜下微创手术治疗便迅速推广;随着电视内镜、电子内镜的开发,需要多人协作的复杂性治疗相继开展,如乳头括约肌切开取石术、取放支架、母子内镜的操作等,从而带动了先进的专用治疗器械的开发,使治疗内镜更安全、操作更容易、疗效更好。因此,目前消化内镜不仅可用于诊断疾病,还可用于微创治疗,使原本外科手术治疗的疾病,如食管狭窄支架放置术、良性息肉的切除术、肠套叠及乙状结肠扭转复位术、梗阻性化脓性胆管炎的鼻胆管外引流及乳头括约肌切开取石术等,相继由腔镜取代了传统的开腹手术。

随着内镜技术的不断发展,消化内镜检查及治疗已成为消化系统疾病诊治必不可少的手段。内镜作为一种侵入人体腔的仪器,由于其结构复杂,材料特殊,价格昂贵,使用频率高,因此,要求从事内镜工作的医护人员应遵循内镜的消毒、保养、维护、故障排除等程序,以减少或避免因维护与保养不当造成的内镜损伤。因胆道镜、腹腔镜手术出普通外科医师开展,故本章不予介绍。由于内镜技术发展迅猛,种类繁多,由于篇幅有限,本章选取了临床常用的纤维胃镜、电子胃镜、十二指肠镜、结肠镜、超声内镜、胶囊内镜重点叙述。

为了提高消化道疾病的诊断水平,医学界的先驱者们早在 18 世纪后期即开始考虑研制内镜。自 1795 年德国学者 Bozzini 用金属导管制成直肠镜以来,经历了硬式内镜、软式内镜、胃内照相机、纤维内镜等阶段。而照明则从原始的烛光,乙醇＋松节油燃油灯及电灯的反射光照明,发展到内镜前端微型电灯泡照明及现代的经光导纤维传导的冷光照明。

纤维胃镜开发后,其临床应用亦越来越广泛,除了在硬式内镜时代的直接观察病变进行诊断,检查中采集分泌物进行微生物学检验和用活检钳钳取活组织进行病理组织学诊断外,还可用于黏膜剥离活检、全瘤活检、细胞学检查、黏膜染色等以协助诊断。由于纤维胃镜检查盲区少,痛苦小,视野清晰,安全性高等优点,胃镜下开展的微创治疗迅速推广,如内镜下止血、摘除息肉、上消化道狭窄的扩张、食管胃内异物的取出、上消化道穿孔的封闭等,目前消化系内镜已进入治疗内镜时代。

由于纤维胃镜是精密仪器,加之在临床的应用日益广泛,如果维护与保养不当,容易造成内镜的损伤,从而影响其使用寿命。因此,每一位从事内镜工作的医护人员不但应掌握内镜的使用、消毒、维护、保养及发生故障后的处理方法,还应在临床实际工作中爱惜内镜并认真执行操作规程。

二、基本结构及原理

(一)基本结构

一套完整的纤维胃镜由光学系统及机械系统构成,光学系统包括导光、导像系统;机械系统包括弯曲及调节系统、注水注气系统和吸引活检通道。

1.前端部

即内镜的头部,包括下面结构。

(1)导像窗:亦称观察窗,接收图像供观察,由物镜、导像束的前端和窗玻璃组成。窗玻璃起密封保护作用,避免物镜和导像束受水和污物沾染。观察窗在前端与内镜纵轴垂直,为前视式胃镜。

(2)导光窗:亦称照明窗,由导光束前端传入冷光做照明用,前面有窗玻璃密封,导光窗视内镜型号不同,可有1~2个。

(3)送气送水孔:为送气送水出口,送气使空腔脏器扩张,便于观察,送水喷嘴对准导像窗,可清洁观察窗,使视野清晰。

(4)活检吸引孔:又称钳道管,一般只有一个镜孔,这是活检器械、手术器械或检查器械的伸出孔,此孔可兼作吸引用。手术式胃镜也即双管道胃镜,有两个镜孔,可伸出两种器械,便于进行胃镜手术。

2.弯曲部

即前端可控弯曲部,利用弯曲旋钮能控制前端向上、下、左、右弯曲,便于胃镜在消化管内腔进入及观察,减少或基本上消除盲区,使检查更为方便全面。

3.镜身

即内镜插入部,外包软管,由聚乙烯或聚氯酯制成的塑料管及金属软管组成,内装导光束、导像束、活检及吸引管道、送气送水管和弯角牵引钢丝等。

4.操作部

胃镜操作部虽然随厂家设计不同,一般均由如下部件组成:

(1)目镜:供操作者观察及摄影。

(2)屈光调节环:调节物像的焦点。

(3)活检阀:插入活检钳及各种手术器械时腔内气体不致泄漏。

(4)吸引钮:通过负压吸引器可清腔内气体及水。

(5)注气注水钮:轻轻按下可送气,全部按下可送水。

(6)弯角钮:又称角度钮,转动弯角钮使弯曲部随意做不同方向弯曲,便于观察。弯角钮有大、小两个,旋转大弯角钮,胃镜弯曲部可做上、下弯曲,旋转小弯角钮,胃镜弯曲部可做左、右弯曲。

(7)固定钮:可使弯曲部固定在所需位置。

5.万能导索及光源插头

万能导索是胃镜和光源装置的耦合连接部分,它在操作部与镜身相接,它的光源插头与光源装置相接,亦称连接部。除光束外,其内并有送气送水管及吸引管,摄影用的同步自动闪光装置亦通过这部分与导光纤维相接,故称万能导索。其具有如下装置:

(1)导光管:是导光束与光源连接杆,由光源灯泡发出的光,聚光于导光管端,强冷光通过导光束传递到前端的导光窗射出,作照明用。

(2)送气送水管:连接于光源内电磁气泵管道上,受操作部的注气、注水钮控制。

(3)同步闪光插头:内有导线通于操作部的目镜旁,在摄影时使用相机与光源内同步闪光装置相连可自动曝光。

（4）连接圈：又称 O 形圈，用于固定插入光源部分。

（5）注气注水嘴：外接贮水瓶，供注水时应用。

（6）S 导线接头：与高频电发生器的 S 导线相接，做电外科时如产生电流，能通过此接头使电流回路，保证患者和操作者的安全。

（7）吸引嘴：接负压吸引器，按操作部的吸引钮可吸引腔内气、水及颗粒较小的组织碎屑及食物残渣。

（二）纤维胃镜的导光导像原理

光在透明可曲的光导纤维中传导，由纤维或纤维束的一端传到另一端，是纤维胃镜导光导像的基本原理。

当光线经一个介质传到另一个介质时，在界面上可看到反射和折射现象，如果入射光线不折射到第二介质中，而是完全反射回原介质，称此现象为全反射。纤维胃镜就是应用全反射特性的光导纤维组成的，光学纤维的导光导像基本原理就是利用这种全反射现象。纤维导光束和导像束是由拉成极细的玻璃纤维组成的，每根玻璃纤维直径只有十几微米或相当于发丝的 1/10，每一根光导纤维只能传递一个像元或光点，要传递一定范围的图像和光束需要一定数量单根光学纤维捆扎在一起，组成导光束和导像束，一般纤维胃镜导光、导像束有 20 000～50 000 根纤维，玻璃纤维愈细，数目愈多，导像愈清楚，分辨力愈高，光能传递愈大。

为了达到纤维束全反射的目的，目前玻璃纤维均用燧石作核心纤维，其外涂以一层冕玻璃，称被覆层，被覆层解决了光的绝缘问题，因为燧石玻璃的折射率高于冕玻璃，因此照射在燧石玻璃内表面的光线全被反射到对侧内表面，冕玻璃作为被覆层，解决了所谓的绝缘问题，使光不泄漏，经过反复的全反射，光线由纤维的另一端射出。导光纤维断裂，光的传导便中断，如断裂的数目越多，则导出的光亮度便越弱，视野则越昏暗。

导像束的传导要求较导光束高，当玻璃纤维弯曲时，反射角发生变化，但光线仍以全反射的方式传导，要将光学图像的形态和位置，毫不失真地由一端传到另一端，要求玻璃纤维两端的排列次序完全相同，首尾正确对应。所有数万光点从一端传到另一端，每根纤维之间排列愈紧密，两端愈整齐，传导图像的光亮度愈大，分辨率愈高，图像愈清晰；如果光纤玻璃断裂，此处的光线传导阻断，则出现黑点，光亮度下降，图像的清晰度亦下降；黑点愈多，光亮度下降愈多，图像暗而且黑点多。导像的原理，除了纤维导像束外，尚有一系列的物镜和目镜组成一导像系统，使物像能无误地传到目镜。

三、适应证及禁忌证

（一）适应证

（1）有上消化道症状，需做检查以确诊者。

（2）不明原因上消化道出血者。

（3）疑有上消化道肿瘤者。

（4）X 线钡餐检查发现病变，但不能确定其性质者。

（5）反复或持续出现上消化道症状和（或）粪便隐血阳性，尤其是年老者。

（6）需随诊的病变，如溃疡病、萎缩性胃炎、息肉病等。

（7）胃十二指肠溃疡手术或药物治疗后随访。

（8）需内镜治疗者。

(二)禁忌证

(1)严重心脏病。

(2)严重肺部疾病。

(3)上消化道大出血,生命体征不稳者。

(4)精神不正常,不能配合检查者。

(5)咽部急性炎症者。

(6)明显主动脉瘤。

(7)腐蚀性食管炎急性期。

(8)疑有胃肠穿孔者。

(9)严重食管静脉曲张。

(10)明显出血性疾病。

(11)活动性肝炎。

(12)全身衰竭者。

四、操作流程

(一)操作前准备

1.评估患者并解释

(1)评估患者:年龄、性别、病情、意识、治疗及是否装有心脏起搏器等情况,活动能力及合作程度。

(2)向患者解释胃镜检查的目的、方法、注意事项及配合要点。

2.患者准备

(1)了解胃镜检查的目的、方法、注意事项及配合要点。

(2)检查前禁食禁饮 6 小时,保证空腹状态。

(3)愿意合作,取左侧卧位,头微曲,下肢屈曲。

(4)解开衣领或领带,宽松裤带。

(5)如患者装有活动义齿,应将其取出置于冷水中浸泡。

(6)常规口服咽部麻醉祛泡药。

3.护士自身准备

衣帽整洁,修剪指甲,洗手,戴口罩,系围裙,戴手套及袖套,必要时戴护目镜。

4.用物准备

完整的纤维胃镜标准套,包括纤维胃镜、冷光源、注水瓶、吸引器、内镜台车、弯盘、牙垫、治疗巾、活检钳、滤纸条、玻片、细胞刷、标本固定瓶和(或)缸、乳胶手套、生理盐水、祛泡剂、麻醉霜或2%利多卡因、各种规格的注射器、干净纱布块、纸巾等。备有氧气、急救物品车,车内包括吸氧面罩、吸氧管、简易球囊呼吸器、复苏药物及局部止血药物等。

5.环境准备

调节室温,关闭门窗及照明灯,拉上遮光窗帘。

6.设备检查及调试

(1)在使用前,把胃镜与光源、吸引器、注水瓶连接好,注水瓶内装有 1/2～2/3 的蒸馏水或冷开水。

(2)检查胃镜插入管表面有无凹陷及凸出的地方,检查内部是否松弛,有无异常。检查内镜弯曲功能:旋转各角度钮,看弯曲部是否能圆滑地弯曲;查看角度钮是否能使角度钮的转动停下来;检查弯曲部的外皮是否有细微孔洞、破损及其他不正常。检查光学系统:用沾了70％乙醇溶液的干净纱布,擦拭电气接点和镜头的所有表面;把导光端插入光源插座;调整调焦环,使胃镜能清晰对焦,直到能清晰地看到约15 mm的物体。检查管道系统,确认钳道管通过钳子通畅。

(3)一切连接妥善后,将冷光源的电源插头插入电源插座中,开启冷光源的电源开关,可见光从胃镜先端射出,并听到气泵转动的声音,证明光源工作正常。注意:在胃镜各部没接好之前,不能打开光源的开关,防止损伤胃镜或造成操作者的身体伤害。

(4)用一大口杯装1/2杯水,将胃镜先端置入水中,用示指轻轻堵住送气送水按钮,检查送气送水功能。

(5)将胃镜先端置入盛水的杯中,按下吸引按钮,踩下吸引器脚踏开关,观察吸引功能是否正常。

(二)操作步骤

1.核对

核对患者姓名、性别、年龄、送检科室是否与申请单一致。

要点与说明:确认患者。

2.摆体位

协助患者取左侧卧位,躺于诊查床上,在患者头下放一治疗巾,弯盘置于治疗巾上,嘱患者张口咬住牙垫。

要点与说明:防止口水污染检查床及患者衣物。注意枕头与肩同高,以利于顺利插镜。防止咬坏胃镜镜身。

3.插镜配合

左手扶住患者头部,右手握住镜身前端,将胃镜弯曲部轻度弯曲成适应人口咽部的弯曲形状,再将镜子头端送入口咽部,顺着咽后壁轻柔地送至喉部食管入口处。

要点与说明:以双人插镜法为例。操作时动作要轻柔,速度不要过快。

4.送镜配合

嘱患者做吞咽动作,食管入口开启,顺势将镜头送入食管、胃、十二指肠降部,送镜时,持镜的手要靠近牙垫。

要点与说明:送镜勿过快,以免医师尚未观察清楚就伤及食管占位性病变或血管性病变。速度不要过快,以减轻咽喉部的刺激。

5.退镜配合

紧握住镜身,与操作者保持一定的抵抗力,使镜身呈一直线,慢慢退镜,至咽喉部约15 cm,快速将镜退出。

要点与说明:以防镜子移动或滑出。速度不宜过快,以防遗漏病灶,以及防止分泌物进入气管。

6.观察

病情与患者反映。

要点与说明:观察有无恶心、呕吐,观察呼吸、心率、血压、血氧饱和度的变化,观察有无发绀、呼吸困难等。

7.用物处理

备用。

8.洗手记录

记录检查结果、消毒时间、患者反映。

（三）注意事项

（1）如为单人插镜法，由医师独立完成。操作时，护士位于患者头侧或医师旁，注意保持患者头部位置不动，患者在插镜有恶心反应时，护士一手固定患者头部，一手扶住牙垫，以防牙垫脱出。

（2）胃镜检查过程中，要嘱患者不要吞咽唾液，以免呛咳，让唾液流入盘内或用吸引管将其吸出。

（3）当镜头通过幽门，进入十二指肠降段，反转镜身观察胃角及胃底时可引起患者较明显不适及恶心呕吐症状，此时护士要适时作些解释工作，嘱患者深呼吸，肌肉放松。

（4）对于特别紧张、普通插镜法屡屡失败的患者，可采用指压插镜法。

（5）术中发现病变组织需钳取活组织送病理检查时，护士要熟练配合活检术及标本处理。

五、常见并发症及处理

胃镜检查为一侵入性操作，因患者自身因素、操作者因素及设备等原因均可造成一些并发症。近年来，由于内镜医师操作技术的普遍提高、胃镜性能的改善及无痛胃镜的应用，胃镜检查所致的并发症已不多见，特别是严重并发症，如心脏意外、消化道穿孔、严重感染（吸入性肺炎、菌血症）等已非常少见。但一般的并发症，如插镜困难、咽喉部擦伤、上消化道出血、贲门部黏膜撕裂等较常见，因此应对此有充分的认识和足够的重视，及早发现，及时处理。

（一）插镜困难

1.发生原因

（1）操作者对上消化道解剖与生理欠熟悉，操作技术欠熟练，镜头未能对准食管入口，镜子进入梨状隐窝或气管。

（2）由于患者过度紧张或食管有阻塞性病变者，使食管入口处的环咽肌痉挛。

（3）过度使用角度钮，使镜子在咽喉部打弯。

（4）患者烦躁不安，不能配合。

2.临床表现

胃镜进入梨状隐窝后出现插镜阻力大，视野中一片红，看不到任何结构；镜头送入气管时，患者有呛咳，严重时出现口唇发绀、躁动，血氧饱和度下降，镜下可看到环形的气管壁；镜子在咽喉部打弯，术者可看到镜身，患者有明显的痛苦不适；最后导致插镜不成功。

3.预防及处理

（1）对于清醒患者，插镜前向其解释病情，耐心讲解胃镜检查的意义，以得到其合作。对于烦躁不合作的患者，可适当使用镇静药。

（2）培训医护人员熟练掌握专业知识及专科操作技能。

（3）插胃镜动作要轻柔、快捷，将胃镜的弯曲部轻度弯曲成适应人口咽部的弯曲形状，顺着咽后壁轻柔地送入约 15 cm（喉部食管入口处），嘱患者做吞咽动作，食管入口开启，顺势将镜头送进食管。

(4)如镜子进入梨状隐窝,切不可盲目用力送镜,以免损伤梨状隐窝,甚至穿孔。此时应将胃镜退后至看清口咽部的结构后,对准食管入口处插入胃镜。

(5)如镜头送入气管,一旦患者发生呛咳,立即把胃镜退出,重新进镜。

(6)如镜子在咽喉部打弯,应把角度钮放松,慢慢把镜子退出重新插入。

(7)对于紧张型患者,可反复向患者做解释工作,尽量取得配合。如仍插镜困难,可退镜让患者休息片刻再插。如仍不能成功,而又必须检查者,可在镇静药物辅助下再次试插。

(8)对于食管有阻塞性病变者,可在目视下帮助确定位置协助入镜,并可及时发现高位阻塞性病变,如仍不能插入,可改用其他方法试插。

(二)咽喉部擦伤

1.发生原因

(1)由于患者紧张、恐惧、不合作或操作者技术欠熟练加上胃镜质地较大较硬,导致插入困难。强行插入损伤咽喉部黏膜。

(2)操作者动作粗暴或反复插镜损伤咽喉部黏膜。

(3)胃镜插入前未充分润滑,造成咽喉部黏膜损伤。

(4)患者因不能耐受插胃镜所带来的不适或患者不合作,出现剧烈呕吐或强行拔镜。

2.临床表现

患者感咽喉部疼痛或不适,吞咽时有异物感或障碍。

3.预防及处理

(1)对于清醒患者,插镜前向其解释病情,耐心讲解胃镜检查的意义及配合。对于烦躁不合作的患者,可适当使用镇静药。

(2)插管前用润滑油充分润滑胃镜,操作时动作尽量轻柔,争取一次插镜成功,避免多次插镜。

(3)改进胃镜插入方法。①二步插镜法,对初学者或镜端较粗、柔软性欠佳者,插镜时可分两步来做,即入镜至口咽转弯处时让患者咽一下,帮助镜子进入咽部;至喉部时,再咽一次进入食管。有时可借患者作呕时食管入口张开或嘱患者深吸一口气呼出时食管入口松弛,顺势将胃镜送入食管。②指压插镜法,用于特别紧张、普通插镜法屡屡失败的患者。具体方法是:先将牙垫套入胃镜插入部,操作者右手呈执笔状抓住镜身前端处,左手示指、中指伸入患者张大的口中,向下压住舌根部,右手送镜从左手中指、示指之间位置正中部插入。到达喉部,借其呕吐反射时迅速插进食管。注意操作时伸入口腔中的手指位置要固定好,不要乱动。镜子进入食管后,左手指不能马上退出,而应先用右手将已套在镜身上的牙垫送入口中,置于上、下牙之间后左手指才能从患者口中退出,嘱患者咬住牙垫。这种插镜法具有准确度高、入镜迅速的优点。

(4)对呕吐剧烈者,操作者可以双手拇指按压患者双侧内关穴 3～5 分钟,由重到轻,然后插入胃镜;另可嘱其深呼吸,暂停插管让患者休息;或选用适当的镇静药或阿托品肌注,10 分钟后再试行插镜。

(5)发生咽喉部擦伤者,可用混合液咽部喷雾法治疗,即用 2% 甲硝唑 15 mL、2% 利多卡因 5 mL、地塞米松 5 mg 的混合液,加入喷雾器内,向咽部喷雾 4 次,2～3 mL,每天 3 次。

(三)上消化道出血

1.发生原因

(1)插镜创伤。

（2）患者剧烈呕吐造成食管黏膜撕裂。

（3）烦躁、不合作的患者，反复、强行插镜引起食管、胃黏膜出血。

2.临床表现

吸出液呈淡红色或鲜红色，清醒患者主诉胃部不适、胃痛，严重者脉搏细弱、四肢冰凉、血压下降、呕血、黑便等。

3.预防及处理

（1）插管动作要轻柔，快捷。患者出现剧烈恶心、呕吐时，暂停插镜，让患者休息片刻，待恶心、呕吐缓解后再缓缓将镜头送入，切勿强行插镜。

（2）做好心理疏导，尽可能消除患者过度紧张的情绪，积极配合检查，必要时适当加用镇静药。

（3）如发现吸出液混有血液应暂停胃镜检查，退镜检查出血原因及部位，经胃镜活检孔注入止血药，如冰生理盐水加去甲肾上腺素 8 mg 冲洗胃腔以促进止血，亦可根据引起出血的原因，采取不同的胃镜下介入治疗方法，如钛夹止血；生物蛋白胶喷洒止血；注射止血合剂止血等。静脉滴注制酸药及止血药。

（4）大量出血时应及时输血，以补充血容量。

（5）如上述措施无效，出血不止者可考虑选择性血管造影，采用吸收性明胶海绵栓塞出血血管；内科治疗无效者，行外科手术治疗。

（四）贲门部黏膜撕裂

1.发生原因

（1）插镜时患者剧烈呕吐造成贲门黏膜撕裂。

（2）食管下段狭窄、贲门失弛缓症、食管静脉曲张患者，在插镜时易在贲门部打弯打折，强行插镜。

2.临床表现

患者感胸骨后疼痛或不适，呕吐出新鲜血液或暗红色凝血块。

3.预防及处理

（1）插镜前详细询问患者的病史，及时向检查医师反馈。

（2）患者出现剧烈恶心、呕吐时，暂停插镜，让患者休息片刻，待恶心、呕吐缓解后再缓缓将镜头送入，切勿强行插镜。

（3）插镜动作要轻柔，进入食管后遇有阻力，不能强行插镜，先将镜子后退，看清楚后再插镜。

（4）已发生贲门黏膜撕裂者，根据撕裂的情况，可选择胃镜下微创治疗，如钛夹封闭术、带膜金属支架置入术等，再使用制酸、止血、抗感染治疗；如撕裂创面过大，则送外科手术治疗。

六、常见故障及排除方法

胃镜在长期使用的过程中，难免会出现一些故障。但胃镜护士（或技师）由于技术、材料及设备限制，只能对如下一些常见故障进行处理。除此之外的其他修理，要及时送往厂家特约维修中心维修。

（一）胃镜与光源连接不适

1.故障原因

所用的胃镜型号与光源不配套。

2.故障排除方法

(1)将胃镜输出插座环旋转至合适位置。

(2)使用厂家提供的转接器。

(二)图像与亮度问题

1.故障原因

(1)没有图像:在使用胃镜电视时有时会出现。

(2)图像模糊:①目镜焦点调节环没调节好;②透镜表面不干净;③摄影凸缘移位等。

(3)图像过亮或过暗:①导光窗玻璃或导光束端被污染,如胃肠道的分泌物、真菌等;②光源所用灯泡规格与要求不符,灯泡使用过久,安装有问题;③导光纤维老化或大量折断。

2.故障排除方法

(1)如果没有图像:①检查各电源开关是否打开;②检查胃镜电视转接头或胃镜电缆是否装好;③检查光源灯泡是否点亮;④检查主机视频信号与监视器连线是否连接好;⑤检查监视器的模式是否正确;⑥连接有胃镜图像的打印机时,检查打印机开关是否打开。

(2)为了使图像不失真,可调节焦点环,用辅助注水冲洗物镜;用蘸有清洁剂的拭镜纸擦拭目镜、物镜表面污物。如经上述处理后仍不见效,用漏水检测器检查是否有渗漏现象(只限于防水型胃镜),如有问题应立即停止使用,送专业维修站修理。

(3)导光窗玻璃被污染,可用蘸乙醇的纱布擦去前端部导光窗污物;导光束端被污染,则需送专业维修站修理。灯泡有问题,则按要求正确更换与使用光源规格一致的灯泡即可解决。导光纤维老化或大量折断,需送维修站更换导光束。

(三)操作部调节旋钮故障

1.故障原因

调节前端部弯曲角度与规定角度相差过大,可能为长期使用后内部牵拉钢丝过长。

2.故障排除方法

如不影响操作,不予处理。如调节费力,要检查锁钮是否处于自由活动位置上。如以上检查没有问题,则可能是内部机械故障,应停止使用,送专业维修站修理。如果影响操作,亦需送维修站修理。

(四)吸引故障

1.故障原因

(1)吸引器故障:胃镜检查吸引不畅,主要发生在普通负压吸引器,常见原因有:①各部连接不当;②排污瓶盖未盖紧;③脚踏开关接触不良;④吸引管老化、有裂口、成锐角打折等;⑤排污瓶内污水过满,进入吸引器的电机内,引起线圈短路,吸引器失灵损坏。

(2)胃镜内吸引管道堵塞。

(3)活检管阀开口漏气。

2.故障排除方法

(1)如吸引器故障,针对引起故障的不同原因进行排除:①检查各管道的连接是否正确,吸引管是否接错;②检查排污瓶盖是否盖紧,如无盖紧,则将瓶盖拧紧;③打开脚踏开关检查,如已损坏,则打开踏板焊接导线;④更换胶管;⑤排污瓶内的污水盛至2/3及时倒掉,如吸引器已失灵损坏,需送至专门维修部门修理。

(2)在吸引器没有问题的前提下,检查胃镜内吸引管道是否堵塞,如被堵,应卸下吸引按钮,用管道清洗刷来洗涤全部吸引管道,并在吸引按钮胶阀上涂些专用硅油后重新安装好。

(3)经上述处理仍不见效,再检查活检管阀有无磨损和安装是否正确,如磨损较严重或安装不正确,应予重新更换或安装。

(五)送气/送水故障

1.故障原因

(1)气/水送不出或送出量少,此时气/水管道可能被堵塞。

(2)送气/注水钮按压不灵活。

(3)胃镜只送气不送水。

2.故障排除方法

(1)遇到气/水送不出或送出量少这种情况,应反复按压送气/送水钮,如堵塞不严重,此即可解决问题。如堵塞过于严重,将前端浸在清水或75％乙醇溶液中数分钟后,再按压下送气/送水钮并堵住送水接头的情况下,用大型注射器从导光缆连接部送气管口用力进行注水,则可能冲通。用此法无效时,则要送专业维修站。

(2)如送气/注水钮按压不灵活,则卸下按钮洗涤清洁后涂些专用硅油,重新安装好即可。

(3)如胃镜只送气不送水,应检查送水瓶盖是否盖紧,与胃镜连接是否有问题,送水瓶内的水以装到2/3瓶高为宜。

(六)附件操作故障

1.故障原因

(1)附件不能通过活检通道:①胃镜前端高度弯曲时,插入的某些器械不能顺利通过管道;②管道内有异物阻塞时;③使用附件与胃镜型号不适合。

(2)抬钳器不动或动作不灵活:①可能是抬钳钢丝被拉断;②抬钳器轴、钢丝管被分泌物沾污。

(3)活检钳开闭不灵活。

(4)摄片的质量出现问题。

2.故障排除方法

(1)胃镜前端高度弯曲时,应将前端取直先通过器械,再弯曲前端,送达到病变部位;如管道内有异物阻塞时,用管道清洗刷清洗活检管道即可疏通,如上述方法无效,则重新选择适当的附件;附件与胃镜型号不适合,亦可更换合适的附件解决问题。

(2)抬钳钢丝被拉断,需送维修站维修;抬钳器轴、钢丝管被分泌物沾污,可用清水或75％乙醇溶液浸泡清洁后轻轻操作抬钳器,使之动作灵活,并滴少量硅油润滑。

(3)虽然每次活检钳使用后都清洗、消毒,并滴硅油保存,但有时仍开闭不灵活,此时需把活检钳前端浸泡在过氧化氢或75％乙醇溶液内数分钟,以便清除残留污垢,使开闭动作灵活。

(4)对于摄片质量出现的问题,应检查所用的胶片是否与胃镜摄影的要求相符合,光源的曝光指数及相机的快门速度是否合适,胶片是否过期,胃镜及相机接触点是否有问题。

七、设备管理与维护

为了延长胃镜和附件的使用寿命,必须注意胃镜和附件的保养和保管,设置专人管理,建立贵重仪器使用与保养记录本。

（一）安全使用

（1）非专业人员不许拆开设备检查。在使用该设备时，注意勿用有腐蚀性液体涂抹镜子，否则可能导致镜子外皮损坏。

（2）使用胃镜前，从镜柜取出镜子时，要一手握住胃镜的操作部和导索接头部，一手握住胃镜的先端部，两手之间距离略宽过双肩的距离。握操作部和接头部的手注意一要握住该部的硬性部分，不能握其软性部分，否则因软性部分承受不住操作部和接头部的重负发生弯曲，造成玻璃纤维的折断；二要注意用一手指隔开操作部和接头部，避免两部的凸起部分互相碰撞，伤及胃镜外皮，导致胃镜漏水。

（3）检查胃镜弯曲功能时，旋转各角度钮不要用力过猛，以免损坏角度钮。

（4）连接冷光源时，要一手握住胃镜的接头部，一手固定冷光源，将胃镜接头部对准冷光源的内镜插座插入，避免未对准插口强行插入，引起胃镜接头部的损坏。待 O 形圈全部插入后，胃镜才能与冷光源紧密连接。

（5）在插入注水管接头时，要一手扶住胃镜接头部，一手插入注水管接头，单手插入容易因用力不均损伤胃镜接头部。

（6）在胃镜各部没接好之前，不要开光源的开关，防止损伤胃镜或造成操作者的身体伤害。

（7）在进行胃镜检查前，必须让患者咬住牙垫。在胃镜检查过程中，如为单人插镜法，护士位于患者头侧或医师旁固定牙垫，防止在插镜患者有恶心、呕吐反应时牙垫脱出，咬坏镜身。对于意识不清、烦躁不安、小儿、不合作者，可在镇静或全身麻醉下进行胃镜检查。

（8）如需给患者取活检，在活检钳尚未送出胃镜先端时，钳瓣始终保持关闭状态，不能做张开的动作，否则会损伤内镜钳道管。

（二）清洁消毒

胃镜作为一种侵入人体腔内的仪器，使用中不采取适当的预防性措施，确实可以引起交叉感染。污染的器械可通过 3 条途径引起感染：①病原体在受检者间传播。②患者的感染传播给工作人员。③栖居于内镜及其附件的条件致病菌传入。为了防止因内镜检查引起的医源性感染，确保内镜检查治疗的安全性，我国消化内镜学会于 1997 年制订了消化内镜（含附件）的消毒试行方案。2004 年卫生部（现卫健委）公布了《内镜清洗消毒技术操作规范》，使国内内镜消毒工作有了规范。内镜的清洁消毒方法目前有完全人工消化内镜清洗消毒方法、人工控制消化内镜清洗消毒方法、消化内镜自动洗消机法等，本文主要介绍完全人工浸泡法。

每天检查前应先将要使用的胃镜在消毒液中浸泡 20 分钟，为保证内镜管道的消毒效果，要拔去注水注气按钮，换上专用活塞，以保持连续注气状态；去除活检孔阀门，装上专用阀门，用注射器反复抽吸 2～3 次，使活检孔道内充满消毒液。洗净镜身及管道内的消毒液后，分别用消毒纱布和 75％乙醇纱布擦拭镜身后备用。每次使用胃镜检查后，护士立即接过胃镜，然后按下述步骤进行清洁消毒。

1.擦净与水洗

用纱布擦去附着的黏液，放入清洗槽内进行充分清洗。方法为去除活检孔阀门，在流水下清洗镜身并抽吸活检孔道，再用洗洁刷刷洗活检孔道 2～3 次。为保证活检管道能充分刷洗，洗刷中必须两头见刷头，水洗时间不得少于 3 分钟。

2.酶洗液洗涤

洗刷程序同清洗槽，槽内酶洗液需每天更换（8 mL 多酶＋1 000 mL 清水）。使用酶洗可预防有机物和蛋白质凝固,避免注水注气孔道堵塞和内镜表面发黄、结痂,从而增强内镜消毒效果。

3.水洗

同样擦洗镜身和抽吸活检孔道,清除残留酶洗液。

4.浸泡消毒

清洗后将胃镜放入消毒槽内,按规定时间将胃镜在消毒液(目前世界各地使用最广的内镜消毒剂仍为戊二醛)中浸泡 10 分钟。

5.洁净水洗

去除残留消毒液,洗毕以消毒纱布擦干镜身,再以 75％乙醇纱布擦拭后备用。如行治疗性内镜手术(如注射硬化剂、息肉摘除等),要求用灭菌用水冲洗活检孔道,用量不少于 300 mL。

6.胃镜检查结束后的终末消毒方法

清洗消毒过程同上,但胃镜浸泡时间不短于 30 分钟。

(三)日常维护

(1)胃镜每次使用后要严格清洗、消毒、干燥,要确认胃镜上完全没有水滴。特别是要认真擦净先端部、各镜片和电气接点上的水分。擦拭先端部的物镜、导光窗时,一定要多加小心,不能用硬布擦拭,应使用拭镜纸擦拭。擦净后,用拭镜纸蘸硅蜡或镜头清洁剂,轻轻擦拭镜头表面,使镜片清洁明亮。

(2)送气/送水按钮及吸引按钮在清洗、消毒、干燥后,涂上硅油,再安装在胃镜上。

(3)有抬钳器的胃镜,要特别注意抬钳器、抬举钢丝及管道的保养。

(4)附件在清洗消毒后,要彻底擦干水分,有管道的附件都应将管道中的水分吹干。拆开清洗消毒的附件,安装时要小心,不要过快,避免打折和扭曲。像活检钳这样前端带开合关节的附件,其关节处还应涂上医用硅油或防锈油。

(5)不常用的胃镜要定期进行消毒与保养,重点检查镜面是否有污物或霉点,各牵引钢丝活动是否灵活,器械管道是否干燥,根据需要一般可隔周或每个月 1 次,南方梅雨季节一定要隔周1 次(方法同上)。

(6)建立内镜维修登记册,为确保使用安全和延长设备寿命,发现问题及时修理。每半年或1 年由维修站进行一次彻底检查维修。

(四)保管要求

(1)选择清洁、干燥、通风好、温度适宜的地方保管。要避开阳光直射、高温、潮湿和 X 线照射的地方。气候潮湿区域,存放胃镜的房间应备有除湿机。

(2)胃镜尽量以拉直的状态进行保管。将角度钮放到自由位,松开角度钮锁。存放胃镜的方式有卧式和悬挂式两种,卧式镜柜如不够大,需弯曲保管,其弯曲半径要大于搬运箱中的保管状态;悬挂式保管时,光源接头部较重,要将光源接头部托起,以免损伤导光纤维。

(3)不要用搬运箱保管胃镜。胃镜搬运箱只是为了运输而设计的。因箱内潮湿、阴暗、不透气。在这种环境中进行常规保管,有可能使胃镜发霉,导光纤维老化而使胃镜发黑。

(4)附件要尽量采用放开保管(悬挂或平放),若不得不进行弯曲时,盘卷直径不要少于20 cm。

(5)胃镜需要送维修中心修理时,要使用原有的搬运箱。长途运输纤维镜要将 ETO 帽(通气帽)安在通气接头上。

八、使用期限

该设备在正常使用情况下,使用期限为 10 年。具体使用期限见设备使用说明书。

(王　虹)

第四节　电子胃镜检查技术及护理

一、发展史

正当纤维内镜不断改进并向治疗内镜迅速发展过程中,1983 年美国 Welch Allyn 公司又发明了电子内镜并用于临床。电子内镜系在纤维内镜的前端将光纤导像束换上微型摄像电荷耦合器件(charge coupled divice,CCD),经过光电信号转换,于监视器屏幕上显示彩色图像。由于 CCD 的像素超过 30 000,配套高分辨率的监视器(电视机),图像非常清晰,色泽逼真,且可供多人共同观察、会诊,又可同步照相和录像,深受内镜工作者的欢迎。但由于该公司早期生产的电子内镜其镜身的硬度和机件性能逊色于纤维内镜,加之售后服务未能跟上,1986 年当 Olympus 电子内镜以及继后的 Pentax 双画面电子内镜输入中国,以其优异的性能优势,迫使 Welch Allyn 公司退出中国市场。目前国内引进较多的有 Olympus、Pentax 电子内镜,近几年来,日本 Fujinon 宽屏幕、高分辨电子内镜亦进入中国。

由于电子内镜价格昂贵,国内基层医院难以推广应用。近年来,Fujinon 和 Olympus 都开发了简易电子内镜,价格低廉而图像却优于纤维内镜的电视摄像系统。再加之随着电子元件性能的提高,生产成本的下降,电子内镜的售价日趋低廉,以其超越纤维内镜的多种提高诊断的功能,记录、分析、存储功能等优势,预测电子内镜将逐步取代纤维内镜。

二、基本结构及原理

(一)电子胃镜的基本结构

一套完整的电子胃镜设备包括电子内镜、图像处理中心、冷光源和电视监视器。电子内镜由操作部、插入部、万能导索及连接部组成;图像处理中心将电子内镜传入的光电信号转变成图像信号,并将其在电视监视器上显示出来。

1.操作部

操作部的结构及功能与纤维内镜相似,包括活检阀、吸引钮、注气注水钮、弯角钮及弯角固定钮。操作部无目镜而有 4 个遥控开关与图像处理中心联系,每个控制开关的功能在图像处理中心选择。

2.先端部

先端部包括 CCD、钳道管开口、送气送水喷嘴及导光纤维终端。如 EVIS-200 有两条导光束,EVIS-100 只有一条导光束。

3.插入部

包括两束导光纤维、两束视频信号线的 CCD 电缆、送气管、注水管、弯角钮钢丝和活检管道。

这些管道和导索的外面包以金属网样外衣,金属外衣的外层再包以聚酯外衣。

4.弯曲部

转动角度钮,弯曲部可向上、下、左、右方向弯曲,最大角度可达:上 180°～210°,下 180°,左 160°,右 160°。

5.电子处理部

包括导光纤维束和视频信号线,视频信号线与电子内镜先端部的 CCD 相连,与导光纤维束一起经插入部及操作部,由电子内镜电缆与光源及图像处理中心耦合。此外,送气、注水管也包在其中。

6.连接部

电子内镜连接部除有光源插头、送气接头、吸引管接头、注水瓶接口外,还有视频线接头。

7.送气送水系统及吸引活检系统

电子内镜的送气送水及吸引活检孔道设计与纤维镜相同,电子内镜光源内亦装有电磁气泵与送气送水管道相通,内镜与光源接头处有吸引嘴与负压吸引器相接。

(二)电子胃镜的传光传像原理

与纤维内镜相似,其照明仍用玻璃纤维导光束,但其传像则以电子内镜前端所装的电荷耦合器件或电感耦合器件即 CCD 所代替。CCD 是 20 世纪 70 年代开发的一种器件,属于固体摄像管器件,相当于电子摄像管的真空管,但其具有把图像光信号变成电信号在监视器上表达的功能,因此,CCD 代替了纤维内镜的导像束,称为电子内镜。

CCD 的结构由光敏部分、转换部分和输出电路 3 个部分组成,受光部分由能把光信号变成电信号的二极管组成,这些二极管之间是绝缘的,一个独立的二极管叫一个像素,二极管有传像传色的功能,有多少二极管就有多少像素,二极管愈多,则像素愈多,图像愈清晰。

电子内镜对彩色图像接收的处理有顺次方式及同时方式两种。顺次方式是于光源装置的灯光前加 20～30 r/s 旋转的红、绿、蓝(RGB)三原色滤光片,使用黑白 CCD 束捕捉 RGB 的依次信号,通过记忆装置变换成同时信号,在内镜的前端部形成高品质的图像。同时方式则在 CCD 的成像镜前镶嵌彩色的管状滤光片,使用彩色管状滤光 CCD。顺次方式分辨率高,颜色再现性好,可制成细径镜子。缺点是被照物体移动度大时,可以引起套色不准,出现彩条现象。同时方式最大的特点是可以使用纤维内镜光源,可以使用 1/205 秒的高速快门,故对运动较快的部位不会出现套色不准。缺点是颜色再现能力差,可出现伪色,分辨率低。目前 EVIS-200 系列消化内镜,其摄像方式均用顺次方式。

三、适应证及禁忌证

见纤维胃镜。

四、操作流程

(一)操作前准备

1.评估患者并解释

(1)评估患者:年龄、性别、病情、意识、治疗及是否装有心脏起搏器等情况,活动能力及合作程度。

(2)向患者解释胃镜检查的目的、方法、注意事项及配合要点。

2.患者准备

(1)了解胃镜检查的目的、方法、注意事项及配合要点。

(2)愿意合作,取左侧卧位,头微曲,下肢屈曲。

(3)解开衣领或领带,宽松裤带。

(4)如患者装有活动义齿,应将其取出置于冷水中浸泡。

(5)常规口服咽部麻醉祛泡药。

3.护士自身准备

衣帽整洁,修剪指甲,洗手,戴口罩,系围裙,戴手套及袖套,必要时戴防护目镜。

4.用物准备

完整的电子胃镜标准套,包括主机、操作键盘、电子胃镜、监视器、冷光源、吸引器、内镜台车;有条件者配备图像记录和打印系统。弯盘、牙垫、治疗巾、活检钳、滤纸条、玻片、细胞刷、标本固定瓶和(或)缸、乳胶手套、生理盐水、祛泡剂、麻醉霜或2%利多卡因、各种规格的注射器、干净纱布块、纸巾等。备有氧气、急救物品车,车内包括吸氧面罩、吸氧管、简易球囊呼吸器、复苏药物及局部止血药物等。

5.环境准备

调节室温,关闭门窗及照明灯,拉上遮光窗帘。

6.设备检查及调试

(1)在使用前,把胃镜与冷光源、吸引器、注水瓶连接好,注水瓶内装有1/2~2/3的蒸馏水或冷开水。

(2)连接:①连接主机和监视器,将RGB连接线的一端接到主机后面板的RGB接口的"OUT"接口上,另一端接到监视器后面的RGB接口的"IN"接口上;②连接键盘和主机,将键盘的连接线插头插入主机后面板上的"?"插口上;③连接主机和冷光源;④连接主机和图像记录及打印系统,将Y/C连接线的一头接到主机后面板的Y/C接口的"OUT"接口上,另一端接到打印机后面Y/C接口的"IN"接口上;⑤连接主机和图像记录手控装置,此线接好后,可完成通过内镜操纵部的手控按钮控制图像摄影工作。

(3)一切连接好后,将冷光源的电源插头插入电源插座中,开启冷光源的电源开关,可见光从胃镜先端射出,并听到气泵转动的声音,证明光源工作正常。注意:在胃镜各部没接好之前,不能打开光源的开关,防止损伤胃镜或造成操作者的身体伤害。

(4)做白平衡调节。打开光源,见到光从胃镜头端传出后,将胃镜头端对准内镜台车上附带的白色塑料帽2~3分钟,电子内镜会自动进行白色平衡。白色是所有色彩的基本色,只有白色是纯白了,其他色彩才有可比的基础,因而电子内镜都设有白平衡系统。

(5)用一大口杯装1/2杯水,将胃镜先端置入水中,用示指轻轻塞住送气送水按钮,检查送气送水功能。

(6)将胃镜先端置入盛水杯中,按下吸引按钮,踩下吸引器脚踏开关,观察吸引功能是否正常。

(二)操作步骤

电子胃镜检查操作见纤维胃镜。此处介绍取活检时的配合操作步骤。

1.核对

核对患者姓名、性别、年龄、送检科室是否与申请单一致。

要点与说明:确认患者。

2.检查活检钳

右手持活检钳把手,来回推拉把手滑杆,左手握住活检钳的先端,观察活检钳瓣是否开闭灵活,关闭时钳瓣是否能完全闭拢。

要点与说明:活检钳必须是经过消毒处理过的干净钳。一切正常,方可使用。如果发现有不正常出,应该立即更换一把。

3.送入活检钳配合

右手握住活检钳把手,左手用一块乙醇溶液纱布包住活检钳末端10 cm处,在活检钳处于关闭状态下将活检钳递与术者。术者接住活检钳末端,将其插入胃镜活检通道。

要点与说明:将金属套管绕成一个大圈握在手中,以便于操作,防止套管拖到地上污染套管。送钳过程中,始终保持活检钳金属套管垂直于钳道管口,避免套管成锐角打折而损坏活检钳套管。

4.取活检配合

活检钳送出内镜先端后,根据意思指令张开或关闭活检钳钳取组织。

要点与说明:活检钳未送出内镜先端时,不能做张开的动作,以免损坏内镜钳管。钳取标本时,不能突然过度用力,防止损坏钳子里面的牵引钢丝或拉脱钳瓣开口的焊接点。如果遇到某些癌肿组织较硬,钳取时关闭速度要慢才能取到大块组织。

5.退活检钳配合

在钳取组织后,右手往外拔出钳子,左手用乙醇溶液纱布贴住活检孔,既擦去钳子身上的黏液血迹,又可初步消毒。

要点与说明:活检钳前端有一个焊接点连接前后两部分,该焊点易折弯、折断,操作时注意保护该处,防止受损。防止胃液溅至术者。

6.留取活检组织

活检钳取出后张开钳瓣在滤纸上轻轻一夹,钳取的组织便附在滤纸上,将多块组织一起放入盛有10%溶液的小瓶中,写上姓名、取样部位,并填写病理检查申请单送检。

要点与说明:不同部位钳取的活检组织应分别放入不同的小瓶中。小瓶要给予编号。申请单上要注明不同编号组织的活检部位。

7.观察

病情与患者反映。

要点与说明:观察有无恶心、呕吐,观察呼吸、心率、血压、血氧饱和度的变化,观察有无发绀、呼吸困难等。

8.用物处理

备用。

9.洗手记录

记录检查结果、患者反映等。

五、常见并发症及处理

见纤维胃镜。

六、常见故障及排除方法

内镜常见故障的排除一般来说由内镜厂家的技术人员来完成,然而,许多有经验的内镜工作者都知道,掌握这些知识对于内镜诊疗技术的开展是非常重要的,通过对内镜的结构原理的认识,一方面,可以尽量减少内镜故障的发生,在故障出现时也可以尽快进行处理,减少维修服务的环节和时间,从而提高使用效率;另一方面,在真正出现故障时可以理解维修的内容及服务的概念,缩短维修周期。设备的故障如人类的疾病一样,有病因,也有它的处理方法。下面以最常见的日本 Olympus 电子内镜为例,介绍使用和维护过程中常见的故障及排除方法。

(一)喷嘴堵塞

1.故障原因

(1)在使用、运送或清洗的过程中内镜的先端部不小心与硬物相碰撞,外力则可能会作用于喷嘴,从而导致喷嘴变形、内腔狭窄甚至堵塞。

(2)内镜使用后没有立即进行床侧清洗、反复送水及送气等有效的维护措施,使检查过程中进入到喷嘴的黏液、组织碎片、血液等滞留在喷嘴腔内没有得到及时的清理,干结淤积,长期如此最终导致喷嘴堵塞。

(3)使用内有杂质、污物的冲洗管等附件对内镜管道进行加压冲洗,将杂质、污物冲入内镜管道内,最终淤积在最狭窄的喷嘴内部导致堵塞。

(4)在戊二醛浸泡前没有用酶液将附着在内镜管道内的体液和血液彻底分解、洗净,当使用戊二醛浸泡时,残留在内镜管道内的体液或血液中的蛋白质在喷嘴内部结晶,导致堵塞。

(5)使用纱布来回擦拭内镜镜面,当逆着喷嘴开口方向进行擦拭的时候容易将棉纱塞入喷嘴,导致堵塞。

(6)喷嘴堵塞后用针挑喷嘴或自行拆卸喷嘴,使喷嘴内部腔道变形或损坏,导致堵塞,这是非常危险的行为。

2.故障排除方法

(1)在操作、运送、清洗和保存内镜的时候注意保护好内镜的先端部,避免与内镜台车、检查床、清洁台或其他任何硬物相碰撞。注意拿镜子的时候运用标准的持镜手法,保护好内镜的先端部,避免镜身下垂的时候晃动碰到硬物。悬挂保持内镜时注意避免挂镜柜门挤压内镜。

(2)在出血量较大的情况下,血液容易倒流入喷嘴内形成堵塞,因此在操作过程中不时地少量送水送气,一则随时检查喷嘴的通畅程度,二则避免血液倒流入喷嘴内凝固。

(3)勿使用污染的内镜清洗附件,如刷毛脱落的清洗刷,内有杂质的冲洗管等,在清洗前检查清洗附件。

(4)使用标准的内镜清洗程序,使用符合标准的酶液进行标准冲洗可将体液和血液中的蛋白质很好地分解,避免在戊二醛浸泡程序中蛋白质形成无法去除的结晶堵塞喷嘴。

(5)顺着喷嘴的方向擦拭镜面,切勿逆着喷嘴的方向进行擦拭。

(6)通常在喷嘴有少许堵塞时,通过检测进行判断。将内镜先端部放入带有刻度的量杯中,持续送水 1 分钟,如果出水量超过 30 mL,则喷嘴的堵塞情况尚不严重,而低于此数值就可以认为已经堵塞并需要进行处理。

(7)喷嘴堵塞后的处理:将水气管道注满浓度较高的酶液,其浓度为正常浓度的2～3倍,将内镜浸泡在40 ℃左右的酶液中2～3小时,然后进行全管道灌流加压冲洗。如果喷嘴通畅了,就可以继续使用。如果堵塞是突然形成的,则不宜强行进行加压冲洗内管道,否则容易造成管道内部接头爆裂。如上述方法仍无法解决喷嘴堵塞的问题,则需通知厂家的工程技术人员进行处理。

(二)附件插入困难

1.故障原因

(1)内镜在体内处于大角度弯曲的状态下时是很难插入附件的,如胃镜反转观察胃角的时候。

(2)当内镜的插入部遭受不正常的外力挤压或弯折角度过大的时候,可能会使内部的活检管道受折。活检管道是用特殊的硬塑料制成,一旦受折则无法恢复原来的形状。

(3)没有经过酶洗的管道内部蛋白质结晶阻碍了附件的顺利通过。

(4)附件的插入部受折或其他原因导致的损坏,都可导致插入困难。

2.故障排除方法

(1)在操作、运送、清洗和保存内镜的时候注意保护好内镜,避免过度弯曲内镜,以防内镜的活检管道受折。

(2)内镜必须正确地清洗消毒,避免杂质淤积,酶洗可避免活检管道内蛋白质结晶,保证通畅的附件通道。如因未经酶洗造成的内镜活检管道堵塞,可将活检管道内注满浓度较高的酶液,其浓度为正常浓度的2～3倍,将内镜浸泡在40 ℃左右的酶液中2～3小时,然后进行全管道灌流加压冲洗,使活检管道通畅。

(3)如果附件已经损坏,切忌勉强插入,以免对内镜造成损害,一旦发现,立即更换正常的附件。

(4)插入附件时要细心,动作轻柔,当内镜处于大角度弯曲状态时,须将镜身取直后,再插入附件进行操作。

(三)内镜漏水

内镜漏水是常见的故障,也是最为危险的故障。漏水可导致电子内镜短路,烧毁严重者导致医疗事故。因此,要针对引起漏水的原因,采取有效的处理方法。

1.故障原因

(1)弯曲部橡皮套漏水:①术中没有使用口垫或口垫脱落,或因口垫的质量问题;②保养不良,如内镜长期放置于内镜的包装箱内,使弯曲橡皮老化;如使用非厂家指定消毒剂导致弯曲橡皮被腐蚀等;③内镜与尖锐的硬物放置在一起被扎伤;④若挂镜子的台车或贮存柜是金属铁板喷漆制成,当表层的漆部分掉落,会产生尖锐的毛刺损伤内镜;⑤内镜先端部受到敲击导致脆弱的弯曲橡皮套破裂漏水;⑥在消毒以及放置内镜入有盖的容器时,不小心会夹住内镜造成损坏。

(2)活检管道漏水:①使用破旧的清洗刷,损坏管道;②使用不配套的附件,如使用较大的附件鲁莽插入活检管道导致管道破裂;③不正确使用附件,如在管道内张开活检钳,将注射针头露出管鞘或其他不规范的操作导致管道破损;④使用设计不当或损坏的带针活检钳;⑤使用设计不良的注射针;⑥使用激光、微波、热探头时,探针的温度尚未降低就撤回,造成钳子管道烧坏。

(3)其他部位漏水:①先端部受外力碰撞导致镜头破裂漏水;②插入管被挤压;③浸泡时忘了盖防水盖;④老化的插入外管长期操作或受不规则力弯折时可能导致皱褶。

2.故障排除方法

(1)进行胃镜检查前,必须先使用口垫,术中注意保护,防止口垫脱落,建议使用有固定带的口垫。

(2)内镜保存在干燥的环境,勿使用带臭氧消毒的镜柜;严格遵循清洗消毒规程,每次操作结束后清洗之前进行测漏。

(3)在清洗之前必须盖上防水盖。

(4)轻拿轻放,保护内镜的先端部,使用正确的持镜手法。

(5)使用质量好、与内镜匹配性好的内镜附件,在挑选附件前把好质量关。

(6)正确维护治疗附件,使用前检查是否已经损坏,一旦发现有损坏,立即更换新附件。

(7)如因浸泡清洗时忘了盖上防水盖引起的漏水,则要根据浸泡清洗时间的长短来处理,如内镜刚浸泡清洗就发现未盖防水盖,马上捞出内镜,立即用内镜吹干机将所有管道吹干,再测漏,如无漏水,则可继续使用;如浸泡清洗时间过长,仍要马上捞出内镜,立即用内镜吹干机将所有管道吹干,必须通知专门维修部门修理。如弯曲部橡皮套、活检管道、外力造成先端部漏水,则需送至专门维修部门修理或通知厂家的工程技术人员进行处理。

七、设备管理与维护

由于内镜是精密设备,维护与维修的难度大,对零部件的材料要求高,导致维护成本与维修成本较大多数设备要昂贵,故日常维护和使用方法关系着消化内镜科室的设备使用效率和维护成本的高低。

(一)安全使用

(1)非专业人员不许拆开设备检查。在使用该设备时,注意勿用有腐蚀性的液体涂抹镜子,否则可能导致镜子外皮损坏。

(2)使用胃镜前,从镜柜取出镜子时,要一手握住胃镜的操作部和导索接头部,一手握住胃镜的先端部,两手之间距离略宽过双肩的距离。握操作部和接头部的手注意:一要握住该部的硬性部分,不能握其软性部分,否则因软性部分承受不住操作部和接头部的重负发生弯曲,造成玻璃纤维的折断;二要注意用一手指隔开操作部和接头部,避免两部的凸起部分互相碰撞,伤及胃镜外皮导致胃镜漏水。

(3)检查胃镜弯曲功能时,旋转各角度钮不要用力过猛,以免损坏角度钮。

(4)连接冷光源时,要一手握住胃镜的接头部,一手固定冷光源,将胃镜接头部对准冷光源的内镜插座插入,避免未对准插口强行插入,引起胃镜接头部的损坏。待 O 形圈全部插入后,胃镜才能与冷光源紧密连接。

(5)在插入注水管接头时,要一手扶住胃镜接头部,一手插入注水管接头,单手插入容易因用力不均损伤胃镜接头部。

(6)在胃镜各部没接好之前,不要打开光源的开关,防止损伤胃镜或造成操作者的身体伤害。

(7)在进行胃镜检查前,必须让患者咬住牙垫。在胃镜检查过程中,如为单人插镜法,护士位于患者头侧或医师旁固定牙垫,防止在插镜患者有恶心、呕吐反应时牙垫脱出,咬坏镜身。对于意识不清、烦躁不安、小儿、不合作者,可在镇静或全身麻醉下进行胃镜检查。

(8)如需给患者取活检,在活检钳尚未送出胃镜先端时,钳瓣始终保持关闭状态,不能做张开的动作,否则会损伤内镜钳道管。

(二)清洁消毒

电子胃镜在临床应用非常广泛,故其消毒就显得非常重要。本文重点介绍全自动内镜洗消机法。

全自动的概念,就是要按照卫生部(现卫健委)所规定的全浸泡五部法。将做完检查后胃镜放在水槽中并盖防水帽,让蒸馏水冲洗镜子外部,同时用软纱布擦洗掉镜子上的黏液及组织,然后测漏。

(1)把镜子按消毒机的槽子结构自然弯曲摆放好,将消毒机3条接管和测漏头接在镜子上(如需测漏时)。消毒Olympus的镜子时,3个接头分别接在送气管、吸引连接器和钳子口,同时把全管路冲洗器接在镜子上,盖上机盖,打开电源,按"启动"开关,消毒开始。清洗消毒的全过程需要18分钟。

(2)如需在机上测漏,则可打开正面的小门。开启测漏电源,观察是否有气泡,连续30秒至1分钟,如有气泡立即按主板上的"启动/暂停"键,然后按一下排气开关,等30秒至1分钟后,把镜子取出,拧开测漏开关,取出镜子待修。如没有气泡,按一下排气开关,继续消毒。待设定的时间到后,机器有声音报警,液晶屏连续闪烁,提示消毒完毕。戴上干净的手套把镜子取出,用高压气枪吹干。

(3)如果是当天最后一次消毒,可按正面板上"乙醇消毒"键,再按"确认"键,此时机器会对镜子管腔进行乙醇消毒2分钟。如果需要吹干,再按一下正面板上的"吹干"键,再按"确认",此时机器会对管腔吹干6分钟。

(4)消毒Fujinon镜子时,消毒机的两条管接在专用的接头上,再把此接头接在镜子的吸引管口和送水送气管口。消毒机另一条管接在镜子的活检孔道口上,同时把光电连接头连接好防水帽后放在槽内的中间突出部位,避免全浸泡在水中,其他操作与上面一致。

(5)消毒机的全过程需要18分钟,除消毒时间10分钟外,其他的时间各为2分钟,如需要进行调整,可在正面的面板设置。

(三)日常维护

(1)见纤维胃镜的保养。

(2)某些情况下内镜需要灭菌,只能采用低温灭菌的方式,而有些环氧乙烷设备要求55℃的灭菌温度时,内镜仍然可能耐受该温度,但不能长期在该温度下灭菌,尤其是弯曲橡皮会老化,建议使用频率为低于每周3次。

(3)送气/送水按钮、吸引按钮要根据按钮的类型对其进行保养:通常按钮可分为无硅油型和硅油型两种。无硅油型按钮千万不能使用硅油,否则会导致按钮橡胶圈过于润滑,在内镜操作中很容易弹出,长时间上硅油还会导致按钮橡胶老化;硅油型的按钮应该经常用硅油给予润滑,但是一定要注意两点:首先在上硅油时保持按钮的清洁和干燥,上硅油时用棉签将硅油均匀地涂抹在橡胶和金属上,通常硅油瓶上应有涂抹部位的指示,涂抹的量不要太多,通常送气/送水和吸引两个按钮以一滴为宜,一般使用20～30例可以重新再上一次硅油。其次,在涂抹硅油后,可以立即将按钮安装在内镜中使用,但是,在不使用时,必须将按钮拆下,不能长时间放在内镜中,因为硅油可以使按钮上的密封橡胶圈膨胀,如果长时间没有空间给予伸展,则密封圈容易变形而导致内镜操作困难。因此,日常存放时,应该把按钮拿出放在小的器皿中,拥有两种不同按钮时也应该将它们分开放置。

(四)保管要求

(1)见纤维胃镜的保管。

(2)内镜保管时的环境温度要求在 10～40 ℃,温度过低时,内镜插入管会变硬,低于零下 10 ℃时会造成部分零件损坏。因此,应安装空调以保证内镜的使用。

(3)内镜对气压的要求是 70～106.0 kPa(525～795 mmHg),平原地区无需做任何处理,而高原地区就需要进行放气操作,但也只需安装时操作,将内外气压导通达到平衡即可。

八、使用期限

该设备在正常使用情况下,使用期限为 10 年。具体使用期限,见设备使用说明书。

(王　虹)

第五节　结肠镜检查技术及护理

一、发展史

1795 年,德国学者 Bozzini 用金属导管制成直肠镜,采用烛光照明,以后改用燃油灯反射光照明。1895 年,Kelly 改用电灯额镜反射光源,镜管延长至 35cm(乙状结肠镜)。1899 年,Pennington 研制了可使肠腔充气扩张的乙状结肠镜,更清晰地观察肠腔。1908 年,Strauss 改进电光源(腔内、腔外投照)直肠镜、乙状结肠镜并有取活组织的配套,迄今仍在应用。即使在纤维结肠镜、电子肠镜的今天,硬式直肠乙状结肠镜对直肠病变的诊断与治疗仍是很有价值,尤其在基层医院和诊所。

1957 年,松永藤雄在胃内照相机的启发下,研制了结肠内照相机,但由于盲目插镜很难通过乙状结肠,盲目照相机又很难发现病变而终止。1957 年,美国学者 Hirshowitz 发明了纤维胃镜,1958 年公之于世,开启了内镜发展及应用的新纪元。由于用数万根导光玻璃纤维集束传导图像,内镜镜身在各种弯曲状态下都能清晰地高分辨观察。1970 年,日本的 Tajima 和 Niwa 以及 Watanabe 研制的第二代纤维结肠镜,加装了一种控制左右方向的旋钮,使得进镜更便利,很快被用于治疗。为了提高寻找管腔的功能,利于进镜和发现病变,缩小或消除盲区,结肠镜前端弯角装置逐渐改为向下为 180°,左右弯角为 160°。为了便于单人操作肠镜,上下角度钮轮盘由 4 个角改为 6 个角。所以,纤维内镜的发明可誉为划时代的进步。

1983 年美国 Welch Allyn 公司又发明了电子内镜并用于临床。电子内镜的外形及功能结构、光学系统除无目镜和导像纤维束被 CCD 置换外基本相同,由于适应电子内镜的发展,操作部的按钮有所增加,计算机键盘有所改进,而在功能上有重要的改进。最初的电子内镜各厂家都采用顺次方式黑白 CCD。这种 CCD 体积小,分辨率高,但因灯光通过 RGB 三原色旋转滤光片后亮度减弱,需用强光源;如目标物体移动大时,可引起套色不准。后来,Olympus EVIS100 型改为同时方式 CCD,可使用纤维内镜的光源,且无套色不准的缺点。最后 EVIS200/240 开始改用顺次方式 CCD,可以使前端外径更细,管道孔径更大,可提高插入性能,减轻痛苦和有利于治疗内镜的开展。最初电子内镜是通过录像将动态图像记录下来,但拍摄照片则需将照相机对准监视器静止画面拍摄。以后改进为在主机上设计一台小型监视器,装上照相机,按操作部按钮拍照,十分方便。如今又在内存的电子计算机系统上开发了图像存储、打印系统,可以随时调出图像进行研究、会诊、教学,而且连接打印机可以打印出彩色图片,以便于病案资料保存和复查时对照。电子内镜在临床的应用越来越广泛。结肠镜分为纤维结肠镜与电子结肠镜,由于其功能相同,故不再分开叙述。

二、基本结构及原理

(一)结肠镜的基本结构

结肠镜的基本结构与胃镜基本相同,主要区别是管径较胃镜粗,长度较胃镜长。

(二)结肠镜的传光传像原理

结肠镜的传光传像原理与胃镜相同,见本章胃镜的传光传像原理。

三、适应证及禁忌证

(一)适应证

结肠镜检查的适应范围广泛,凡是大肠病变及回肠末端的病变均是结肠镜检查的适应证。

(1)不明原因的下消化道出血。

(2)不明原因的慢性腹泻。

(3)不明原因的低位肠梗阻。

(4)疑大肠或回肠末端的肿瘤。

(5)大肠息肉、肿瘤、出血等病变需做肠镜下治疗。

(6)结肠术后及结肠镜治疗术后需定期复查肠镜者。

(7)大肠癌普查者。

(二)禁忌证

绝对禁忌证较少,多属于相对禁忌证。

(1)妊娠。

(2)急性腹膜炎。

(3)疑有急性肠穿孔者。

(4)大肠炎症急性活动期。

(5)急性憩室炎。

(6)近期心肌梗死或心力衰竭者。

(7)肠道大出血、血压不稳者。

(8)高热、身体极度衰竭者。

四、操作流程

(一)操作前准备

1.评估患者并解释

(1)评估患者:年龄、性别、病情、意识、治疗及是否装有心脏起搏器等情况,活动能力及合作程度。

(2)解释结肠镜检查的目的、方法、注意事项及配合要点。

2.患者准备

(1)了解结肠镜检查的目的、方法、注意事项及配合要点。

(2)根据所选择的泻药,采取检查前一天晚或检查当日服泻药清洁肠道。

(3)检查前服泻药后禁食。

(4)穿检查裤(后裆开洞长裤),宽松裤带。

(5)愿意合作,取左侧卧位,下肢屈曲。

3.护士自身准备

衣帽整洁,修剪指甲,洗手,戴口罩,系围裙,戴手套及袖套,必要时戴防护目镜。

4.用物准备

完整的结肠镜标准套,包括纤维/电子结肠镜、冷光源、注水瓶、吸引器、内镜台车;弯盘、治疗巾、2%利多卡因棉球、润滑剂、活检钳、滤纸条、玻片、细胞刷、标本固定瓶和(或)缸、乳胶手套、生理盐水、各种规格的注射器、干净纱布块、纸巾等。备有氧气、急救物品车,车内包括吸氧面罩、吸氧管、简易球囊呼吸器、复苏药物及局部止血药物等。

5.环境准备

调节室温,关闭门窗及照明灯,拉上遮光窗帘。

6.设备检查及调试

(1)在使用前,把结肠镜与光源、吸引器、注水瓶连接好,注水瓶内装有 1/2～2/3 的蒸馏水或冷开水。

(2)检查结肠镜插入管表面有无凹陷及凸出的地方,检查内部是否松弛,有无异常。

(3)检查内镜弯曲功能:①旋转各角度钮,看弯曲部是否能圆滑地弯曲;②查看角度钮,是否能使角度钮的转动停下来;③检查弯曲部的外皮是否有细微孔洞、破损及其他不正常。

(4)检查光学系统:①用蘸了 70%乙醇溶液的干净纱布,擦拭电气接点和镜头的所有表面;②把导光端插入光源插座;③调整调焦环,使结肠镜能清晰对焦,直到能清晰地看到约 15 mm 的物体。检查管道系统,确认钳道管通过钳子通畅。

(5)一切连接好后,将冷光源的电源插头插入电源插座中,开启冷光源的电源开关,可见光从结肠镜先端射出,并听到气泵转动的声音,证明光源工作正常。

(6)用一大口杯装 1/2 杯水,将结肠镜先端置入水中,用示指轻轻塞住送气送水按钮,检查送气送水功能。

(7)将结肠镜先端置入盛水之杯中,按下吸引按钮,踩下吸引器脚踏开关,观察吸引功能是否正常。

(二)操作步骤

1.核对

核对患者姓名、性别、年龄、送检科室是否与申请单一致。

要点与说明:确认患者。

2.摆体位

协助患者取左侧卧位,躺于床上,在患者腰部以下放一治疗巾,弯盘置于治疗巾上。

要点与说明:防止粪水污染检查床及患者衣物。每例检查完后均应更换干净治疗巾。

3.插镜配合

取出 2%利多卡因棉球,先在肛门口涂些润滑剂,然后用左手拇指与示指、中指分开肛周皮肤,暴露肛门,右手持镜,握持在弯脚部距镜头数厘米处,将镜头侧放在肛门口,用示指将镜头压入肛门,然后稍向腹侧方向插入。

要点与说明:以双人插镜法为例。操作时动作要轻柔,速度不要过快。

4.送镜配合

插入后注意观察电视监视器上的图像,根据术者的指令进镜或退镜。

要点与说明:握持部不能距离镜头太远。插入方向不能垂直。当结肠镜通过乙状结肠、脾曲、肝曲困难时或进镜时内镜打弯结襻时需请助手做手法帮助进镜。

5.退镜配合

紧握住镜身,与操作者保持一定抵抗力,使镜身呈一条直线,慢慢退镜,至肛门处则快速将镜退出。

要点与说明:以防镜子移动或滑出。速度不宜过快,以防遗漏病灶。防止粪水污染检查床。

6.观察

病情与患者反映。

要点与说明:观察患者的面部表情,观察有无腹痛、腹胀,观察呼吸、心率、血压、血氧饱和度的变化,观察镜身有无新鲜血液等。

7.用物处理

备用。

8.洗手记录

记录检查结果、消毒时间、患者反映。

(三)注意事项

(1)如为单人插镜法,则由医师独立完成。操作时,护士主要负责观察患者的反应,随时向医师报告。

(2)结肠镜检查过程中,要嘱患者腹胀时不要憋气,做深呼吸,肌肉放松。

(3)当内镜打弯结襻时,需要用手法帮助进镜。主要手法是在患者腹壁加压,顶住镜身使其不致打弯结襻,顺利通过弯曲部。

(4)对于特别紧张、普通插镜法屡屡失败的患者,术前可适当给予解痉止痛药物,必要时行无痛肠镜检查。

(5)术中发现病变组织需钳取活组织送病理检查时,护士要熟练配合活检术及标本处理。

(6)如因不明原因下消化道出血需进行急诊结肠镜检查时,不需服用泻药,因用泻药可能加重出血。可采用高位清洁灌肠,如用温开水 800~1 000 mL 灌肠,直到排出清水为止。

五、常见并发症及处理

结肠镜检查为一侵入性操作,因患者自身因素、操作者因素及设备等原因均可造成一些并发症。近年来,由于内镜医师操作技术的普遍提高、结肠镜性能的改善及无痛肠镜的应用,结肠镜检查所致的并发症已不多见,特别是严重并发症,如心脏意外、消化道穿孔、严重感染等已非常少见。但一般的并发症,如插镜困难、肠道黏膜损伤、下消化道出血等较常见,因此要予以重视,做到早发现、早处理。

（一）插镜困难

1.发生原因

(1)操作者对下消化道解剖与生理欠熟悉,操作技术欠熟练,当结肠镜在通过乙状结肠、脾曲、肝曲困难时或进镜时内镜打弯结襻时,不会解襻。

(2)由于患者过度紧张,或肠管内有阻塞性病变者,使结肠镜插入困难。

(3)患者烦躁不安,不能配合。

(4)患有结核性腹膜炎、腹部外科手术后等引起的肠粘连,导致插镜困难。

2.临床表现

结肠镜在肠管内打弯结襻,插入受阻,结肠镜检查不成功。

3.预防及处理

(1)对于清醒患者,插镜前向其解释病情,耐心讲解结肠镜检查的意义,以得到其合作。对于烦躁不合作的患者,可适当使用镇静药。必要时行无痛肠镜检查。

(2)培训医护人员熟练掌握专业知识及专科操作技能。

(3)插镜动作要轻柔,插镜过程中注意观察电视监视器上的图像,根据术者的指令进镜或退镜。

(4)如镜子通过乙状结肠、脾曲、肝曲困难时或进镜时内镜打弯结襻时,切不可盲目用力送镜,以免损伤结肠黏膜,甚至穿孔。此时应将结肠镜往后退,拉直镜子,看清腔道后再插入结肠镜。如仍插入困难,再让助手在患者腹壁加压,顶住镜身,使其不致打弯结襻,顺利通过弯曲部。

(5)对于肠扭转和肠套叠复位者行结肠镜检查,最好在 X 线监视下进行。

（二）肠道黏膜损伤

1.发生原因

(1)由于患者紧张、恐惧、不合作或操作者技术欠熟练加上结肠镜质地较大较硬,导致插入困难。强行插入造成结肠黏膜损伤。

(2)操作者动作粗暴或反复插镜造成结肠黏膜损伤。

(3)结肠镜插入前未充分润滑,引起了肠道的摩擦,造成结肠黏膜损伤。

(4)患者因不能耐受插结肠镜所带来的不适或患者不合作、强行拔镜而致结肠黏膜损伤。

2.临床表现

肛门疼痛,排便时加剧,伴局部压痛;损伤严重时,患者主诉腹部疼痛,可见肛门外出血或粪便带血丝,甚至排便困难。

3.预防及处理

(1)插镜前,向患者详细解释检查的目的、意义及检查方法,使之接受并配合操作。对于烦躁不合作的患者,可适当使用镇静药。必要时行无痛肠镜检查。

(2)插镜前常规用润滑油充分润滑结肠镜,以减少插镜时的摩擦力;操作时顺应肠道解剖结构,手法轻柔,进入要缓慢,忌强行插入,不要反复插镜。

(3)改进结肠镜进镜方法,采用辅助手法帮助进镜。

(4)对于肛门疼痛和已发生肠出血者,遵医嘱予以止痛、保护肠黏膜、止血等对症治疗。

（三）下消化道出血

1.发生原因

(1)插镜创伤。

(2)患者有痔疮、肛门或直肠畸形、凝血机制障碍等异常,插镜时增加了肛门的机械损伤。

(3)造成肠黏膜损伤原因,如损伤严重者,导致下消化道出血。

2.临床表现

肛门滴血或排便带有血丝、凝血块,严重者脉搏细弱、四肢冰凉、血压下降、黑便等。

3.预防及处理

(1)全面评估患者全身心状况,有无禁忌证。

(2)插镜动作要轻柔,忌暴力。患者出现腹痛、腹胀时,暂停插镜,让患者休息片刻,嘱其张口深呼吸,适当退镜、拉镜,待患者上述症状缓解后再缓缓将镜头送入,切勿强行插镜。

(3)做好心理疏导,尽可能消除患者过度紧张的情绪,使其积极配合检查,必要时适当加用镇静药。

(4)如发现吸出液混有血液应暂停继续结肠镜检查,退镜检查出血原因及部位,经结肠镜活检孔注入止血药,如冰生理盐水加去甲肾上腺素 8 mg 冲洗肠腔以促进止血,亦可根据引起出血的原因,采取不同的结肠镜下介入治疗方法,如钛夹止血,生物蛋白胶喷洒止血,注射止血合剂止血等。静脉滴注制酸药及止血药。

(5)大量出血时应及时输血,以补充血容量。

(6)如上述措施无效、出血不止者可考虑选择性血管造影,采用吸收性明胶海绵栓塞出血血管;内科治疗无效者,行外科手术治疗。

六、常见故障及排除方法

结肠镜在长期使用的过程中,难免会出现一些故障。由于出现的故障与胃镜基本相同,在此不再赘述,见纤维胃镜、电子胃镜的常见故障及排除方法。

七、设备管理与维护

为了延长结肠镜和附件的使用寿命,必须注意结肠镜和附件的保养和保管,设置专人管理,建立贵重仪器使用与保养记录本。

八、使用期限

该设备在正常使用情况下,使用期限为 10 年。具体使用期限,见设备使用说明书。

(王　虹)

第六节　双气囊电子小肠镜技术及护理

双气囊电子小肠镜检查术(double-balloon video endoscopy,DBE),是诊断小肠病变的重要检查手段小肠镜检查方法与胃镜检查相似,但小肠镜比胃镜更长,可以看到 50～110 厘米的空肠。

一、目的

诊断及治疗小肠疾病。

二、适应证

(1)原因不明的消化道(小肠)出血及缺铁性贫血。

(2)疑小肠肿瘤或增生性病变。

(3)小肠吸收不良综合征。

(4)手术时协助外科医生进行小肠检查。

(5)怀疑小肠克罗恩病或肠结核。

(6)不明原因腹泻或蛋白丢失。

(7)小肠内异物。

(8)已确诊的小肠病变治疗后复查。

(9)相关检查提示小肠存在器质性病变可能性。

三、禁忌证

(1)严重心肺功能异常者。

(2)有高度麻醉风险者。

(3)相关实验室检查明显异常,在指标纠正前严重贫血、血浆清蛋白严重低下者。

(4)完全性小肠梗阻无法完成肠道准备者。

(5)多次腹部手术史者腹腔广泛粘连。

(6)低龄儿童、无法配合检查者。

(7)其他高风险状态或病变者(如中度以上食管胃底静脉曲张、大量腹水等)。

(8)孕妇。

四、评估

(1)评估患者心理、对疾病的认知程度,肝肾功能及心电图、凝血功能,排除严重心肺疾患。

(2)评估内镜治疗室环境,包括光线、温度、通风等。

五、操作准备

(一)物品准备

双气囊电子小肠镜、外套管、气囊、气泵、活检钳、黏膜下注射针、钛夹、墨汁、ICG、造影剂、EUS设备及治疗性附件、润滑剂、牙垫、治疗巾、纱布,监护仪、治疗车等监护抢救设备及药品。

(二)环境准备

内镜治疗室安静、整洁、温度适宜。

(三)护士准备

着装整齐,洗净双手,戴口罩、手套。

(四)患者准备

经口进镜的患者,禁食、禁水12小时以上,肠道准备与结肠镜检查相同。术前安抚患者,取得患者同意配合,给患者使用镇静剂及解痉剂。

六、操作程序

(1)安装内镜、双气囊外套管,连接气泵。

(2)内镜置入小肠:将外套管套在小肠镜身上,将内镜头部进入至十二指肠水平段后,先将小肠镜头气囊充气。将外套管滑插至内镜前部后,将外套管气囊充气。

(3)气囊放气:缓慢拉直内镜和外套管,接着将内镜头端气囊放气,协助操作者将内镜缓慢向深部插入。反复以上操作,推进内镜至回肠中段或空回肠交界区。

(4)当内镜抵达相应部位后即用黏膜下注射针向黏膜内注射 1% 靛胭脂 0.5 mL 数点,作为下次检查区域标记。

(5)X 线透视观察:可根据需要从钳子管道中注入 30% 泛影葡胺,在 X 线透视下了解内镜的位置、肠腔的狭窄及扩张情况、内镜与末端回肠的距离。

(6)整个操作过程护士协助医师进镜,并按照医师要求给药,操作气泵、观察患者呼吸、循环、意识状态。

(7)整理处置:清洁内镜及附属器械用物等。

(8)拔镜后,嘱患者保持左侧卧位休息,吐出牙垫,清洁口鼻腔。观察 3 小时,如有腹痛、恶心、呕吐等不适症状,及时报告医师处理。检查后当日不要进食产气食物,次日可进普食或根据医嘱进食。

(9)洗手,记录。

(王 虹)

第七节 内镜下微波/激光止血治疗术护理

经内镜微波/激光止血治疗术是利用激光及微波的热凝固作用,照射到消化道出血部位转化为热能,使局部组织温度升高,蛋白凝固,血管收缩闭塞,血栓形成,使出血停止的一种治疗方法。

一、目的

使消化道出血部位组织蛋白凝固、血管闭塞、血栓形成而止血。

二、适应证

非静脉曲张性消化道出血患者的紧急止血。

三、禁忌证

(1)有严重心肺疾患,不能耐受检查者。

(2)休克,生命体征尚未恢复正常者。

(3)疑有急性消化道穿孔与弥漫性腹膜炎的患者。

四、评估

(1)评估患者病情、意识、心理、对疾病的认知程度。

(2)评估内镜治疗室环,如光线、温度、通风等。

五、操作准备

(一)物品准备

内镜(胃镜或肠镜)、内镜激光治疗仪、内镜微波治疗仪。

(二)环境准备

内镜治疗室安静、整洁、温度适宜。

(三)护士准备

着装整齐,洗净双手,戴口罩、手套。

(四)患者准备

禁食、禁水 6 小时以上。主动配合,测量血压脉搏。

六、操作程序

(1)常规准备同胃镜检查。一般情况差的患者给氧,进行心电监护。

(2)协助术者完成胃镜检查,明确治疗指征。

(3)激光:调整激光输出功率,氩离子激光输出端功率为 4～6 W,距病灶 1～3 cm,每次照射5～15 秒;Nd:YAG 输出端功率为 45～90 W,脉冲 0.5～1 秒,时间 15 秒。将光导纤维交给术者插入活检孔,头端不伸出内镜前端,将内镜与光导纤维插入后,送出光导纤维头端,对准病灶进行重复照射,直至直视下出血完全停止,并继续观察 5 分钟,无再出血即可拔镜。

(4)微波:调整输出端功率为 30 W,其他同激光治疗。每次照射时间 15 秒,可重复 3～5 次,直至直视下出血完全停止,并继续观察 5 分钟,无再出血即可拔镜。

(5)治疗完毕协助医师退镜,清洗内镜及光导纤维,清洁激光仪及微波仪。

(6)洗手,整理用物。

(7)记录。

(8)嘱患者卧床休息,进行健康指导。

(王　虹)

第八节　内镜下食管支架置入术护理

内镜下食管支架置入术是通过内镜在食管狭窄部位放置内支撑管来治疗食管下段狭窄的一种介入技术。常用的内支撑管材料为乳胶橡胶、硅胶、塑料及记忆合金。

一、目的

治疗良恶性食管狭窄。

二、适应证

（1）晚期食管癌狭窄无法手术者。

（2）多次扩张后效果差的良性食管狭窄。

（3）食管癌术后瘢痕狭窄或食管癌术后复发。

三、禁忌证

（1）患严重心肺疾患不能承受治疗或不能合作者。

（2）高位食管狭窄不能安装支架者。

（3）狭窄段过长且程度严重，导丝无法通过狭窄段为相对禁忌证。

四、评估

（1）评估患者病情、意识、心理、对疾病的认知程度。

（2）评估内镜治疗室环境，如光线、温度、通风等。

五、操作准备

（一）物品准备

胃镜、扩张器械、内镜微波治疗仪、内支撑管（多用记忆合金支架），解痉药及止血药、造影剂。

（二）环境准备

内镜治疗室安静、整洁、温度适宜。

（三）护士准备

着装整齐，洗净双手，戴口罩、手套。

（四）患者准备

禁食、禁水12小时以上。主动配合，测量血压脉搏。

六、操作程序

（1）常规准备同胃镜检查。根据支架释放的方式选择合适钳道内径的胃镜。检查支架包装、消毒日期。

（2）检查扩张：协助术者进行胃镜检查，明确治疗指征。在狭窄部位进行多次逐级扩张至胃镜能顺利通过。

（3）定位：内镜通过狭窄部位后，在狭窄段下段食管黏膜注入泛影葡胺造影剂，于相应部位在X光透视下在体表做一标记，用相同的方法定好狭窄上端位置。

（4）内支撑架置入：扩张及定位后经内镜活检孔插入引导导丝通过狭窄部，退出内镜后在导丝引导下插入推送器及支架，到达预定位置后逐渐将支架释放至食管狭窄部，随之即退出推送器及导丝。

（5）整理用物，清洁胃镜及导丝，洗手。

（6）记录操作过程及术后患者有无不适。

（7）嘱患者卧床休息，进行健康指导。

（王　虹）

第十章

血液透析室护理

第一节　血液透析治疗技术及护理

一、对患者评估

（一）透析前评估

血液透析前对患者进行必要的评估，是防止透析中并发症的最重要的要素。透析前评估包括体重、血压和脉搏，对于静脉置管的患者还包括体温。

1.水负荷状况

查看患者前次透析记录，讨论以前透析中出现的问题，评估目前的水负荷状况并做出恰当的判断。需要记录患者的水肿、气短、高血压、体重、中心静脉压、病史、尿量、液体入量等情况。

2.血管通路

应认真评估、检查通路是否有感染和肿胀。

3.感染征象

检查穿刺部位有无感染，局部敷料清洁度等。如有感染征象，应做拭子培养；如有发生，应进行静脉血培养。更换敷料时必须执行无菌操作。

（二）透析后评估

（1）根据透析后体重、透析前体重和干体重来确定预定的超滤量是否实现，并调整干体重。

（2）通过观察患者全身情况和血压记录评估患者对超滤量的耐受情况。

（3）如实际超滤量与预定量不符，最可能原因有体重下降值计算错误、超滤控制错误、患者在透析过程中额外丢失液体、透析过程中静脉补液或进食水、透析前后称体重时的着装不一致及体重秤故障等。

二、血液透析技术规范

（一）超滤

1.确定超滤

患者确定超滤必须考虑超滤率和患者的生理状况及心血管并发症。如果透析过程中始终保持过高超滤率、耐受性差、透析期间容量增加较多的患者和血管再充盈差的患者,需个体化的超滤曲线。透析时体液的清除率可以是阶梯式或恒定式。

2.钠曲线

钠曲线即为调钠血液透析,指透析液钠浓度从血液透析开始至结束呈从高到低或从低到高,或高低反复调整变化,而透析后血钠浓度恢复正常的透析方法。可以帮助达到超滤目标,但应注意钠超负荷的风险。

3.容量监测

通过超声或光电方式通过计算机反映患者血细胞比容和血红蛋白浓度,计算出相对血容量,防止超滤过多、过快引起的有效血容量减少,引起不良反应。协助医务人员为患者设定理想的干体重。

(二)透析液离子浓度的选择

应根据不同患者的个体差异或同一患者的病情变化选择合适的透析液成分。

(三)透析器的选择

(1)对慢性肾衰竭患者,透析器的选择应参考溶质分子清除、超滤率、透析时间、生物相容性、是否血液滤过和患者体重决定。

(2)对急性肾衰竭患者,透析器应根据患者的生化指标和体液平衡情况进行选择。

(四)血液透析机及管路的准备

(1)在治疗前彻底预冲透析器(按照不同透析器厂家说明进行预冲处理),并必须将所有的空气排出透析器,以避免治疗开始后回路中形成泡沫。

(2)预冲完毕,透析机即进入重复循环模式。

(3)在透析机上设定好目标脱水量、治疗时间、肝素剂量及任何需修改的治疗内容。

(五)开始透析

有两种方式可供选择:

(1)连接动脉管路和静脉管路,开启血泵至 100 mL/min。

(2)或只连接动脉管,开启血泵至 100 mL/min,当血流到静脉端时接通管路。

(3)逐渐增加泵速到预定速度。

(4)患者进入透析治疗阶段后应确保患者:①动脉和静脉管路安全;②患者舒适;③机器处于透析状态;④抗凝已经启动;⑤悬挂 500 mL 生理盐水与血管通路连接以备急需;⑥已经按照程序设定脱水量;⑦完成护理记录;⑧用过的敷料已经丢掉;⑨如果看不到护士,确定患者伸手即可触及呼叫器。

(5)在整个透析过程中,应巡视、观察、记录患者的一般情况,如血压、脉搏、静脉压、动脉压、超滤量、超滤率、肝素剂量等,对首次透析和急诊透析的患者应予以监护。

(6)透析时工作人员应时刻注意个人卫生和无菌操作,每次进行操作都应确保手、手套和工作服清洁、戴防血液或化学物质的面罩,或对高危患者采取针对性预防措施等。

(六)结束透析

(1)透析结束时,透析机将发出听觉或视觉信号,提醒程序设定的治疗时间已经达到。为避免延迟下机,之前就应准备好下机所需物品,确定至少有 500 mL 的生理盐水可用于回输血液。

(2)血泵速度为 150 mL/min 时,要用 100~300 mL 的生理盐水才能使体外循环的血液回到患者循环中。

（3）测量患者血压，如血压无异常，当静脉管中的颜色呈现亮粉色时，即可以停止回输血液。因为有空气栓塞的风险，不推荐用空气回血。

（4）动静脉内瘘和人工血管瘘患者下机处理：①在患者带瘘上肢下垫一块治疗巾作为无菌区，暂停血泵；②拔除动脉针，封闭动脉管；③无菌操作将动脉管与回水管连接，开启血泵，回输血液；④当血液完全回输到患者体内后，关闭血泵；⑤拔除针头，纱布加压穿刺点止血；⑥当出血停止，用纱布和敷料覆盖过夜。

（5）静脉置管患者下机处理：①在患者的置管上肢下垫一块治疗巾作为无菌区，戴无菌手套，采用非接触技术断开血管通路；②提前消毒导管接头，断开后用至少 10 mL 生理盐水冲洗导管，肝素封管（1 000～5 000 U/mL，用量恰好充满而不溢出管腔），立即接上无菌帽。

（七）抗凝方法

（1）应个体化并且经常回顾性分析。其方法和剂量应参考活化凝血时间值、通路情况及透析后透析器和管路的清洁程度等。

（2）肝素是最常使用的抗凝剂，可以采取初始注射剂量、初始注射剂量＋维持量、仅给维持量、间断给药等方式给药。还可以选择低分子肝素、局部用枸橼酸盐、前列环素或无肝素透析。

（3）急性肾衰竭患者肝素的用法应该参照患者整体状况和每次透析情况而定。

（4）尿毒症的患者可能有血小板功能异常和活动性出血，合并有创操作的患者应使用小剂量肝素或无肝素透析。

（5）在无肝素透析时，应保持较高血流速，每隔 15～30 分钟用盐水冲洗管路和透析器以防止血栓形成。冲洗盐水的量应在超滤量中去除。但目前很少使用无肝素透析，因为血栓形成将会引起整个管路血液损失。

（八）血标本采集方法

1.透析前

进针后立即从瘘管针采血样本，针不要预冲，如瘘管针预冲或通过留置导管透析先抽出 10 mL血，再收集样本，以免污染。

2.透析后

考虑到电解质的反跳，样本再循环或回血生理盐水污染等，应在透析结束时，超滤量设置为零，减慢血流速至 50～100 mL/min。约 10 秒后，从动脉瘘管处采血留取标本。通常电解质反跳发生在透析结束后 2～30 分钟。

三、透析机报警原因及处理

（一）血路部分

1.动脉压（血泵前）

通常动脉压（血泵前）为 −26.7～−10.7 kPa（−200～−80 mmHg），超过 −33.3 kPa（−250 mmHg）将发生溶血。如果血管通路无法提供足够的血流，动脉负压增大，产生报警，关闭血泵。血泵关闭后，动脉负压缓解，报警消除，血泵恢复运转直到再次产生负压报警，如此反复循环。

（1）负压过大的原因：①动脉针位置不当（针不在血管内或紧贴血管壁）；②患者血压降低（累及通路血流）；③通路血管痉挛（仅见于动静脉内瘘）；④吻合口狭窄（动静脉内瘘吻合口或移植血管动脉吻合口）；⑤动脉针或通路凝血；⑥动脉管道打结；⑦抬高手臂后通路塌陷（如怀疑，可让患者坐起,使通路低于心脏水平);⑧穿刺针口径太小,血流量太大;⑨深静脉导管尖端位置不当、活瓣栓子形成或纤维阻塞。

(2)处理:①减少血流量,动脉负压减低,使报警消除;②确认动脉针或通路无凝血,动脉管道无打结;③测定患者血压,如降低,给予补液、减少超滤率;④如压力不降低则松开动脉针胶布,稍做前后移动或转动;⑤提高血流量到原先水平,如动脉压仍低,重复前一步骤;⑥若仍未改善,在低血流量下继续透析,延长透析时间,或另外打开动脉针透析(原针保留,肝素盐水冲洗,透析结束时才拔除)。如血流量需要大于 350 mL/min,一般需用 15 G 针;⑦如换针后动脉低负压仍持续存在,则血管通路可能有狭窄。用两手指短暂加压阻断动脉针和静脉针之间的血流,如泵前负压明显加大,说明动脉血流部分来自下游,而上游通道的血流量不足;⑧检查深静脉导管是否扭结;改变颈或臂位置,或稍微移动导管;转换导管口。如无效,注射尿激酶或组织血浆酶原激活剂;放射学检查导管位置。

2.静脉压监测

通常压力为 6.7~33.3 kPa(50~250 mmHg),随针的大小、血流量和血细胞比容变化。

(1)静脉压增高的原因:①移植血管的静脉压可高达 26.7 kPa(200 mmHg),因移植血管的高动脉压会传到静脉血管;②小静脉针(16 G),高血流量;③静脉血路上的滤器凝血,这是肝素化不充分的最早表现,也是透析器早期凝血的表现;④血管通路静脉端狭窄(或痉挛);⑤静脉针位置不当或静脉血路扭结;⑥静脉针或血管通路静脉端凝血。

(2)静脉压增高的处理:①用生理盐水冲洗透析器和静脉滤器。如果静脉滤器凝血,而透析器无凝血(冲洗时透析器纤维干净),立即更换凝血的静脉管道,调整肝素剂量后重新开始透析;②静脉针或血管通路静脉端是否阻塞可以采用关闭血泵,迅速夹闭静脉血路,与静脉针断开,用生理盐水注入静脉针,观察阻力大小的方法判定;③用两手指轻轻加压阻断动脉针和静脉针之间的血流,如为下流狭窄引起静脉流出道梗阻,静脉压会因上流受阻而进一步增高。

3.空气探测

最容易发生空气进入血液循环的部位在动脉针和血泵之间,因为这部分为负压。常见于动脉针周围(特别是负压很大时)、管道连接处、泵段血管破裂及输液管。透析结束时用空气回血操作不当也会引起空气进入体内。许多空气栓塞是在因假报警而关闭空气探测器后发生的,应注意避免。因空气栓塞可能致命。处理方法见本节"血液透析治疗常见急性并发症及处理"中"空气栓塞"。

4.血管路扭结和溶血

血泵和透析器之间的血管路扭结会造成严重溶血,这一段的高压通常测不出,因为动脉压监测器通常设在泵前,即使泵后有动脉压力监测器,如果扭结发生在探测器之前,此处的高压也无法被测出。处理方法见本节"血液透析治疗常见急性并发症及处理"中"溶血"。

(二)透析液路

1.电导度

电导度增高最常见的原因是净化水进入透析机的管道扭结或低水压造成供水不足;电导度降低最常见的原因是浓缩液桶空。比例泵故障也可导致电导度增高或降低。当电导度异常时,将透析液旁路阀打开,使异常透析液不经过透析器而直接排出。

2.温度

温度异常通常是由加热器故障引起,但旁路阀可以对患者进行保护。

3.漏血

气泡、黄疸患者的胆红素或污物进入透析液均会引起假漏血报警。当透析液可能不出现肉眼可见的颜色改变时,需用测定血红蛋白尿的试纸检测流出透析器的透析液来判断漏血报警的真伪。如果确定漏血,透析液室压力应设置在 -6.7 kPa(-50 mmHg)以下,以免细菌或细菌产物从透析液侧进入血液。空心纤维型透析器轻微漏血有时会自行封闭,可继续透析,但一般情况下应回血,更换透析器或停止透析。预防:①预冲时进行透析器漏血检测;②透析中避免跨膜压过高,如有凝血、静脉回路管弯曲打折等发生立即处理;③透析中跨膜压不能超过透析器的承受力。

四、血液透析治疗常见急性并发症及处理

(一)低血压

低血压为最常见,发生率可达 $50\%\sim70\%$。

1.原因

有效血容量减少、血管收缩力降低、心源性及透析膜生物相容性差、严重贫血及感染等。

2.临床表现

典型症状为出冷汗、恶心、呕吐,重者表现为面色苍白、呼吸困难、心率加快、一过性意识丧失,甚至昏迷。

3.处理

取头低足高位,停止超滤,给予吸氧,必要时快速补充生理盐水 $100\sim200$ mL 或葡萄糖溶液 20 mL,输血浆和清蛋白,并结合病因,及时处理。

4.预防

用容量控制的透析机,使用血容量监测器;教育指导患者限制盐的摄入,控制饮水量;避免过度超滤;透析前停用降压药,对症治疗纠正贫血;改变透析方法如采用碳酸氢盐透析、血液透析滤过、钠曲线和超滤曲线、低温透析等;有低血压倾向的患者避免透析期间进食。

(二)失衡综合征

发生率为 $3.4\%\sim20.0\%$。

1.原因

血液透析时血液中的毒素迅速下降,血浆渗透压下降,而由于血-脑屏障使脑脊液中的尿素等溶质下降较慢,以至脑脊液的渗透压大于血液渗透压,水分由血液进入脑脊液形成脑水肿。这也与透析后脑脊液与血液之间的 pH 梯度增大,即脑脊液中的 pH 相对较低有关。

2.临床表现

轻者头痛、恶心、呕吐、困倦、烦躁不安、肌肉痉挛、视物模糊、血压升高;重者表现为癫痫发作、惊厥、木僵甚至昏迷。

3.处理

轻者不必处理;重者可减慢透析血流量,以降低溶质清除率和 pH 改变,但透析有时须终止。可给予 50% 葡萄糖溶液或 3% 氯化钠 10 mL 静脉推注,或静脉滴注清蛋白,必要时给予镇静剂及其他对症治疗。

4.预防

开始血液透析时采用诱导透析方法,透析强度不能过大,避免使用大面积高效透析器,逐步

增加透析时间,避免过快清除溶质;长期透析患者则适当提高透析液钠浓度。

(三)肌肉痉挛

发生率为 10%～15%,主要部位为腓肠肌和足部。

1.原因

常与低血压同时发生,可能与透析时超滤过多、过快、低钠透析等有关。

2.临床表现

多发生在透析的中后期,老年人多见。以肌肉痉挛性疼痛为主,一般持续约 10 分钟。

3.处理

减慢超滤速度,静脉输注生理盐水 100～200 mL、高渗糖水或高渗盐水。

4.预防

避免过度超滤;改变透析方法,如采用钠曲线和超滤曲线等;维生素 E 或奎宁睡前口服;左旋卡尼汀透析后静脉注射。

(四)发热

常发生在透析中或透析后。

1.原因

感染、致热源反应及输血反应等。

2.临床表现

若为致热源反应通常发生在透析后 1 小时,主要症状有寒战、高热、肌痛、恶心、呕吐、痉挛和低血压。

3.处理

静脉注射地塞米松 5 mg,通常症状在几小时内自然消失,24 小时内完全恢复;若有感染存在应及时与医师沟通,应用抗生素。

4.预防

严格执行无菌操作;严格消毒水处理设备和管道。

(五)空气栓塞

1.原因

血液透析过程中,各管路连接不紧密、血液管路破裂、透析器膜破损及透析液内空气弥散入血、回血时不慎等。

2.临床表现

少量无反应,如血液内进入空气 5 mL 以上可出现呼吸困难、咳嗽、发绀、胸部紧迫感、烦躁、痉挛、意识丧失甚至死亡。

3.处理

一旦发生空气栓塞应立即夹闭静脉通路,并关闭血泵。患者取头低左侧位,通过面罩或气管吸入 100%氧气,必要时做右心房穿刺抽气,同时注射地塞米松,严重者要立即送高压氧舱治疗。

4.预防

透析前严格检查管道有无破损,连接是否紧密;回血时注意力集中,气体近静脉端时要及时停止血泵转动;避免在血液回路上输液,尤其泵前负压部分;定期检修透析机,确保空气探测器工作正常。

(六)溶血

1.原因

透析液低渗、温度过高;透析用水中的氧化剂和还原剂(氯胺、酮、硝酸盐)含量过高;消毒剂残留;血泵和管道内红细胞的机械损伤及血液透析中异型输血等。

2.临床表现

急性溶血时,患者有胸部紧迫感、心悸、心绞痛、腹背痛、气急、烦躁,可伴畏寒、血压下降、血红蛋白尿甚至昏迷;大量溶血时患者可出现高钾血症,静脉回路血液呈淡红色。

3.处理

立即关闭血泵,停止透析,丢弃体外循环血液;给予高流量吸氧,明确溶血原因后应尽快开始透析;贫血严重者应输入新鲜全血。

4.预防

透析中防止凝血;保证透析液质量;定期检修透析机和水处理设备;患者输血时,认真执行查对制度,严格遵守操作规程。

五、透析器首次使用综合征

在透析时因使用新的透析器发生的临床综合征,称为首次使用综合征,分为 A 型首次使用综合征和 B 型首次使用综合征。

1.A 型首次使用综合征

该型又称超敏反应型。多发生于血液透析开始后 5～30 分钟内。主要表现为呼吸困难、全身发热感、皮肤瘙痒、麻疹、咳嗽、流泪、流涕、打喷嚏、腹部绞痛、腹部痉挛,严重者可心跳骤停甚至死亡。

(1)原因:主要是患者对环氧乙烷、甲醛等消毒液过敏或透析器膜的生物相容性差或对透析器的黏合剂过敏等,使补体系统激活和白细胞介素释放。

(2)处理原则:①立即停止透析,勿将透析器内血液回输体内;②按抗过敏反应常规处理,如应用肾上腺素、抗组胺药和激素等。

(3)预防措施:①透析前将透析器充分冲洗(不同的透析器有不同的冲洗要求),使用新透析器前要仔细阅读操作说明书;②认真查看透析器环氧乙烷消毒日期;③部分透析器反应与合并应用 ACEI(血管紧张素转换酶抑制剂)有关,应停用;④对使用环氧乙烷消毒透析器过敏者,可改用 γ 射线或蒸气消毒的透析器。

2.B 型首次使用综合征

该型又称非特异型。多发生于透析开始后数分钟至 1 小时,主要表现为胸痛,伴有或不伴有背部疼痛。

(1)原因:目前尚不清楚。

(2)处理原则:①加强观察,症状不明显可继续透析;②症状明显者可予以吸氧和对症治疗。

(3)预防措施:①试用不同的透析器;②充分冲洗透析器。

六、血液透析突发事件应急预案

(一)透析中失血

1.原因

管路开裂、破损,接管松脱和静脉针脱落等。

2.症状

出血、血压下降,甚至发生休克。

3.应急预案

停血泵,查找原因,尽快恢复透析通路;必要时回血,给予输液或输血;心电监护,对症处理。

4.预防

透析前将透析器管路、管路针等各个接头连接好,预冲时要检查是否有渗漏;固定管路时,应给患者留有活动的余地。

(二)电源中断

1.应急预案

通知工程师检查稳压器和线路,电话通知医院供电部门;配备后备电源的透析机,停电后还可运行 20～30 分钟;若没有后备电源的透析机,停电后应立即将动静脉夹打开,手摇血泵,速度每分钟100 mL左右;若 15～30 分钟内恢复供电可不回血。若暂时仍不能恢复供电可回血结束透析,并尽可能记录机器上的各项参数。

2.预防

保证透析中心为双向供电;停电后 15 分钟内可用发电机供电;给透析机配备后备电源,停电后可运行 20～30 分钟。

(三)水源中断

1.应急预案

机器报警并自动改为旁路;通知工程师检查水处理设备和管路。电话通知医院供水部门;1～2 小时不能解除,终止透析,记录机器上的各项参数。

2.预防

保证透析中心为专路供水;在水处理设备前设有水箱,并定期检修水处理设备。

(赵利芹)

第二节　连续性肾脏替代治疗技术及护理

连续性肾脏替代治疗(CRRT)是指每天持续 24 小时或接近 24 小时进行的一种连续性的体外血液净化疗法,目前已在 ICU 危重患者中广泛使用。

一、分类

(一)连续性动脉-静脉血液滤过(CAVH)

CAVH 利用人体动静脉之间的压力差,以对流的原理清除体内大中小分子物质、水和电解质。CAVH是连续滤过,故比血液滤过更接近于肾小球滤过生理。CAVH具有自限超滤、持续性、稳定性和简便性的特点。

(二)连续性静脉-静脉血液滤过(CVVH)

CVVH清除溶质的原理与CAVH相同,不同之处是采用中心静脉留置单针双腔导管建立血管通路。深静脉留置导管安全性高,同时应用两条血管通路,不造成再循环。CVVH已经逐渐取代CAVH,成为标准的治疗模式。目前主张应用高通量的CVVH,血流量可达200～300 mL/min,应用前稀释置换液6～9 L/h,应用后稀释置换液3～5 L/h。

(三)连续性动脉-静脉及静脉-静脉血液透析(CAVHD及CVVHD)

CAVHD及CVVHD溶质转运主要依赖于弥散及少量对流。当透析液流量为100～150 mL/min(此量小于血流量)时,可使透析液中全部小分子溶质呈饱和状态,从而使血浆中的溶质经过弥散机制清除。

CVVHD的原理与CAVHD的原理的区别在于CVVHD采用静脉-静脉建立血管通路。

(四)连续性动脉-静脉及静脉-静脉血液透析滤过(CAVHDF及CVVHDF)

CAVHDF与CVVHDF也是在CAVH的基础上发展起来的,它们加做透析以弥补CAVH对氮质清除不足的缺点。CAVHDF的溶质转运机制已非单纯对流,而是对流加弥散,不仅增加了小分子物质的清除率,还能有效清除中大分子物质。CAVHDF时应用高通量滤器,透析液逆向输入。

(五)缓慢连续性超滤(SCUF)

SCUF主要原理是以对流的方式清除溶质和水分,也是CRRT中的一种类型,不同点是它不补充置换液,也不用透析液,对溶质清除不理想,不能保持肌酐在可以接受的水平,有时需要加用透析治疗。

(六)连续性高流量透析(CHFD)

CHFD应用合成膜血滤器进行无置换液血液透析滤过。这个系统包括连续性血液透析和一个透析液容量控制系统,用高通量血滤器10 L碳酸氢盐透析液以100 mL/min的速度再循环。超滤过程由速度不同的两个泵控制,一个泵输送已加温的透析液,另一个泵调节透析液流出量和控制超滤。当透析4小时透析液中尿素和肌酐浓度与血浆中浓度达到平衡后予以更换。接近零超滤时,透析器内同时存在超滤和反超滤现象,不仅存在弥散清除,也有对流清除,对中大分子物质的清除量增多。

(七)高容量血液滤过(HVHF)

持续进行CVVH,每天输入置换液50 L,应用高通量滤器,面积1.6～2.2 m²,则称为HVHF。标准HVHF有两种方法:①标准CVVH,超滤量维持在3～4 L/h;②夜间标准CVVH维持,白天开始超滤量为6 L/h,超滤总量>60 L/d。

(八)日间连续性肾脏替代治疗(CRRT)

日间CRRT主要在日间进行,各种药物及营养液也主要集中在日间输入,在日间清除过多水分,使患者在夜间可获得足够休息,并减少人力消耗。

二、特点

(一)血流动力学稳定

CRRT的特点就是容量波动小,胶体渗透压变化程度小,基本无输液限制,能随时调整液体平衡,因而对血流动力学影响较小。CRRT也可能导致溶液大量丢失,故在治疗中要严密监测出入量。

(二)溶质清除率高

CRRT与血液透析相比,其优点为连续性治疗,可缓慢、等渗地清除水和溶质,溶质的清除量在于超滤液中该溶质的浓度乘以超滤液量,与常规血液透析相比,CRRT有更高的尿毒症毒素清除率,但置换液量必须加大,时间必须延长,频率必须增加。

(三)补充液体和胃肠外营养不受限制

行常规血液透析或腹膜透析的急性肾衰竭患者,由于少尿、补液量受限,限制了营养的补充,出现负氮平衡和热量摄入不足。CRRT能根据患者营养需求补充大量液体,为营养支持治疗提供保障。

(四)清除炎症介质和细胞因子

临床证明,连续性血液滤过还可用于治疗败血症和多器官功能衰竭,可以清除肿瘤坏死因子(TNF-α)、炎症介质(白细胞介素-1、白细胞介素-6、白细胞介素-8)等。主要机制是通过对流和吸附清除溶质。

三、护理措施

(一)心理护理

接受连续性肾脏替代治疗的患者大多数是第一次透析,治疗时间长,一般可持续72小时,患者往往存在紧张、恐惧的心理。因此,在治疗前要做好耐心细致的解释工作,让患者了解连续性肾脏替代治疗的过程,并在严密的监测系统下完成,以减轻患者的思想负担,积极配合治疗。

(二)严密观察病情变化

(1)采用24小时心电监护监测患者的血压、脉搏、呼吸、心率,每小时记录一次。观察患者有无发热、乏力、眩晕、出汗、呕吐等低血压症状。

(2)准确记录动脉压、静脉压、滤器压、跨膜压(TMP)和滤液测压等。

(3)监测治疗后24小时、48小时、72小时的肾功能、电解质、动脉血气值等。

(4)防止连接管路的脱落、扭曲而造成不必要的大出血或凝血。一般连接管路采用两道固定,即穿刺部位固定及床边固定。

(三)血管通路的护理

通常用双腔导管,血管通路护理同血液透析。

(四)置换液补充方法

1.前稀释法

置换液在滤器前输入,称为前稀释法(由动脉端输入)。其优点是血流阻力小、滤过率稳定、残余血量少、不易形成蛋白质覆盖层,同时因为置换液量大,又可降低血液黏稠度,减少滤器内凝血。其缺点是清除率低、所需的置换液量大(6~9 L/h),价格昂贵。

2.后稀释法

置换液在滤器后输入,称为后稀释法(由静脉端输入)。用量少(4~6 L/h),等量滤液内含溶质量比前稀释法多,增加了清除率,因为后稀释法血液未被稀释,滤液中溶质的浓度与血浆水平相同。

（五）配置置换液注意事项

CRRT 时应用大量的置换液,如配置不当,会造成渗透压的改变,或被污染后引起毒血症,故配置置换液时必须遵循以下制度:

（1）严格无菌操作,配置前先洗手,戴帽子、口罩。

（2）配置前核对药物,配置时注意各种药物剂量的准确性。

（3）碳酸氢钠置换液应现用现配。

（4）将每一组置换液利用无菌技术注入静脉高营养袋中,形成密闭状态。

（5）必要时可检测置换液的电解质浓度。

（赵利芹）

第三节　血液灌流治疗技术及护理

一、概述

（一）血液灌流

血液灌流是指将患者的血液引出体外并经过具有光谱解毒效应的血液灌流器,通过吸附的方法来清除体内有害的代谢产物或外源性毒物,最后将净化后的血液回输患者体内的一种血液净化疗法。在临床上被广泛地用于药物和化学毒物的解毒,尿毒症、肝性脑病及某些自身免疫性疾病等的治疗。

（二）吸附剂

经典的吸附剂包括活性炭和树脂。

1.活性炭

是一种非常疏松多孔的物质,其来源相当多样,包括植物、果壳、动物骨骼、木材、石油等,经蒸馏、炭化、酸洗及高温、高压等处理后变得疏松多孔。活性炭吸附力强的主要原因就在于多孔性,无数的微孔形成了巨大的比表面积。活性炭的特点是大面积（1 000 m^2/g 以上）、高孔隙和孔径分布宽,它能吸附多种化合物,特别是极难溶于水的化合物,对肌酐、尿酸和巴比妥类药物具有良好的吸附性能。

2.树脂

树脂是一类具有网状立体结构的高分子聚合物,根据合成的单体及交联剂的不同分为不同的种类。血液净化吸附剂采用吸附树脂,吸附树脂又分为极性吸附树脂和非极性吸附树脂。XAD-4、XAD-7 等对有机毒物、脂溶性毒物的吸附作用大;XAD-2 树脂对疏水集团毒素（如有机磷农药、地西泮等）的吸附力大;XAD 系列树脂的解毒作用优于活性炭,其吸附的毒物分子量为500～20 000 D。一般认为血液灌流的吸附解毒作用优于血液透析。如对苯巴比妥钠等镇静安眠药、解热镇静剂、三环类抗忧郁药、洋地黄、地高辛、茶碱、卡马地平、有机氯、百草枯等的解毒作用优于血液透析。对脂溶性高、分布容积大、易与蛋白结合的毒物解毒作用也优于血液透析。

（三）理想的血液灌流吸附必须符合以下标准

（1）与血液接触无毒、无过敏反应。

（2）在血液灌流过程中不发生任何化学反应和物理反应。

（3）具有良好的机械强度，耐磨损，不发生微粒脱落，不发生变形。

（4）具有较高的血液相容性。

（5）易消毒清洗。

二、血液灌流的方法、观察及护理

（一）方法

进行血液灌流时，应将吸附罐的动脉端向下，垂直立位，位置高度相当于患者右心房水平，用5％葡萄糖溶液500 mL冲洗后，再用肝素盐水（2 500 U/L盐水）2 000 mL冲洗，将血泵速度升至200～300 mL/min冲洗灌流器，清除脱落的微粒，并使炭颗粒吸水膨胀，同时排尽气泡。冲洗过程中，可在静脉端用止血钳反复钳夹血路以增加血流阻力，使冲洗液在灌流器内分布更均匀。灌流时初始肝素量为4 000 U左右，由动脉端注入，维持量高，总肝素量为每次6 000～8 000 U，较常规血液透析量大，因活性炭可吸附肝素，要求部分凝血活酶时间、凝血酶时间及活化凝血时间达正常的1.5～2.0倍。

（二）血管通路

应用临时血管通路。首选股静脉、颈内静脉及锁骨下静脉，也可采用桡动脉-贵要静脉，足背动脉-大隐静脉，个别情况下也可使用内瘘或外瘘。血流量以50 mL/min开始，若血压、脉搏和心率稳定可提高至150～200 mL/min。

（三）观察

每次血液灌流2小时，足以有效地清除毒物。如果长于2小时吸附剂已被毒物饱和而失效。如果1次灌流后又出现反跳时（组织内毒物又释放入血液），可再进行第2次灌流，但1次灌流时间不能超过2小时。血液灌流如与血液透析联合治疗，则灌流器应装于透析器之前；结束时把灌流器倒过来，动脉端在上，静脉端在下，用空气回血，不能用生理盐水，以免被吸附的物质重新释放入血。

（四）不良反应

（1）血小板减少临床上较多见。另外活性炭也可吸附纤维蛋白原，这是造成出血倾向的原因之一。

（2）对氨基酸等生理性物质的影响：血液灌流能吸附氨基酸，尤其对色氨酸、蛋氨酸等芳香族氨基酸吸附量最大，但一般机体有代偿功能，若长期使用，应引起警惕。

（3）因能清除许多药物，如抗生素、升压药等，药物治疗时应注意剂量调整。

（4）低体温常发生于冬天使用简易无加温装置血液灌流时。

（五）护理措施及注意事项

（1）密切观察患者的生命体征、神志变化、瞳孔反应等，保持呼吸道通畅。呼吸道分泌物过多的昏迷患者，应将头侧向一边，并及时减慢血流速度，去枕平卧。使用升压药，扩充血容量，如补液及输血、清蛋白、血浆等。但药物应在血路管的静脉端注入，或经另外的补液途径注入，否则药物被灌流器吸附，达不到有效浓度。若患者在灌流之前血压已很低，则可将充满预冲液的管路直接与患者的动静脉端相连接。

（2）血液灌流前大多患者由于药物影响处于昏迷状态，随着血液灌流的作用，药物被灌流器逐渐吸附，1.0～1.5小时后患者逐渐出现躁动、不安，需用床挡加以保护，以防坠床；四肢和胸部可用约束带进行约束，但不能强按患者的肢体，防止发生肌肉撕裂、骨折或关节脱位；背部应垫上软垫防止背部擦伤和椎骨骨折；必要时用包有纱布的压舌板垫在患者的上下齿之间，防止咬伤舌头，并注意防止舌后坠。

（3）保持体外循环通畅。导管应加以固定,对躁动不安的患者适当给予约束,必要时给予镇静剂。防止因剧烈活动而使留置导管受挤压变形、折断、脱出,管道的各个接头须紧密连接,防止滑脱出血或空气进入导管引起空气栓塞。

（4）严密观察肝素抗凝情况,若发现灌流器内血色变暗、动脉和静脉壶内有血凝块,则应调整肝素剂量,必要时更换灌流器及管路。

（5）如用简易的血泵做血液灌流,没有监护装置,则必须严密观察是否有凝血、血流量不足和空气栓塞等情况。如出现动脉除泡器凹陷,则提示血流量不足,应考虑动脉穿刺针是否位置不当、动脉管道是否扭曲折叠、血压是否下降;若动脉除泡器变硬、膨胀,血液溢入除泡器的侧管,提示动脉压过高,灌流器凝血;若同时伴有静脉除泡器液面下降,则应适当增加肝素的用量;在无空气监测的情况下,一旦空气进入体内将会发生严重的空气栓塞,因此要密切注意各管道的连接,严防松脱,注意动静脉除泡器和灌流器的安全固定。

（6）维持性血液透析患者合并急性药物或毒物中毒需要联合应用血液透析和血液灌流时,灌流器应置于透析器之前,有利于血液的加温,以免经透析器脱水后血液浓缩,使血液阻力增大,导致灌流器凝血。

（7）患者有出血倾向时,应注意肝素的用法,如有需要,可遵医嘱输新鲜血或浓缩血小板。

（8）若患者在灌流1小时左右出现寒战、发热、胸闷、呼吸困难等反应,可能是灌流器生物相容性差所致,可静脉注射地塞米松,给予吸氧,但不要盲目终止灌流,以免延误抢救。

（9）观察反跳现象:血液灌流只是清除了血中的毒物,而脂肪、肌肉等组织已吸收的毒物的不断释放、肠道中残留毒物的再吸收等,都会使血中毒物浓度再次升高而再度引起昏迷,会出现昏迷-灌流-清醒-再昏迷-再灌流-再清醒的情况。因此,对脂溶性药物如有需要,应继续多次灌流,直至病情稳定为止。如有条件,应在灌流前后采血做毒物、药物浓度测定。

（10）血液灌流只能清除毒物本身,不能纠正毒物已经引起的病理、生理的改变,故中毒时一定要使用特异性的解毒药。如有机磷农药中毒时,血液灌流不能恢复胆碱酯酶的活性,必须使用解磷定、阿托品治疗。

（11）应根据病情采取相应的治疗措施,如洗胃、导泻、吸氧、呼吸兴奋剂、强心、升压、纠正酸中毒、抗感染等。

（12）做好心理护理。多数药物中毒患者都是因对生活失去信心或与家庭成员、同事发生矛盾而服药,故当患者神志逐渐清楚时,护士要耐心劝解、开导、化解矛盾,使患者情绪稳定,从而积极配合治疗。

（赵利芹）

第四节　血浆置换治疗技术及护理

一、概述

（一）血浆置换（PE）

PE是一种用来清除血液中大分子物质的体外血液净化疗法,指将患者的血液引出体外,经离心法或膜分离法分离血浆和细胞成分,迅速地、选择性地从循环血液中去除病理血浆或血浆中的病理成分(如自身抗体、免疫复合物、副蛋白、高黏度物质和蛋白质结合的毒物等),而将细胞成分以及补充的等量的平衡液、血浆、清蛋白溶液回输入体内,达到清除致病物质的目的。从而治疗一般疗法无效的多种疾病。

(二)每次血浆交换量

尚未标准化。每次交换 2~4 L。一般来说,若该物质仅分布于血管内,则置换第 1 个血浆容量可清除总量的 55%,如继续置换第 2 个血浆容量,却只能使其浓度再下降 15%。因此,每次血浆置换通常仅需要置换 1 个血浆容量,最多不超过 2 个。

(三)置换频度

要根据基础疾病和临床反应来决定。每次血浆交换后,未置换的蛋白浓度重新升高,通过从血管外返回血管内和再合成这 2 个途径。血浆置换后血管内外蛋白浓度达到平衡约需 1~2 天。因此,绝大多数血浆置换疗法的频度是间隔 1~2 天,连续 3~5 次。

(四)置换液

为了保持机体内环境的稳定,维持有效血容量和胶体渗透压。

(1)置换液种类:①晶体液,如生理盐水、葡萄糖生理盐水、林格液,用于补充血浆中各种电解质的丢失;②胶体液,如血浆代用品,主要有中分子右旋糖苷、低分子右旋糖苷、羟乙基淀粉,三者均为多糖,能短时有效地扩充和维持血容量;血浆制品,最常用的有 5%清蛋白、新鲜冰冻血浆,后者是唯一含枸橼酸盐的置换液。

(2)置换液的补充原则:①等量置换;②保持血浆胶体渗透压正常;③维持水、电解质平衡;④适当补充凝血因子和免疫球蛋白;⑤减少病毒污染机会;⑥无毒性,没有组织蓄积。

二、血浆置换的并发症及应对

(一)变态反应

1.原因

在血浆置换治疗过程中,由于弃去了含有致病因子的血浆,为了保持血浆渗透压稳定和防止发生威胁生命的体液平衡紊乱,在分离血浆后要补充等容量液体。新鲜冰冻血浆含有凝血因子、补体和清蛋白,其成分复杂,常可诱发变态反应。据文献报道,变态反应的发生率<12%。

2.预防

在应用血浆前,静脉给予地塞米松 5~10 mg 或 10%葡萄糖酸钙 20 mL;应用血浆时,减慢置换速度,逐渐增加置换量。同时应选择合适的置换液。

3.护理措施

治疗过程中要严密观察,如出现皮肤瘙痒、皮疹、寒战、高热时,不可让患者随意搔抓皮肤,应及时给予激素、抗组胺药或钙剂,可为患者摩擦皮肤,缓解瘙痒。另外,治疗前认真执行"三查七对",核对血型,血浆输注速度不宜过快。

(二)低血压

1.原因

置换与滤出速度不一,滤出过快、置换液补充过缓;体外循环血量多,有效血容量减少;疾病原因引起,如应用血制品引起过敏反应;补充晶体液时,血渗透压下降。

2.预防

血浆置换术中血浆交换应等量,即血浆出量应与置换液入量保持平衡,当患者血压下降时可先置入胶体,血压稳定时再置入晶体,避免血容量的波动。其次,要维持水、电解质的平衡,保持血浆胶体渗透压稳定。

3.护理措施

密切观察患者生命体征,每30分钟监测生命体征一次。出现头晕、出汗、恶心、脉速、血压下降时,立即补充清蛋白,加快输液速度,减慢血浆出量,延长血浆置换时间。一般血流量应控制在50～80 mL/min,血浆流速为25～40 mL/min,平均置换血浆 1 000～1 500 mL/h,血浆出量与输入血浆和液体量平衡。

(三)低钙血症

1.原因

新鲜血浆含有枸橼酸钠,输入新鲜血过多、过快容易导致低钙血症,患者出现口麻、腿麻及小腿肌肉抽搐等低钙血症表现,严重时发生心律失常。

2.预防

治疗中常规静脉注射 10%葡萄糖酸钙 10 mL。

3.护理措施

严密观察患者有无低钙血症表现及血液生化改变,如出现低钙血症表现可给予热敷、按摩或补充钙剂等对症处理。

(四)出血

1.原因

血浆置换过程中血小板破坏、抗凝剂输入过多及疾病本身导致。

2.预防

治疗前常规检测患者的凝血功能,根据情况确定抗凝剂剂量及用法。

3.护理措施

治疗中严密观察皮肤及黏膜有无出血点;进行医疗护理操作时,动作轻柔、娴熟,熟练掌握静脉穿刺技巧,尽量避免反复穿刺;一旦发生出血,立即通知医师采取措施,治疗结束时用鱼精蛋白中和肝素,用无菌纱布加压包扎穿刺点,术后 6 小时注意观察穿刺部位有无渗血。

(五)感染

1.原因

置换液含有致热源;血管通路感染;疾病原因引起的感染。

2.预防

严格无菌操作。

3.护理措施

血浆置换是一种特殊的血液净化疗法,必须严格无菌操作;患者必须置于单间进行治疗,治疗室要求清洁,操作前紫外线照射 30 分钟,家属及无关人员不得进入治疗场所;操作人员必须认真洗手、戴口罩和帽子,配置置换液时需认真核对、检查、消毒,同时做到现配现用。

(六)破膜

血浆分离的滤器因为制作工艺而受到血流量及跨膜压的限制,如置换时血流量过大或置换量增大,往往会导致破膜,故血流量应为 100～150 mL/min,每小时分离血浆 1 000 mL 左右,跨膜压控制于 50.0 kPa(375 mmHg)。预冲分离器时注意不要用血管钳敲打排气,防止破膜的发生。

(赵利芹)

第五节　透析患者的心理需求

对于透析患者来说,有物质与医疗服务的需求,但相对更重要的是心理需求能够得到满足。虽然透析患者的心理需求因人而异,但也有共性规律可循,笔者根据马斯洛提出的人的需求层次理论,结合自己的观察与思考,认为透析患者主要有以下 6 种心理需求。

一、需要尊重

透析患者希望得到他人及社会的理解和尊重,特别是希望得到医护人员的关心和重视,得到较好的治疗待遇。不同社会角色的人常有意或无意地透露和显示自己的身份,想让别人知道他们的重要性,期望医护人员对他们给予特殊照顾。作为医护人员应该懂得,一切患者都是因为生病才来就医,他们在各自的工作岗位上都是为党和人民的事业服务的,在这一方面,大家都是平等的。所以,对待透析患者既要一视同仁,又要让他们每一个人都能感受到他是得到特殊照顾的。

二、需要接纳

由于透析患者需要定期到医院接受透析治疗,打乱了原有的生活习惯和作息时间,肯定会有一个逐步适应的过程,尤其是走进一个陌生的地方,需要尽快地熟悉环境,被新的群体(透析患者、透析室医护人员)所接纳,特别渴望医护人员和病友能够主动与其进行沟通和相处,在情感上被接纳。

三、需要信息

有研究资料表明,在一般性疾病患者中,80%的患者有了解自己疾病真实情况的想法,而80%的医师拒绝告诉患者。到底是否应当告知患者疾病的相关信息呢?对于透析患者,应当矫正他们对透析治疗的不正确认识,根据患者的需要程度和心理承受能力,提供适当的信息,对于解除其不必要的恐惧与焦虑,避免产生消极的情绪反应是十分有益的。但应注意,给透析患者提供的信息不可完全真实,否则会加剧其应激心理;又不可完全不真实,否则,他们根本不相信。对于透析患者,应当向他们提供以下一些信息:①尿毒症是不能治愈的慢性疾病,透析治疗是维持他(她)们生命的重要手段,拒绝治疗就意味着放弃生命。②建立血管通路(动静脉内瘘及临时性或半永久性血管通路)是进行 HD 治疗的必需条件,是维持性血液透析(MHD)患者的生命线,应当倍加呵护。③医院、透析中心(室)有关规章制度及透析时间安排的有关信息。④干体重的概念、透析充分及饮食、饮水管理与疾病关系的有关信息。⑤医疗费用支付问题的有关信息等。当透析患者了解了这些信息,将有利于坚定他们战胜疾病的信心,依从性也会得到增强。

四、需要安慰

不管意志多么坚强的人,一旦进入透析治疗阶段后,心理都会失衡,再乐观豁达的人此时也希望得到亲朋好友尤其是医护人员的安慰和鼓励。因此,患者在透析治疗或住院期间,医护人员和患者亲近的人应通过各种形式给予他们精神上的安慰和鼓励,这对控制和稳定病情是不可或缺的。

五、需要安全感

由于透析治疗的特殊性及透析患者在治疗过程中可能出现的种种不适,容易使他们产生不安全感。他们需要了解自己的病情,期盼生命不再受到威胁,希望各种治疗既安全顺利又无痛苦。他们把能得到安全感和生命延续视为求医的最终目的。因此,医护人员对透析患者进行的任何治疗都应事先向他们做耐心细致的解释并有一定的技术保障,以增强他们的安全感。

六、需要和谐的环境

健康人的生活常常是丰富多彩的,而透析患者则几乎被束缚和封闭在一个单调的世界里,白色的墙壁,白色的床单,白色的工作服,循环往复的透析治疗,使他们始终处于一种被动的状态,感到无所事事,度日如年,特别是那些年轻及事业心较强的患者,更会如此。所以,要根据透析中心(室)的客观条件尽可能营造出一种和谐温馨的环境,并视透析患者身体的具体情况,安排他们做适当的文体活动,不时给予透析患者有新鲜感的刺激,这将有利于调动他们的主观能动性,愉悦心情,促进身体的康复。

(赵利芹)

第六节　透析患者心理问题的干预策略

心理干预,从广义上讲,是指在心理学原理和有关理论指导下有计划、按步骤地对一定对象的心理活动、个性特征或行为问题施加影响,使之发生指向预期目标变化的过程。

心理治疗则是心理干预中最重要的内容,是相对狭义的但具有更强专业性和规范性的心理干预。

医护人员(心理治疗师)通过应用各种言语和非言语的心理学方法和技术,促使患者或患者的心理、生理和社会功能产生积极的变化,改善其病理心理状态,消除心身症状,重新建立起个体与环境的平衡,从而达到治疗疾病、保持心身健康的目的。

心理治疗一般包括 5 个基本要素。①专业性:医护人员必须受过专业训练,具备一定的心理学知识和技能;②科学性:正确运用各种心理学的理论和技术;③对象性:治疗应以人为中心,针对的是具有一定精神、躯体或行为问题的人,而不是问题或症状;④有效性:治疗必须遵循一定的规范和程序,是一种积极的人际互动过程;⑤目的性:治疗的目的是恢复患者健全的心理、生理和社会功能,促进身心健康。

一、医护人员的素质要求

(一)必须树立正确的人生观

医疗工作的职业特点决定医护人员的一生都要把患者的利益放在第一位,医护人员品德的高低,直接关系到患者的健康与生命。这就要求医护人员必须树立正确的人生观,端正自己的处世态度,建立一种助人为乐的价值观体系,以积极的人生态度影响患者,懂得换位思考,能够站在患者的立场考虑问题,以谦逊、虚心、慈祥、朴实的态度对待他们,成为患者喜爱的人。

(二)良好的性格

作为医患交往中的一方,医护人员应当心胸宽广,忍耐性强,犹如海纳百川,严律己、宽待人。对待透析患者要诚实、正直、守信,并充分地信任他们。能够忍受个别透析患者的吼叫,耐心解答他们的不合理意见,做到有理也让人。其实,具备这种良好性格特征的医护人员,对于保持自己身心健康和提高工作实效也是非常有益的。

(三)坚强的意志

医护人员在医疗工作中,会遇到很多意想不到的麻烦,如果没有克服困难的坚强意志,就不可能很好地完成本职工作。医护人员完成任务的明确目的和力求达到这一目的的坚强意志是克服各种困难的内在动力。此外,医护人员的沉着、开朗、大度、自信对患者的意志也会产生深刻的影响。

(四)稳定的心态

积极的情绪使人精神饱满、注意广泛、观察敏锐、工作有序、失误少而效率高;情绪低落时则相反,容易出差错事故。医护人员应当有较强的自我控制能力,保持一种稳定的心态,不要把个人生活及工作中的不愉快发泄到患者身上,这不仅是一种职业道德的要求,也是医护人员自己保持身心健康的重要方法。

(五)精湛的技术

医护人员精湛的技术是与透析患者进行交往的基础。医护人员对于自己的知识与技能,包括知识和技能的更新与局限应有充分的了解。很难想象不能提供技术保障的医护人员能够得到透析患者的信任,能够与他们建立长久良好的医患关系,能够取得最佳的医疗效果。

(六)善于沟通的技巧

沟通技巧是医护人员与透析患者进行交流所需要的一种重要能力。在与透析患者进行沟通时尤应注意与他们的第一次交谈,要善于使用礼貌性语言,尊重透析患者的人格与自信心;善于使用安慰性语言,使他们感到温暖肺腑,终生难忘;善于使用鼓励性语言,让透析患者看到希望;还要善于运用眼神、视线、微笑等非言语手段,使他们得到精神上的满足,顺利地接受治疗。

二、语言疗法

语言是人跟人互通信息、用发音器官发出来的、成系统的行为方式,是人们在社会生活中广泛运用的交际工具,也是心理治疗与心理护理的重要手段。可以说,医护人员在临床实践的全过程中,都离不开要同患者说话,只要说了话,这种语言的刺激就会作用于患者,不起治疗作用,便起致病作用。古人云:"良言一句三冬暖,恶语伤人六月寒"。医护人员对患者所说的每一句话,都应想一想可能会产生什么效果,要想获得预期的效果、得到患者的响应,就必须按照对方的脉搏说话,对准听话人的需要和当时的心境说出应该说的话,医护人员要善于说出患者爱听的话。

几句贴切温暖的话语能够起到药物治疗所无法起到的作用。因此,笔者认为,医护人员应主动去了解尿毒症和透析患者的心理状态、情绪变化、脾气秉性和性格特点,全面地掌握疾病发生、发展、转归和康复的一般规律,把患者的需求作为工作的出发点和落脚点,懂得患者的社会环境条件尤其是人际关系与疾病的内在联系,懂得如何运用语言,用科学的知识,温和、诚恳的态度,耐心地与患者进行情感和思想交流,达到相互了解的目的。只有这样,患者才会敞开心扉,疏泄情感,说出困难,我们也就更容易地发现他们身上存在的各种心理与精神问题,及时恰当准确地加以解决。

(一)情感和贴近性语言

医患间的心理和行为交往,是医学诊断和治疗过程中时刻相伴的现象,语言则是沟通二者、进行交往的重要工具。要善于运用语言提高患者的信任度,以达到医疗的目的。医护人员对尿毒症和透析患者的语言要富有情感性,遇到问题首先应善于自我调节,一旦进入工作状态,就容易激发出自己的情感,使其处于愉快而冷静的心境之中,油然产生一种同情患者、信任患者、尊重患者的情感与情绪,营造出和谐的氛围,同时要勤于观察、会把握时机,这样才能进入患者的内心世界。与透析患者谈话时,要有强烈的亲切感,精力集中,热情而庄重,在温柔的语态中要带几分维护自尊的肃穆,体现出是"同志式"的交谈。耐心地倾听他们的陈述,懂得换位思考,能站在患者的角度分析病情,同时放慢话语速度,可以适当配合于手势和表情,使患者感到关爱和体贴,于是患者就会将压抑在内心深处的心理冲突和痛苦向医护人员全部倾吐或发泄出来,而这些常常是患者泪和血的结晶,也是我们久久苦悟而无所得的。对患者所说的事情不耻笑,不讥讽,无形中就缩短了医患之间的心理距离,使患者焦虑、抑郁的情绪减轻,主动地配合医护人员的诊治。

(二)暗示性语言

暗示疗法是一种古老而有效的心理治疗方法,巴甫洛夫认为"暗示是最简单、最典型的条件反射"。暗示多采取言语的形式。从暗示的内容来分,有积极的、消极的。积极暗示就是积极的、愉快的,对治疗有鼓动作用的暗示,我们可以选择那些性格内向、心理承受能力差的尿毒症和透析患者有针对性地应用暗示性语言。例如,医师用坚定有力的语气叙述一件事实、有时也结合有关的治疗来提高疗效,如我们可选用10％葡萄糖酸钙10 mL静脉注射或辅以针灸治疗等作为暗示的手段,使患者对此深信不疑,常能收到意想不到的治疗效果。当然这种暗示治疗能否有效,是以良好的医患关系和医护人员在患者中享有崇高威信为前提的。

(三)形体性语言

医护人员首先要端其自身,与患者谈话要有技巧,要富有逻辑性、艺术性,精其语言,让患者感到你对他的病重视。切不可在患者叙述病情时,心不在焉,眼神疲惫,东张西望,而应当用温和的目光注视着患者,注意倾听,并不时点头示意。问话时用亲切通俗的语言,可以使患者烦躁、紧张的情绪得到即刻的缓解。在帮助患者树立信心时,论证说理要清楚、要循循善诱,不要急于求成,可用名人名言录激励患者,但要使用得当。例如对透析患者的头晕乏力,你不能光空洞叫喊:"困难不可怕,就怕你怕它,困难有天大,我比天还大。"而是应该向患者解释,头晕乏力主要是由于高血压或贫血造成的,据此可以纠正它,列举一两个类似的病例,做出有力的说明,治疗效果能起到事半功倍的作用,切忌一切空谈和说教。

(四)沟通性语言

在整个诊疗过程中,医护人员必须认真履行职业责任,主动征求患者对治疗的看法,交流双方意图和需求,以取得患者的理解和信任,要学会用百姓语言解释疾病的本质和特点。例如,解释尿毒症或透析患者为什么会出现种种不适(列举症状不超过就诊患者本身的表现),这些不适是如何发生和发展的,哪些是外因,哪些是内因,哪些是原始的起因,哪些是附加的因素,如何互为因果,心理问题对躯体疾病的影响等,把治病的武器交给患者,一定要充分调动患者自身战胜疾病的积极性,要说服患者和家属与医护人员积极配合,只有医患双方共同努力,才能使他们从病痛的桎梏中解脱出来,才能从根本上改善他们的生存质量。

总之,语言疗法只是心理治疗中履行医学目的的一种尝试,尚有待于在实践中去逐步完善,切忌将心理治疗的研究与应用掉入一个简单机械的模式中去,应当结合每个尿毒症和透析患者的具体情况辨证地分析其治疗效果,并且一旦取得初步疗效后,要立即"扩大战果"。让他们从自己的切身感受中尝到病情好转的"甜头",体会到医护人员的分析、判断是正确的,治疗是有效的。这样,医护人员的言语信号作为良性刺激,反复强化、灵活应用,再配合其他的相应治疗,一定能获得对临床真正有益的结果。

三、行为疗法

行为疗法又称为行为治疗,是基于现代行为科学的一种非常通用的新型心理治疗方法,是根据学习心理学的理论和心理学试验方法确立的原则,对患病个体进行反复训练,达到矫正适应不良行为的一类心理治疗。

目前,行为治疗的种类和应用范围正在日益增多和扩大,它不仅在临床实践中被广泛地应用,而且已经成为一个跨学科的研究领域,在心身医学、临床心理学、临床精神病学、社会精神病学及行为医学等领域都受到了高度的重视。行为治疗的方法除了系统脱敏法、冲击疗法和厌恶疗法以外,还有操作条件法、行为塑造法、自我调整法、自信训练法、松弛疗法、生物反馈疗法及认知行为疗法等。行为治疗不仅用于治疗各种神经官能症,如强迫性神经症、恐怖性神经症和焦虑性神经症等,而且对于继发性的心理、精神疾病(如尿毒症、手术创伤、透析治疗等原因所致)的治疗也有许多值得借鉴的地方。由于行为结果来自于特殊的前因和患者自身状态的相互作用,人类的行为也离不开亲近温和的人际关系。所以,行为治疗不能忽略医患之间人际关系的作用。

行为疗法的特点:在治疗开始前,首先应对患者的整体情况(躯体、心理)进行详尽的分析与评估,要有明确的治疗目标,在帮助患者达成目标的过程中,医护人员要扮演主动和指导者的角色,在设计治疗计划时,医护人员(应有心理医师参与)要个体化地设计对透析患者最适合的技术与程序,笔者认为,应着重从以下5个方面入手,准确、恰当地应用到每一个患者的独特需求上。

(一)积极的期望(教育)

这是对透析患者实施行为治疗的基础与前提。积极的期望乃是让他们重视疾病,正视现实,引导患者改变对尿毒症、血管通路手术与透析治疗的不正确认识,从死神的魔爪中把生命夺回来。尽管接受透析治疗的患者有一些已经离开了人世,但总还有相当多的人因此而延长了生命。要让他们知道,要想生存,积极的期望是首要的,那些能够大胆地面对疾病,充分认识危及他们生命的病魔,并坚决与它进行殊死抗争的人,才有可能生存下去。

(二)坚定的信心(鼓励)

患了尿毒症,特别是那些即将进入透析治疗阶段的患者产生一系列复杂的心理反应是难免的,医护人员应当不失时机地选择一些治疗成功的典型病例(事实)教育、鼓励患者,使他们逐步地认识到,尿毒症并不可怕,就怕你怕它,与其束手就擒、坐而待毙,不如奋起拼搏。于是,他们当中的一些人产生了乐观、豁达、自信、拼搏、愉快的心理,显然,这种心理能够减轻病痛,其中,自信起着关键性的作用,有了信心,就能激发起拼搏精神,就会产生顽强的意志,保持坦然的心境,培养乐观的态度,就能挖掘出自身抗病的潜在能力,从而战胜疾病。诗人说的好:"信心是半个生命,淡漠是半个死亡"。

(三)适当的运动锻炼

运动可以放松心情,提高人体的神经系统对外界反应的灵活性,增强自我调节与控制能力,促使神经和身体活动能够较好地适应经常变化着的外界环境。即使对于那些已经进入透析治疗的患者来说,也可以通过运动训练的方式,在医护人员的指导下,按照科学性、针对性、循环渐进和个体化的原则(运动处方)进行适当的运动锻炼。实践证明,适当的运动锻炼不仅可以最大限度地恢复尿毒症和透析患者已经丧失或减弱了的运动功能,提高自身机体素质,改善疲乏无力的状态,预防和治疗肌肉萎缩及关节僵硬,还可以疏导心理压力,使他们思维充实,恢复生活信心,解除紧张、恐惧,忘记忧愁、烦恼,保持乐观愉快的生活情趣,最终达到改善或缓解患者全身和局部并发症的目的。

(四)学会自我安慰、担负一定的工作

尿毒症患者接受透析治疗后,就进入了一个新的治疗阶段,无论是患者的躯体还是心理、精神状态都将发生一些新的变化,要让透析患者充分地认识到这将是一个相当漫长的过程,要做好打持久战的准备。要教会、引导他们如何去适应这些变化,帮助他们学习和掌握自我安慰的理论与技巧,使他们能够经常地抱有积极的期望,不断地朝着一定的目标安慰自己,这对缓解和稳定病情是十分有益的。同时,要根据患者身体的康复情况,有计划让他们参与一些社会活动,包括家庭成员内部的婚丧嫁娶,外出旅游,病友联谊会和娱乐比赛等,使他们在社会活动的参与中感受到自己仍是社会当中的一员,同样可以享受到人生的乐趣,从而重新树立起生活的信心和目标。此外,患者的家庭、单位、社会(社区)也要积极地创造条件为病情相对稳定的尿毒症和透析患者提供适当的工作机会,体现他们的自身价值,这将有利于促进他们身心的不断康复。

(五)适时进行评估

根据每个透析患者的自身特点,为其制订个体化的治疗康复方案,指导、督促他们能够按计划完成。同时,对他们取得的每一点进步都要给予充分的肯定,适时进行评估(包括身体状况、血管通路情况、治疗方案的更改、工作状态、业余时间的活动安排、健康评估问卷等)并不断地调整、完善这些方案,力求达到患者利益的最大化,使他们成为真正的受益者。

总之,医学既是实践的科学,也是人学,医疗活动中形成的判断不单是一个科学上的判断,患者得了什么病,应该如何去治疗,也是一个价值上的判断,怎样用最完美的方法治疗,使患者在未来实现其生命的全部价值。医学目的的实践过程,实质上是医患间在技术上、文化心理上及经济上的互动过程。医患间的心理互动必然延伸为行为互动,在医患间的语言交流中同时存在着行为互动,在医患行为互动过程中,医护人员的主动性和主导性是十分明显的,医护人员在组织着诊断治疗和护理工作,提出诊断意见、治疗和护理方案,让患者配合,并通过治疗结果的显示,使患者对医护人员更为信赖和依靠,医护人员的主动性和主导性才会得到更好的发挥。

(赵利芹)

参考文献

[1] 张晓艳.临床护理技术与实践[M].成都:四川科学技术出版社,2022.

[2] 黄粉莲.新编实用临床护理技术[M].长春:吉林科学技术出版社,2021.

[3] 马滕.现代临床护理研究与实践[M].沈阳:辽宁科学技术出版社,2021.

[4] 杨青,王国蓉.护理临床推理与决策[M].成都:电子科学技术大学出版社,2022.

[5] 于红,刘英,徐惠丽,等.临床护理技术与专科实践[M].成都:四川科学技术出版社,2021.

[6] 吕巧英.医学临床护理实践[M].开封:河南大学出版社,2020.

[7] 李艳.临床常见病护理精要[M].西安:陕西科学技术出版社,2022.

[8] 吴雯婷.实用临床护理技术与护理管理[M].北京:中国纺织出版社,2021.

[9] 王海峰,于秀月,王立霄.外科疾病诊疗与临床护理[M].沈阳:辽宁科学技术出版社,2022.

[10] 潘红丽,胡培磊,巩选芹,等.临床常见病护理评估与实践[M].哈尔滨:黑龙江科学技术出版社,2022.

[11] 张俊英,王建华,宫素红,等.精编临床常见疾病护理[M].青岛:中国海洋大学出版社,2021.

[12] 甄兴燕,胡晓春,高春燕,等.临床护理技能与操作规范[M].西安:世界图书出版西安有限公司,2021.

[13] 高华鹤.常见疾病临床护理[M].沈阳:辽宁科学技术出版社,2022.

[14] 周霞,杜金泽.护理教学与临床实践[M].北京:中国纺织出版社,2021.

[15] 孙丽博.现代临床护理精要[M].北京:中国纺织出版社,2020.

[16] 于桂霞,陈明霞,张淑.现代临床护理与管理[M].沈阳:辽宁科学技术出版社,2022.

[17] 姜鑫.现代临床常见疾病诊疗与护理[M].北京:中国纺织出版社,2021.

[18] 王虹.实用临床护理指南[M].天津:天津科学技术出版社,2020.

[19] 赵衍玲,梁敏,刘艳娜,等.临床护理常规与护理管理[M].哈尔滨:黑龙江科学技术出版社,2022.

[20] 张缦莉.临床护理实践指导[M].长春:吉林科学技术出版社,2021.

[21] 王婷婷.临床护理实践精要[M].北京:科学技术文献出版社,2020.

[22] 张红芹,石礼梅,解辉,等.临床护理技能与护理研究[M].哈尔滨:黑龙江科学技术出版社,2022.

[23] 吴旭友,王奋红,武烈.临床护理实践指引[M].济南:山东科学技术出版社,2021.

［24］杨庆菊.现代临床护理思维[M].北京:科学技术文献出版社,2020.

［25］王莉.临床护理技能实训指导[M].西安:西安交通大学出版社,2022.

［26］陈莉莉.临床护理基础与实践[M].沈阳:辽宁科学技术出版社,2021.

［27］申璇,邱颖,周丽梅,等.临床护理常规与常见病护理[M].哈尔滨:黑龙江科学技术出版社,2022.

［28］周晓丹.现代临床护理与护理管理[M].北京:科学技术文献出版社,2021.

［29］李密密,杨晓冉,刘东胜,等.现代常见病临床护理[M].青岛:中国海洋大学出版社,2022.

［30］洪梅.临床护理操作与护理管理[M].哈尔滨:黑龙江科学技术出版社,2021.

［31］张雪,刘婷,任丽苹,等.临床护理研究与护理管理[M].青岛:中国海洋大学出版社,2021.

［32］李绮薇,刘悦新.妇产科临床护理手册[M].广州:中山大学出版社,2022.

［33］张海芝.实用常见疾病临床护理[M].北京:科学技术文献出版社,2021.

［34］叶丹.临床护理常用技术与规范[M].上海:上海交通大学出版社,2020.

［35］高敏敏,滕晓辉,高玉娟,等.临床护理技术与专科实践[M].哈尔滨:黑龙江科学技术出版社,2022.

［36］李思琴,涂双燕,汪莉,等.脑卒中护理过程指标应用的研究进展[J].护理研究,2020,34(13):2329-2333.

［37］许蕊,许家萍.《实用妇产科护理手册》出版:盆腔炎患者护理风险与对策研究[J].介入放射学杂志,2022,31(2):I0005.

［38］李永照,刘漫.疾病和特殊情况下的儿科护理操作规程及营养护理[J].介入放射学杂志,2021,30(1):I0008.

［39］秦玉芬,张桂芳.消化内镜护理过程中的问题及对策——评《消化内镜诊疗技术》[J].中国全科医学,2022,25(29):3709.

［40］王慧,姚苗苗,王金环,等.延续性护理在维持性血液透析病人中的应用[J].护理研究,2020,34(14):2581-2584.